Hoefert / Klotter (Hrsg.)
«Gesunde Lebensführung»

Verlag Hans Huber
Programmbereich Gesundheit

HUBER

Hans-Wolfgang Hoefert
Christoph Klotter
(Herausgeber)

«Gesunde Lebensführung» – kritische Analyse eines populären Konzepts

Verlag Hans Huber

Korrespondenzanschrift:
Prof. Dr. Hans-Wolfgang Hoefert
Stormstr. 3
14050 Berlin

Lektorat: Dr. Klaus Reinhardt
Umschlaggestaltung: Claude Borer, Basel
Druck und buchbinderische Verarbeitung: AZ Druck und Datentechnik GmbH, Kempten
Printed in Germany

Bibliografische Information der Deutschen Nationalbibliothek
Die Deutsche Nationalbibliothek verzeichnet diese Publikation in der Deutschen Nationalbibliografie; detaillierte bibliografische Daten sind im Internet über http://dnb.d-nb.de abrufbar.

Anregungen und Zuschriften bitte an:
Verlag Hans Huber
Lektorat Medizin/Gesundheit
Länggass-Strasse 76
CH-3000 Bern 9
Tel: 0041 (0)31 300 4500
Fax: 0041 (0)31 300 4593
verlag@hanshuber.com
www.verlag-hanshuber.com

1. Auflage 2011

(E-Book-ISBN 978-3-456-94996-3)
ISBN 978-3-456-84996-6

Inhaltsverzeichnis

Vorwort: Gesunde Lebensführung

Hans-Wolfgang Hoefert und Christoph Klotter

Vorbemerkung

Angesichts der täglichen Präsenz von Gesundheitsratschlägen in den Medien, der Fülle von Ratgeberliteratur für eine „gesunde“ Lebensführung und nicht zuletzt eines Heeres von Gesundheitsexperten aus unterschiedlichen Berufsgruppen, die nicht mit Ratschlägen sparen, ist zu fragen, was „gesunde Lebensführung“ für den Einzelnen bedeutet oder bedeuten könnte und warum es so schwer ist, Gesundheitsratschläge in die alltägliche Lebenspraxis umzusetzen. Mit diesem Buch wird eine kritische Auseinandersetzung mit dem Thema der gesunden Lebensführung aus unterschiedlicher Perspektive versucht. Es soll deutlich werden, dass konventionelle Ansätze (in erster Linie gesunde Ernährung und körperliche Bewegung) allein nicht ausreichen, um Gesundheit in einem umfassenden Sinn herzustellen.

1. Lebensführung

Lebensführung kann verstanden werden als menschliche Aktivität, die bestimmten Zielen und Werten verpflichtet ist, den Anforderungen der jeweiligen materiellen, ökologischen und sozialen Umwelt folgt, von persönlichen Wünschen und Erwartungen geprägt ist und von internen Ressourcen (Kompetenzen) und externen Ressourcen (soziale Unterstützung, materielle Möglichkeiten) abhängig ist. Das wiederkehrende Muster derartiger Aktivitäten wird als persönlicher oder dann, wenn viele andere Menschen solche Merkmale ausweisen, als kollektiver „Lebensstil“ bezeichnet. Insofern kann *Gesundheits*verhalten auch als Ausdruck eines zeit- und kulturtypischen Lebensstils betrachtet werden. Lebensstile von einzelnen Menschen oder Gruppen zeichnen sich dadurch aus, dass sie identitätsstiftend wirken, die Zugehörigkeit zu einer Gruppe symbolisieren und nicht zuletzt auch die Alltagsroutine erleichtern.

Formen der Lebensführung bzw. Lebensstile können sich hinsichtlich ihrer impliziten (sozialen, materiellen oder religiös-spirituellen) Wertorientierungen unterscheiden. Unter dem Gesundheitsaspekt ist bei der Betrachtung von kollektiven Mustern des heutigen Gesundheitsverhaltens durchaus noch ein *historischer* Bezug zumindest zu den Gesundheits*idealen* der europäischen Antike erkennbar (Steger in diesem Buch), wenngleich das tatsächliche Gesundheits*verhalten* manchmal eher hedonistische Züge tragen mögen. Die *sozialen* Bezüge des Gesundheitsverhaltens im Sinne von Anpassung an alterstypische Normen bzw. an einen generationsspezifischen Lebensstil werden deutlich in den präferierten Ernährungs- und Bewegungsgewohnheiten, die in den jeweiligen Gruppen als normal gelten (siehe die Beiträge von Hackauf und Kruse in diesem Buch). Das Verständnis von „gesunder Lebensführung“ erscheint damit als etwas, das nicht wie eine anthropologische Konstante die Generationenfolge durchzieht und eine feststehende Größe in einer Kultur darstellt, sondern als eine kollektive zeithistorische Konstruktion.

2. Gesundheit

Unser heutiges Gesundheitsverständnis und die heutige Bedeutung von Gesundheit für die Lebensführung hat sich historisch mit unterschiedlichen Akzentuierungen entwickelt, stellt also nicht einen einmaligen Entwurf dar. So war für die Antike die Wandlung von einem metaphysischen zu einem körperlich-physiologischen Verständnis mit einer Wertung der Gesundheit als „höchstem Gut“ (Hippokrates) kennzeichnend, für das Mittelalter die Entdeckung hygienischer Regeln mit einer jenseits gerichteten, religiösen Orientierung, und für die Renaissance die Betonung der Diätetik und der eigenen Lebensweise mit einer Ausrichtung auf ein „langes Leben“ (Paracelsus). Erst in der Zeit der Aufklärung formte sich ein Verständnis von „öffentlicher Gesundheit“, das dank der medizinischen Fortschritte in der Neuzeit insbesondere bei der Beherrschung von „Volkskrankheiten“ zu einem präventiven Ansatz - verbunden mit Gesundheitserziehung und Seuchenkontrolle - erweitert werden konnte. Durch die analytische Trennung zwischen individuellem Gesundheitsverhalten und institutionellen Gesundheitssicherungsmechanismen wurde die Basis gelegt für eine noch heute anhaltende Diskussion um das (zumutbare, einforderbare) Ausmaß an Selbstverantwortlichkeit für die eigene Gesundheit.

Gesundheit wurde und wird heute unterschiedlich definiert. Die vermutlich bekannteste und umfassendste Definition ist diejenige der WHO von 1948, nach der Gesundheit ein Zustand des körperlichen, geistigen und seelischen Wohlbefindens und nicht allein die Abwesenheit von Krankheit oder Gebrechlichkeit ist. In der Zusammenschau der unterschiedlichen Definitionen wurde damit das sog. Medizinische Modell, das auf die Abwesenheit von Schmerzen, Leiden und Erkrankungen fixiert ist, beträchtlich erweitert (vgl. Larson 1999) und hat gleichwohl in der Folgezeit zur Formulierung des sog. ökologischen Modells (Gesundheit als Anpassung an die physikalischen und Gegebenheiten der Umwelt) und des sog. Wellness-Modells (Gesundheit als Entwicklung in Richtung auf eine bessere Funktionalität, mehr Energie und bessere Integration körperlicher, geistiger und seelischer Komponenten) inspiriert.

Der Vorteil des WHO-Modells besteht unzweifelhaft in dem Hinweis auf die Bedeutung *psychischer* Aspekte die auch im Wellness-Modell betont wird, so dass auch Zustände mangelnden Wohlgefühls trotz Abwesenheit von Krankheit sowie eine psychische Beeinflussung körperlicher Zustände durch Optimismus oder Spiritualität denkbar sind. Der Vorteil des Ökologischen Modells dürfte hingegen in der Betonung von Umweltfaktoren bestehen, denen wir heute mehr oder weniger ausgeliefert sind und die eine Quelle für Stress (Diskrepanz zwischen äußeren Anforderungen und persönlichen Möglichkeiten, diesen zu entsprechen) darstellen. Keines dieser Modelle ist ohne Kritik geblieben. Während das WHO-Modell Vielen als zu idealistisch und zu wenig operationalisierbar erschien, wurde das Ökologische Modell vor allem wegen seiner Breite (Anforderungen der Umwelt) kritisiert. Auch der Begriff „Wohlbefinden" (WHO-Modell) ist kritisch betrachtet worden: Wohlbefinden habe mehr gemeinsam mit Glück als mit Gesundheit, es gebe zwar ein Recht auf Gesundheit, aber nicht auf Glück, Veränderungen im Wohlbefinden könnten zu leicht mit Gesundheitsveränderungen verwechselt und zu einer ungerechtfertigten Inanspruchnahme von Gesundheitseinrichtungen führen, was im Übrigen angesichts begrenzter Ressourcen dem Gebot der Chancengleichheit widerspreche (Saracci 1997). Die mit der WHO-Definition verbundenen Erwartungen - auch im Hinblick auf die Herstellung einer „öffentlichen" Gesundheit - haben sich rückblickend nur teilweise erfüllt. Gemessen an dem relativ hohen Anspruch der WHO-Definition müssten sich die Meisten von uns ungesund fühlen. Gesundheit liege damit - ähnlich wie Schönheit - „im Auge des Betrachters" (Jadad & O'Grady 2008).

3. Zum Gesundheitszustand der Bevölkerung

Geht man aus von der letzten großen Gesundheitsberichtserstattung in Deutschland (GBE 2006), dann zeigt sich im historischen Vergleich, dass der eigene Gesundheitszustand positiver wahrgenommen wird als früher. Jeder Fünfte fühlt sich „rundum gesund" (DKV 2010). Auch in einer anderen neuen Untersuchung (GEDA 2009) bescheinigen sich 68 % der Frauen und 73 % der Männer eine gute Gesundheit. Die Zahl der beschwerdefreien Lebensjahre ist in Deutschland angestiegen und liegt im europäischen Vergleich tatsächlich recht hoch (bei Männern höher als bei Frauen, mit dem Alter jedoch nachlassend) (GBE 2006). Und fast 30 % der Befragten glauben „Wer ständig auf seine Gesundheit achtet, hat weniger vom Leben." (GEDA 2009). Man schätzt, dass sich etwa ein Drittel der Bevölkerung – vermutlich auch wegen der positiven subjektiven Gesundheitseinschätzung – nicht um eine aktive Verbesserung ihres Gesundheitszustandes bemüht.

Andererseits wird von Experten ein Interventions- und Präventionsbedarf erkannt, der sich an folgenden Fakten orientiert: Mit zunehmender Lebenserwartung nehmen auch die altersbedingten Erkrankungen (Diabetes, Herz-Kreislauferkrankungen, Demenz) zu. Für die Entstehung und Aufrechterhaltung werden zu einem je nach Krankheit unterschiedlich hohen Anteil (10-40 %) Gründe verantwortlich gemacht, die in der – individuell beeinflussbaren – gesundheitlichen Lebensführung gesucht werden. Als Hauptverursacher für die Entstehung von Diabetes, Herz-Kreislauferkrankungen und teilweise auch Krebs gelten ungesunde Ernährung, mangelnde körperliche Aktivität und daraus resultierendes Übergewicht.

Im einzelnen ist zu fragen, wieweit Ernährung und körperliche Aktivität die Auftrittswahrscheinlichkeit von Diabetes, Herz-Kreislauf-Erkrankungen (im weiteren Sinne metabolisches Syndrom) sowie Krebserkrankungen senken können. Dieser Fragestellung ist vor allem die noch anhaltende EPIC-Studie[1] nachgegangen. Danach zeichnet sich ab, dass gesunde Ernährung[2] in einem sehr differenzierten Zusammenhang mit *Krebserkrankungen* steht: So wirkt sich der Obst- und Gemüsekonsum auf das (hormonabhängige) Brust-, Ovarial- und Prostatakrebsrisiko kaum aus, bei Lungenkrebs ist die Auswirkung fraglich, lediglich bei Magen- und Darmkrebs kann ein Zusammenhang mit der Ernährung nachgewiesen werden. Isolierte Einnahme von Vitaminen oder Nahrungsergänzungsmitteln hat keinen Effekt. De Vere et al. (2010) bezweifeln generell einen Zusammenhang zwischen Ernährung und Krebsrisiken. Zumindest dürfte die Qualität der Lebensmittel und ihre Zubereitungsweise sowie die *Atmosphäre*, in der gegessen wird, eine nicht unerhebliche Rolle für die Wirksamkeit von Ernährung (Williams & Hord 2005) spielen, abgesehen davon, dass zumeist nur die jeweils zugeführte Ernährung, nicht aber die körpereigenen Verwertungsprozesse betrachtet werden, welche in einem schon vorhandenen „Milieu“ stattfinden (Methfessel & Schlegel-Matthies in diesem Buch).

Körperliche Aktivität (Stark & Fuchs in diesem Buch) kann sich in angemessener Form (d.h. als Freizeit- und nicht Leistungssport von Nicht-Sportlern) günstig auf nahezu alle Erkrankungsrisiken auswirken (Seebauer 2009). So kann das Risiko für *Herz-Kreislauf-Erkrankungen* offenbar gesenkt werden durch regelmäßige Bewegung, daneben durch Nichtrauchen, Einhalten eines Normalgewichts, nur mäßigen Alkoholkonsum und gesunde Ernährung (Djoussé et al. 2009).

Für das Risiko, an *Diabetes (Typ 2)* zu erkranken, scheinen ebenfalls die bereits oben genannten Faktoren verantwortlich zu sein wie für Herz-Kreislauf- und teilweise auch Krebserkrankungen (Horton 2009, Esposito et al. 2010). Ob die entsprechenden Interventionen (z.B. Veränderung der Ernährungsweise) *langfristig* erfolgreich sind, scheint jedoch ungewiss (Horton 2009). Zumindest fällt es schwer, das Diabetes-Risiko auf Einzelfaktoren zurückzuführen (Cardona-Morell et al. 2010); so ist z.B. ein Einfluss der Ernährung, aber nicht der körperlichen Aktivität feststellbar (Nöthlings et al. 2010).

Zusammenfassend kann man feststellen, dass sich zumindest eine *ungesunde* Lebensführung im Hinblick auf die genannten Erkrankungsrisiken durch vier

---

[1] European Prospective Investigation into Cancer and Nutrition Study (EPIC) mit über 520.000 Teilnehmern aus 10 Ländern.

[2] Unter „gesund“ wird verstanden: Gemüse, Obst, nicht geräucherter Fisch, weißes Fleisch, unverarbeitetes Getreide und Hülsenfrüchte, unter „ungesund“: generell rotes Fleisch, insbesondere industriell verarbeitet oder scharf gebraten, zuckerhaltige Getränke, stärkehaltige Lebensmittel, zu viel Salz. Rauchen wird generell als gesundheitsschädlich betrachtet, Alkohol nur bei moderatem Konsum.

Faktoren definieren lässt: Rauchen, körperliche Inaktivität, ungesunde Ernährung und Übergewicht (Ford et al. 2009), wobei Übergewicht eine Resultante aus den Faktoren Ernährung und körperliche Aktivität darstellen dürfte. Die Auswirkung dieser Faktoren auf die Mortalität zeigt sich insbesondere bei den Herz-Kreislauf-Erkrankungen, weniger bei anderen Erkrankungen (Khaw et al. 2008). Von Expertenseite werden daher Interventionen bereits im Kindesalter (Kones 2011) gefordert, nachweislich können sich solche Interventionen noch im mittleren Erwachsenenalter um 45 Jahre mortalitätssenkend auswirken (King et al. 2007); aber auch bei 70-90-jährigen scheint eine Umstellung auf eine veränderte Ernährung noch aussichtsreich zu sein, wie dies im HALE-Projekt (Knoops et al. 2004) oder bei 50-70-jährigen (Huy et al. 2010) demonstriert werden konnte. Eine andere Frage ist, ob sich mit den genannten Variablen allein schon *Gesundheit* bestimmen lässt bzw. ob dabei nicht noch psychische Faktoren wie die Interpretation des eigenen gesundheitlichen Zustandes (Hoefert in diesem Buch) oder die spirituelle Dimension (Utsch in diesem Buch) einbezogen werden müssen. Die mitunter dogmatische oder quasi-religiöse Propagierung von Gesundheitszielen, die sich an den obigen Faktoren orientiert (Klotter in diesem Buch), kann sowohl zu systemischer wie auch zu individueller Zwangshaftigkeit beitragen (Klotter & Dipa in diesem Buch). Es wird Zeit, dass sowohl die Gesundheitsforschung als auch die Gesundheitspädagogik komplexere, über die genannten Faktoren hinausgehende Ansätze entwickelt, die dem Anspruch der ursprünglichen WHO-Definition zumindest entgegenkommt (Ritterbach & Wohlfarth 2009). Nicht zuletzt ist zu bedenken, dass Menschen sich heute nicht einfach gesund „machen" lassen wollen; sie wollen ihre Wahlfreiheit - auch zwischen einem gesunden und ungesunden Leben - behalten und auch dann, wenn sie erkrankt sind, sich nicht in die Rolle eines passiven, fremdbestimmten Patienten fügen (Hoefert & Klotter 2011).

4. Bedeutung psychischer Faktoren

Unklar ist dabei, wieweit auch psychische Störungen und Erkrankungen eine vermittelnde Rolle haben. Immerhin haben den o.e. Bevölkerungsstudien zufolge etwa 10 % der Befragten im Laufe ihres Lebens mindestens eine psychische Störung (am häufigsten Depressionen). *Depressionen* führen häufig zu körperlicher Inaktivität und können damit möglicherweise die Entstehung von Übergewicht begünstigen; umgekehrt vergrößert Übergewicht das Risiko für die Entstehung von Depressionen (Luppino et al. 2010). Es gibt zwar keine spezifische Persönlichkeitseigenschaft bei Übergewichtigen; sie fallen jedoch durch ihr vergleichsweise negatives Selbstwertgefühl (möglicherweise auch Folge der Ablehnung durch Andere), durch geringe Impulskontrolle sowie durch eine vergleichsweise höhere Neigung zu Somatisierung und Katastrophierung auf (Lykouras 2008). Obwohl die Richtung der Kausalität zwischen Übergewicht und psychischen Störungen generell bzw. speziell Depression nicht eindeutig geklärt ist (Atlantis & Baker 2008, NOO 2011), scheint festzustehen, dass Frauen von dieser Problematik stärker betroffen sind als Männer, was auch damit zusammenhängen dürfte, dass Frauen stärker unter einer sozialen Ablehnung auf Grund ihrer Körperbeschaffenheit, manchmal auch nur auf Grund ihrer entsprechenden *Selbstwahrnehmung* (NOO 2011) leiden.

Auf der Suche nach Persönlichkeitsfaktoren, welche die Entstehung von Über-gewicht und damit auch die Wahrscheinlichkeit für Diabetes und Herz-Kreislauferkrankungen begünstigen, wird man am ehesten fündig bei der sog. Typ-D-Persönlichkeit, die sich durch negative Affektivität und soziale Gehemmtheit auszeichnet. Das entsprechende Gesundheitsverhalten wird als ungünstig bezeichnet und steht in sehr direkter Verbindung mit der Entwicklung von Übergewicht und dem Auftreten von Herz-Kreislauf-Erkrankungen (Reich & Schatzberg 2010). Typ-D-Verhalten wird als spezifischer Umgangsstil mit psychischem Stress verstanden, der sich je-doch von einer Depression unterscheidet (Denollet et al. 2010) und auch bei körper-lich Gesunden zu einem ungünstigen Gesundheitsverhalten führt (Mols & Denollet 2010). Ähnlich klärungsbedürftig wie bei der Depression ist auch die Rolle von *Schlafstörungen* für die Entstehung von Übergewicht, wobei Schlafstörungen die Folge einer psychischen Störung bzw. einer ungünstigen Stressverarbeitung sein können. Verringerte Schlafdauer bei *Kindern* scheint Übergewicht zu fördern (Chen et al. 2008). Generell jedoch ist es noch zu verfrüht, eine direkte Beziehung zwischen irgendwelchen Schlafparametern und Übergewicht anzunehmen (Marshall et al. 2008).

Schließlich darf nicht übersehen werden, dass eine positive Grundstimmung wie beim Optmismus (Salewski & Vollmann in diesem Buch) oder ein Wohlgefühl langfristig zur Verringerung von kardiovaskulärer Mortalität beitragen können (Chida & Steptoe 2009, Davidson et al. 2010); weitere, in diese Richtung gehende Befunde werden in der sog. Positiven Psychologie geltend gemacht (Hoefert und Utsch in diesem Buch). Selbst wenn sich eine positive Grundstimmung (Optimismus, Glück, Freude) gesundheitsförderlich erweist (und nicht nur eine Problemleugnung darstellt), ist es doch schwer, diese interindividuell miteinander zu vergleichen, weil Menschen sich an recht unterschiedlichen Bezugspunkten orientieren (Diener et al. 2006, Ng & Diener 2009); noch schwerer ist es, eine positive Grundstimmung quasi therapeutisch herzustellen.

5. Motivationale Aspekte der Veränderung von Gesundheitsverhalten

Insbesondere von Vertretern des Präventionsansatzes wird immer wieder beklagt, dass sich ein beträchtlicher Teil der Bevölkerung offenbar allen Aufklärungsbemühungen verschließt bzw. dass dann, wenn Menschen an Präventionsprogrammen teilnehmen, die eingeleiteten Verhaltensänderungen oft nur von kurzer Dauer sind.

- Viele Menschen glauben nicht, dass sie durch *eigenes Verhalten* ihren Gesundheitszustand maßgeblich beeinflussen können. Sie vertrauen eher auf die Genetik (Robustheit, Konstitution u.ä.) und haben stets Beispiele von Langlebigkeit trotz ungesunder Lebensführung aus ihrem Umkreis parat.

- Die Veränderung der Ernährung oder der körperlichen Aktivität erfordert einen gewissen *Aufwand* (Planung, Zeit und eventuell auch mehr Kosten). Gelegentlich fehlt es auch an technischem, organisatorischem oder handwerklichem Wissen. Die geforderten Bemühungen können selbst wieder zu einer neuen Stressquelle werden, die durch die Einstellung von Bemühungen beseitigt werden kann.

- Die ständige Anmahnung eines „gesunden" Lebens durch Experten und Medien verursacht ein schlechtes Gewissen oder *Schuldgefühle*, mitunter sogar Reaktanz. Positiv gemeinte Gesundheitsratschläge können auf diese Weise affektiv in negativer Weise besetzt werden. Außerdem wird auf diese Weise die bisherige Lebensführung gänzlich oder in Teilaspekten diskreditiert.

- Die meisten Gesundheitsratschläge beinhalten, dass etwas (eine angenehme Gewohnheit, ein sinnlicher Genuss o.ä.) *aufgegeben* werden soll, ohne dass dafür ein gleichwertiger Ersatz geboten oder erkannt werden kann. Ein möglicher *Zugewinn* erscheint spekulativ, solange noch keine andere Erfahrung vorliegt.

- So genannte Genussgifte (Alkohol, Nikotin, teilweise auch Zucker) vermitteln eine unmittelbare (sedierende oder stimulierende) Erfahrung, die nicht einfach zu ersetzen ist. *Langfristige* Konsequenzen des Konsums werden nicht bedacht, wenn im Vordergrund ein unmittelbares Lusterlebnis oder die Bewältigung von aktuellem Stress steht.

- „Falsches" Essen kann psychologisch durchaus *funktional* sein, indem es Pausen, möglicherweise auch Zustände von „Leere" überbrücken und Frustrationen bewältigen hilft sowie kleinere Lusterlebnisse vermittelt, die an anderer Stelle fehlen.

- Die genaue Befolgung von diätetischen Ratschlägen (Planung, Vorbereitung und Zusammensetzung von Speisen) lässt das Essen zur *Arbeit* bzw. zu einem *technischen Akt* werden, dem jegliche Spontaneität und Sinnlichkeit fehlen. Die damit verbundenen Tätigkeiten des Zählens, Messens und Wiegens entfremden den Gegenstand „Essen" vom eigenen Körper.

- Die meisten - ernährungs- oder bewegungszentrierten - Ratschläge zielen auf einen veränderten Umgang mit dem eigenen *Körper*. Sie werden deshalb von vielen Menschen als *vereinseitigend* erlebt und stellen für manche andere, denen es an Körperbewusstsein mangelt, eine mitunter beängstigende Herausforderung dar, sich mit dem eigenen Körper auseinanderzusetzen.

- Eine - selbst oder fremd auferlegte - Diät kann erlebt werden wie eine *Medikation* und assoziiert werden mit Defiziten, Krankheit und Lebensbedrohung bei Nichtbefolgung, oder dann, wenn die auferlegte Ernährungsweise als *fremdartig* erlebt wird, mit subkulturellen Ideologien, denen man sich nicht anschließen will.

- Eine Umstellung der Lebensführung erfordert die Aufgabe bestimmter Gewohnheiten, die nicht nur den Vorteil eines routinemäßigen Vollzuges haben, sondern auch die *Konsistenz des Selbsterlebens* konsti--tuieren. Darüber hinaus werden bestimmte Gewohnheiten in vertrauten *sozialen Zusammenhängen* (Familie, Freundes- und Kollegenkreis) gepflegt und tragen damit zur eigenen Rollenidentität bei. Gewohnheiten werden auch assoziiert mit eigenen Kindheitserlebnissen und Familientraditionen. Eine Aufgabe solcher Gewohnheiten schafft Brüche in der eigenen *Identitätsgeschichte*.

- *Isolierte* Maßnahmen (z.B. zusätzlicher Obst- und Gemüseverzehr ohne Veränderung der Fleischkost, Aufnahme von Vitaminstoffen oder Nahrungsergänzungsmitteln, Diätetik ohne Veränderung der körperlichen Aktivität) sind zumeist nicht zielführend, weil ein *Synergieeffekt* ausbleibt, und schaffen damit Frustrationen, welche die Erfolgschancen wiederholter Versuche vermindern.

- *Einsame* Maßnahmen ohne Bezug zu den Gewohnheiten des sozialen Umfeldes können dazu beitragen, dass eine soziale Außenseiterrolle geschaffen wird bzw. dass es an Unterstützung durch das soziale Umfeld mangelt.

- Wenn der Entschluss zu einer Verhaltensänderung nicht auf *eigener* Einsicht beruht, sondern durch fremde Autoritäten „verordnet" wird, halten die Veränderungsbemühungen nur so lange an, wie eine Überwachung und Fremdkontrolle vorhanden ist.

- Bereits eingeleitete Verhaltensänderungen werden oft wieder aufgegeben, sobald unmittelbare Effekte entweder *ausbleiben* oder sich eine minimale positive Veränderung in den körperlichen Funktionen zeigt, die aber noch keine dauerhafte Stabilität hat.

Umgekehrt muss man fragen, wie möglichst dauerhafte Veränderungen des Gesundheitsverhaltens gelingen können. *Konzeptionell* bieten sich vor allem zwei Ansätze aus der westlichen Tradition an: Zum einen ist es das Salutogenese-Konzept von Antonovsky, das mit dem Konstrukt des „Kohärenzsinns" die Notwendigkeit der Abstimmung körperlicher und geistiger Prozesse beim Zustandekommen eines Gefühls von umfassender Gesundheit unterstreicht (Stein in diesem Buch). Zum anderen bietet sich konzeptionell das Konzept der „Ordnungstherapie" an, die das geordnete Miteinander - überwiegend naturheilkundlicher - Veränderungsbemühungen beschreibt (Melzer et al., Hoefert & Uehleke in diesem Buch). Wie eine *Operationalisierung* dieses Ansatzes aussehen kann, wird in dem Beitrag von Melchart (in diesem Buch) dargestellt. Und wenn man sich auf die klassischen Ideen gesunder Lebensführung besinnen will, dann sollte man auch Verständnisweisen aus anderen Kulturen (am Beispiel der chinesischen Kultur: Engelhardt in diesem Buch) sowie die Adaptation des Konstrukts „Achtsamkeit" (Schmidt in diesem Buch) zur Kenntnis nehmen. Sie zeigen, dass eine *individuelle* Veränderung nur gelingt, wenn auch die soziale (im weiteren Sinne gesellschaftliche) Umwelt mit ihren gesundheitspolitischen Rahmenbedingungen (Klemperer in diesem Buch) dafür geeignete Anreize und Ressourcen bereitstellt. Die soziale Umwelt ist dabei nicht nur hinsichtlich ihres Unterstützungspotentials zu betrachten, sondern auch hinsichtlich ihres Normierungsdrucks, der gelegentlich zur Ausgrenzung derjenigen führt, die nicht von sich aus oder schlicht aus genetischen Gründen in der Lage sind, den verbreiteten Gesundheitsnormen zu genügen (am Beispiel übergewichtiger Jugendlicher: Barlösius in diesem Buch).

6. Trends im Gesundheitssystem

Angesichts der Forderung nach noch mehr Prävention und Aufklärung (möglichst schon ab dem frühesten Kindesalter) sowie vor dem Hintergrund der bisher schon gesetzlich möglichen staatlichen Gesundheitsinterventionen (Altersbeschränkungen beim Tabak- und Spirituosenverkauf, Nichtraucherschutz, Lebensmittel-Auszeichnungspflichten usw.) entsteht die Frage, in Richtung auf welche „radikale Utopie" hin wir uns mit unserem Gesundheitssystem hin entwickeln:

- In der ersten Utopie betrachtet der Staat die individuelle Gesundheit bzw. das individuelle Gesundheitsverhalten als Sache des Einzelnen und setzt nur dort Grenzen, wo die Gesundheit der Anderen beschädigt werden könnte, wobei differenziert wird, ob es sich bei den Mitbetroffenen um gesundheitlich besonders vulnerable Gruppenangehörige handelt. Dem Einzelnen wird es überlassen, ob er einen ungehemmten Hedonismus auslebt und sich dabei mehr oder weniger schadet. Der Staat nimmt somit in Kauf, dass das Gesundheitssystem stärker belastet wird, die Arbeitsproduktivität durch krankheitsbedingte Fehltage sinkt, aber - dies mag zynisch klingen - durch eine womöglich höhere Mortalität auch entlastet wird.

- In der zweiten Utopie betrachtet der Staat die individuelle Gesundheit quasi als Gemeinschaftseigentum, das er zum Wohle der Volkswirtschaft zu verwalten hat. Entsprechend greift er reglementierend in die gesundheitliche Lebensführung des Einzelnen ein. Beispiele sind neben den bereits oben genannten die Einführung einer Meldepflicht für Ärzte bei erkennbaren Vernachlässigungen des eigenen Körpers und einer ungesunden Lebensführung, die Pflichtteilnahme an (von Krankenkassen finanzierten) Präventionsprogrammen in Kombination mit Bonus-Regelungen für Screening-Teilnahmen, Beratungspflichten für nicht-adhärente Patienten oder Gesundheitskontrollen in Betrieben bzw. staatlichen Institutionen, die einen Zugang zu Nicht-Beschäftigten (Arbeitslose, Sozialhilfeempfänger, Rentner) haben. Der Staat führt das Gesundheitssystem nach betriebswirtschaftlichen Maßstäben, versucht dieses durch Bonus- und Malus-Regelungen - ähnlich wie bei einer Auto-Versicherung - zu steuern, verringert den Datenschutz und ahndet Überschreitungen von Gesundheitsnormen bzw. versucht, den Grad der Selbstverantwortung für ein aufgetretenes Leiden (auf der Dimension schuldig-unschuldig) zu bestimmen. Entsprechend fehlt es nicht an pragmatischen Vorschlägen, einerseits das Gesundheitsverhalten durch *Anreize* zu beeinflussen (z.B. Hall 2008), andererseits aber auch durch *Strafandrohungen* (z.B. Pearson & Lieber 2009). Dies wird heute nicht nur auf der Ebene von einzelnen Interventionsprogrammen diskutiert, sondern auch im Rahmen der staatlichen Gesundheitspolitik, wie das "Musterbeispiel" Schweden zeigt, wo sich ein Wandel vollzieht von der Phase der *Appelle* und *Empfehlungen* zu einer Phase der *Erwartungen* an die gesundliche Selbstverantwortlichkeit der Bürger (Michailakis & Schirmer 2010).

Es darf vermutet werden, dass die meisten Menschen, wenn man ihnen die Entscheidungsfreiheit ließe, sich im Sinne der *ersten* Utopie verhalten würden. Da der Staat – mit seinen Expertenkommissionen – sich selbst aber zum Wächter über Morbidität und Mortalität bestimmt hat und überdies misstrauisch gegenüber anarchistischen Regungen ist, die beim Gesundheitsverhalten beginnen und bei einer generellen Insubordination enden könnten, mehren sich die Zeichen für eine Annäherung an die *zweite* Utopie. Die Argumente für eine solche Annäherung sind auf einer abstrakten, das Kollektiv betreffenden Ebene der volkswirtschaftliche Nutzen einer „gesunden" Gesellschaft bzw. die Belastung des von Allen zu finanzierenden Gesundheitssystems, und auf der individuellen Ebene der frühzeitige Eintritt von Leiden mit einer verringerten Lebensqualität sowie einer kürzeren Lebenserwartung. Gegenargumente beziehen sich auf die eingeschränkte Aussagekraft bisheriger umfangreicher Forschungsprogramme, den relativ geringen Nutzen bisheriger Präventionsprogramme sowie die Unbestimmbarkeit individueller Lebensqualität, welche sich oft an augenblicklichen Bedürfnissen orientiert, körperliche Defizite und einen in Jahren womöglich verkürzten Lebenshorizont als persönlich irrelevant erscheinen lässt, zumal dann, wenn ein zwar beschwerdefreies und verlängertes, aber gleichwohl persönlich sinnloses Leben zu erwarten ist, das gelegentlich wegen der persönlich so erlebten Sinnlosigkeit und ungeachtet des Gesundheitszustandes im Suizid endet.

Kehren wir noch einmal zur Ausgangsfrage zurück: „Gesundheit" ist nach dem Risikofaktorenmodell recht gut bestimmbar, stellt sich allerdings in sehr reduzierter Form (gesunde Ernährung, Nichtrauchen, Bewegung usw.) dar. Dem steht ein sehr umfassendes, von Kritikern für nicht operationalisierbares Verständnis von Gesund-heit gegenüber, wie es die WHO 1948 formuliert hat. Es scheint, dass der Weg, durch *Addition* von Risikofaktoren ebenso in die Irre führt wie die Vermehrung der (medizinischen, psychologischen, soziologischen) Betrachtungsdimensionen von Gesundheit. Entscheidend dürfte sein, wie der Einzelne alle Komponenten, die er für seine persönliche Lebenswelt als konstitutiv ansieht (und dazu zählt nicht nur sein Körper) aufeinander beziehen und eine diesbezügliche „Verträglichkeit" erleben kann. Dann ist auch gesunde Lebensführung möglich.

Literatur

Atlantis, E., Baker, M. (2008). Obesity effects on depression: systematic review of epidemiological studies. *Int J Obes,* 32 (6), 881-889

Bundeszentrale für gesundheitliche Aufklärung (BZgA) (2008). Erkennen-Bewerten-Handeln: Zur Gesundheit von Kindern und Jugendlichen in Deutschland. Berlin/Köln: RKI/BZgA

Chen, X., Beydoun, M.A., Wang, Y. (2007). Is sleep duration associated with childhood obesity ? A systematic review and meta-analysis. *Obesity,* 16 (2), 265-274

Chida, Y., Steptoe, A. (2008). Positive psychological well-being and mortality: a quantitative review of prospective observational studies. *Psychosom Med,* 70 (7), 741-756

Davidson, K.W., Mostofsky, E., Whang, W. (2010). Don't worry, be happy: positive affect and reduced 10-year incident coronary heart disease: The Canadian Nova Scotia Health Survey. *Eur Heart J,* 31 (9), 1065-1070

Denollet, J., Schiffer, A.A., Spek, V. (2010). A general propensity to psychological distress affects cardiovascular outcomes. *Circulation,* 3, 546-557

Diener, E., Lucas, R.E., Scollon, C.N. (2006). Beyoond the hedonic thradmill. Revising the adaption theory of well-being. *Amer Psychologist,* 61 (4), 305-314

Gesundheitsberichtserstattung des Bundes (GBE) (2008). Lebensphasenspezifische Gesundheit von Kindern und Jugendlichen in Deutschland. Berlin: RKI

Gesundheitsberichtserstattung des Bundes (GBE) (2006). Gesundheit in Deutschland. Berlin: RKI

Hall, B. (2008). Health incentives: The science and art of motivating healthy behaviors. *Benefits Quart,* 2,

Hayn, D., Schultz, I. (2004). Ernährung und Lebensstile in der sozial-ökologischen Forschung - Einsichten in die motivationalen Hintergründe des alltäglichen Ernährungsverhaltens. In: Bundesamt für Naturschutz (Hrsg.): Ernährungskultur. BfN-Skript 123

Hoefert, H.-W., Klotter, C. (2011). Wandel der Patientenrolle - neue Interaktionsformen im Gesundheitswesen. Göttingen: Hogrefe

Housman, J., Dorman, S. (2005). The Alameda County Study: A systematic, chronological review. *Am J Health Educ,* 36 (5), 302-308

Huy, C., Thiel, A., Diehm, C., Schneider, S. (2010). Adhärenz-Defizite auf allen Ebenen. Aktueller Inter ventionsbedarf in der Primär-, Sekundär- und Tertiärprävention kardiovaskulärer Erkrankungen. *Dtsch Med Wochenschr,* 135, 2119-2124

Jadad, A.R., O'Grady, L. (2008). How should health be defined ? *BMJ,* 337: a2900
Khaw, K.-T., Wareham, N., Bingham, S., Welch, A., Luben, R., Day, N. (2008). Combined impact of health behaviours and mortality in men and women: The EPIC-Norfolk Prospective Population Study. *PLOS Med,* 5 (1), 39-47
King, D.E., Mainous, A.G., Geesey, M.E. (2007). Turning back the clock: Adopting a healthy lifestyle in middle age. *Am J Med,* 120, 598-603
Knoops, K.T.B., de Groot, L., Kromhout, D., Perrin, A.-E., Morciras-Varela, O., Menotti, A., van Staveren, W.A. (2004). Mediterrean diet, lifestyle factors, and 10-year mortality in elderly European men and women. *JAMA,* 292 (12), 1433-1439
Kones, R. (2011). Is prevention a fantasy, or the future of medicine ? A panoramic view of recent data, status, and direction in cardiovascular prevention. *Ther Adv Cardiovasc Dis,* 5, 61-81
Lampert, T., Ziese, T. (2005). Armut, soziale Ungleichheit und Gesundheit. Berlin: RKI
Larson, J.S. (1999). The conzeptualization of health. *Med Care Res Rev,* 56, 123-136
Luppino, F.S., de Wit, L.M., Bouvy, P.F., Stijnen, T., Cuijpers, T., Penninx, B., Zitman, F.G. (2010). Overweight, obesity, and depression. A systematic review and meta-analysis of longitudinal studies. *Arch Gen Psychiatry,* 67 (3), 220-229
Lykouras, L. (2008). Psychological profile of obese patients. *Dig Dis,* 26 (1), 36-39
Marshall, N.S., Glozier, N., Grunstein, R.R. (2008). Is sleep duration related to obesity ? A critical review of the epidemiological evidence. *Sleep Med Rev,* 12 (4), 289-298
Michailakis, D., Schirmer, W. (2010). Agents of their health ? How the Swedish welfare state introduces expectations of individual responsibility. *Sociol Health Illn,* 32 (6), 930-947
Mols, F., Denollet, J. (2010). Type D personality in the general population: a systematic review of health status, mechanisms of disease, and work-related problems. *Health Qual Life Outcomes,* 8: 9
National Obesity Observatory (NOO) (2011). Obesity and mental health. www.noo.org.uk
Ng, W., Diener, E. (2009). Feeling bad ? The "power" of positive thinking may not apply everyone. *J Res Personality,* 43, 4555-463
Pearson, S.D., Lieber, S.R. (2009). Financial penalties for the unhealthy ? Ethical guidelines for holding employees responsible for their health. *Health Affairs,* 28 (3), 845-852
Reich, J., Schatzberg, A. (2010). Personality traits and medical outcome of cardiac illness. *J Psychiatr Res,* 44 (15), 1017-1020
Ritterbach, U., Wohlfahrth, R. (2009). Gesundheit unser höchstes Gut ? Life Style - Lebensstil und Gesundheit. In: Ritterbach, U., Nicolaus, J., Spörhase, U., Schleider, K. (Hrsg.): Leben nach Herzenslust ? Lebensstil und Gesundheit aus psychologischer und pädagogischer Sicht. Freiburg: Centaurus, 51-78
Seebauer, W. (2009a). Krebs, Diabetes und Ernährung - Ergebnisse der EPIC-Studie. *Komplement integr Med,* 3, 2-10
Seebauer, W. (2009b). Evidenzbasierte Empfehlungen zur Ernährungsberatung. *Komplement integr Med,* 3, 21-25
Williams, M.T., Hord, N.G. (2005). The role of dietary factors in cancer prevention: Beyond fruits and vegetables. *Nutr Clin Pract,* 20 (4), 451-459

Diätetik und gesunde Lebensführung in der Antike

Florian Steger

Einleitung

Essen und Trinken, kurzum die Ernährung, stecken ein weites Feld kulturgeschichtlicher Forschung ab. Schon in der Antike wurde der Ernährung große Aufmerksamkeit entgegengebracht. Im Laufe der Jahrhunderte bildet sich ein antikes medizinisches Verständnis aus, das einen hohen Anspruch an Gesundheit stellt. Sportliche Wettkämpfe hatten große Bedeutung, und dementsprechend bestand ein starker Wunsch nach körperlicher Schönheit und Kraft. Bei der Verwirklichung dieses Anspruchs spielt die antike Diätetik eine wesentliche Rolle. Der griechische Begriff der *diaitetike*, der zunächst nur eine reine Ernährungslehre meint, erfährt im Laufe der Zeit eine Bedeutungserweiterung und bezeichnet schließlich ein umfassendes Konzept gesunder Lebensführung. Das antike Diätetikverständnis unterscheidet sich also substantiell vom heutigen Verständnis der Diätetik als angewandter Ernährungswissenschaft (vgl. dazu auch Steger 2004).

1. Ganzheitliche und individuelle Medizin.

Der antike Wunsch nach einem umfassenden Gesundheitsverständnis findet bis heute seine Entsprechung in den Gesundheitsbedürfnissen von Patienten und rückt in Zeiten einer modernen Apparatemedizin mehr und mehr ins Zentrum der Überlegungen. Patienten verlangen nach einer „sprechenden" Medizin, in der mehr Zeit für den Einzelnen aufgewandt wird. Auch wollen Patienten nicht nur, dass ein kuratives Angebot zur Verfügung steht. Vielmehr werden präventive, salutopädagogische sowie salutogenetische Angebote vermehrt nachgefragt. An diesem Bedürfnis setzen komplementärmedizinische Angebote – wie Anthroposophische Medizin, Homöopathie, Neuraltherapie, Phytotherapie, Traditionelle Chinesische Medizin (TCM) und viele andere mehr – an. Im Grunde stehen diese therapeutischen Ansätze damit ganz in antiker Tradition, in welcher Diätetik einen Lebensstil der grundsätzlichen Ausgeglichenheit meinte. Im Jahr 1947 definierte die World Health Organization (WHO) Gesundheit als einen Zustand vollständigen physischen, geistigen und sozialen Wohlbefindens. Damit wird Gesundheit nicht ex negativo durch die Abwesenheit von Krankheit oder Schwäche definiert, sondern positiv formuliert. Bemerkenswert ist, dass auch schon der antike medizinische Diskurs einer solch umfassenden und vielschichtigen Definition von Gesundheit nahe steht: richtet die primäre Referenz an eine Gesundheitslehre und nicht an eine Krankheitslehre, ihn prägen von Anfang an kosmologische und anthropologische

Überlegungen. Vor diesem Hintergrund wird auch die Lehre des griechischen Arztes Galen im kaiserzeitlichen Imperium Romanum verständlich. Denn sie ist von eben dieser umfassenden Perspektive geprägt, deren logische therapeutische Konsequenz letztlich die Prävention ist. Diese ganzheitliche medizinische Theorie kann die Bedeutung der Ernährung in ihrem Wechsel-verhältnis zu Philosophie und Medizin illustrieren (v. Engelhardt 1993, Schipperges 1993). Ludwig Edelstein schreibt hierzu im Jahr 1931, ohne dabei den Unterschied zwischen Ernährung und Lebensweise zu definieren: „Erkennt man aber, daß der Kranke durch eine richtig geordnete Lebensweise gesund werden kann, so muß man schließen, daß der Gesunde durch eine falsche Lebensweise krank werden kann, weil ja offenbar die Lebensweise den Zustand des Körpers zu bestimmen vermag. Wer gesund bleiben will, muß also richtig zu leben wissen. Diese Erkenntnis gilt, nachdem sie einmal gewonnen war, für alle Jahrhunderte des Altertums unbestritten als richtig." (Edelstein 1931, S. 162).

2. Die Ursprünge der Diätetik

Die rational-wissenschaftliche, also die auf Naturbeobachtung und vernunftgemäßem Naturverständnis basierende Medizin der Antike unterscheidet drei mögliche Formen der Therapie: (1) Die Applikation von Pharmaka, (2) das Handanlegen durch einen chirurgischen Eingriff und (3) die Diätetik, deren Ziel die Erziehung des Menschen zu einer gesunden Lebensweise ist. Erste Überlegungen, die zur Grundlegung diätetischer Theoreme führen, sind auf die frühesten Vertreter der abendländischen Philosophie zurückzuführen; gemeint sind die Vorsokratiker, die etwa zwischen 600 und 400 v. Chr. wirkten. Zuerst sind hier die Pythagoreer zu nennen, die Wert auf eine Symmetrie von Essen und Trinken und auf die Zubereitungsform der Speisen und Getränke legen; sie unterscheiden auf dieser Grundlage zwischen gesund und krank. Zur Einführung der Diätetik kommt es dann durch Herodikos von Selymbria. Zwar sind erste Ansätze einer medizinischen Praxis bereits viel früher in den homerischen Epen bezeugt, der Aspekt der Diätetik fehlt hier allerdings noch ganz. Dass es in dieser Zeit nur eine rudimentäre Pharmazeutik und keine Diätetik gibt, lässt sich durch das homerische Menschen- und Götterbild erklären: Krankheitsbilder gelten als durch Götter verursacht und folglich als nur durch Götter therapierbar. Die Vorsokratiker hingegen entwickeln erstmals anhand von Naturbeobachtungen ihre Vorstellungen von der Funktionsweise des Makrokosmos. Sie ragen nach den natürlichen Ursachen der beobachteten Phänomene und formulieren davon ausgehend die ersten Gesetzmäßigkeiten (Kudlien 1967, Wittern 1996). In der Natur ablaufende Prozesse werden beschrieben als Trennen und Absondern, Hinzufügen und Mischen gewisser Grundstoffe. Die Beziehung und das Verhältnis dieser Grundstoffe zueinander bestimmt dann darüber, wie sich alles Weitere zusammensetzt.

Die Einheit von Werden und Vergehen wird in seinen Schattierungen als natürlicher Vorgang verstanden. Dieser Vorgang wiederum wird von Elementen bestimmt, welche in jeweils unterschiedlicher Ausprägung zugrunde liegen. Hierbei wird in Anlehnung an empedokleische Theorien immer wieder die Vierzahl hervorgehoben: Nach Empedokles ist alles aus den vier Elementen Feuer, Wasser, Luft und Erde entstanden, denen wiederum die vier Erscheinungen Sonne, Himmel, Erde und Mond zuzuordnen sind. Die beiden Grundkräfte Liebe und Streit mischen und trennen die vier Elemente, so dass Zeugung und Trennung entstehen. Diese Auffassung wird im Weiteren ergänzt durch die vier Qualitäten feucht, trocken, kalt und heiß sowie die vier Säfte Blut, Schleim, gelbe Galle und schwarze Galle. Ihre für den Makrokosmos gewonnenen Ergebnisse übertragen die Vorsokratiker in einem zweiten Schritt auf den Mikrokosmos Mensch, um erklären zu können, wie Gesundheit und Krankheit entstehen. Göttliches Einwirken spielt hierbei keine Rolle mehr – es sind also die Vorsokratiker, welche die Grundlage für ein Verständnis von Gesundheit und Krankheit als Naturvorgang legen (Wittern 1996, Longrigg 1999).

Unter den Vorsokratikeren ist Alkmaion von Kroton ein herausragender naturphilosophischer Vertreter, der die allgemeine Idee der Gleichheit (*isonomia*) als Inbegriff der Gesundheit bezeichnet und mit dieser Feststellung am Beginn eines medizinischen Diskurses um humoralpathologische Vorstellungen steht. Ihm zufolge konstituieren die Gleichheit der Qualitäten feucht – trocken, kalt – warm und bitter – süß sowie die Gleichheit aller weiteren Gegensatzpaare Gesundheit. Das Überwiegen (*monarchia*) einer Qualität gegenüber der jeweils anderen zieht hingegen Krankheit nach sich. Alkmaion verwendet in seinem Erklärungsmodell bewusst die beiden politischen Begriffe *isonomia* und *monarchia*, um eine Analogie vom individuellen Organismus zum Staatskörper zuzulassen. Gesundheit und Krankheit werden in diesem Zusammenhang zum ersten Mal als natürliche Prozesse verstanden und folglich mit natürlichen Mitteln zu beeinflussen versucht. Es sind also *philosophische* Überlegungen, die erste Grundlegungen eines medizinischen Konzepts möglich machen. Theoretische Fundierung und wissenschaftliche Analyse von Seiten der Naturphilosophen führen zur Herausbildung erster medizinischer Theorien, und Heilkunst wird als ein Teil der Philosophie gesehen.

3. Diätetik als Lebensstil

Zunächst ist unter Diätetik eine reine *Ernährungs*lehre zu verstehen: die Applikation aufeinander abgestimmter Nahrungsmittel, die in unterschiedlicher Konsistenz (flüssig, breiig, fest) zubereitet werden können [Hipp. Vet. med. 5 (1, 580-582 L.); Lonie 1977]. Korrekt ausbalanciert kann Ernährung präventiv oder korrigierend wirken, indem sie die Harmonie des Körpers aufrechterhält beziehungsweise wiederherstellt. In der Mitte des 5. Jh. v. Chr. stellen sich erste Differenzierungsbestrebungen ein, so dass durch Berücksichtigung weiterer Aspekte unter Diätetik zunehmend ein Konzept der *Lebensweise* verstanden wird (Harig & Kollesch 1971). Das Ziel der Gesundheitswahrung respektive der Wiederherstellung eines gesunden Allgemeinzustandes wird beispielsweise durch Bewegung zu erreichen versucht. Hinter dieser Praxis steht die Vorstellung, dass Krankheit eine Folge von *Inaktivität* ist und deshalb durch Bewegung kuriert werden kann. Mit Hilfe der Diätetik kann Gesundheit bewahrt sowie Krankheit – und im äußersten Fall der Tod – verhindert werden [Hipp. Vet. Med. 3 (1,570ff. L.), Craik 1995, Garnsey 1999]. Um den Körper ins Gleichgewicht zu bringen bzw. ihn dort zu halten, muss nicht nur die Mischung der Säfte ausgeglichen sein, sondern es müssen auch die äußeren Umstände zu den inneren ins rechte Verhältnis gesetzt werden. Diätetik wird damit zu einem *modus vivendi*. Die verordneten Maßnahmen sichern dem Einzelnen Gesundheit zu und bewahren ihn vor frühem Altern. Entsprechend gut steht es um die Wertschätzung der Diätetik, die als zuverlässige Heilmethode anerkannt ist. Aufgrund der Grundidee des Gleichgewichts wird zudem die Medizin in ihrer Eigenschaft als *techne*, das heißt als handwerkliche Kunst, erkannt und gewürdigt.

Dass die Idee des Gleichgewichts ein zentraler Aspekt diätetischer Vorstel-lungen ist, kann man am kulturgeschichtlich bedeutenden Beispiel der Viersäftelehre erkennen (Wöhrle 1990, Schöner 1994). Sie besagt, dass der menschliche Körper aus Säften besteht, deren Gleichgewicht für Gesundheit sorgt. Ebenfalls im Gleichgewicht müssen die vier so genannten Elementarqualitäten des Warmen, Kalten, Feuchten und Trockenen sein. Die Vierzahl dieser Qualitäten kann dabei auf andere Vierergruppen in der antiken Vorstellung zurückgeführt werden, wie zum Beispiel die vier Jahreszeiten, die vier Lebensalter, die vier Elemente oder die vier lebenswichtigen Organe. Zusätzlich zu den drei Körpersäften Blut, Schleim und Galle wird gegen Ende des 5. Jh. v. Chr. die schwarze Galle in das System der Säfte aufgenommen, womit der Grundstein für die klassische Viersäftelehre gelegt wird. Nach dieser Lehre ist die Natur dann am gesündesten, wenn die Säfte über die rechte Mischung verfügen. Zu Schmerzen kommt es, wenn zuviel oder zu wenig eines Safts vorhanden ist, wenn sich etwas im Körper absondert oder wenn sich etwas nicht recht mit dem Ganzen vermischt [Hipp. Nat. Hom. 4 (6,38,19-6,40,6 L.)]. Neben den Säften konstituieren auch die Gegensatzpaare feucht-trocken und kalt-warm das Gleichgewicht. Schließlich hat auch der Aufenthaltsort Einfluss auf den Körper, weil das jeweilige Klima auf das Gleichgewicht einwirkt. So leben beispielsweise im Süden eher trockene bzw. warme Menschen, die in entsprechen-der Weise versorgt werden müssen [Hipp. Alim. 32 (9,98ff. L.)]. Ebenso nehmen Jahreszeiten, Windverhältnisse und die Qualität von Wasser und Bodens Einfluss auf den Menschen. Jeder Körper ist von einer Balance geprägt, die ihrerseits von der Ernährung abhängig ist. Die Ernährungsbestandteile haben wiederum Qualitäten, die jeden Organismus individuell beeinflussen. Sie werden in die Kategorien aufbauend, ernährend und abführend eingeteilt und können mit den Säften insofern verglichen werden, als auch bei ihnen auf die rechte Mischung zu achten ist [Hipp. Vict. 1,2 (6,466ff. L.)].

Während man sich von den theoretischen Überlegungen zu den Säften und Qualitäten aufgrund der guten Überlieferung ein repräsentatives Bild machen kann, sind kaum Anweisungen zur praktischen Umsetzung wie zum Beispiel in Form von Rezepturen erhalten. Überliefert ist aber die Regel, dass sich die diätetischen Maßnahmen auf den ganzen Tag erstrecken müssen, um therapeutischen Erfolg zu zeigen. Für eine Lebensweise nach den Regeln der Diätetik kommen in der Antike demnach nur diejenigen gesellschaftlichen Gruppierungen in Frage, die es sich leisten können, einen Tag frei von allen materiellen Sorgen zu verbringen. Weiterhin ist überliefert, dass bei der praktischen Umsetzung unterschieden wird sowohl zwischen den individuellen Bedürfnissen von Jungen und Alten als auch zwischen denen von Frauen und Männern: Es besteht die Vorstellung, dass Weibliches dem Wasser zuzuordnen ist und auf der Grundlage von kalten, feuchten, milden Speisen, Getränken und Lebensweisen gedeiht, während Männliches dem Feuer entspricht und trockener, warmer Speisen und Lebensweisen bedarf.

Bei Überschuss und Ansammlung eines Safts im Körper kommt es zur Verstopfung [Hipp. Morb., 4,19,1, 4,44,3 (7,542ff. L.)]; es treten deutliche Symptome wie Druck und Schmerz auf [Hipp. Nat. Hom. 4 (6,32ff. L.)]. Stellt sich eine *Dyskrasie*, das heißt eine fehlerhafte Mischung der Säfte ein, kommt es zu Krankheit. Eine *Dyskrasie* kann erkannt werden, indem Urin, Stuhl und Auswurf nach Farbe, Menge und Zusammensetzung untersucht werden [Hipp. Prognostikon 11f. (2,134-142 L.)]. Auf Grundlage dieser Ergebnisse lässt sich dann *Eukrasie*, das heißt Ausgewogenheit der Säfte, anstreben – therapeutisch geschieht dies in erster Linie durch das Einbringen der entgegengesetzten Qualitäten. Dabei entscheidet die Qualität eines Nahrungsbestandteils (kalt-warm, feucht-trocken) über dessen Applikation. Besteht ein Überschuss des Warmen, empfiehlt man etwas Kaltes, ist das Trockene im Überschuss vorhanden, gibt man etwas Feuchtes. Geruch und Geschmack spielen hierbei keine Rolle (Craik 1995, Garnsey 1999).

Jeder Krankheit, sogar psychischen Erkrankungen, liegt dabei ein *natürliches Heilungsstreben* zugrunde, das unterstützt werden muss. Es ist also von großer Bedeutung, für Gleichgewicht im Organismus zu sorgen, indem man Ungleichgewicht frühzeitig erkennt und rechtzeitig Abhilfe schafft [Hipp. Flat. 7 (6,90ff. L.), Hipp. Vict. 3 (6,592ff. L.)]. Erklärtes therapeutisches Ziel ist die Wiederherstellung der *physis*, der kraftvollen natürlichen Konstitution des Menschen. Im Rahmen der Diätetik kann dafür eine geeignete Diät empfohlen werden, daneben kann körperliches Wohlbefinden hergestellt werden durch die Verordnung entsprechender Leibesertüchtigung; zusätzlich können im Rahmen der Pharmakologie zu diesem Zweck entsprechende Medikamente verabreicht werden. Ein anschauliches Beispiel für eine Diätempfehlung ist der Rat, bei Überwiegen des cholerischen Temperaments scharfe Speisen zu meiden und eher kalte Speisen zu sich zu nehmen (Wilkins 1994). Phlegmatikern in höherem Alter wird nahegelegt, wärmende Speisen einzunehmen, für Kinder werden warme und trockene Speisen empfohlen. Hafer hat eine feuchte und kalte Wirkung auf die Säfte des Körpers, Honig wirkt erwärmend und trocknend. Mischt man den Honig mit Wasser, hat er eine feuchte Wirkung, bei Menschen mit Überwiegen der Galle wirkt er nicht abführend, bei Menschen mit schleimiger Konstitution hat der Honig verstopfende Wirkung [Hipp. Vict. 2,40ff. (6,528ff. L.)]. Zusätzlich sind die *Jahreszeiten* zu bedenken, die auf die Wirkung von gezielt verabreichter Nahrung Einfluss nehmen können. Ist es das Ziel, einen trockenen und heißen Körper herzustellen, wird im Winter zu Weizenbrot, gebratenem Fleisch und etwas Gemüse geraten, wohingegen man im Sommer zu Kuchen, Gebäck aus Gerste, gekochtem Fleisch und weiterer leichter Kost rät [Hipp. Vict. 3,58 (6,592ff. L.), Hipp. Vict. 3,68 (6,564,9-604,19 L.).

Ein weiteres Beispiel für das komplexe Zusammenspiel zu berücksichtigender Aspekte ist ein Brechmittel, das im Winter gegeben zu einem schleimigen, im Frühjahr zu einem feuchten, im Sommer zu einem galligen und im Herbst zu einem schwarzen Erbrechen führt [Hipp. Nat. Hom. 7 (6,32ff. L.)]. Die Diätetik wird im Laufe der Zeit in den weiteren Kontext von Mensch und Welt gestellt und damit einerseits zur Triebfeder einer Verbindung zwischen Naturphilosophie und Anthropologie, andererseits zum Inbegriff einer sich an der Natur orientierenden Lebensweise. Es kommt zu einer weiteren Differenzierung und Modifizierung. Diokles von Karystos bringt gegen Ende des 4. Jh. v. Chr. die recht konkrete Vorstellung mit ein, dass der *Tageszeit* angepasste Maßnahmen wie Gymnastik, Massage und Diät zu einer besseren Lebensweise beitragen können (Diokles fr. 141 Wellmann).

4. Die Diätetik in der Kaiserzeit

Im Laufe der Zeit kam es zur weiteren Differenzierung und Modifizierung der Theorien und Konzepte der Diätetik. Die praktische Umsetzbarkeit trat gegenüber theoretischen Vorschriften und Erklärungen in den Vordergrund. Das Postulat, richtiges Leben könne beinahe ausschließlich durch ein auf die Erhaltung der Gesundheit ausgerichtetes Leben erreicht werden, wird gelockert, indem die *Berufstätigkeit* der Menschen in die Theorie einbezogen wird. Der griechische Arzt Aretaios von Kappadokien (Mitte des 1. Jh. n. Chr.) und seine römischen Zeitgenossen Scribonius Largus und Aulus Cornelius Celsus, die sich in ihren therapeutischen Vorschlägen alle an der diätetischen Ausrichtung im *Corpus Hippocraticum*, einer Sammlung von 60 medizinischen Schriften (zwischen 450 und 350 v. Chr. zu datieren), orientieren, argumentieren folgendermaßen: Ein gesunder Mensch brauche sich an keine diätetischen Vorschriften zu halten; vielmehr wird ihm empfohlen, ein abwechslungsreiches Leben zu führen, Reisen zu unternehmen und möglichst agil zu sein. Trägheit schwäche den Körper, Agilität hingegen stärke ihn [Cels. artes 1,1; ähnlich Hipp. Vict. 2,60 (6,574,4-6 L.)].

Der zuvor geförderte präventive Aspekt der Diätetik tritt damit wieder in den Hintergrund, wenngleich Celsus weiterhin allen Stadtbewohnern und geistig Tätigen Präventivmaßnahmen zur Wahrung der Gesundheit empfiehlt. Die Ansicht, Arbeit stärke die Gesundheit, passt in die Zeit – sind doch die Menschen stärker denn je gefordert, sich aktiv in das gesellschaftliche Leben einzubringen. Insgesamt stehen bei Celsus eher praktische Handlungsanweisungen im Vordergrund: Konkret empfiehlt er, sich von übermäßigem Essen und maßlosen Training, wie einige Athleten es betreiben, fernzuhalten. Zur Begründung heißt es, eine Unterbrechung der Übungen aufgrund beruflicher Verpflichtungen sei schädlich. Auch mit dem Geschlechtsverkehr soll man maßhalten, das heißt zwar keine Abstinenz pflegen, ihn aber auch nicht übermäßig vollziehen. Ebenso soll man ausreichend, aber maßvoll essen. Jemandem, der ständig müde ist, rät Celsus, abwechselnd Wasser und Wein zu trinken und nur selten zu baden (Cels. artes 1,1,3f., 1,2,8, 1,3,8). Die praktische Umsetzung geht nun also der theoretischen Erklärung voran. Arbeit in Maßen gilt als gesundheitsförderlich und allzu luxuriöse Lebensführung wird als bedenklich eingestuft. Dabei bleibt jedoch immer das diätetische Ziel griechischen Ursprungs erhalten, für *Eukrasie* zu sorgen. Schließlich wird die aristotelische Klassifizierung der Botanik, die am Anfang erster pharmakotherapeutischer Anschauungen steht, durch Pedanios Dioskurides von Anazarba systematisiert und in einen Bezug zur Säftelehre gestellt. Die Bestrebungen der Systematisierung und Differenzierung führen zu Galen.

5. Galen und die Ausgewogenheit der Körpersäfte

Galen entwickelt seine Vorstellungen am Modellfall eines *eukratischen* Menschen, der frei von jeglicher Krankheit ist und seine Gesundheit ausleben kann; dabei folgt er weitgehend der Grundlegung im *Corpus Hippocraticum*. Er baut das bereits bestehende Erklärungsmodell aus, indem er zusätzlich zu den Primärqualitäten heiß, kalt, feucht, trocken die sekundären Geschmacksqualitäten süß, salzig, bitter, sauer/scharf einführt. Außerdem legt er für seine Stoffe vier Wirkungsgrade fest: kaum wahrnehmbar, deutlich wahrnehmbar, leicht schädigend, vernichtend. Zwischen den Nahrungsmitteln und den vier Primärqualitäten heiß, kalt, feucht, trocken stellt er eine Verbindung her [Comm. in Hipp. Nat. Hom 1,14 (CMG V 9,1 S. 28)] und ordnet den Säften besondere, gemeint sind ethische, Qualitäten zu [Comm. in Hipp. Nat. Hom 1,40 (CMG V 9,1 p. 51)]. Die Wahl der Nahrungsmittel orientiert sich am Ziel, das Gleichgewicht der Körpersäfte aufrechtzuerhalten. Es ist die rechte Diätetik, die über den gesundheitlichen Zustand des Einzelnen entscheidet und deshalb verantwortlich ist für Gesundheit und Krankheit (Gal. De san. tuenda 6,332-334 K.; Nutton 1995). Galen setzt seine theoretischen Vorstellungen konsequent in einen praktischen Bezug von Gesundheit und Krankheit (Nutton 1995) und gibt Berufstätigen wirklichkeitsnahe Empfehlungen, die ihre beruflichen Verpflichtungen in angemessener Weise berücksichtigen [Gal. De san. tuenda 1,12 (CMG V 4, 2, 29,8-11)]. Über die Verdauung (Digestion) hat Galen eigene Vorstellungen: Im Magen findet die erste Digestion statt, dort entsteht aus der Nahrung der sogenannte *chylos*, was übersetzt schlicht „Saft" bedeutet. Was davon ausgeschieden werden soll, verlässt über Magen und Darm den Körper als schwarze Galle. Was rein ist, fließt in die Leber, den zweiten Ort der Digestion. Dort bilden sich aus dem nun reinen *chylos* Blut sowie gelbe und schwarze Galle; aus dem Rest entsteht als Überschussprodukt der Harn, der von den Nieren ausgeschieden wird. Die dritte Digestion findet schließlich in der Peripherie statt, wo das Blut über das Herz in die Organe gepumpt wird, die es aufbrauchen; das Abfallprodukt dieses letzten Schritts ist der Schweiß, der den Körper schließlich über die Haut verlässt.

Galen zeichnet sich durch seine autoptischen, das heißt durch eigene Anschauung gewonnene Erkenntnisse aus. Er beobachtet die Natur und Kultur, in der er sich befindet, und beschreibt dabei neben den allgemeinen Lebensumständen auch die spezifischen Ernährungsgewohnheiten einer Region. So schildert er beispielsweise, wie Quittenmarmelade und -kuchen aus Spanien in das Imperium transferiert werden. Auf Grundlage seiner genauen Beobachtungen unterscheidet er zwischen Gesunden und Kranken. Auch die Gesunden sind nach Galen präventiv zu versorgen, denn er erkennt auch bei ihnen unterschiedliche Ausprägungen eines leicht gestörten Mischungsverhältnisses der Körpersäfte. So gibt es acht verschiedene *Dyskrasie*-Variationen bei Gesunden, die bereits eine Krankheitsdisposition darstellen. Um den Ausbruch einer Krankheit zu verhindern muss einer *Dyskrasie* so früh wie möglich therapeutisch entgegengewirkt werden. In seiner auf Autopsie beruhenden Darstellung beschreibt Galen auch, wie sich die Verhältnisse auf dem Land von denen in der Stadt unterscheiden: Auf dem Land bei Alexandria ist die Ernährung schlecht. Dort isst man Bohnen und Linsen neben anderen Hülsenfrüchten, gesalzenen Fisch und Muskelfleisch von der Viper, vom Kamel und Esel. Zu trinken gibt es dünnen, wässrigen Wein von minderer Qualität. In Rom ist man ähnlichen gesundheitsgefährdenden Verhältnissen ausgesetzt: Während die Armen mit einseitiger Ernährung auskommen müssen, die aus ungesäuertem, mit Honig gesüßtem Brot besteht, leiden die reichen Städter an den Folgen des Überschusses und des Luxus: Das begehrte eisgekühlte Getränk etwa hält Galen für gesundheitsschädlich. Insgesamt stuft er das städtische Leben als gesundheitsverderbend ein. Ein anschauliches Beispiel für seine Kritik ist der Tiber: Abwässer von Küchen, Bädern und Toiletten werden in den Fluss geleitet, aus dem dann Fische zum Verzehr angeboten werden. Ein Fisch aus dem nahen, etwas nördlich gelegenen Fluss Nar, der in den Tiber mündet, hebt sich in Größe und Geschmack deutlich von einem Fisch aus dem Tiber ab (Gal. De alim. facult. 6,709,711,721f K.; De bon. mal. suc. 6,795 K., Gal. De bon. mal. suc. 6,800-804 K.).

Galen orientiert sich in seinen Ausführungen einerseits an eigenen Erfahrungen und Beobachtungen, beispielsweise hegt er eine Vorliebe für lockeres Getreide. Andererseits nimmt er aber auch tradierte Vorurteile auf und lehnt beispielsweise frisches Obst ab – seine zuweilen subjektive Bewertung wird dadurch offensichtlich (Nutton 1995). Letztlich geht es Galen um mehr als eine reine Ernährungslehre. Sein Ziel ist zum einen die Verbindung von Ernährung und Gesundheit, zum anderen die Umsetzung theoretischen Gedankenguts in die Alltagspraxis.

Galens Konzept der Diätetik steht in Verbindung mit den Ursachen von Gesundheit und Krankheit, die er systematisierend in ein Schema zu bringen versucht. Er entwickelt die Zweiteilung zwischen den *res non naturales* und den *res contra naturam* weiter. Die *res non naturales*, die „nicht natürlichen Dinge“, sind nach antiker Vorstellung die Dinge, auf die man zu achten hat, um ein Gleichgegewicht und damit die Gesundheit zu erhalten. Die *res contra naturam*, die „Dinge gegen die Natur", sind Dinge, die sich gegen die Gesundheit richten, weil sie das Gleichgewicht stören. Galen differenziert diese Klassifizierung weiter, indem er die Zahl der *res non naturales* auf sechs festlegt und folglich von den *sex res non naturales* spricht (Garcia-Ballester 1993, Jarcho 1970). Während unter den *res naturales*, den „natürlichen Dingen", alle Stoffe und Kräfte verstanden werden, aus denen der menschliche Körper besteht, sind die *sex res non naturales* die sechs fundamentalen Lebensbereiche, die der Mensch regeln muss, um das Gleichgewicht der Gesundheit zu erhalten oder wiederzuerlangen. Im Einzelnen sind dies Licht und Luft, Essen und Trinken, Bewegung und Ruhe, Schlafen und Wachen, Ausscheidungen und Affekte. Diese sechs Bereiche wirken ineinander und aufeinander, sie sind bestimmend für Gesundheit und Krankheit und schließlich auch für das Sterben. Essen und Trinken stehen also in einem engen Zusammenhang zur Philosophie und zum umfassenden Begriff der Diätetik. Das Konzept der *sex res non naturales* liegt sowohl der galenischen Pathologie als auch seiner Idee der Prävention zugrunde, und die Balance der *sex res non naturales* ist entscheidend für den physiologischen oder pathologischen Zustand des Menschen.

6. Die Entwicklung der Diätetik in der Folgezeit

Diätetische Anschauungen wie sie im *Corpus Hippocraticum* und im Oeuvre Galens beschrieben sind werden noch in der Spätantike lebhaft diskutiert und schließlich in das Mittelalter transferiert (Angeletti & Cavarra 1999, Riha 1994, Riha 2000). Oreibasios, dem Leibarzt Kaiser Julians, wird in der Mitte des 4. Jh. n. Chr. der Auftrag gegeben, das Wissen der galenischen Schriften wiederzugewinnen (Oreib. Collect. med. 1 pr. 1-4). In seinen Schriften bezieht er sich oft auf Galen, beispielsweise beschreibt er die Gefahr, auf Reisen unbekannte Nahrung zu sich zu nehmen – Galen hatte schon ähnliche Warnungen gegeben (Oreib. Collect. med. 1,1; Grant, 1995). In einem eigenen Abschnitt thematisiert er die Bedeutung von Essen und Trinken, wobei er unter Diätetik im engeren Sinn nur noch eine reine Ernährungslehre versteht. Ende des 4. Jh. n. Chr. nimmt auch der christliche Autor Nemesios, Bischof von Emesa, Anleihen von Galen. Auf klassisch diätetische Voraussetzungen beziehen sich im 4. Jh. n. Chr. Gregorios von Nazianz und im 5. Jh. n. Chr. Hieronymus.

In einer ganzen Reihe mittelalterlicher spiritueller Texte kommt es dann zur Auseinandersetzung mit *medizinischen* Grundlagenthemen, Krankheit wird hier als Imbalance, als Fehler in der zugrundeliegenden Ordnung verstanden; besonders auffällig ist hier die Analogie von Mikrokosmos und Makrokosmos. Der Zugang zu dem in der Antike geprägten medizintheoretischen Modell scheint also nicht nur Fachspezialisten vorbehalten zu sein. Durch eine Übersetzung arabischsprachiger fachmedizinischer Schriften in die lateinische Sprache werden nun die antiken diätetischen Vorstellungen nach Europa gebracht. Eine bedeutende arabische Schrift zur Diätetik bleibt in ihrer lateinischen Übersetzung mit dem Titel *Tacuinum Sanitatis*, wörtl. „tabellarische Übersicht der Gesundheit", bis ins 16. Jh. im Gebrauch.

Auch die medizinischen Humanisten beziehen sich auf die antiken Vorstellungen des Säftegleichgewichts. Schließlich hinterlässt Christoph Wilhelm Hufeland 1796 mit seiner Monographie „Die Kunst, das menschliche Leben zu verlängern", die später unter dem Titel „Makrobiotik" bekannt wird, ein Meisterwerk des Klassizismus, in dem er sich mit dem Gegenstand der Diätetik nach antiker Tradition auseinandersetzt. Die alten strukturellen Vorgaben werden mit einem breiten Spektrum zeitgenössischer Probleme in Verbindung gebracht (Riha 2001), und die Fokussierung auf die Ernährung wird aufgebrochen, indem die Grundgedanken antiker Diätetik mit namentlichen Bezügen (Hippokrates und Galen) wiederaufgenommen werden.

7. Diätetik und moderne Gesundheitskonzepte

Die antike Tradition Diätetik im Sinne eines Lebensstils und eines ganzheitlichen Gesundheitskonzeptes wird mit heutigen komplementärmedizinischen Angeboten wieder aufgegriffen. Man sollte dabei die Tatsache angemessen würdigen, dass solche Heilsysteme in der Praxis heute stark nachgefragt werden und durchaus erfolgreich sind. Zentralen Bedürfnissen von Patienten nach Zuwendung und Zeit wird hier entsprochen. In diesem Zusammenhang wäre auch mehr über die Effektivität komplementärmedizinischer Angebote im Sinne sprechender Medizin nachzudenken, das heißt ihre Wirksamkeit in den Kontext der Parameter Zuwendung und Zeit einzuordnen. Dies mag den ideellen Vorstellungen mancher komplementärmedizinischer Anhänger widerstreben, wäre aber für den Weg hin zu einer integralen Medizin sinnvoll.

In Zeiten eines Zuwachses an alternativmedizinischen Angeboten hat auch die biowissenschaftlich ausgerichtete Medizin das Bedürfnis der Patienten nach einem individualisierten therapeutischen Angebot erkannt. Sie will dem einzelnen Patienten dadurch möglichst gerecht werden, dass sie eine auf individuelle Eigenschaften des Patienten maßgeschneiderte Therapie entwickelt; jeder bekommt sein individuelles Risikoprofil bestimmt. Zudem wird wieder vermehrt auf Prävention und Rehabilitation gesetzt. Gesundheit, Fitness und Diät bilden eine goldene, fast zeitlose Trias. Das umfassende antike Konzept der Diätetik hat also weiterhin substantielle Bedeutung.

Literatur

Angeletti, L. R., Cavarra, B. (1999). La tradizione dietetica classica e il modello alimentare cristiano nella tarda antichità e nell' alto medioevo. In: Garofalo, I., Lami, A., Manetti, D., Roselli, A. (Hrsg.): Aspetti della terapia nell' Corpus Hippocraticum (Atti del IXème Colloque International Hippocratique, Pisa 25-29 sept. 1996). Florenz: Leo S. Olschki, 467-487

Craik, E. (1995). "Hippokratic Diaita". In: Wilkins, J., Harvey, D., Dobson, M. (Hrsg.): Food in Antiquity. Exeter: University of Exeter Press, 343-350Edelstein, L. (1931). Antike Diätetik. *Antike*, 7, 255-270 (= Edelstein, L. (1966). *Medizinhistorisches Journal*, 1, 162-174

v. Engelhardt, D. (1993). Hunger und Appetit, Essen und Trinken im System der Diätetik – Kulturhistorische Perspektiven. In: Wierlacher, A., Neumann, G., Teuteberg H.J. (Hrsg.): Kulturthema Essen, Ansichten und Problemfelder. Berlin: Akademie, 141-149

Garcia-Ballester, L. (1993). On the origin of the ‚six non-natural things. Galen und das hellenistische Erbe, Verhandlungen des IV. Internationalen Galen-Symposiums (= *Sudhoffs Archiv*, Beihefte 32). Stuttgart: Steiner, 105-115

Garnsey, P. (1999). Food and society in classical antiquity. Cambridge: Cambridge University Press.

Harig, G., Kollesch, J. (1971). Gesellschaftliche Aspekte der antiken Diätetik. *N.T.M. Internationale Zeitschrift für Geschichte und Ethik der Naturwissenschaften, Technik und Medizin*, 8, 14-23

Jarcho, S. (1970). Galen's six non-naturals, A bibliographic note and translation. *Bulletin of the History of Medicine*, 44, 372-377

Kudlien, F. (1967). Der Beginn des medizinischen Denkens bei den Griechen, Von Homer bis Hippokrates. Zürich: Artemis

Longrigg, J. (1999). Presocratic philosophy and Hippocratic dietetic therapy. In: Garofalo, I., Lami, A., Manetti, D., Roselli, A. (Hrsg.): Aspetti della terapia nell' Corpus Hippocraticum (Atti del IXème Colloque International Hippocratique, Pisa 25-29 sept. 1996), 43-50. Florenz: Leo S. Olschki

Lonie, I. M. (1977). A structural pattern in Greek dietetics and the early history of Greek medicine. *Medical History*, 21, 235-260

Nutton, V. (1995). Galen and the traveller's fare. In: Wilkins, J., Harvey, D., Dobson, M. (Hrsg.): Food in Antiquity. Exeter: University of Exeter Press, 359-370

Riha, O. (1994). Die diätetischen Vorschriften der mittelalterlichen Monatsregeln. In: Domes, J., Gerabek, W.E., Haage, B.D., Weißer, C., Zimmermann, V. (Hrsg.): Licht der Natur, Medizin in Fachliteratur und Dichtung.Göppingen: Kümmerle, 339-364

Riha, O. (2000). Gesundheit als Norm, Krankheit als Normalität. Die Ordnung des Lebens und die Ordnung der Welt in der mittelalterlichen Medizin. In: Ruhe, D., Spieß K.-H. (Hrsg.): Prozesse der Normbildung und Normveränderung im mittelalterlichen Europa. Stuttgart: Steiner, 75-92

Riha, O. (2001). Diät für die Seele, Das Erfolgskonzept von Hufelands Makrobiotik. *N.T.M. Internationale Zeitschrift für Geschichte und Ethik der Naturwissenschaften, Technik und Medizin*, 9, 80-89

Schipperges, H. (1993). Zur Philosophie der Ernährung. In: Wierlacher, A., Neumann, G., Teuteberg H. J. (Hrsg.): Kulturthema Essen, Ansichten und Problemfelder. Berlin: Akademie, 25-40

Schöner, E. (1964). Das Viererschema in der antiken Humoralpathologie (= *Sudhoffs Archiv*, Beiheft 4). Wiesbaden: Steiner

Steger F. (2004). Antike Diätetik – Lebensweise und Medizin. N.T.M. Internationale Zeitschrift für Geschichte und Ethik der Naturwissenschaften, Technik und Medizin, 12, 146-160.

Wilkins, J., Harvey, D., Dobson, M. (Hrsg.) (1994). Food in Antiquity. Exeter: Univ. of Exeter Press

Wittern, R. (1996). Die Anfänge der griechischen Medizin. In Ricken, F. (Hrsg.): Philosophen der Antike. Bd. I. Stuttgart: Kohlhammer, 145-159

Wöhrle, G. (1990). Studien zur Theorie der antiken Gesundheitslehre (= *Hermes Einzelschriften*, 56). Stuttgart: Steiner.

Gesunde Lebensführung in der chinesischen Medizin

Ute Engelhardt

Einleitung

In China zählen Methoden, die der Kultivierung des Lebens, dem Erhalt der Gesundheit und der Stärkung der Lebenskräfte dienen, zu den meistgeschätzten Kulturgütern. Die Idee des Nährens, Pflegens oder Kultivierens (*yang*養) spielt im chinesischen Denken grundsätzlich eine wichtige Rolle. Zu den Dingen, die man nähren oder pflegen kann, gehören das Leben (*yangsheng*養生), die Wesensnatur (*yangxing* 養性), die Gestalt (*yangxing*養形), die Persönlichkeit (*yangshen*養身), wie auch der Wille (*yangzhi*養志) und das Bewusstsein (*yangxin*養心). Die Konfuzianer kultivierten vor allem ihre Tugenden und ihre menschlichen Qualitäten, während in den Kreisen der Heilkundigen und der Daoisten besonders „das Leben genährt" (*yangsheng* 養生) wurde. Dazu setzte man die unterschiedlichsten Techniken ein, von denen viele in die heute praktizierten Qigong 氣功-Übungen integriert sind.

Im alten China umfasste „das Nähren des Lebens" oder die „Lebenspflege" (*yangsheng*) ein weites Spektrum unterschiedlicher Praktiken wie Atemübungen, Aufnahme von kosmischen Einflüssen, Diätetik, Arzneimitteleinnahme, Visualisations- und Kontemplationsübungen, gymnastische Methoden, sexuelle Praktiken und allgemeine Gesundheitsregeln für den Alltag sowie kalendarische Ge- und Verbote (Kohn 1989; Engelhardt 1987, 2000) . Der Begriff „Lebenspflege" (*yangsheng*) beinhaltete also das Konzept einer umfassenden Lebensführung, wie sie in der westlichen Antike in dem Begriff „Diätetik" (im Lateinischen *diaita*, im Griechischen *diaitetike*) zum Ausdruck kam, wobei sich der westliche Begriff zunächst, wie auch heute wieder, nur auf eine gesunde Ernährungslehre bezog.

Die chinesischen Praktiken zur „Lebenspflege" (*yangsheng*), aus denen in der Mitte des 20. Jahrhunderts die Methoden des Qigong hervorgingen, waren schon seit dem 3. Jh. v. Chr. und somit seit Beginn der eigentlichen Entstehung der chinesischen Medizin ein integraler Bestandteil derselben. Bis heute zählen diese Praktiken neben Akupunktur, Arzneimitteltherapie, Diätetik und der manuellen Therapie Tuina zu den „Fünf Säulen" oder Haupttherapieformen der chinesischen Medizin. Allerdings waren sie nicht auf den medizinischen Bereich beschränkt, sondern spielten sowohl im Rahmen aller philosophischen und religiösen Strömungen als auch in der Kriegskunst und in der alltäglichen Lebensführung der breiten Bevölkerung seit alters her eine wichtige Rolle. Ihre Ausübung war also nicht auf spezifische Gruppen beschränkt. Angesichts des zunehmenden Interesses westlicher Patienten an fernöstlichen Heilweisen und der wachsenden Nachfrage an präventiven, salutogenetischen Angeboten soll hier eine kurze Einführung in das weite Gebiet der gesunden Lebensführung in China gegeben werden.

1. Zum Begriff „Lebenspflege“

Der Begriff *yangsheng* 養生erscheint erstmals in dem philosophischen Werk *Zhuangzi* 莊子 (Meister Zhuang) aus dem 4./3. Jh. v. Chr, das später dem daoistischen Gedankengut zugeordnet wurde. Dessen 3. Kapitel trägt bezeichnenderweise den Titel „Yangshengzhu 養生主“ (Meisterschaft in der Lebenspflege). Der Autor und Philosoph Zhuang Zhou 莊周 (ca. 369-286 v. Chr.) beschreibt die Praktiken zur Lebenspflege zwar relativ genau, scheint jedoch ihre Möglichkeiten für begrenzt zu halten und meditativen Praktiken den Vorzug zu geben: „Schnaubend ein- und ausatmen, das Alte ausstoßen, um das Neue aufzunehmen, sich wie ein Bär gleitend bewegen und wie ein Vogel ausbreiten, dies alles verhilft nur zu einem Langen Leben (*shou* 壽). Darin erschöpfen sich die Bemühungen der Adepten, die die Übungen zum Leiten und Dehnen (*daoyin*導引) praktizieren, ihre Gestalt nähren (*yangxing*) und dadurch ein langes Leben wie [der legendäre Unsterbliche] Pengzu 彭祖 zu erlangen hoffen.“ (*Zhuangzi*, Kap. 19).

In dieser Passage finden sich bereits Bezeichnungen von Atemmethoden, gymnastischen Tier-Übungen und Körpertechniken, die auch in anderen Schriften aus dieser Zeit immer wieder genannt werden. Die früheste bekannte Anleitung für eine derartige Atemtechnik befindet sich auf einem zwölfseitigen knaufähnlichen Nephritgegenstand, der in die Zeit der Streitenden Reiche (5.-3. Jh. v. Chr.) datiert wird (Wilhelm 1948) (siehe Abb. 1). Diese Inschrift trägt den Titel *Xingqiming* 行氣銘 (Inschrift über das Führen des *qi*) und besteht aus dreisilbigen (= drei Schrift-zeichen umfassenden) Versen, die wahrscheinlich vom Adepten rezitiert wurden, um sich die verschiedenen Stufen der Technik besser zu vergegenwärtigen. Weitere Übungsbeschreibungen und theoretische Erörterungen finden sich in zahlreichen Manuskripten, die in Gräbern gefunden wurden (vor allem Mawangdui 168 v. Chr. und Zhang Jiashan 186 v. Chr.). Aus ihnen wird ersichtlich, dass die Praktiken der Lebenspflege vor allem zur Behandlung von Krankheiten angewendet wurden (Har-per 1998, Engelhardt 2001) (siehe Abb. 2). Alle diese Schriften scheinen auf all-gemein bekannte Praktiken zurückgegriffen zu haben, die zum Teil regionale Unter-schiede aufwiesen und bei Gelehrten und Medizinern auf reges Interesse stießen. Einer dieser Grabtexte, das *Yinshu* 引書 (Buch über das Dehnen), das 1984 in einem auf das Jahr 186 v.Chr. datierten Grab in Zhangjiashan in der Provinz Hubei gefun-den wurde, unterscheidet interessanterweise zwischen "hochgestellten Personen", die vor allem infolge von ungezügelten Emotionen (Zorn und übermäßige Freude) erkranken, und "niedriggestellten Personen", bei denen die Krankheitsursachen vor allem Überanstrengung, Hunger und Durst sind. Außerdem heißt es dort, letztere hätten keine Möglichkeit, die erforderlichen Atemtechniken zu erlernen, weshalb sie sich zahlreiche Krankheiten zuzögen und früh sterben müssten (Wenwu 1990, S. 86, Peng 1990).

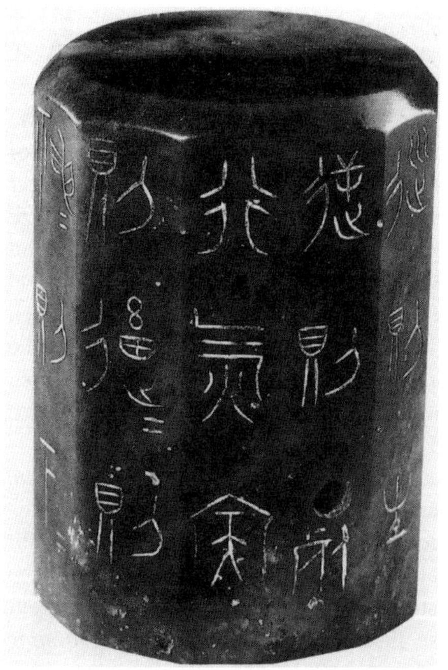

Abbildung 1: Zwölfseitiger knaufähnlicher Nephritgegenstand mit der frühesten bekannten Anleitung für eine Atemtechnik, der in die Zeit der Streitenden Reiche (5.-3. Jh. v. Chr.) datiert wird.

Diese Aussage lässt darauf schließen, dass die genannten Praktiken vor allem in der gesellschaftlichen Elite des 4.-2. Jhs. v. Chr. verbreitet waren (Harper 1995, 1998). Insgesamt wird ersichtlich, dass es in der frühen Han-Zeit ein relativ vollständiges und systematisches Konzept der Übungen zur Lebenspflege gab und dass diese damals vor allem zur Behandlung von Krankheiten oder zur Prophylaxe angewendet wurden. Sie stellten neben Moxibustion[3], Arzneimitteltherapie und Diätetik einen gleichberechtigten Bestandteil der frühen chinesischen Medizin dar.

[3] Unter Moxibustion *jiu* 灸ist ein punktuelles Erwärmen der Haut an speziellen Stellen durch Glimmen des Beifußkraut (Artemisia vulgaris) zu verstehen; in der frühen Zeit wurden auch andere Stoffe auf der Haut verbrannt wie Hanf u. ä. Akupunktur als Form eines Einstechens einer relativ dünnen Metallnadel in den Körper, scheint im 3. Jh. v. Chr. noch nicht verbreitet gewesen zu sein. Die frühesten erhaltenen Gold- und Silbernadeln, mit denen eine solche Anwendung der Akupunktur möglich wäre, stammen aus einem Grab, das um 113 v. Chr. zu datieren ist. (Lu & Needham 1980, Harper 1998).

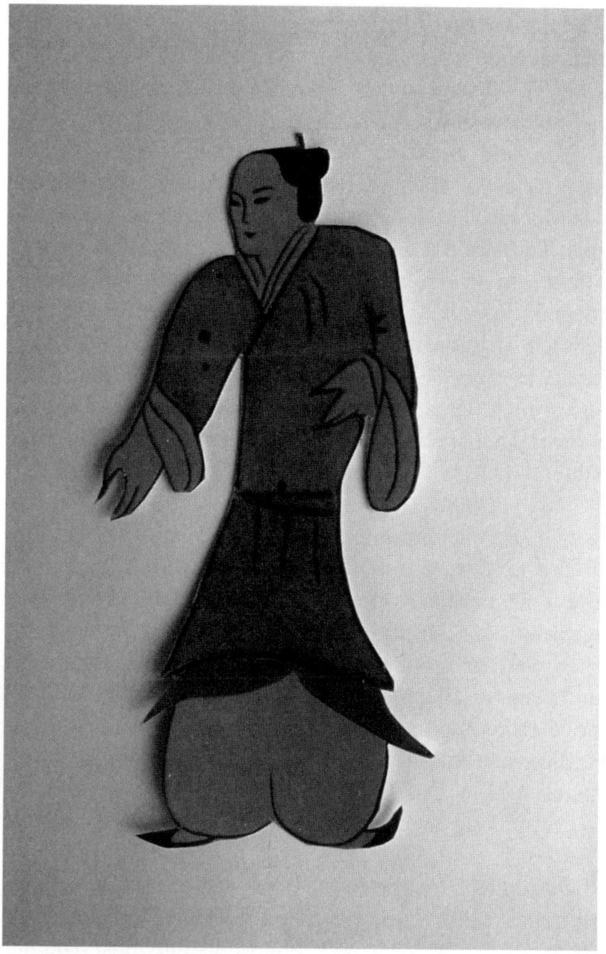

Abbildung 2: Darstellung der Übung „sich wie ein Bär gleitend bewegen“ aus dem Seidenbild „Plan der Übungen zum Leiten und Dehnen“ (*Daoyintu* 導引圖) aus dem Mawangdui-Grab Nr. 3, 168 v. Chr. zu datieren.

2. Langes Leben und Gesundheit

Das Streben nach Langlebigkeit oder Unsterblichkeit, zwischen denen deutlich unterschieden wird, nimmt innerhalb der Lebenspflege breiten Raum ein. Das Schrift-zeichen *shou*壽für Langes Leben ist bereits auf Bronzeinschriften aus der Zhou-Zeit (11. - 3.Jh. v.Chr.) als einer der beliebtesten und meist verwendeten Ausdrücke in Bittgebeten dokumentiert. Für die Menschen der Zhou-Zeit war es üblich, ihre Ahnen oder den Himmel anzurufen und um ein langes Leben zu bitten (Yü 1964, Penny 2000). Das Zeichen *shou* und auch der Ausdruck *changsheng* 長生 für Langlebigkeit bedeuten das Erreichen eines hohen Alters mit entsprechender Lebensqualität; das heißt, der Mensch lebt die ihm zugemessene Lebensspanne aus und erleidet keinen frühzeitigen Tod, der mit dem Zeichen *yao* 夭 („in frühen Jahren sterben") bezeichnet wird. Im *Lüshi Chunqiu* 呂氏春秋 (Frühlings- und Herbstannalen des Herrn Lü) aus dem 3. Jh. v. Chr. wird erklärt, warum der Mensch die Lebensspanne, die ihm eigentlich angemessen wäre, nicht mehr erreicht: „Langlebigkeit (*shou*) ist die Wesensnatur (*xing* 性) des Menschen. Da seine Wesensnatur von Dingen gestört wird, kann er nicht lange leben. [Deshalb] ist es an den Dingen, die Wesensnatur [des Menschen] zu nähren, und nicht an der Wesensnatur [des Menschen], die Dinge zu nähren." (*Lüshi Chunqiu*, Kap. 1, Übersetzung nach Yü 1964, S. 83).

So werden zum Beispiel im *Taipingjing* 太平經 (Klassiker vom Großen Frieden) aus der späten Han-Zeit (206 v. Chr.-220) drei Stufen von Langlebigkeit unterschieden, die jeweils eine Lebensdauer von 120, 80 oder 60 Jahren umfassen (Hendrischke 2006). In Gegensatz zur Langlebigkeit steht der Begriff *chengxian* 成仙 („zu einem Unsterblichen werden"), der seit der Zeit der Streitenden Reiche (5.-3. Jh. v. Chr.) belegt ist und dem vor allem in der Han-Zeit und später in der daoistischen Religion eine wichtige Bedeutung zukam. Er impliziert eine Transformation des physischen Körpers, die einen unsterblichen Körper auf einer Ebene übernatürlicher Transzendenz entstehen lässt. Das Besondere am chinesischen Unsterblichkeitskult ist, dass diese Verwandlung nicht erst nach dem Tod eintritt, sondern bereits zu Lebzeiten.

Die Praktiken zur Lebenspflege wurden vor allem wegen der damaligen Vorstellung, man könne mit ihrer Hilfe Unsterblichkeit erlangen, von einigen Gelehrten auch kritisiert. So äußerte sich z. B. der Philosoph und unabhängige Denker Wang Chong 王充 (27-100?) in seinem Buch *Lunheng* 論衡(Ausgewogenes Erörtern) ohne Umschweife: „Alle, die sich dem Studium von Techniken der Unsterblichkeit zuwenden, um mit dieser Methode dem Tod zu entgehen, werden gewiss scheitern." (*Lunheng*, Kap. 24).

3. Lebenspflege und Medizin

Das *Huangdi neijing* 黃帝內經 (Innerer Klassiker des Gelben Kaisers) gilt als wichtigster Text[4] zur chinesischen Medizintheorie, der die Grundzüge der systematischen Entsprechungsmedizin wiedergibt und bis heute viel zitiert wird. Man datiert seine erste Kompilation in die Han-Dynastie (206 v. Chr.-220), in der Regel zwischen dem 1. Jh. v. Chr. und dem 1. Jh. n. Chr. Das Werk ist in Dialogform abgefasst und gibt wieder, wie Huangdi 黃帝, der Gelbe Kaiser und mythologische Herrscher, seine Minister und Ratgeber befragt. Durch diese Dialoge wird ein weites Spektrum medizinischer Kenntnisse in Form von Entsprechungen eröffnet. Sie umfassen generell die Beziehungen zwischen dem Makrokosmos und dem Menschen als Mikrokosmos; es finden sich darin Darlegungen zu den Körperstrukturen und der Physiologie sowie zur Pathologie und Krankheitsentwicklung. Weiterhin werden allgemeine Ausführungen zur Diagnostik und zur Therapie gegeben (Unschuld, 2003, Stein 1999, Sivin 1993).

Auch die Verbindung zwischen Lebensführung und Gesundheit nimmt breiten Raum ein. Dabei werden unterschiedliche medizinische Traditionen nebeneinander gestellt, deren Grundlage die *yin* und *yang* 陰陽-Lehre bilden sowie die Theorie der Fünf Wandlungsphasen (*wuxing* 五行) und die Vorstellung vom Organismus als Gefüge von Funktionskreisen (*wuzang* 五臟), die durch Haupt- und Nebenleitbahnen (*jingluo* 經絡) verbunden sind. Diese Beziehungen und die Bezüge des menschlichen Körpers zum Kosmos bilden die Grundlage für die systematische Entsprechungsmedizin. Ganz wesentlich ist dabei die Vorstellung, dass *qì* 氣[5] sowohl den Kosmos als auch den menschlichen Körper erfüllt. *Qi* gilt als

---

[4] In seiner überlieferten Form umfasst das *Huangdi neijing* im Wesentlichen zwei Bücher, die jeweils in 24 Kapitel und 81 Abschnitte geteilt sind: das *Suwen* 素問 (Grundlegende Fragen) und das *Lingshu* 靈樞 (Angelpunkt der Wirkkraft). Grundsätzlich wird das *Suwen* seinem Inhalt nach als eher philosophisch angesehen. Es beschäftigt sich ausführlich mit den kosmologischen Entsprechungen. Das *Lingshu* gilt als stärker klinisch orientiert und beschreibt unter anderem relativ konkret die Prinzipien der Akupunktur und der Moxibustion (Sivin 1993, Unschuld 2003).

[5] Das Zeichen *qi* 氣 hat einen weiten Bedeutungsumfang, der sich von Dampf, Wolke, Atem, Nahrung bis hin zur Kommunikation mit höheren Mächten erstreckt. Allen Bedeutungsinhalten ist ein Moment des Durchdringens, Strömens, sich Verbreitens gemeinsam. Diese Bedeutungsfülle kann von keinem deut schen Begriff auch nur annähernd abgedeckt werden, weshalb der Begriff *qi* heute meist unübersetzt beibehalten wird. Die häufig im Zusammenhang mit chinesischer Medizin und Lebenspflege verwendeten Übersetzungen wie „Atem" oder „Energie" betreffen nur Teil-aspekte dieses Begriffes. Andere Annäherungen sind „Pneuma" oder „Odem". (Engelhardt 1987) In der chinesischen Medizin werden weit über dreißig qualitativ unterschiedliche *qi* beschrieben, die sich auf den menschlichen Körper förderlich oder nachteilig auswirken können (Porkert 1991).

Grundvoraussetzung allen Lebens und stellt die Lebenskraft schlechthin dar, die sowohl den Menschen als auch den Kosmos belebt. Der ungehinderte Fluss von *qi* und der harmonische Umgang damit wurden als Grundlage für Gesundheit und Vitalität angesehen. *Qi* kann in diesem Zusammenhang als energetische Komponente des Körpers verstanden werden, die seine vitalen Funktionen ermöglicht.

In den ersten Kapiteln des *Huangdi neijing* wird eine idealisierte Vergangenheit beschrieben, in der dem Wahren Menschen eine zentrale Rolle zukommt. So heißt es im 1. Kapitel: „Der Gelbe Kaiser sprach: Ich habe gehört, im hohen Altertum habe es die Wahren Menschen (*zhenren* 眞 人) gegeben. Sie beherrschten Himmel und Erde [...] Sie konnten ein Langes Leben (*shou* 壽) erreichen, das dem von Himmel und Erde in nichts nachstand; ihre Zeit kannte kein Ende, denn sie existierten im *dao* 道 (Weg)." (*Suwen* 1/4). Auch dem Gedanken der Prävention wird im *Huangdi neijing* große Bedeutung zugemessen, zum Beispiel in diesem *locus classicus*: „Den Prinzipien von *yin* und *yang* zu folgen bedeutet Leben, ihnen zuwiderzuhandeln bedeutet Tod […] Das ist damit gemeint, wenn es heißt, dass die Weisen nicht diejenigen behandelten (*zhi* 治), die bereits erkrankt waren, sondern diejenigen, die noch nicht krank waren; sie griffen nicht dort ordnend ein (*zhi* 治), wo bereits Unruhen ausgebrochen waren, sondern dort, wo noch keine Unruhen herrschten." (*Suwen,* 2/3).

Der menschliche Körper wird hier mit einem Königreich verglichen. Körper und Staat sind wiederum Miniaturversionen des Kosmos. Die Verwendung des chinesischen Begriffes für „behandeln, therapieren" verdeutlicht dies: *zhi* heißt „ordnen, regulieren" und zwar im Sinn von „Wasser regulieren", „Ordnung herstellen" und „verwalten". In obigem Zitat wird *zhi* im Gegensatz zum Terminus *luan* 亂 (Unordnung, Störung) gesehen. Die Analogie zwischen dem menschlichen Körper und einem Königreich, die es beide ständig zu regulieren und zu ordnen gilt, wird auch in späteren Texten des *yangsheng* 養生 (Lebenspflege) vielfach herangezogen. Lebenspflege bedeutet im *Huangdi neijing* vor allem die Bewahrung der Lebenskräfte. Dazu heißt es: „Wird das rechte *qi* 氣 (*zhengqi* 正氣) im Inneren bewahrt, so können pathogene Agenzien nicht störend wirksam werden." (*Suwen* 72). Konkretere Hinweise, wie das geschehen kann, finden sich ebenso: „Der Weise kultiviert sein Leben, indem er sich in Einklang mit dem Lauf der Jahreszeiten befindet und sich den klimatischen Veränderungen von Hitze und Kälte anpasst, Freude und Zorn ausgleicht, Aktivität und Ruhe ordnet, *yin* und *yang* mäßigt und Hart und Weich reguliert. Auf diese Weise hält er schädigende Einflüsse (*xie* 邪) fern und erfreut sich eines Langen Lebens." (*Lingshu* 8/1/3).

Werden diese Maßnahmen der Anpassung an die kosmologischen Gegebenheiten nicht beachtet, kann es zu Schädigungen (*shang* 傷) und Überanstrengungen (*lao* 勞) kommen. So heißt es: „Langes Sehen schädigt *xue* 血 (Blut); langes Liegen schädigt *qi*; langes Sitzen schädigt das Fleisch (Körperform); langes

Stehen schädigt die Knochen; langes Gehen schädigt Muskeln/Sehnen. Dies sind die Schädigungen durch die Fünf Überanstrengungen (*wulao* 五勞)." (*Suwen* 23/12). Derartige Grundsätze bzw. Merksätze zur gesunden Lebensführung haben sich bis heute in der Literatur und in den Praktiken zur Lebenspflege sowie im Qigong 氣功 erhalten.

4. Ernährung und Gesundheit

Wie oben bereits erwähnt, spielte die „richtige" Ernährung im Rahmen der Lebenspflege in China eine wichtige Rolle. Man war sich demnach sehr deutlich bewusst, welche Auswirkungen die Nahrung auf den menschlichen Körper hat und wie wichtig eine ausgewogene Ernährung für das allgemeine Wohlbefinden ist. Dieser enge Zusammenhang zwischen Ernährung und Medizin lässt sich mindestens bis ins 3. Jh. v. Chr. zurückverfolgen. In dieser Zeit wurde so gut wie kein Unterschied zwischen Arznei- und Nahrungsmitteln gemacht. In einem der frühesten erhaltenen Rezepturwerke der chinesischen Medizin (*Wushi er bingfang* 五十二病方, „Rezepte gegen 52 Erkrankungen", aus dem Mawangdui-Grab Nr. 3, 168 v. Chr.) finden sich z. B. zahlreiche Rezepturen für Abkochungen, bei denen es sich im Grunde genommen um Kochrezepte für alltägliche Suppen handelt (Harper 1998). Dieser enge Zusammenhang zwischen Ernährung und Medizin spiegelt sich auch in der legendären Person des Shennong 神農 („Göttlicher Landmann") wider, der sowohl als Patron der Landwirtschaft als auch als Begründer der Arzneimitteltherapie gilt. Entsprechend heißt das früheste erhaltene drogenkundliche Werk, das auf das 2. Jh. n.Chr. zu datieren ist, „Shennongs Klassiker der Drogenkunde" (*Shennong bencao jing* 神農本草經). In der damit begründeten und später sehr umfangreichen drogenkundlichen Literatur (*bencao* 本草) werden sowohl Arznei- als auch Lebensmittel nach den gleichen Kriterien beschrieben; diese sind Geschmacksrichtung (sapor, *wei* 味), Temperaturverhalten (natura, *xing* 性), Leitbahn- bzw. Funktionskreisbezug und sonstige Wirkungen.

Eine Unterscheidung zwischen Arzneimitteltherapie und Diätetik beginnt sich erst in der Tang-Dynastie (618-907) abzuzeichnen. Von diesem Zeitpunkt an findet sich zum ersten Mal auch ein eigener Begriff für die Diätetik, die von nun an als „Ernährungstherapie" (*shiliao* 食療oder *shizhi* 食治) bezeichnet wird (Engelhardt 2001). Es liegt ihr dasselbe Ordnungsschema zugrunde, auf dem auch die chinesische Diagnostik und die anderen Therapieverfahren wie Akupunktur und vor allem die Arzneimitteltherapie aufbauen.

In seinem grundlegenden Werk zur Ernährungstherapie, das in seinen „Rezepturen, die tausend Goldstücke wert sind" (*Qianjin fang*千金方, Kap. 26) enthalten ist, äußert sich der berühmte Arzt Sun Simiao孫思邈 (581?-682) im Jahre 650 über den Stellenwert der Diätetik innerhalb der chinesischen Medizin: „Wer nichts von der richtigen Anwendung von Lebensmitteln versteht, dem wird es nicht gelingen, sein Leben zu erhalten. Wer sich nicht darüber im Klaren ist, wann Arzneimittel zu meiden sind, dem wird es nicht gelingen, Krankheiten zu beseitigen...“. Denn mit Lebensmitteln kann man *qi* und *xue* („Blut“) stützen und dadurch Schrägläufigkeiten (*xie* 邪) austreiben, die Funktionskreise festigen, die geistigen Kräfte erfreuen und den Willen stärken. Wer in der Lage ist, mit Lebensmitteln krankhafte Entgleisungen auszugleichen, Emotionen zu besänftigen und Krankheiten zu vertreiben, der darf mit Recht von sich behaupten, das ärztliche Handwerk gut zu beherrschen.“ (*Qianjin fang* 千金方, Kap. 26).

Auch im Westen verschrieben die Ärzte des Altertums häufig Nahrungsmittel als Heilmittel, und im Zeitraum zwischen Antike und dem 16. Jh. gab es auch bei uns in der Medizin keine klare Trennlinie zwischen Lebens- und Arzneimitteln. Allerdings war die Qualifikation der Wirkung von Nahrungsmitteln nicht so kohärent in das medizinische System integriert, wie dies bei der chinesischen Medizin der Fall war.

5. Weitere Entwicklungen

In späteren Jahrhunderten wurden die Theorien und Anweisungen zu einer gesunden Lebensführung im Rahmen der „Lebenspflege“ *yangsheng* nicht nur von Medizinern sondern auch von bedeutenden Daoisten[6] (später auch von Buddhisten) und von Literaten und Poeten wesentlich geprägt und weiterentwickelt. Als ein wichtiges Beispiel aus dem daoistischen Umfeld ist Sima Chengzhen 司馬承禎 (647–735) zu nennen, ein bedeutender daoistischer Patriarch der Shangqing 上清-Schule, der wichtige Werke zur „Lebenspflege“ verfasste, wie etwa das *Fuqi jingyi lun* 服氣精義論 (Abhandlung über die essentielle Bedeutung der Aufnahme des *qi*). In diesem Text beschreibt er das Ineinandergreifen verschiedener daoistischer Praktiken in Zusammenhang mit grundlegendem medizinischen Wissen (aus dem „Inneren Klassiker des Gelben Kaisers“, *Huangdi neijing*), um die „Aufnahme von Qi“ (*fuqi* 服氣) als zentrale Methode genauer darzulegen. Dazu vermittelt er systematische Anleitungen und Erläuterungen zu verschiedenen Techniken zur Lebenspflege, deren Ausübung als Grundvoraussetzung für das weitere religiöse Streben innerhalb der daoistischen Shangqing-Schule angesehen wurde. Diese Techniken waren auf der ersten Stufe der religiösen Vervollkommnung anzusiedeln und dienten zur Reinigung und zur Behandlung von Krankheiten (Engelhardt 1987, Kohn 1987/2010).

In politisch unruhigen Zeiten wandten sich Literaten und Poeten vermehrt dem Thema der Lebenspflege zu. Ein berühmtes Beispiel hierfür ist Su Dongpo

---

[6] Grundsätzlich werden in China innerhalb des Daoismus ein philosophischer (*daojia* 道家) und ein religiöser (*daojiao* 道教) Strang unterschieden. Der philosophische ist nach heutiger Erkenntnis der ältere und lieferte die Grundlagen für den religiösen. Der religiöse Daoismus bildete sich nachweislich in der Han-Zeit (206 v. Chr. - 220 n.Chr.) heraus (Kohn 2000, Pregadio 2008).

蘇東坡 (auch: Su Shi 蘇軾, 1037–1101), der sich als Gelehrter, Poet und Kalligraph vor allem in Zeiten der Verbannung und der Krankheit dem *yangsheng* widmete. Er gilt als einer der vielseitigsten Gelehrten der Song-Zeit (960-1279) und hinterließ zahlreiche Schriften zu medizinischen Themen und zur Lebenspflege. Häufig handelt es sich dabei um kurze Notizen mit anekdotischem Charakter. In einem Brief berichtet er zum Beispiel seinem Bruder von den eigenen Schwierigkeiten, die notwendige Disziplin aufzubringen, um die Praktiken zur Lebenspflege kontinuierlich zu üben: „Tief befürchte ich die Unstetigkeit der menschlichen Natur und dass ich meinem Vorhaben (konsequent zu üben) nicht bis zum Ende folgen kann. Deshalb schreibe ich (diesen Brief), um dir davon zu berichten." (*Su shi wenji*, Kap. 73). Mit der Entwicklung des Neo-Konfuzianismus in der Song-Zeit und einem aufkommenden Synkretismus zwischen Daoismus, Buddhismus und Konfuzianismus während der Dynastien Ming (1368-1644) und Qing (1644-1911) wurden zunehmend ethische und moralische Vorstellungen ins System des *yangsheng* integriert.

Außerdem entstanden in der Ming-Zeit umfassende Kompendien zur Lebenspflege, wie das *Chifengsui* 赤鳳髓 (Mark des Roten Phönix) von Zhou Lüjing 周履靖 (spätes 16. Jh.), *Zunsheng bajian* 遵生八笺 (Acht Abhandlungen zur Lebensführung), die 1591 von Gao Lian 高濂 (fl. 1573–1581) verfasst wurden, oder *Xiuling yaozhi* 修齡要旨 (Wesentliche Prinzipien zur Kultivierung der Langlebigkeit), die Leng Qian 冷謙 (ca. 1310-1371) zugeschrieben werden.

Derartige Sammelwerke zur Lebenspflege umfassen häufig außer *yangsheng*-Praktiken in engerem Sinne auch andere Aspekte eines Gelehrtenlebens dieser Zeit. Dazu gehören das Wohnen, die Gartenbaukunst, das Sammeln von alten Bronzen, Bildern, Kalligraphien sowie die Zubereitung von Tee. Somit verstehen diese Autoren Lebenspflege als eine Art der Kultivierung, die sämtliche kulturellen Aspekte einbezieht. Weiterhin ist festzustellen, dass Praktiken zur Lebenspflege in der Ming-Zeit auch wieder in größerem Umfang Eingang in die Medizinliteratur dieser Zeit fanden. So enthält das bis heute umfassendste Werk zur Akupunktur, das im Jahr 1601 gedruckte *Zhenjiu dacheng* 針灸大成 (Summe der Aku-Moxi-Therapie) von Yang Jizhou 楊繼洲 (1522-1619) zahlreiche Praktiken zur Lebenspflege (zum Beispiel im Kapitel 10 die Acht-Brokat-Übungen [*baduanjin* 八段錦]).

6. Lebenspflege im 20. und 21. Jahrhundert

Im 20. Jh. standen die Praktiken zur Lebenspflege in einem schwierigen Spannungsfeld zwischen Medizin, Religion und Politik. In dieser Zeit entwickelten sich Teile des *yangsheng* hin zum modernen Qigong[7]氣功. Der alte Begriff *yangsheng*, der stark im konfuzianischen Gelehrtentum und in religiösen Strömungen wie dem

[7] Der Begriff Qigong 氣功 bedeutet so viel wie „Übungen mit dem *qi* 氣 " oder „Arbeit am *qi*". Im heu tigen Sprachgebrauch ist Qigong der moderne Oberbegriff für Methoden, mit denen man seine Lebenskraft (*qi*) durch eigene Übung beeinflussen kann (Despeux 1997/2003).

Daoismus verwurzelt war, wurde in den 1950er Jahren durch den Terminus Qigong ersetzt, der als Oberbegriff für Methoden diente, die teilweise traditionelle *yangsheng*-Praktiken und Kampfkunst-Übungen (*wushu*) umfassen und vor allem präventiv und therapeutisch angewandt werden. Dabei wurden von der kommunistischen Regierung Chinas die religiösen Inhalte weitgehend ausgeklammert zugunsten des Vorhabens, Hygiene, Volksgesundheit und teilweise auch die traditionelle chinesische Medizin in den „Dienst des Volkes" zu stellen und weiterzuentwickeln. Nach dem wechselhaften Schicksal des modernen Qigong in den 1990iger Jahren und Verboten einiger Qigong-Bewegungen, z. B. des Falungong 法輪功 (Übungen des Dharma-Rades), wurde der Begriff *yangsheng* „Lebenspflege" wieder populär (Palmer 2007). So gibt es heute zum Beispiel zahlreiche Fachzeitschriften in China, die die Bezeichnung *yangsheng* in ihrem Titel tragen und außer traditionellen Inhalten der chinesischen Lebenspflege auch westliche Ideen von „Wellness" verbreiten.

7. Vergleiche und Ausblick

Auch wenn es, oberflächlich gesehen, zahlreiche Parallelen zwischen den antiken westlichen Vorstellungen des Körpers bzw. einer gesunden Lebensführung und den chinesischen Theorien zu geben scheint, so überwiegen doch die Unterschiede. Beide Seiten gingen allerdings von der Vorstellung des Körpers als Kosmos aus, indem sie kognitive Bestandteile, soziale Ideale, physische Sachverhalte und sinnliche Selbsterfahrung miteinander kombinierten. Im antiken Griechenland taten dies die Heilkundigen in der Regel, indem sie den Körper vor allem in Form von Strukturen, Organen, Geweben und Körpersäften beschrieben. Im Gegensatz dazu sahen chinesische Ärzte den menschlichen Körper seit dem *Huangdi neijing* 黄帝内經 (Innerer Klassiker des Gelben Kaisers) als ein Gefüge von Funktionsbereichen im Körperinneren, die nach außen mit einem Leitbahnsystem verbunden sind. Sie beschrieben diese Leitbahnen als ein Wegesystem, in dem sich *qi* und andere vitale Stoffe bewegen und über den ganzen Körper verteilen (Lloyd & Sivin 2002, 218ff). Demnach war es ein Hauptanliegen der chinesischen Medizin, Entsprechungen, Resonanzen, Verknüpfungen und Verbindungen zu finden und zu untersuchen. Dieser Ansatz begünstigte die Entstehung von Synthesen, die weite divergierende Fachgebiete miteinander verknüpfen konnten. Dies ist möglicherweise ein Grund dafür, weshalb sich die chinesische Medizintheorie in weiten Bereichen in ihren Grundstrukturen bis heute erhalten konnte. Diese relative Kontinuität der chinesischen Medizin-Tradition ist überdies ein wichtiger Unterschied zur Entwicklung der westlichen Medizin.

Literatur

Despeux, C. (1997/2003). „Le Qigong, une Expression de la Modernité Chinoise“. In : *En suivant la Voie Royale. Melanges en hommage à Léon Vandermeersch*, réunie par J. Gernet et M. Kalinowski, Ecole Francaise d`Extreme Orient 1997, deutsche Übers.:„Qigong – Ein Ausdruck des modernen China“. *Zeitschrift für Qigong Yangsheng*, 2003, 57-67

Engelhardt U. (1987). *Die Klassische Tradition der Qi-Übungen (Qigong): Eine Darstellung anhand des Tang-zeitlichen Textes* Fuqi jingyi lun *von Sima Chengzhen*, Wiesbaden: Steiner; Neuauflage 1998 im ML Verlag Uelzen

Engelhardt U. (2000). “Longevity Techniques and Chinese Medicine”, In: Kohn, L. (Ed.): Daoism Handbook. Leiden: E. Brill, 74-108

Engelhardt, U. (2001a). *Daoyintu* und *Yinshu* - Neue Erkenntnisse über die Übungen zur Lebenspflege in der frühen Han-Zeit". *Monumenta Serica* , 49, 213-226

Engelhardt, Ute. (2001b). Dietetics in Tang China and the first extant works of *materia dietetica.* In: E. Shu: Innovation in Chinese Medicine. Cambridge: Cambridge University Press, Needham Research Institute Studies 3, 173-192

Harper, D. (1995). The Bellows Analogy in Laozi V and Warring States Macrobiotic Hygiene. *Early China* , 20, 381-391

Harper D. (1998). Early Chinese Medical Manuscripts: The Mawangdui Medical Manuscripts. London: Wellcome Asian Medical Monographs

Hendrischke, B. (2006). The Scripture on Great Peace – The *Taiping jing* and the Beginnings of Daoism. University of California Press

Kohn, L. (1987/2010). Seven Steps to the Tao: *Sima Chengzhen`s Zuowang lun*. Nettetal: Steyler Verlag Deutsche Übers. von S. Stein: Sieben Stufen der daoistischen Meditation. Uelzen:ML Verlag

Kohn, L. (Ed.)(1989). Taoist Meditation and Longevity Techniques. Ann Arbor: Univ. of Michigan Press

Kohn, L. (Ed.)(2000). Daoism Handbook. Leiden: E. Brill

Lloyd, G., Sivin N. (2002): The Way and the Word – Science and Medicine in Early China and Greece. Yale University Press

Lu, G.-D., Needham, J. (1980). Celestial lancets. A history and rationale of acupuncture and moxa. Cambridge University Press

Palmer, D. (2007). Qigong Fever. Body, Science and Utopia in China. London: Hurst & Company

Peng Hao 彭浩 (1990). Zhangjia shan Hanjian *Yinshu* chutan 張家山漢簡引書初探 (Erste Untersuchungen zu den Han-zeitlichen Bambustäfelchen *Yinshu* aus Zhangjia shan), *Wenwu*, 10, 87-91

Penny B. (2000). “Immortality and Transcendence”. In: Kohn L. (Ed): Daoism Handbook. Leiden: E. Brill, 109-133

Porkert, M. (1991). Die theoretischen Grundlagen der chinesischen Medizin. 3. Aufl. (1. Aufl.1974). Dinkelscherben:Phainon-Verlag

Pregadio, F. (Ed.) (2008). Encyclopedia of Taoism. London/New York: Routledge

Sivin, N. (1993). Huang ti nei ching", In: Loewe, M. (Ed.): Early Chinese Texts. University of California Press, 196-216

Stein, S. (1999). Zwischen Heil und Heilung: Zur frühen Tradition des Yangsheng in China. Uelzen: Medizinisch Literarische Verlagsgesellschaft

Unschuld, P. U. (2003). Huang Di nei jing su wen – Nature, Knowledge, Imagery in an Ancient Chinese Medical Text. University of California Press

Wenwu 文物 (1990). Zhangjia shan Hanjian *Yinshu* shiwen 張家山漢簡引書 釋文 (Erläuternde Übersetzung der Han-zeitlichen Bambustäfelchen *Yinshu* aus Zhangjia shan). *Wenwu* 文物 10, 82-86

Wilhelm, H. (1948). Eine Chou-Inschrift über Atemtechnik. *Monumenta Serica*, 13, 385-389

Yü Yingshi. (1964). Life and Immortality in the Mind of Han China. *Harvard Journal of Asiatic Studies,* 25, 80-122

Individuelles Gesundheitsverhalten und soziale Determinanten

David Klemperer

Einleitung

Das Verhalten der Menschen ist ein wichtiger Faktor für ihre Gesundheit. Eine Reihe häufiger Krankheiten steht kausal in unmittelbarer Beziehung zum Gesundheitsverhalten. Für den Herzinfarkt sind es allbekannte Faktoren wie Rauchen, erhöhte Blutfette, Bluthochdruck, Übergewicht, Bewegungsmangel und Diabetes. Nichts liegt also näher, als der Gedanke, Krankheiten über die Änderungen ungesunden Verhaltens verhindern. Die gesunde Lebensführung ist das Ziel, Verhaltensänderungen durch Aufklärung, Beratung und Gesundheitserziehung sind die Mittel zum Ziel.

Präventionskonzepte, die auf diese einfache Logik gründen und auf die einzelnen Menschen zielen, funktionieren allerdings nicht gut. Der Grund dafür liegt in der unzureichenden Theorie. Ungesundes Verhalten als Wissensdefizit, dem mit kognitivem Input zu begegnen ist: diese Theorie greift zu kurz. Menschen sind soziale Wesen. Ihr Verhalten ist letztlich auch ein Ergebnis der Merkmale der Gesellschaft, ihrer Werte und Normen, der damit verbundenen Verhaltensanreize, und der Art und Weise, wie Lebenschancen und Ressourcen verteilt werden. Eine erweiterte Theorie, welche diese sozialen Determinanten einschließt, erklärt das Gesundheitsverhalten umfassender und eröffnet Möglichkeiten, wirksame Konzepte zur Veränderung des Gesundheitsverhaltens in der Bevölkerung und zur Verbesserung der Bevölkerungsgesundheit zu entwickeln.

Diese Erkenntnisse sind nicht neu; sie sind kompatibel mit der Ottawa-Charta für Gesundheitsförderung und sind auch bereits in Präventionskonzepte infiltriert. In diesem Beitrag sollen einige Meilensteine in der Entstehung des Konzeptes der sozialen Determinanten und Implikationen für die Weiterentwicklung von Präventionskonzepten dargestellt werden.

1. Soziale Determinanten von Gesundheit

Der Beitrag Virchows

Der Mediziner und spätere Politiker Rudolf Virchow (1821-1902) bereiste im Jahr 1848 für drei Wochen Oberschlesien, um der preußischen Regierung über die dort herrschende Typhusepidemie zu berichten. Typhus ist – wie wir heute wissen, Virchow damals aber nicht wissen konnte – eine bakterielle Durchfallerkrankung, die durch verunreinigte Lebensmittel übertragen wird, insbesondere durch verunreinigtes Trinkwasser.

Virchow beobachtete und beschrieb die Typhusepidemie umfassend. Er beschrieb die klinischen Erscheinungsformen, sezierte Verstorbene und beschrieb die Organveränderungen, widmete sein Aufmerksamkeit aber auch der Geographie und Geschichte der Region und nicht zuletzt den Lebens- und Arbeitsbedingungen der Bevölkerung. All dies hielt er in seinen bis heute lesenswerten „Mittheilungen über die in Oberschlesien herrschende Typhus-Epidemie" fest. Möglichkeiten der Prävention sah er vor allem im sozialen und politischen Bereich: *„Die logische Frage, wie man in Zukunft ähnliche Zustände, wie sie in Oberschlesien vor unseren Augen gestanden haben, vorbeugen könne, ist also sehr leicht und einfach: Bildung mit ihren Töchtern Freiheit und Wohlstand."* (Virchow 1848, S. 169). Seine Forderungen an die Politik lauteten (Virchow 1848, S. 175 ff.):

- Freiheit in der größten Ausdehnung
- Volksunterricht
- absolute Trennung von Kirche und Staat
- freisinniger Unterricht
- Selbstregierung in Staat und Gemeinde
- freie und unumschränkte Demokratie
- gerechtes Steuersystem
- Aufhebung aller feudalen Vorrechte
- Recht auf gesundheitsgemäße Existenz in die Verfassung.

Virchow zeigte in seinem jetzt mehr als 160 Jahre alten Bericht ein weitgehendes, politische Ressortgrenzen übergreifendes Verständnis der Zusammenhänge von sozialen Determinanten der Krankheitsentstehung bzw. Gesunderhaltung. Seine Forderungen nehmen das „Health-in-all-Policies"-Konzept voraus, das derzeit als innovativ umworben wird und um politische Anerkennung ringt.

Durkheim und der Suizid

Im Jahr 1897 veröffentlichte der französische Soziologe Émile Durkheim (1858-1917) eine Studie über den Suizid. Darin legt er die ungleiche geographische Verteilung des Suizids in Frankreich (auf der Ebene der Arrondissements) und in Europa dar (Durkheim 1897/2006, S. 133f.). Er verweist insbesondere auf die Konstanz der Unterschiede über längere Zeiträume, die es zu erklären gilt: *„Die Individuen, aus denen eine Gesellschaft besteht, wechseln von Jahr zu Jahr, die Anzahl der Suizide verändert sich jedoch nicht. (...) Die Bevölkerung von Paris erneuert sich schnell, der Anteil der Pariser innerhalb der Gesamtzahl von Suiziden in Frankreich bleibt jedoch praktisch gleich. (...) Die Ursachen, die den Anteil freiwilliger Tode für eine gegebene Gesellschaft oder einen Teil von ihr festlegen, müssen dann unabhängig von Individuen sein, da sie ihre Intensität erhalten, egal* *auf welche jeweiligen Individuen sie einwirken."* (Durkheim 1897, zitiert nach Bergmann & Kawachi 2000, S. 174 f., Übersetzung DK). Unterschiedliche Suizidraten beruhen letztlich auf einer Entscheidung, die jeweils ein Individuum trifft. Die Frage, warum über lange Zeit in einer Gesellschaft viele und in der anderen wenige Individuen die Entscheidung für den Suizid treffen, lässt sich nur beantworten, wenn man die Gesellschaft auf Merkmale untersucht, welche die Entscheidung ihrer Mitglieder zum Suizid beeinflussen. Durkheim formuliert das folgendermaßen: *„Die Gruppe denkt, fühlt und handelt völlig anders als es die Mitglieder würden, wenn sie isoliert wären. Wenn wir daher damit beginnen würden, diese Mitglieder separat zu untersuchen, werden wir nichts darüber verstehen, was in der Gruppe vor sich geht.“* (Durkheim 1897, zitiert nach Bergmann & Kawachi 2000, S. 174 f., Übersetzung DK). Das für den Suizid bedeutsame Merkmal der Gesellschaft ist in Durkheims Analyse der *„Grad der Integration von sozialen Gruppen, von denen das Individuum einen Teil darstellt.“* Ein höheres Maß an Integration geht mit niedrigeren Suizidraten einher und umgekehrt.

Durkheims Schlussfolgerung lautet: „Für jede Nation gibt es eine kollektive Kraft, ein bestimmtes Level an Energie, das die Menschen dazu bringt, sich zu selbst zu töten. Die Bewegungen, die das Opfer ausführt – die auf den ersten Blick nur seine persönliche Gefühlslage auszudrücken scheinen – sind in Wirklichkeit das Ergebnis und die Extension eines sozialen Zustandes, dem sie ihre äußere Form verleihen.“

Über Durkheims Interpretation der Daten lässt sich 110 Jahre später streiten (z.B. Kushner & Sterk 2005). Das Hauptverdienst der Arbeit bleibt: Unterschiede in Gesundheit und Krankheit zwischen Gesellschaften und auch zwischen Gruppen innerhalb einer Gesellschaft erfordern den Blick auf Merkmale der Gesellschaft.

Hier ein aktuelles Beispiel: Der Vergleich der Teenageschwangerschaftsraten in 100 Ländern zeigt ein Kontinuum von 2 pro Tausend in Nord-Korea bis 233 pro Tausend in Niger (siehe Tabelle 1). Geht man davon aus, dass Schwangerschaft die Folge ungeschützten Geschlechtsverkehrs ist, stellt sich die Frage, was das Wissen um diesen Kausalfaktor auf der Verhaltensebene dazu beiträgt, die extremen Unterschiede zu erklären. Es erscheint unvermeidlich, hier den Blick auf die *sozialen und kulturellen* Faktoren zu richten.

Die Community-Studien

Gesundheit in der (regional definierten) Gemeinschaft war der Untersuchungsgegenstand der sog. Community Studies in den 1960er bis 1980er Jahren (Klemperer 2010, S. 227 ff.). Mit der Gesundheit wurden Variablen korreliert wie die Anzahl enger Freunde und Verwandter, der Familienstand, die Mitgliedschaft in Vereinen oder religiösen Gruppen.

Die „Alameda County Health and Ways of Living Study" untersuchte den Zusammenhang zwischen sozialer Integration, Gesundheitsverhalten, körperlichem und seelischem Wohlbefinden und Mortalität (Berkman & Syme 1979). Soziale Integration wurde über vier Arten sozialer Bindung (Ehe, erweiterte Familie, Kirchenmitgliedschaft sowie weitere Gruppenzugehörigkeiten) und über einen Social Network Index gemessen.

Tab. 1: Teenagerschwangerschaften im Jahr 2002 in 100 Ländern (United Nations Population Fund 2003)

Rang	Land	Schwangerschaften/Tsd.
1	Niger	253
2	Kongo	230
3	Angola	229
30	Honduras	103
31	Nigeria	103
32	Äthopien	100
58	Mikronesien	53
58	USA	53
62	Pakistan	..50
84	United Kingdom	..20
90	Malta	12
91	Deutschland	11
98	Japan	4
99	Südkorea	3
100	Nordkorea	2

Im Längsschnitt zeigte sich für alle vier Arten sozialer Integration und den Index ein inverser Zusammenhang mit der Mortalität. Hohe Integration ging mit niedriger Mortalität einher, auch bei statistischer Kontrolle des Gesundheitsverhaltens, das bei den besser integrierten Teilnehmern günstiger war. Diese Studie ist einer der Ausgangspunkte des mittlerweile gut fundierten Konzepts der sozialen Unterstützung.

Die „Tecumseh Community Health Study" untersuchte die soziale Integration und soziale Aktivitäten, ähnlich wie die Alameda-Studie, erweiterte die Frage aber auf die subjektiv empfundene Qualität der sozialen Beziehungen und bezog biologische Parameter wie Blutdruck und Blutfette ein.

Auch hier war die Mortalität in den Gruppen mit guter Integration niedriger, wobei der Zusammenhang bei Männern stärker ausgeprägt war als bei Frauen. Der Zusammenhang bestand auch noch nach statistischer Kontrolle der biologischen Risikofaktoren. Ein Zusammenhang mit der Zufriedenheit mit den sozialen Beziehungen wurde nicht festgestellt.

Im Vergleich von fünf benachbarten Gemeinden in Pennsylvania fiel in Roseto für den Zeitraum von 1955 bis 1961 eine deutlich niedrigere Sterblichkeit am Herzinfarkt in allen Altersgruppen auf (Stout et al. 1964). Roseto war im Jahr 1886 von italienischen Einwanderern gegründet worden. Die Herzinfarktmortalität betrug hier 91 pro 100.000, in Stroudsburg, der Gemeinde mit der höchsten Rate, 439 pro 100.000.

Als Erklärung für die niedrige Mortalität vermuteten die Autoren die von italienischen Immigranten geprägte Kultur mit einer relativ stabilen Gemeinschaft mit engen Familienbanden, dicht geknüpften sozialen Netzen, einer Kultur gegenseitiger Unterstützung und geringen sichtbaren Zeichen von materiellem Status.

Das soziale Verhalten in Roseto wurde folgendermaßen beschrieben: „The most striking feature of Roseto was the way in which the people seemed to enjoy life. They were gay, boisterous, and unpretentious. The wealthy dressed and behaved in a way similar to their more impecunious neighbors. The visitor's impression of the community was of a one-class, peasant-type society made up of simple, warm and very hospitable people. They were found to be mutually trusting (there is no crime in Roseto) and mutually supporting. There is poverty, but no real want, since neighbors provide for the needy, especially the recent immigrants who still continue to arrive in small numbers from Italy.“

Ein Argument für die Hypothese, dass soziale Unterstützung und soziale Gleichheit gesundheitsförderlich wirken, sind die in Folgeuntersuchungen erfassten Veränderungen. Die Anpassung an die amerikanische Lebensweise ging in der 2. und 3. Generation der Roseto-Bewohner mit erhöhter Morbidität und einer Angleichung der Herzinfarktmortalität an „amerikanische“ Werte einher (Bruhn et al. 1972). Im Jahr 1988 fassten House et al. den Stand des Wissens um den Zusammenhang von sozialen Beziehungen und Gesundheit zusammen: ‘‘Social relationships, or the relative lack thereof, constitute a major risk factor for health—rivaling the effect of well established health risk factors such as cigarette smoking, blood pressure, blood lipids, obesity and physical activity’’. Was zwischen der Exposition „soziale Unterstützung“ bzw. Mangel daran und den Outcomes Herzinfarkt und Tod stand, war jedoch noch weitgehend eine black box. Die Whitehall-Studien (s.u.) haben hier Licht hinein scheinen lassen. Der Zusammenhang von sozialen Beziehungen und Mortalität wurde in zahlreichen Studien untersucht und bestätigt. Den Stand des Wissens erfasst eine kürzlich erschienene Meta-Analyse von Holt-Lunstadt et al. (2010).

3. Die Defizite des Risikofaktorenkonzepts

Das Konzept der Risikofaktoren prägt noch immer noch die Denk- und Vorgehensweisen in der Medizin und färbt bis heute stark auch auf präventives Denken ab. Risikofaktoren sind offensichtliche, naheliegende und mit ungünstigem Gesundheitsverhalten einhergehende Kausalfaktoren für häufige Krankheiten. Das Wissen um die Schädlichkeit von Rauchen, erhöhten Blutfetten, Bluthochdruck Übergewicht und Bewegungsmangel ist Allgemeingut. Nichts liegt näher, als die damit in Verbindung stehenden Verhaltensweisen zur eigentlichen Krankheitsursache zu erklären und sie zum Objekt präventiver Bemühungen zu machen. Gesunde Lebensführung ist das Präventionsziel, Verhaltensänderungen durch Aufklärung, Beratung und Gesundheitserziehung sind die Mittel zum Ziel. Erstaunlich an diesem sehr einfach gestricktem Konzept ist seine Haltbarkeit trotz seiner bestenfalls dürftigen Erfolge.

Der Begriff „Risikofaktor“ wurde im heutigen Sinne erstmals 1961 in einer Publikation von Ergebnissen der Framingham-Studie benutzt (Oppenheimer 2005). Diese Studie wurde Ende der 1940er Jahre angesichts des epidemisch erscheinenden Anstiegs der Herzinfarktinzidenz konzipiert, – die Sterblichkeit an Herzkrankheiten stieg in den USA von 20 Prozent im Jahr 1940 auf 44 Prozent im Jahr 1948. Im Rückblick ist festzustellen, dass dieser Anstieg in erster Linie der zunehmenden Lebenserwartung geschuldet war. Das Wissen um die Ursachen der koronaren Herzkrankheit war aber gering. Die Framingham-Studie trug als Kohortenstudie entscheidend dazu bei, biologische Faktoren zu identifizieren, die mit der Manifestation der koronaren Herzkrankheit in Verbindung standen. Weitere Ergebnisse, auch solche aus der Grundlagenforschung, ließen diese prädiktiven Faktoren als Teil des Kausalmechanismus der koronaren Herzkrankheit erkennen. Einige wenige Angaben über die Risikofaktoren ermöglichen es heutzutage, mit Hilfe eines Herz-Kreislauf-Risikorechners wie z.B. arriba (www.arriba-hausarzt.de) das individuelle Risiko für einen Herzinfarkt oder Schlaganfall in den nächsten 10 Jahren zu bestimmen.

Seinen Ursprung hat das Risikofaktorenmodell in der Versicherungswirtschaft des 19. Jahrhunderts. Die Versicherungsgesellschaften nutzten persönliche, geographische, soziale und medizinische Merkmale für die Erstellung differenzierter Sterbetafeln, die sie zur Grundlage der Kalkulation von Lebensversicherungsprämien machten. Für Merkmale, die mit der Verringerung der Lebenserwartung assoziiert waren, wurde der Begriff „Risikofaktor“ geprägt (Klemperer 2010, S. 103 f.). Aus dieser Quelle war z.B. bekannt, dass ein erhöhter Blutdruck – der Blutdruck war seit 1903 nach Riva Rocci messbar – mit erhöhter Mortalität einherging.

Die Framingham-Studie hatte von Anfang an einen engen klinischen Fokus. Erfragt wurde ein umfangreicher Katalog klinischer und konstitutioneller Einzelheiten bis hin zu Augen- und Haarfarbe sowie der aktuelle Konsum von Alkohol und Tabak. Die körperliche Untersuchung, ein EKG, eine Röntgenaufnahme des Brustkorbs sowie eine Blutuntersuchung auf u.a. Cholesterin und Glukose ergänzten das Bild (Dawber et al. 1951). Ursache dafür war die Neigung der Verantwortlichen, das zu messen, was gut messbar war und alles nicht zu messen, was schwierig zu messen war oder was bei den Befragten möglicherweise Anstoß erregen könnte. Daher wurde die Erhebung psychosomatischer und sozialer Variablen wie psychologische Belastungen, psychiatrische Probleme, Einkommen und soziale Schichtzugehörigkeit verworfen (Oppenheim 2005).

Die Framingham-Studie ist für die Medizin ohne Zweifel eine Meilensteinstudie. Für die Prävention sind die gewonnenen Erkenntnisse aber nur von beschränktem Wert. Das Risikofaktormodell ist klinisch-biologisch ausgerichtet. Soziale Sachverhalte wurden ausgespart. Die Frage nach den Ursachen für die Risikofaktoren, also die Frage nach den Ursachen für das Rauchverhalten, die Fehlernährung oder den Bewegungsmangel bleiben unbeantwortet.

Präventionskonzepte, die unkritisch auf das Risikofaktorenmodell setzen, haben sich als wenig wirksam erwiesen, wie am Beispiel der MRFIT-Studie gezeigt wird. Weiterhin wird der Erklärungsgehalt der Risikofaktoren für die koronare Herzkrankheit im Allgemeinen überschätzt. Der ersten Whitehall-Studie zufolge erklären die klassischen Herz-Kreislauf-Risikofaktoren weniger als die Hälfte der Unterschiede in der Herzinfarkt-Mortalität zwischen den Hierarchiestufen.

Die MRFIT-Studie - die enge Perspektive der Risikofaktoren

Die Framingham-Studie und einige anderer Studien mit vergleichbarer Ausrichtung hatten Ende der 1950er-Jahre recht deutlich werden lassen, dass erhöhtes Cholesterin, Bluthochdruck und Zigarettenrauchen die wichtigsten Risikofaktoren für die koronare Herzkrankheit sind. Es lag daher nahe, *Interventionen* zur Prävention zu entwickeln und auf ihre Wirksamkeit zu untersuchen. Die Senkung des Cholesterins durch Ernährungsinterventionen hatte sich als machbar erwiesen. Somit lag es nahe zu untersuchen, ob sich damit auch die Sterblichkeit senken ließ. Nach längerer Planung entschied sich das National Heart and Lung Institute Anfang der 1970er Jahre für eine randomisierte kontrollierte Studie zur primären Prävention mit dem primären Endpunkt Mortalitäts-senkung durch Interventionen gegen Bluthochdruck, erhöhte Blutfette und Rauchen.

Aufgenommen wurden herzgesunde Männer im Alter von 35 und 57 Jahren im Bereich der oberen 10 Prozent des KHK-Risikos. Die Studie wurde „Multiple Risk Factor Intervention Trial for the Prevention of Coronary Heart Disease" (MRFIT) genannt. 361.662 Männer wurden zwischen November 1973 und Februar 1976 untersucht, 12. 886 wurden in die Studie aufgenommen, 22 klinische Zentren in den USA waren beteiligt. Die Hälfte der Teilnehmer wurde in die „special intervention group" randomisiert, die andere Hälfte in die Gruppe der konventionell Behandelten. „Special intervention" bedeutete eine Ernährungsberatung zur Cholesterinsenkung, Behandlung des Bluthochdrucks und Edukation bezüglich des Lebensstils und des Rauchens. Die Interventionen endeten im Jahr 1982.

MRFIT war (so Leonard Syme, 1991) das größte, ehrgeizigste und mit 140 Mio. Dollar teuerste Projekt, das jemals durchgeführt wurde, um festzustellen, ob sich die Mortalität der koronaren Herzkrankheit durch Beeinflussung der Risikofaktoren senken lässt. Nach sieben Jahren war die Sterblichkeit an der koronaren Herzkrankheit in der Interventionsgruppe etwas niedriger (statistisch nicht signifikant) als in der Kontrollgruppe – 17,9 vs. 19,3 pro Tausend. Die Gesamtsterblichkeit war jedoch in der Interventionsgruppe höher als in der Kontrollgruppe – 41,2 vs. 40,4. Die Risikofaktoren besserten sich in beiden Gruppen, stärker jedoch in der Interventionsgruppe.

Die Interventionen hatten zwar zu einer Verbesserung des Gesundheitsverhaltens und einer Minderung der Risikofaktoren geführt, die stärker waren als in der Vergleichsgruppe. Nur waren die Veränderungen nicht stark genug, um auch die Mortalität zu senken. So betrug das Cholesterin zum Studienbeginn in der Interventionsgruppe 240,3 mg/dl, in der Kontrollgruppe 240,6 mg/dl. Nach 6 Jahren war es in der Interventionsgruppe auf 235,5 und in der Kontrollgruppe auf 240,3 gesun-ken – ein messbarer, aber kein durchschlagender Erfolg.

Das große und ehrgeizige Projekt mit hoch selektierten und hoch motivierten Probanden, das zeigen sollte, dass man den Herzinfarkt besiegen kann, indem man die Risikofaktoren über Verhaltensprävention bekämpft, hatte sein Ziel verfehlt. Weitere randomisierte kontrollierte Studien erbrachten keine besseren Ergebnisse. Ein Review fasste im Jahr 2006 55 randomisierte kontrollierte Studien mit insgesamt mehr als 163.000 Teilnehmern zusammen, in denen die Wirksamkeit von Interven-tionen zur primären Prävention der koronaren Herzkrankheit untersucht wurden (Ebrahim et al. 2006). Das Fazit lautet, dass beratende und edukative Interventionen zur Verhaltensänderung in der Allgemeinbevölkerung weder die Gesamtmortalität noch die KHK-Mortalität noch die kardialen Ereignisse mindern. Offen blieb, ob die Ergebnisse bei Populationen mit hohem Risiko infolge Bluthochdrucks und Diabetes besser ausfallen.

Die Whitehall-Studien – psycho-soziale Determinanten im Fokus

Die Risikofaktoren sind auch das Thema der beiden Whitehall-Studien. Hier wurde jedoch – im Gegensatz zur Framingham-Studie, auch der sozioökonomische Status

(SES) Status erfasst. Die beiden Kohorten wurden aus Mitarbeitern des öffentlichen Diensts (civil servants) im Londoner Regierungsviertel („Whitehall“) rekrutiert. Es handelt sich somit um eine Population, die im Vergleich zur Normalbevölkerung homogener ist, schon allein, weil alle Teilnehmer berufstätig sind. Die Mitarbeiter wurden in vier Hierarchiestufen eingeordnet – Administrative (leitende Beamte), Executive (qualifizierte Beamte), Clerical (einfache Beamte) sowie „Other“ (Ungelernte / Angelernte, z.B. Hausmeister, Boten).

Die Ergebnisse der ersten Studie wurden an 17.530 männlichen Bediensteten gewonnen, deren Eingangsuntersuchung in den Jahren 1967 bis 1970 erfolgte. Nach 10 Jahren zeigte sich ein inverses Verhältnis von Hierarchiestufe und Sterblichkeit (Marmot et al. 1984). In der Gruppe der 40- bis 64-Jährigen war das Gesamt-Mortalitätsrisiko bei den Ungelernten/Angelernten dreifach höher als bei den leitenden Beamten. Nach statistischer Kontrolle der Risikofaktoren (Alter, Rauchen, Blutdruck, Blutfette, Blutzucker) war die Mortalität am Herzinfarkt in der untersten Stufe immer noch um den Faktor 2,1 höher als in der obersten Stufe.

Die Risikofaktoren für die koronare Herzkrankheit erscheinen hier in einem neuen Licht. Sie sind zwar in den unterschiedlichen Stufen ungleich verteilt und haben Anteil an den Mortalitätsunterschieden. Rechnerisch erklären sie aber nur 40 Prozent des Mortalitätsunterschiedes zwischen der höchsten und niedrigsten Stufe. Ein weiteres wichtiges Ergebnis ist der *Mortalitätsgradient*, – die Sterblichkeit steigt mit jeder Stufe abwärts der Hierarchie, ist also bereits bei den qualifizierten Beamten höher als bei den leitenden Beamten. Dieser Gradient gilt nicht nur für die koronare Herzkrankheit, sondern für die meisten Todesursachen. Materielle Deprivation kann die Unterschiede zwischen der höchsten und der darunter liegenden Gruppe nicht erklären. Soziale Ungleichheiten der Gesundheit bestehen auch oberhalb der Armutsschwelle.

Die 2. Whitehall-Studie untersuchte den Einfluss sozialer und beruflicher Faktoren auf Gesundheit und Krankheit sowie ihre Interaktion mit den klassischen koronaren Risikofaktoren (Marmot & Brunner 2005). Bis dahin hatten die Kohortenstudien zur koronaren Herzkrankheit eine enge biomedizinische Ausrichtung, wie z.B. die Framingham-Studie. Jetzt wurde der Beitrag von *Arbeitsplatzfaktoren* untersucht; dazu zählen psychische Belastung, Kontrolle über das Tempo und den Inhalt der Arbeit, die Möglichkeit, Fähigkeiten einzubringen, soziale Unterstützung am Arbeitsplatz und außerhalb der Arbeit und das Gefühl, gerecht behandelt zu werden. Die Kohorte umfasste 1985 5.726 Männer und 2.572 Frauen im Alter von 35-55 Jahren aus den 20 Abteilungen des Londoner Civil Service.

Die Fragestellungen und Untersuchungsmethoden wurden im Laufe der Zeit aus-geweitet. Ein Langzeitziel ist die „Öffnung der legendären black box, die zwischen „Exposition“ und „Outcome“ liegt“, schreiben Marmot & Brunner (2004). Dazu sind die biologischen Mechanismen zu klären, die von einer „Exposition“ wie nied-riger sozialer Status oder chronischer Stress zu dem vermehrten Auftreten eines breiten Spektrums von Krankheiten führen.

In Studien an einer Teilpopulation wurde gezeigt, dass Männer mit metabolischem Syndrom mehr Kortisol und Noradrenalin produzieren (gemessen als erhöhte Ausscheidung im Urin) und einen schnelleren Herzschlag haben. Die genannten Stoffwechselveränderungen gelten als biologisches Korrelat der Stressreaktion und fördern die Entwicklung der koronaren Herzkrankheit und des Diabetes. Die Inzidenz des metabolischen Syndroms korreliert wiederum invers mit dem sozialen Status. Weiterhin ist das metabolische Syndrom mit Gerechtigkeit assoziiert, – die Inzidenz ist höher, wenn das Gefühl, am Arbeitsplatz gerecht behandelt zu werden, niedriger ist (Gimeno et al. 2010).

So entsteht hier das Bild eines sozio-psycho-biologischen Wirkmechanismus, der die Verursachung von Krankheit durch niedrigen sozialen Status sowie den Gesundheitsgradienten umfassender und besser erklärt als das Risikofaktorenkonzept. Diese Art von Beweisführung ist wichtig, weil Kohortenstudien ja lediglich das Neuauftreten einer Krankheit wie z.B. Herzinfarkt, und ihre Assoziation mit Variablen erfasst, von denen man vermutet, dass sie Kausalfaktoren darstellen. Eine weitergehende Prüfung ist erforderlich, um die Kausalität eines Faktors zu belegen bzw. zu widerlegen, – hierfür ist neben der Stärke der statistischen Assoziation und der Übereinstimmung mit an anderen Populationen gewonnenen die biologische Plausibilität besonders bedeutsam (Hill 1965). Die Whitehall-Studie hat in diesem Sinne bereits wegweisende Erkenntnisse über den kausalen Zusammenhang psychosozialer Faktoren und Gesundheit gebracht. Das „Netz der Verursachung" der koronaren Herzkrankheit und anderer Krankheiten erhält damit neue Fäden und Verknüpfungspunkte, welche andere Studien, wie z.B. die Framingham-Studie wegen der Beengtheit ihrer Fragestellungen nicht erfassen konnte. Weitere Ergebnisse sind zu erwarten.

3. Perspektiven für Prävention und Gesundheitsförderung

Die bisherigen Ausführungen sollten verdeutlichen, dass das Konzept der gesunden Lebensführung auf einer zu schmalen theoretischen Basis beruht. Ein gesundes Leben durch Änderungen von gesundheitlichem Risikoverhalten infolge von Aufklärung und Beratung, – dieser Vorstellung fehlt das Wissen um die Prägung des individuellen Verhaltens und der Gesundheit durch die soziale Umwelt, wie sie Durkheim frühzeitig beschrieben hat. Die Community-Studien haben die Abhängigkeit der Gesundheit von der Art des sozialen Miteinanders verdeutlicht. Die Framingham-Studie hat mit den koronaren Risikofaktoren wichtige Kausalfaktoren für die koronare Herzkrankheit erfasst, aber erst die Whitehall-Studien haben diese in einen sozialen Kontext gestellt.

Die Erklärung von Gesundheit und Krankheit sowie des Gesundheitsverhaltens erfordert den Einbezug der *psychosozialen* Determinanten. Interventionen sollten aber nicht allein am Individuum ansetzen. In der Whitehall-Studie ist die Exposition gegenüber Faktoren, welche die allgemeine Krankheitsanfälligkeit und die Mortalität erhöhen, abhängig von den Arbeitsbedingungen. Effektiver als Stressbewältigungskurse für Mitarbeiter dürfte hier die Veränderung der stressverursachenden *Arbeitsbedingungen* sein. Im Folgenden sollen einige Orientierungspunkte für die Weiterentwicklung der Prävention in Theorie und Praxis gegeben werden.

Ein Vierteljahrhundert Ottawa-Charta

Die Theorie für effektiveres Handeln in Prävention und Gesundheitsförderung liegt mit der Ottawa-Charta für Gesundheitsförderung vor. Auch ein Vierteljahrhundert nach seiner Verabschiedung stellt dieses Grundsatzpapier ein gültiges Leitbild für die Gesundheitsförderung dar. Die Befähigung der Betroffenen, ihre Angelegenheiten gemeinsam mit anderen in die Hand zu nehmen und Einfluss auf die Bedingungen zu nehmen, die ihre Gesundheit determinieren, das Gesundheitsthema in alle Politikbereiche einzubringen, – das ist alles andere als altmodisch. Die Ottawa-Charta ist allerdings sehr abstrakt, bezieht politische Gegebenheiten nicht ein und nennt weder konkrete Akteure noch konkrete Handlungen, – dies ist dem Umstand geschuldet, dass sich die Regierungen mit ihrer Zustimmung keine Verpflichtungen aufbürden wollten.

Good Practice in der Gesundheitsförderung bei sozial Benachteiligten

Die Good Practice Gesundheitsförderung bei sozial Benachteiligten kann man als Umsetzung der Ottawa Charta in eine Anleitung für konkretes Präventionshandeln betrachten. Interventionen mit klarem Zielgruppenbezug, die auf Innovation und Nachhaltigkeit, auf ein Multiplikatorenkonzept, auf niedrigschwellige Arbeitsweise sowie Partizipation und auf Befähigung der Zielgruppe setzen und die Lebenswelt gestalten, versprechen mehr Erfolg als der isoliert kognitive Input „Aufklärung und Beratung“. Die Kriterien, die dazugehörige Praxisdatenbank und das Projekt Partizipative Qualitätsentwicklung in der Gesundheitsförderung (http://www.partizipative-qualitaetsentwicklung.de) ermöglichen die Entwicklung wirksamer Interventionen, ohne die dazugehörige Theorie studiert zu haben.

4. Die wesentlichen Determinanten von Gesundheit und Krankheit

Kern dieses Zwiebelschalenmodells (Abbildung 1) ist das Individuum mit seinen gegebenen Merkmalen wie genetische Ausstattung, Alter, Geschlecht. Der Lebensstil ist auf der ersten Schale verortet, jedoch nicht isoliert, sondern eingebunden oder überlagert von der sozialen Gemeinschaft und ihren Werten und Normen. Darüber sind die Lebensbedingungen wie Bildung, Lebensmittelproduktion, Arbeitsbedingungen, Wohnbedingungen und gesundheitliche Versorgung verortet. Die allgemeinen gesellschaftlichen Bedingungen, die im Wesentlichen durch Politik gestaltet werden, stellen die äußerste Schale dieses Zwiebelmodells dar. Dieses Modell lenkt den Blick auf die verschiedenen Ebenen, die für eine umfassende Erklärung von Gesundheit und Krankheit zu berücksichtigen sind. Sinnvoll erscheint insbesondere die Unterscheidung von proximalen und distalen Determinanten. Gerade die distalen, von der Politik zu verantwortenden Kausalfaktoren sollten in der Prävention eine größere Beachtung finden.

Eine Variante dieses Modells fokussiert auf die Verortung von Belastungen und Schutzfaktoren auf der Makro-, Meso- und Mikrobene. Hier soll insbesondere die Verantwortung der Politik für die Gesundheit deutlich werden. So determinieren Entscheidungen auf der Makroebene im Sinne von Durkheims prägender Kraft das Gesundheitsverhalten der Individuen auf der Mikroebene. Wie viele Menschen rauchen, ist durch politische Entscheidungen zur Tabaksteuer und zum Nichtraucherschutz steuerbar. Auch der Alkoholkonsum innerhalb einer Gesellschaft ist über die Preisgestaltung steuerbar; höhere Preise und am Alkoholgehalt orientierte Mindestpreise mindern den Verbrauch, Preissenkungen erhöhen ihn. Ein paralleles Beispiel: Bildung ist sehr stark mit Gesundheit assoziiert. Wer in einer Gesellschaft wie viel Bildung erhält und wie stark der Bildungserfolg von der sozialen Herkunft abhängt, entscheidet im Wesentlichen die *Politik* über die Gestaltung des Bildungssystems.

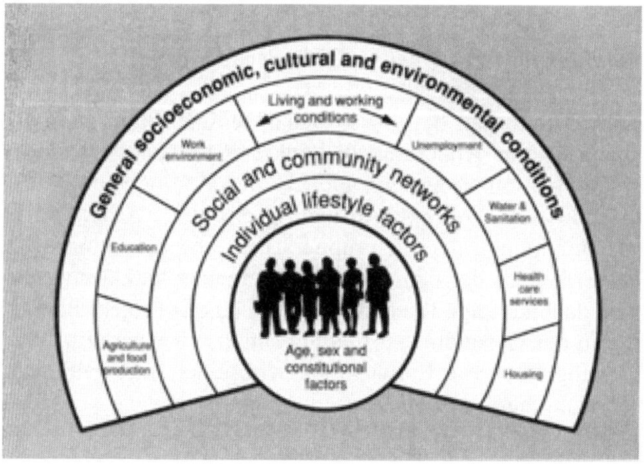

Abb. 1: Determinanten von Gesundheit („Zwiebelschalenmodell")

5. Das Konzept der Verwirklichungschancen

Unter Verwirklichungschancen werden *„Möglichkeiten oder umfassende Fähigkeiten (capabilities) von Menschen verstanden, ein Leben zu führen, für das sie sich mit guten Gründen entscheiden konnten, und das die Grundlagen der Selbstachtung nicht infrage stellt."* (Sen 2000, zitiert nach SVR Gesundheit 2009, Ziffer 102). Das

Konzept hat der indische Ökonom Amartya Sen entwickelt, der 1997 für seine Arbeiten zur Wohlfahrtsökonomie den Nobelpreis für Wirtschaftswissenschaften erhielt. Die Abbildung 2 zeigt die Abhängigkeit der drei Ebenen gesellschaftlicher, institutioneller und individueller Wirklichkeit im Hinblick auf die jeweiligen potentiellen Belastungs- oder Schutzfaktoren.

Makroebene
Belastungen / Schutzfaktoren

Allgemeine Lebensbedingungen
* Regierungsform, Machtverhältnisse
* Gesetze, Politik: Bildung, Steuern, Soziales, Gesundheit, Verkehr, (...)
* soziale Normen
(...)

Mesoebene
Belastungen / Schutzfaktoren

Biologische, psychologische und soziale Umwelt
* Bildungseinrichtungen
* Gesundheitseinrichtungen
* Arbeitswelt
* Wohnumwelt
* Ernährungsumwelt (Angebot, Präsentation, Werbung)
* soziale Netzwerke
* soziale Normen
(...)

Mikroebene
Belastungen / Schutzfaktoren

Individuum: Belastungen, Schutzfaktoren
* Gesundheitsverhalten
* physikalische Expositionen (Lärm, toxische Stoffe in der Umwelt, Trinkwasser)
* psychologische und soziale Expositionen
* genetische Ausstattung
(...)

Abb. 2: Mehr-Ebenen-Modell der Gesundheit mit Belastungs- und Schutzfaktoren

Für die Prävention ist das Konzept interessant, weil es ein klares Verhältnis von Gesellschaft und Individuum beschreibt. Das Individuum trifft seine Gesundheitsentscheidungen autonom. Die Gesellschaft schafft die Voraussetzungen dafür, dass der Entscheidungsspielraum breit ist und die gesunde Entscheidung leicht fällt im Sinne von „Making the healthier choice the easier choice“. Wie weiter oben gezeigt, prägt die Gesellschaft über die vorherrschenden Normen und Regeln das Verhalten ihrer Mitglieder und kann z.B. die Entscheidung für das Nichtrauchen leichter und schwerer machen.

Die Verwirklichungschancen können möglicherweise auch bei der Beantwortung der folgenden offenen Frage helfen. Leonard Syme hat verschiedentlich darauf hingewiesen, dass die vorherrschende Sicht der Krankheitsverursachung durch die Risikofaktoren in die Irre führt (Syme 2010). Zum einen erklären die Risikofaktoren nur einen Teil der Inzidenz der koronaren Herzkrankheit, – über den Anteil, ob weniger oder mehr als 50 Prozent streiten die Experten (Magnus und Beaglehole 2001). Zum anderen hat sich Prävention, die sich an den Risikofaktoren orientiert, in der primären Prävention als ineffektiv erwiesen, wie oben dargestellt. Syme weist darauf hin, dass die Prävention der Infektionskrankheiten erfolgreich war und ist, weil man für die Prävention eigene Kategorien entwickelt hat, die unabhängig von der klinischen Diagnose sind und sich auf die Übertragungswege beziehen, wie z.B. Wasser, Luft, Lebensmittel und Vektoren. Nicht-klinische Kategorien gilt es auch für die Prävention nicht-infektiöser Krankheit finden. Die Whitehall-Studien zeigten, dass sich die soziale Ungleichheit der Gesundheit auf ein breites Spektrum von Krankheiten bezieht. Eine gemeinsame Ursache scheint der Mangel an Autonomie oder gefühlter Gerechtigkeit zu sein, so dass hier Kategorien wie Autonomie-Mangelkrankheiten oder Gerechtigkeitsdefizit-Krankheiten in Frage kämen. Die damit ausgedrückte Annahme von Kausalität zeigt auch, in welche Richtung präventive Interventionen zielen sollten. Das Konzept der Verwirklichungschancen dürfte für die erforderliche Kategorienbildung hilfreich sein, weil es die wesentlichen Determinanten der Gesundheit bereits „mitdenkt“.

Fazit und Ausblick

Gesunde Lebensführung ist ein erstrebenswertes aber bevölkerungsweit nicht mit einfachen Mitteln zu erreichendes Ziel. Den Menschen zu erzählen, was gut für sie ist, reicht nicht. Um Fortschritte zu erzielen, müssen wir Präventionskonzepte entwickeln, die den engen Rahmen des medizinisch fixierten Risikofaktorenmodells überwinden. Die psycho-sozialen Determinanten von Gesundheit und Krankheit erweitern die Erklärungs- und Handlungsmöglichkeiten der Prävention. Das Wissen um die Kräfte, die das Gesundheitsverhalten der Menschen prägen, ist in den letzten Jahrzehnten gewachsen. Das Konzept der Verwirklichungschancen könnte der Wieterentwicklung der Prävention zusätzliche Impulse geben.

Literatur

Berkman, L., Kawachi, I. (Eds.) (2000). Social Epidemiology. New York: Oxford University Press

Berkman, L., Syme, S.L. (1979). Social networks, host resistance, and mortality: a nine-year follow-up study of Alameda County residents. *Am J Epidemiol*, 109,186-204

Bruhn, J.G., Philips, B.U., Wolf, S. (1972). Social readjustment and illness patterns: Comparisons between first, second and third generation Italian-Americans living in the same community. *J Psychosom Res*, 16, 387-394

Dawber, T.R., Meadors, G.F., Moore, F.E Jr. (1951). Epidemiological Approaches to Heart Disease: The Framingham Study. *Am J Public Health Nations Health*, 41, 279-286

Ebrahim, S., Beswick, A., Burke, M., Davey Smith, G. (2006). Multiple risk factor interventions for primary prevention of coronary heart disease. *Cochrane Database,*CD001561

Gimeno, D., Tabak, A.G., Ferrie, J.E., Shipley, M.J., De Vogli, R., Elovainio M., et al. (2010). Justice at work and metabolic syndrome: the Whitehall II study. *Occupat Environment Med*, 67, 256-262

Hill, A.B. (1965). The environment and disease: Association or causation? *Proc R Soc Med*, 58,295-300

Holt-Lunstad, J., Smith, T.B., Layton, J.B. (2010). Social relationships and mortality risk: A meta-analytic review. *PLoS Med*, 7, e1000316

House, J.S., Landis, K.R., Umberson, D. (1988). Social relationships and health. *Science*, 241,540-545

Klemperer, D. (2010). Sozialmedizin - Public Health. Lehrbuch für Gesundheits-und Sozialberufe. Basel: Huber

Kushner, H.I., Sterk, C.E. (2005). The limits of social capital: Durkheim, suicide, and social cohesion. *Am J Public Health,* 95,1139-1143

Magnus, P., Beaglehole, R. (2001). The real contribution of the major risk factors to the coronary epidemics: Time to end the "Only-50%" myth. *Arch Intern Med,*161, 2657-2660

Marmot, M., Brunner, E. (2005). Cohort profile: The Whitehall II study. *Internal J Epidemiol*, 34, 251-256

Marmot, M., Shipley, M.J., Rose, G. (1984). Inequalities in death - specific explanations of a general pattern? *Lancet*, 323, 1003-1006

Oppenheimer, G.M. (2005). Becoming the Framingham Study 1947-1950. *Am J Public Health,* 95, 602-610

Stout, C., Morrow, J., Brandt, E.N., Wolf, S. (1964). Unusually low incidence of death from myocardial infarction. *JAMA*, 188 (10), 845-849

Syme, S.L. (1991). Individuelle und gesellschaftliche Bestimmungsfaktoren für Gesundheit und Krankheit. *Argument*-Sonderband 193. Hamburg: Argument-Verlag

Syme, S.L. (2010). Causal models in epidemiology: The need for some new thinking. Wade Hampton Frost Lecture. 138th Annual Meeting of the American Public Health Association. Denver, Colorado

United Nations Population Fund (UNFPA) (2003) State of World Population 2003. Making 1 Billion Count. Investing in adolescents' health and rights.

Virchow R (1848). Mittheilungen über die in Oberschlesien herrschende Typhus-Epidemie. Berlin: Verlag G. Reimer, S. 173 ff.

Gesundheitswahn und Gesundheitszwänge

Christoph Klotter

Einleitung

„Gesundheitswahn" scheint auf den ersten Blick ein unangemessener Begriff zu sein, wollen wir doch alle dem Anschein nach, und dies ist gestützt durch zahlreiche Befragungen, möglichst gesund möglichst lange leben. Gesundheit ist doch das Wichtigste im Leben. Das scheint vollkommen normal zu sein. Von Wahn kann da nicht die Rede sein – es sei denn, im Wunsch nach Gesundheit steckt die Fantasie nach Unsterblichkeit, oder gar die Gewissheit, diese erreichen zu können: durch gesunde Ernährung, regelmäßige Bewegung und viel Entspannung. Aber die bittere Wahrheit lautet, dass das menschliche Leben konflikthaft und endlich ist. Von Wahn könnte dann gesprochen werden, wenn diese Endlichkeit in Frage gestellt wird. Diese Infragestellung ist in unserer Kultur seit zweihundert Jahren ein Bestandteil unserer Kultur (Ariès 1995), demnach ein eher kollektiver als individueller Wahn. Dieser Wahn wird ermöglicht durch die Aufklärungsphilosophie, die davon ausgeht, dass durch eine gesunde Lebensführung menschliches Leiden vermindert, gar verhindert werden kann. Der Aufklärungsphilosophie des planbaren Lebens widersetzt sich für diese Philosophie auf empörende Weise der Umstand des Todes, der der Ratio einen brachialen und unwiderruflichen Strich durch die Rechnung und sich über die Idee der vernünftigen Lebensführung geradezu lustig macht. Eskortiert und repräsentiert wird das aufklärerische Projekt der Moderne durch historische Entwicklungen wie des Prozesses der Zivilisation (Elias), der Etablierung moderner Machttechnologien (Foucault) sowie der Durchsetzung der protestantischen Ethik (Weber). Gesundheitswahn und Gesundheitszwänge sollen im Folgenden besonders bezüglich des Essverhaltens thematisiert werden.

1. Aufklärung: Recht und Pflicht auf Gesundheit

Bis vor ca. 200 Jahren galt der Satz in aller (unerwünschten) Deutlichkeit: Der Tod ist mitten im Leben. Viele Kinder sterben. Mütter überleben nicht die Geburt. Väter werden in jungen Jahren im Krieg getötet. Alle sind von Seuchen bedroht, die die Bevölkerung unproblematisch um ein Drittel reduzieren können. Ein Mensch, der alt wird, ist eher eine Seltenheit.

Mit zunehmend ausreichender Ernährung, mit besserer Hygiene, mit den Errungenschaften der modernen Medizin hat sich die Lage seit etwa 200 Jahren gewandelt. Seit 100 Jahren steigt die durchschnittliche Lebenserwartung kontinuierlich – auch heute noch. Die Moderne schenkt uns die Aufklärungsphilosophie, die zeitgleich mit dem Aufschwung der Wissenschaften, Wohlbefinden und gar Glück für alle im Diesseits verspricht, implizit davon ausgeht, alles menschliches Leiden und sogar den Tod eliminieren zu können. Doch die Erfahrung der Gewalt von Leid und Tod reduziert sich zwar, sie bleibt aber letztlich erhalten.

Dessen ungeachtet bleibt der – der Aufklärung geschuldete – Eindruck erhalten, es liege in des Menschen Hand, die eigene Gesundheit zu erhalten, nicht ewig zu leben, aber möglichst lang gesund zu bleiben, und zwar aus eigenen Kräften, nicht den Arzt zu konsultieren, wenn sich Krankheit anmeldet oder bereits da ist, sondern gleichsam dem Arzt zuvorzukommen, und zwar mit einem gesundheitsgerechten Lebenswandel. Diese Idee ist nicht neu. Uralte menschliche Kulturen wie die in China, Indien oder Griechenland (Hippokrates) verfügen über derartige Gesundheitslehren, aber mit der Aufklärung steigt die Gewissheit, ein glückliches, gesundes und langes Leben für alle im Diesseits erreichen zu können – es nicht nur erreichen, sondern auch garantieren zu können. Der moderne Staat soll dazu in der Lage sein, dies zu garantieren. Daraus leitet sich ein Recht ab: das Recht auf Gesundheit.

Das Erfüllen dieser Garantie setzt allerdings voraus, dass die Bevölkerung mitspielt, entweder, indem sie den Weisungen der staatlichen Gesundheitsexperten folgt (Prävention), oder indem sie sich, wie so schön gesagt wird, eigenverantwortlich und aktiv um die eigene Gesundheit kümmert (Gesundheitsförderung). Die gleichsam staatliche Garantie auf Gesundheit erfordert so eine Gegenleistung: die Pflicht der Bevölkerung zur Gesunderhaltung. In dem Falle, dass sich die Bevölkerung nicht entsprechend verhält, reagieren die Gesundheitsexperten enttäuscht und empört. Sie könnten sich bei der Bevölkerung auf diese Weise beschweren: „Sie wollen, dass wir uns um Ihre Gesundheit kümmern, aber Sie sind nicht bereit, nur einen kleinen Finger dafür zu rühren? Frechheit. Unverschämtheit!“

Die Bevölkerung hat zu diesem Sachverhalt eine andere Perspektive. Nicht, dass sie auf staatliche oder gesellschaftliche Unterstützung (gesetzliche Krankenversicherung oder Ähnliches) verzichten möchte, aber sie leitet, die Gesundheitsdaten belegen dies, daraus nicht die Pflicht ab, sich permanent und ausschließlich gesundheitsförderlich zu verhalten, sieht sie sich doch von zahlreichen Pflichten umstellt: der Pflicht zur Arbeit, der Pflicht, Gesetze einzuhalten, der Pflicht, die Miete zu zahlen, den TÜV machen zu lassen etc.

Die Pflicht zur Gesundheit berührt etwas sehr Intimes, den eigenen Körper. Er soll staatlichen Pflichten entgehen. Die Bevölkerung erlebt die moderne Gesellschaft als „stählernes Gehäuse“ (Max Weber) voller Verbindlichkeiten, Zwänge und bürokratischer Eingriffe. Wird der individuelle Körper von diesem Gehäuse auch noch vereinnahmt, was bleibt denn dann vom Persönlichen übrig? Widerstand gegen die Gesundheitspflicht wird so zu einer identitätsstiftenden Revolte. Bilder hierzu sind das Oktoberfest (Bier und nochmals Bier, die Würstel nicht zu vergessen), die Kuchenorgie betagter älterer Frauen, das Komasaufen Jugendlicher, die Riesentüte Popcorn im Kino, einschließlich eines großen Pappbecher, gefüllt mit einem bekannten Softdrink. Das, was die Bilder eint, ist kollektiver Widerstand gegen

Gesundheit als Pflicht, eine Art gelebte alltägliche Anarchie, die umso lustvoller ist, je mehr Verbote überschritten werden. Die Gesundheitsexperten werden in diesem Szenario als Feindbilder gebraucht, um die Anarchie erst richtig genießen zu können. Vor diesem Szenario verschließen die Gesundheitsexperten, einschließlich der Gesundheitsförderer, sorgfältig die Augen. Sie wollen die Guten sein, die, mit der guten Botschaft für Menschen, die schon allzu lange auf die frohe Botschaft der Gesundheit gewartet haben. Dieses Szenario erinnert an action-Filme. Da gibt es die Guten, dort die Bösen. Aarva und Tampere (2006) beschreiben mit Hilfe einer Diskursanalyse diesen gesundheitsbezogenen Konflikt zwischen Gut und Böse: „In der vorherrschenden Darstellungsweise sind die guten Jungs die Gesundheitsexperten, die Entscheidungsträger und die Forschung, während die bösen Jungs die Probleme sind, unter denen die Menschen leiden, und die sichtbaren und unsichtbaren Ursachen dieser Probleme. Die bösen Jungs schließen Übergewichtige, Leistungsunfähige, inaktive Menschen und Raucher, insbesondere diejenigen, die nicht willens sind oder nicht in der Lage sind, etwas zu ändern, ein. Andere schlimme Dinge sind Alkohol im Allgemeinen, die Tabak- und Süßwarenindustrie. Die zentrale Herausforderung der Gesundheitsförderung besteht darin, wie sie mit den bösen Jungs umgeht, insbesondere mit jenen unsichtbaren und unbewussten Gründen des Widerstands, welche nicht klar benannt werden können" (S. 166, *Übers. C.K.*).

2. Zwang oder Freiheit?

Wir verstehen uns heute als freie Menschen, ausgestattet mit den bürgerlichen Freiheitsrechten, in einer Demokratie lebend, in der Lage seiend, unser Leben selbst zu bestimmen. Wir heiraten diejenige oder denjenigen, die oder den wir lieben und das aus freien Stücken. Wir wählen die Partei, die uns am meisten liegt. Wir kaufen die Lebensmittel in dem Supermarkt, der uns am besten gefallen. Soweit zu unserem Selbstverständnis. Doch bereits beim Kauf von Lebensmitteln kommen gewisse Begrenzungen ins Spiel, etwa finanzielle. Mit dem knappen Budget des Studenten oder der Rentnerin fällt die Wahl eher auf den Discounter als auf einen exklusiven Supermarkt. Trotz freier Auswahl und einem vielfältigen Angebot kaufen wir die Lebensmittel, die uns seit der Kindheit vertraut sind. Kulturelle Barrieren sind hier die Begrenzungen. Das Sterne-Restaurant meiden wir nicht nur aus finanziellen Gründen, vielmehr antizipieren wir, dass wir den dort herrschenden Verhaltensstandards nicht gerecht werden können. Die Auswahl an vier unterschiedlichen Gläsern macht uns bereits jetzt nervös. Dies ließe sich als soziale Barriere verstehen. Norbert Elias (1978) hat beschrieben, wie gute Manieren und gewisse Verhaltensstandards in der Neuzeit gleichsam das Licht der Welt erblickt haben und wie sich mit entsprechenden Manieren „die da oben" von denen „da unten" abgegrenzt haben und dies noch immer tun. Mit Elias werden auch andere Grenzen verständlich, zum Beispiel die soziale Norm, nicht gierig bei Tisch zu erscheinen, nicht als erster zum eben eröffneten Buffet zu rennen – vor den potenziell verurteilenden Augen Aller. Essen mag zwar Ausdruck des individuellen Lebensstils sein, also ein Ausdruck einer freien Entscheidung, eines Stilwillens. Zugleich ist das Essen von gesellschaftlichen Vorgaben umstellt; angefangen mit den Regeln der DGE, mit denen ausgedrückt werden soll, was richtige Ernährung und was gesundheitsabträgliches Verhalten ist. Letzteres wiederum wird gesellschaftlich negativ sanktioniert, was wiederum Widerstand in der Bevölkerung auslösen kann. Die Schlankheitsnorm ist ein ideales Instrument, um kollektiv das Essverhalten zu kontrollieren. Die Schlankheitsnorm schreibt tendenziell vor, am besten gar nichts zu essen. Denn das Verletzen der Schlankheitsnorm in Richtung Übergewicht wird in unserer Gesellschaft massiv stigmatisiert. Es dämmert, dass Essen weit davon entfernt ist, nur individuelle Wahl zu sein. Gesellschaftliche Macht und Zwänge sind mit dem Essen eng verlötet. Mit Foucaults Machttheorien lässt sich dies gut veranschaulichen. Dies betrifft auch vermeintlich harmlose und menschenfreundliche Konzepte wie die Gesundheitsförderung, die doch eigentlich nur die Menschen befähigen will, sich um ihre eigene Gesundheit und damit auch um die eigene Ernährung zu kümmern, tatsächlich aber auf das Innigste mit gesellschaftlicher Macht verknüpft ist. Doch sollten wir aufpassen, nicht wie hypnotisierte Kaninchen Essen nur unter der (gnostischen) Perspektive von Macht und Zwang zu betrachten.

3. Gesundheitsgerechtes Essen als Zwang: der Ansatz von Norbert Elias

In seinem Werk „Über den Prozess der Zivilisation" (1978) beschreibt Norbert Elias, wie aufgrund historischer Veränderungen unser Verhalten einer immer stärker werdenden Selbstkontrolle und damit auch einem Zwang unterworfen worden ist. Gesundheit und Ernährung gehören zu diesem Zwangssystem. Elias bezieht sich sehr stark auf einen Text des Humanisten Erasmus von Rotterdam: „De civilitate morum puerilium" aus dem Jahre 1530. Dessen Thema war das Benehmen des Menschen. Wie verhält man sich nach Erasmus richtig? An den Nasenlöchern soll kein Schleim sein. Ein Bauer schnäuzt sich mit Mütze und Rock, nicht so der Edelmann. Das richtige Benehmen ist, Nasenschleim in ein Tuch aufzunehmen, mit abgewandtem Körper. All das gilt heutzutage auch noch. Auch selbst wer heute gegen diese Gesellschaft rebelliert und sich zum Beispiel sehr provokant kleidet – auch diese Verhaltensstandards werden trotzdem quasi blind übernommen. Sie werden übernommen, weil deren Nichteinhalten mit Ekel verbunden sind.

Auch das missfällt Erasmus: „Manche greifen mit der Hand auf die Platte, kaum dass sie sitzen (...) Wölfe machen das oder ein Vielfraß. Greif nicht als erster auf die Platten, die man hereinbringt. Die Finger in die Brühe tauchen, überlass' den Bauern. Such nicht in der ganzen Platte herum, sondern nimm das erste Stück, das sich bietet." (Elias 1978, 71).

Die Empfehlungen von Erasmus lassen sich bündeln: „Sei nicht gierig oder erscheine nicht als gierig. Nichts ist schlimmer, als wenn sich Mensch und Tier nicht unterscheiden. Tue alles dafür, dass du deine Triebe und Impulse bändigen kannst.“ Impuls- und Affektkontrolle lassen sich am besten erzielen, wenn Verhaltensweisen mit Ekel verbunden werden, wenn Scham- und Peinlichkeitsschwellen steigen.

Um dies zu veranschaulichen, lassen wir Erasmus aus einer deutschen Herberge berichten: „Vielleicht 80 bis 90 Menschen sitzen beieinander, und zwar (...) nicht nur niederes Volk, sondern auch Reiche und Edelleute (...) Der eine wäscht seine Kleider und hängt die durchnässten Sachen am Ofen aus. Der andere wäscht seine Hände. Aber der Napf ist so sauber (...), dass man einen zweiten braucht, um sich von dem Wasser zu reinigen. Knoblauchdüfte und andere üble Gerüche steigen auf. Überall spuckt man hin. Einer reinigt seine Stiefel auf dem Tisch. Dann wird aufgetragen. Jeder taucht sein Brot in die allgemeine Platte, beißt ab und tunkt von neuem. Die Teller sind schmutzig, der Wein ist schlecht (...) Der Raum ist überheizt, alles schwitzt und dünstet und wischt sich den Schweiß ab. Es gibt sicher viele Leute darunter, die irgendeine verborgene Krankheit haben.“ (Elias 1978, 92).

Zu vermuten ist, dass die Leserinnen und Leser dieser Zeilen nicht danach lechzen, hier mit am Tische zu sitzen. Im Gegenteil: Uns allen vergeht vermutlich der Appetit, und das gründlich. Unsere Scham- und Peinlichkeitsschwellen sind dermaßen angestiegen, dass wir dieses Wirtshausleben als unerträglich einstufen. Elias behauptet: Der Mensch des Mittelalters war spontan und ungestüm, er lebte seine Impulse im Hier und Jetzt aus. Heute dagegen ist der Mensch affektkontrolliert. Er weiß auf der Bewusstseinsebene nicht einmal mehr von seinen „wilden“ Impulsen wie Mordgelüste oder Kannibalismus. Diese Affektkontrolle ist automatisch vorhanden, jedenfalls fast immer. Die entscheidende Frage ist: Warum haben wir heute eine derartig hohe und fast automatisch ablaufende Affektkontrolle? Elias Antwort lautet: Im Mittelalter gab es überschaubare Aktionsräume. Die meisten Menschen wohnten in einem Dorf, das sie im Prinzip ein Leben lang nicht verließen. Die Mehrheit der Bevölkerung waren Bauern, die sich überwiegend selbst versorgten. Sie bauten das an, was sie dann aßen. Es bestand in diesem Sinne eine geringe Abhängigkeit von Anderen. Diese Bauern mussten nicht darauf warten, dass um 7.00 Uhr die Milch geliefert wird, dass am Samstag um 10.00h Markt ist. Sie hatten keine verbindlichen Pausen von 11.15 bis 11.45 Uhr. Sie mussten sich nicht am Fließband mit anderen abstimmen. Am Fließband kann man nicht Pause machen, wenn einem danach ist. Auf dem Feld ist dies möglich. Es gab also im Mittelalter keine Notwendigkeit zur langfristigen Planung, die von Affekten gefährdet sein könnte. Wer langfristig plant, muss in der Lage sein, seine Affekte zu kontrollieren und zurückzustellen.

Wer heute plant, ein Studium aufzunehmen, muss in der Lage sein, die Gefühle der Müdigkeit am Morgen zurückzustellen, um pünktlich in der Vorlesung zu sein. In der Vorlesung muss der Hunger zurückgestellt werden, weil es peinlich ist, laut schmatzend ein großes Käsebrötchen zu verdrücken, aus dem dann unglücklicherweise Majonäse heraus quillt. Um das Studium erfolgreich zu bewältigen, ist es auch nicht ratsam, den Widerwillen gegen einen Professor oder eine Professorin öffentlich deutlich kund zu tun. Schließlich steht bei ihr oder ihm noch eine Prüfung an. Unser gesamtes Leben wird bestimmt von Affektkontrolle, die notwendig ist, um in unendlich lang gewordenen Interdependenzketten planend vorausschauend leben zu können. Mit „unendlich langen Interdependenzketten“ ist gemeint, dass wir auf die Chips aus Asien angewiesen sind. Werden diese nicht geliefert, dann können wir nicht mehr am PC arbeiten. Wir sind mit fast der gesamten Welt verknüpft und von ihr abhängig. Das zwingt uns zur Affektkontrolle.

Wie ist diese Affektkontrolle historisch entstanden? Während das europäische Mittelalter durch zahlreiche Machtzentren gekennzeichnet war, die sich untereinander unentwegt befehden, entstehen in der Neuzeit Nationalstaaten mit einem einzigen Machtzentrum. Dieses Machtzentrum untersagt Fehden im Innern des Nationalstaates, es reklamiert für sich das Gewaltmonopol. Nur dieses darf Gewalt ausüben. Elias nimmt an, dass sich parallel mit der Entstehung von Nationalstaaten im Innern des Menschen ebenfalls eine „Zentralgewalt“ etabliert hat, die die Affektkontrolle ausübt. Es wird dann mit der allmählichen Herausbildung einer inneren "Zentralgewalt" ebenfalls allmählich peinlich, bei Tisch zu rülpsen, das Tischtuch zum Nase putzen zu benutzen, aus einer gemeinsamem Schüssel zu essen. Es wird zunehmend peinlich zu völlern. Es entsteht eine gesellschaftliche Ächtung der Adipositas, die als Ausdruck der Völlerei begriffen wird.

Die von Elias beschriebene zunehmende Affektkontrolle wirkt als Zwangskorsett bei der Ernährung und zwar vor allem bei der Frage, wie viel und wie gegessen wird. Im Sinne Elias ist es möglich, Asiatisches oder Regionales zu essen, aber nur in einem entsprechenden Quantum und mit den angemessenen Manieren. Aber auch das, was zubereitet und gegessen wird, ist von Belang. Elias geht davon aus, dass wir auf einer gehobenen Küche bestehen, um uns von denen abzugrenzen, die nur Pizza, Pasta und Pommes kennen. Esskultur wäre so ein Mittel zur sozialen Distinktion.

Die im Verlauf des 20. Jahrhunderts ständig gesunkene Schlankheitsnorm wäre ein gesellschaftliches Instrument zur Aufrechterhaltung der Affektkontrolle (Klotter 1990). Essen als individuelle Wahl oder als sozialer Zwang – diese Alternative stellt sich mit Elias fast nicht mehr, überwiegt in seiner Perspektive doch der Zwang. Nun gibt es aber soziologische Theorien, die die Freiheit mehr betonen, den Zwang allerdings nicht unterschlagen.

4. Individualisierung und Pluralisierung

Individualisierung und Pluralisierung von Lebenswelten sind einige der Schlagworte, mit der die Moderne charakterisiert wird. Individualisierung meint, dass wir seit 200 Jahren nicht mehr das denken und tun, was uns durch Tradition, Religion, Kultur und Staat vorgeschrieben wird, sondern dass wir eigenständig denken (der Ausgang aus der selbst verschuldeten Unmündigkeit, wie Kant das formuliert), dass wir uns ungeachtet unserer Herkunft und unseres *Standes* Ziele für das Leben aufstellen und versuchen, diese zu realisieren. Selbstverwirklichung ist die Aufgabe, die wir bewältigen müssen, ob wir wollen oder nicht.

In der Soziologie wird in der Gruppe um Beck und Giddens diese Entwicklung in der Moderne als ein Oszillieren zwischen neuen Freiheiten und neuen Zwängen beschrieben. Jedes Individuum darf tun, was es will, zugleich ist es neuen Zwängen unterworfen.

Keinem Studierenden ist es verboten, eine Party nach der anderen zu feiern, aber mit 22 Jahren sollte er/sie seinen/ihren Bachelor-Abschluss haben, inklusive eines Semester-Auslandaufenthalts, mit 24 den Master-Titel in der Tasche haben, usw. Falls dies nicht gelingt, sind die späteren Berufsaussichten potenziell beeinträchtigt.

Beim Thema Essen sind *einerseits* auch ein Individualisierungsschub sowie eine Pluralisierung von Lebenswelten zu verzeichnen. Jeder Mensch hat seine Lieblingsgerichte, der eine mag afrikanische Küche, der andere die griechische. In jeder größeren Stadt gibt es kleine Läden zum Beispiel mit asiatischen oder italienischen Lebensmitteln. Restaurants bieten thailändische oder indische Gerichte an. Aus all dem ist eine individuelle Auswahl zu treffen. Vielfältige Esskulturen bedeuten eine Pluralisierung von Lebenswelten. Musste im 19. Jahrhundert ein Großteil der Bevölkerung tagein tagaus von Brei und Kartoffeln leben (Montanari 1993), so ist heute dagegen die Vielfalt immens. Beim Essen als Individualisierungsschub spielen *kleine* Zwänge bereits eine Rolle: Wir sind verpflichtet, bestimmte Geschmackspräferenzen zu haben. Wir definieren unseren Lebensstil nicht nur über Kleidung und Kunst, sondern auch über das Essen. Dann bevorzugen wir die ostsenegalesische Küche oder die Küche aus Shanghai.

Andererseits ist, wie eben mit Elias teilweise ausgeführt, ein erstaunlicher Mangel an individueller Freiheit und Selbstverwirklichungsmöglichkeit zu verzeichnen, weil zum einen implizit über die rigide Schlankheitsnorm kulturell vorgegeben wird, wie viel ein Mensch essen darf, weil zum anderen durch die naturwissenschaftlich orientierte Ernährungswissenschaft präzise Ernährungsempfehlungen ermittelt werden, die vorschreiben, wie viel an Fett, und welche Fette, wie viel an Proteinen die Menschen zu sich nehmen sollten. Bei Nichteinhalten dieser gleichsam neuen Zwänge drohen negative Sanktionen. Wird das Schlankheitsideal in Richtung Übergewicht und Adipositas verfehlt, antwortet unsere Gesellschaft mit einem beeindruckenden Arsenal von Stigmatisierungsmöglichkeiten. Essen Menschen nicht gemäß den Regeln etwa der DGE, dann erscheinen diese zum Beispiel als Verursacher von höheren Gesundheitskosten; den Gesundheitsexperten ist die Chance in die Hand gespielt, sich einmal mehr über die uneinsichtige Bevölkerung zu beklagen, die schon wieder nicht das tun will, was die Gesundheitsexperten empfehlen. Demgemäß werden interessante Sanktionen vorgeschlagen.

So sagte der Präsident der Bundesärztekammer (Hoppe) sagt in einem „Spiegel“-Interview folgendes: „Ich habe vorgeschlagen, Krankheiten in eine Rangfolge zu bringen, sie zu priorisieren: Menschen, die in höchster Not sind und starke Schmerzen haben, werden an erster Stelle behandelt.“ An letzter Stelle dieser Rangfolge stehen folgende Krankheiten: „Auch Krankheiten, die durch unvernünftige Lebensweise entstehen, sollen eher unten in der Rangfolge angesiedelt sein. Wir würden sie, wenn man so möchte, wegpriorisieren.“ (Spiegel vom 13.7.2009). Das will nicht anderes heißen, als dass vermeintlich selbst verschuldetes Leiden nicht mehr oder nicht mehr prioritär behandelt wird.

5. Die Funktion neuer Zwänge: einige Interpretationsfolien

In eine Art Dialektik von Freiheit und Zwang scheint das Essverhalten in der Moderne generell eingebunden zu sein. Brumberg (1994) beschreibt diese für die USA. In den zwanziger Jahren des 20. Jahrhundert erlebten Frauen neue Freiheiten wie zum Beispiel das Wahlrecht. Sie studierten häufiger und waren sexuell explorativer. Der schlanke Körper symbolisierte in der Abgrenzung zum viktorianischen „Mutter“-Körper die neue sexuelle Orientierung. Er symbolisiert damit auch ein Paradox – neue Freiheiten bezüglich der Sexualität und neue Restriktionen bezüglich der Nahrungsaufnahme. Brumberg versucht dieses Paradox mit den Überlegungen der Anthropologin Mary Douglas zu verstehen: Rasche soziale Veränderungen und der Verlust traditioneller Grenzen werden kompensiert durch verstärkte Kontrolle des Körpers. Dies wäre eine ethnologische Interpretation für neue gesellschaftliche Zwänge.

Würde diese Art von Dialektik im Sinne von Beck und Giddens interpretiert werden, dann würde darauf verwiesen werden, dass individualisierte Subjekte, die zugleich massiven Zwängen unterworfen sind, die politisch und ökonomisch am konkurrenzfähigsten wären. Das Spannungsverhältnis zwischen neuen Freiheiten und neuen Zwängen ist die ziemlich unbequeme Wiege des Kapitalismus, aus der man herauskommen will und dies niemals schafft. Dieses Spannungsverhältnis ist unvergleichlich, unübertreffbar, entwickelt einen Sog, der subjektiv wie ein unentrinnbares Schicksal interpretiert wird und zugleich maximale Befriedigung garantiert. Daher der Siegeszug des Kapitalismus, aber nicht unbedingt der Demokratie.

Eine weitere Interpretation: Freud und im Anschluss Parsons würden sich letztlich über die (neuen) Zwänge nicht beklagen, sehen sie doch die Unausweichlichkeit der Zwänge. Menschen müssen zur Arbeit gezwungen werden. Triebe müssen unterdrückt werden, damit Kulturleistungen entstehen. In dieser Perspektive würde ersichtlich werden, warum heute die Nahrungsaufnahme einer massiven Kontrolle unterliegt. Sie hat die Repression der Sexualität des 19. Jahrhunderts ersetzt. Irgendein Trieb muss schließlich unterdrückt werden.

6. Die Ansätze von Foucault

Foucault hat einen zugleich düsteren als auch facettenreicheren Blick auf die (neuen) Zwänge geworfen. Er begreift sie als Ausdruck unterschiedlicher moderner Machttechnologien, die weiter unten näher ausgeführt werden sollen. Um dies vorweg zu nehmen: Von Freiheit ist bei Foucault selten die Rede, vielleicht weil ihm Freiheit als eine tröstliche Illusion der Menschen erscheint, vielleicht weil er von der Macht gleichsam fasziniert und hypnotisiert ist, und daher das andere nicht mehr sehen kann. Zwei *kleine* Formen von Freiheiten lassen sich bei Foucault dennoch erspähen: a) die Möglichkeit, auf Machttechnologien zu reagieren, etwa Widerstand gegen sie zu entwickeln. Wenn die Bevölkerung zur restriktiven Nahrungsaufnahme gezwungen wird, dann rebelliert sie dagegen mit einem adipogenen Essen. Das potenziell maßlose Essen wäre aber kein Jenseits der Macht, sondern bleibt im Netzwerk der Macht; b) am Ende seines Lebens hat sich Foucault der Antike und den damals entstehenden Selbsttechnologien zugewandt, den Formen also, wie sich Menschen selbst kreieren. Dieser Prozess hat gewisse Freiheitsgrade, wobei die jeweilige Kultur die Mittel vorgibt, mit denen die heautokratische Struktur des Selbst geschaffen wird.

Auf eine seltsame Weise kommt dann bei Foucault eine dritte Form der Freiheit ins Spiel: die Möglichkeit und eigentlich auch Notwendigkeit zu dezentralen Revolten etwa im Gefängnis, in der Schule oder im Betrieb (möglicherweise entstammt die Idee des Setting-Ansatzes der Gesundheitsförderung diesem Revolten-Modell). Ein relativ schlichtes Rousseau-angelehntes, romantisch-anarchistisches Freiheitsmodell schleicht sich disparat und inkohärent in Foucaults Denken ein – ein Modell, aufgrund dessen die Göttin Ananke (Der kleine Pauly 1979, 331) ganz und gar verabscheut werden kann.

Paradoxerweise setzen die deutschen Frühromantiker, radikale Freiheit und Entbindung von der Gesellschaft suchend, um 1800 auf der Achse zwischen Berlin und Jena nicht auf nutritive Maßlosigkeit, sondern auf Schlicht- und Schlankheit; einige Jahrzehnte später gerieren sich die Vertreterinnen und Vertreter der Lebensreformbewegung auf und rund um den Monte Verità ebenfalls asketisch, und deren Nachfolger, die 68er Bewegung, sind lupenrein dünn (vergleiche die Bilder aus der Kommune 1). Der Mensch in der Revolte sucht Freiheit und Grenzüberschreitung offensichtlich nicht im Essen. Der zwar ideologisch verdammte Zwang hat faktisch ihre Körper längst ergriffen – möglicherweise ein Indiz hierfür, dass es in der Tat kein Entkommen von der Macht gibt. Auch Revolutionäre stehen vor dem Spiegel und sind besorgt darüber, ob die Fettansammlung auf der Hüfte nicht bedenkliche Ausmaße angenommen hat, daher nachhaltig attraktivitätsmindernd wirkt und so die Chancen auf Teilhabe auf dem wahren Feld der Befreiung – der Sexualität – deutlich senken kann. Dieser Sachverhalt ließe sich wiederum doch in das Schema „neue Freiheiten (sexuelle Revolution) und neue Zwänge (befreiende multiple Orgasmen nur für schlanke Menschen)“ pressen, wobei die Frage erlaubt sein muss, ob der von restriktiver Nahrungsaufnahme malträtierte Körper mit der sexuellen Revolution, soweit es sie geben sollte, kompatibel ist.

Es zeichnet sich hiermit ein nicht allzu komplexes Schema ab: Essen als individuelle Freiheit und damit die potenzielle Freiheit zu einem maßlosen Essen erscheint als spießbürgerlich, als allzu diesseitsbejahend, im Jargon der Kritischen Theorie der Gesellschaft als affirmativ. Sexualität als individuelle Freiheit bekommt hingegen das Etikett der revolutionären Tat, mit der bürgerliche Verbote überschritten werden. Die Freiheit zu essen bekommt damit das Stigma des Konservativen; restriktive Nahrungsaufnahme erhält dagegen revolutionäre Züge. Somit ist ein interessantes Paradox kreiert, das es unmöglich macht, Freiheit und Zwang klar zu trennen.

Das Beck‘sche Modell „neue Freiheiten und neue Zwänge” erlaubt die Idee der säuberlichen Aufteilung in Freiheiten da und Zwänge dort. Mit Foucaults Modell ist diese Trennung, wenn er nicht gerade von der Revolte träumt, nicht mehr möglich. Wie angekündigt, sollen nun die Machttechnologien, so wie sie Foucault skizziert hat, vorgestellt werden. Diese Machttechnologien lassen sich als soziale Zwänge begreifen.

Normierung

Eine der Machttechnologien ist die Normierung: „Wenn ein Urteil sich nicht mehr in den Begriffen von Gut und Böse ausdrücken lässt, greift man nach den Begriffen des Normalen und Anormalen. Und zur Rechtfertigung der Unterscheidung zwischen *normal* und *anormal* stützt man sich auf Überlegungen, die aufzeigen sollen, was gut oder schädlich für den Einzelnen sei“ (Foucault 1971, 2002, S. 284). So wäre es schädlich, übergewichtig zu sein, zu rauchen oder sich zu wenig zu bewegen. Diejenigen, die sich gesundheitsabträglich verhalten, die der vorgegebenen Norm nicht entsprechen, werden negative soziale Sanktionen erfahren.

Überwachung

Eine andere Machttechnologie in der Moderne ist das Überwachen. Für Foucault ist das Paradigma moderner Machtausübung das Bentham‘sche Panoptikum, ein Gefängnis, in dem ein Wärter alle Gefangene beobachten und überwachen kann. Es ist der Traum von einer durchsichtigen Gesellschaft, in der alle Normverstöße klar zutage treten.

Disziplinarmacht

Eine weitere Machtstrategie, die Normieren und Überwachen bündelt, nennt Foucault „Disziplinarmacht“. Die moderne Macht richtet sich auf den Körper, auf die Disziplinierung der Körper: „(…) die Isolierung und Neugruppierung der Individuen; die Lokalisierung der Körper; die optimale Nutzung der Kräfte; die Kontrolle und Verbesserung des Nutzeffekts; kurzum, die Bereitstellung einer umfassenden *Disziplin* des Lebens, der Zeit, der Energien“ (1973, 2002, S. 584). Die moderne Gesellschaft braucht disziplinierte Körper in der Industrie, in der Armee und natürlich auch im Straßenverkehr. Was meint Foucault mit Isolierung? Darunter versteht Foucault vermutlich die Fokussierung auf den individuellen Körper. Er wird aus der Masse heraus gegriffen und eingehend vermessen. Wie viel wiegt jemand? Wie groß ist er? Welche Blutfettwerte weist er auf? Neugruppierung könnte bedeuten, dass aufgrund der Normierung des Gewichts ein Normgewicht und damit Abweichungen vom Normgewicht identifiziert werden. Damit wird die gesamte Bevölkerung aufgrund des Normgewichts neu gruppiert. Lokalisierung meint: Welche Körper in welchem Gesundheitszustand sind wo anzutreffen? Das wäre die Aufgabe der Epidemiologie. Und natürlich geht es darum, den individuellen Körper im Zusammenspiel mit den anderen Körpern zu optimieren, um sie möglichst nützlich zu machen. Disziplinarmacht – das bedeutet also eine moderne Abrichtung des Körpers. Und selbstredend lässt sich diese Abrichtung auch als sozialer Zwang begreifen.

Die Disziplinargesellschaft ist, wie Foucault meint, die Kehrseite der Demokratie (1975, 2002, S. 890). In der Demokratie sind die Menschen nicht mehr wie im Feudalismus an die Scholle gebunden. Sie dürfen dort wohnen, wo sie wollen. Sie bestimmen, wer die Regierung innehat. In der Demokratie ist der Gesellschaftskörper nicht mehr geordnet durch die Stände. Kurzum: Demokratie kann Angst machen, Angst vor Chaos und Anarchie. Die ungeordnete Masse, die sich Bevöl-kerung nennt, macht Angst – eine Bevölkerung, die keine Lust mehr hat zu arbeiten und nützlich zu sein. Die Disziplinargesellschaft ist die Machtorganisation, die diese Angst besänftigt. In der Tat ist die Frage unbeantwortbar, ob, und wenn ja, wie viel Disziplinargesellschaft die Demokratie braucht. War zu Beginn der Demokratie die Disziplin noch sehr rigide, so ist sie heute deutlich lockerer geworden, und es ist durchaus denkbar, dass die Demokratie noch weniger Disziplin braucht als heut-zutage und dennoch keineswegs im Chaos versinkt. Foucault selbst sieht, dass die Disziplinargesellschaft Ende der 70er Jahre des letzten Jahrhunderts weit weniger rigide ist als die Jahrzehnte davor (1978, 2003, S. 673). Eine starke Disziplinarmacht ist also kein notwendiges Element der Moderne. Dass jedoch, wie Foucault nahelegt (ebd.), es eine moderne Gesellschaft ohne Disziplin gegen könnte, beziehungsweise, dass dies bereits eingetreten wäre, ist Unsinn. Es muss nur an die radikale Schlankheitsnorm oder an andere wie die Blutdrucknorm erinnert werden. Aber vielleicht sind diese Normen auch gar nicht so zwingend rigide notwendig, wie es erscheint. Mehr Demokratie wagen, könnte auch bedeuten, die Fesseln der Schlankheitsnorm und anderer Normen zu lockern. Vermutlich braucht jede menschliche Gesellschaft im Sinne Freuds Fesseln und Zwänge, aber müssen sie so radikal und unerbittlich sein, wie sie derzeit sind?

Pastoralmacht

Das Abrichten der Körper ist das eine, die Betreuung der Individuen das andere. Aber auch letzteres begreift Foucault als Machttechnologie, genauer als Pastoralmacht: „Die Existenz eines Hirten bedeutet, dass er verpflichtet ist, sich um das Heil jedes Individuums zu kümmern. Mit anderen Worten, das Heil ist im christlichen Abendland zugleich eine individuelle Angelegenheit, – jeder strebt nach seinem Heil, aber dabei gibt es keine Wahl.

Die christliche Gesellschaft, die christlichen Gesellschaften haben es den Individuen nicht freigestellt zu sagen: „Nun, aber ich will mein Heil gar nicht anstreben. Es wurde von jedem verlangt, dass er nach seinem Heil trachtet. Du wirst gerettet werden, oder vielmehr, du musst alles Nötige tun, um gerettet zu werden, und wir bestrafen dich schon in dieser Welt, wenn du nicht das Nötige für deine Rettung tust. Die Macht des Hirten besteht gerade darin, dass er die Autorität hat, die Leute dazu zu verpflichten, alles Nötige für ihr Heil zu tun. Das Heil ist obligatorisch.“ (Foucault 1978, 2003, S. 708).

Dieses Heil hört heute im Wesentlichen auf den Namen Gesundheit. Niemand wird vor die Wahl gestellt, ob er oder sie Gesundheit haben will. Das Heil Gesundheit ist selbstverständlich auferlegt. Gesundheit ist Recht, Erlösung und Pflicht. Gesunde Ernährung ist dann auch Pflicht und Zwang. Weiter oben wurden die negativen Sanktionen angedeutet, die gezückt werden, wenn sich jemand diesem Zwang entziehen will. Normieren, Überwachen, Disziplinar- und Pastoralmacht – diese von Foucault umrissenen Machtechnologien machen deutlich, in welchem multiplen Zwangskorsett die Nahrungsaufnahme steckt. Die (neuen) Freiheiten fallen da kaum in die Waagschale.

7. Gesundheitsförderung als Zwang

Diese paradoxe Spagat zwischen Gesundheit als Recht, Erlösung und Pflicht wird in einer Gesundheitsförderungs-Charta der WHO (Declaration of Alma-Ata”) beeindruckend vorgeführt. „The people have the right and duty to participate individually and collectively in the planning and implementation of their health care.“ In dieser Charta geht es also um eine doppelte bzw. um eine geteilte Verantwortung – zwischen Regierung und Bürger. Und dieser Bürger hat nicht nur das Recht auf Partizipation sondern auch die Pflicht. Er muss sich um seine Gesundheit kümmern. Was aber geschieht mit dem Bürger, der sich nicht um seine Gesundheit kümmert? Wird er aus der Gesellschaft entlassen? Wird er exekutiert? Auf diese Fragen gibt die Erklärung keine Antwort – und dies aus einem guten Grund: Das Menschenbild der Verfasser der Erklärung ist zweigeteilt und zutiefst widersprüchlich: Einerseits erachten sie es als die Pflicht jedes Einzelnen, sich um seine Gesundheit zu kümmern, andererseits sprechen sie, ohne mit einer Wimper des subtilen Zweifels zu zucken, von der Selbstbestimmung des Menschen: „in the spirit of self-reliance and self-determination". Was aber, wenn ein Mensch in seiner Wahrnehmung selbstbestimmt Drogen konsumiert? Ist es *die* Selbstbestimmung, die die Verfasser der Erklärung vor Augen haben? Vermutlich nicht. Gesundheitsabträgliches Verhalten aus freien Stücken, als Wahl und Entscheidung ist bei den Verfassern der Erklärung kategorial ausgeschlossen. Selbstbestimmung meint so immer: Selbstbestimmung zu einem gesundheitsförderlichen Verhalten. Die jüdisch-christliche Tradition, die das Individuum mit der Freiheit ausstattet, die Sünde oder das Böse zu wählen – diese Tradition hört in der „Declaration of Alma-Ata" auf. Zurück bleibt ein Menschenbild, im Rahmen dessen der Mensch nur Gutes will und Gutes muss. Damit verwischen die Grenzen zwischen Wollen und Müssen. Wollen wird Müssen, Müssen wird Wollen. Das bürgerliche Individuum, das z. B. bei Kant durchaus verpflichtet ist, staatsbürgerlichen Pflichten nachzukommen, und dennoch als Privatmensch ein anderer ist als nur der Realisierer einer staatsbürgerlichen Pflicht, dieses bürgerliche Individuum wird in der Erklärung von Alma-Ata abgeschafft. Es wird ein Subjekt eliminiert, das sich in einem Spannungsverhältnis zwischen Wollen und Müssen, zwischen öffentlichem und privatem Leben, zwischen guten und schlechten Entscheidungen befindet. Eliminiert wird ein Subjekt, das widersprüchlich und nicht konfliktfrei ist. Von Freiheit ist hier nichts mehr zu spüren. Die prinzipiell schwierige Balance zwischen Freiheit und Zwang ist hier zusammengebrochen, zugunsten des Zwangs, der als freiwillige Entscheidung erscheint. Bezüglich des Essens zeichnet sich das Bild eines Menschen ab, der sehnsüchtig auf die neuen Ernährungsempfehlungen wartet und sie dann pflichtgetreu, juhu rufend, umsetzt, ohne auch nur einen Hauch eines Konflikts zu spüren. Ein nicht nur geringer Hauch von Diktatur durchweht ein solches Modell der Gesundheitsförderung. Die damit verbun-dene systematische Ergreifung und Beschlagnahmung des Individuums ist es möglicherweise, die die romantischen Revolutionsideen blühen lässt – als hoffnungsgebende Fluchtlinien, die aus der Zeit heraus tragen. Foucault wäre dann ein Repräsentant der Romantik. Er selbst würde sicherlich sich fürchten, so gesehen zu werden.

8. Das stahlharte Gehäuse der Moderne oder gnostische Weltsichtverengung

Foucault ist nicht der einzige, der sich im finsteren Netz der Macht gefangen sieht. Max Weber schreibt hierzu: „Denn indem die Askese aus den Mönchzellen heraus in das Berufsleben übertragen wurde und die innerweltliche Sittlichkeit zu beherrschen begann, half sie jenen mächtigen Kosmos der modernen, an die technischen und ökonomischen Voraussetzungen mechanisch-maschineller Produktion gebundenen, Wirtschaftsordnung zu erbauen, der heute den Lebensstil aller einzelnen, die in dieses Triebwerk hineingeboren werden, mit überwältigendem Zwange bestimmt und vielleicht bestimmen wird, bis der letzte Zentner fossilen Brennstoffs verglüht ist. Nur wie ‚ein dünner Mantel, den man jederzeit abwerfen könne', sollte nach

Baxters Ansicht die Sorge um die äußeren Güter um die Schulter seiner Heiligen liegen. Aber aus dem Mantel ließ das Verhängnis ein stahlhartes Gehäuse werden.“ (Weber 1993, S. 153).

Stahlhartes Gehäuse – das lässt sich bezüglich der Ernährung bestätigen, wenn die Machttheorien von Foucault hinzugezogen werden. Aber auch bereits bei Elias klingt dieses Gehäuse an. Es enthüllt sich in den akribischen Ernährungsempfehlungen („Nehmen Sie pro Tag 0.35mg Eisen zu sich!“). Der Schlankheitswahn stellt die Hülle dieses Gehäuses dar.

Zu fragen bleibt bei Weber, Foucault und Anderen, ob die Welt so unterwerfend, zwängend und unbarmherzig ist oder ob eine spezifische gnostische Weltsicht dieses Wahrnehmungsmuster begünstigt. „Substantiell für die gnostische Lehre ist überdies die Erfahrung der Fremdheit des Ich, das sich in die Welt ‚geworfen‘ sieht, die nur noch als Gefängnis beschrieben werden kann.“ (Pauen 1992, S. 2) Möglicherweise besteht die Moderne *auch* aus einem Räderwerk der Macht, aber vermutlich dämonisiert eine gnostische Welterfahrung dieses Räderwerk, aus dem es vielleicht mehr Entkommen gibt, als vorstellbar, mehr Spielräume, als denkbar.

Bolz (1989) hat die Werke von Adorno, Benjamin, Bloch, Heidegger, Jünger, Lukács und Schmitt analysiert und trotz fundamentaler Unterschiede unter den genannten Theoretikern ein zentrales verbindendes Band identifiziert: die mehr oder weniger radikale gnostische Welterfahrung, die gnostische Blickverengung. Die Philosophie des 20. Jahrhunderts – sie ist überwiegend gnostisch. So verdammt Adorno den totalen Siegeszug des Tauschwertes, Carl Schmitt erlebt diese Welt als bloße Maschinerie. Einige Jahrzehnte später wird dann Foucault von den unentrinnbaren Fängen der Macht schreiben. Allen Autoren gemeinsam ist das gnostische Wahrnehmungsmuster, dass die Welt eine Gefahr darstellt, dass man wachsam sein muss, um nicht der Materie zu verfallen, um nicht einzuschlafen. Die Materie als Gefahr bezieht sich selbstverständlich auch und zuvörderst auf das Essen, stellt das Essen doch die Beruhigung schlechthin dar, das, was satt und schläfrig macht.

Aber warum blühte die Gnosis zu Beginn des 20. Jahrhunderts so immens auf? Die seit 200 Jahren feststellbare Schwächung des christlichen Glaubens erlaubte der Gnosis, nach oben zu kommen, nicht ganz an das Tageslicht, sondern sich in bestimmten Formen zu präsentieren. Sie äußerte sich auch in der Ablehnung des Materiellen, des Ungeistigen, nicht Seelenvollen. Geringerer Einfluss des christlichen Glaubens und technisch-industrieller Fortschritt gingen Hand in Hand. Noch nie in der Menschheitsgeschichte war Naturbeherrschung besser gelungen als im 19. und 20. Jahrhundert. Der durch die Schwächung des christlichen Glaubens erstarkte gnostische Blick konnte im Triumph des Fortschritts, des Materialismus, nur die Vollendung des Werkes des Demiurgen sehen. Das Versprechen der Moderne, Wohlstand und Glück für alle und das partielle Einlösen dieses Versprechens (ausreichend Essen für alle, geringere Krankheitsanfälligkeit, höhere Lebenserwartung) musste für die Gnostiker eine immense Gefahr darstellen. Der ferne Gott war nahezu vollkommen entrückt, der Mensch eingeschlafen, seiner Botschaft und seiner Seele verlustig gegangen. Dem stahlharten Gehäuse der Moderne war nur noch mit Sprengstoff beizukommen. Ein Aufstieg zum fernen Gott, erschien entweder nicht mehr möglich oder die moderne Ungeduld, die auch den Gnostiker ergriffen hatte, duldete keinen langsamen allmählichen Aufstieg. Gegen die kalte materielle Welt war jedes Mittel recht, hatte sie doch die Menschenseele fast endgültig mit Beton und Stahl zugegossen und die Oberfläche des Betons mit Diamanten und Gold überzogen oder mit einer Legion an Fernsehern. Solange die Naturbeherrschung des Menschen unzureichend war, Hungersnöte immer wieder herrschten, Krankheit und Tod mitten im Leben waren, solange waren die gnostischen *Urängste* besänftigt. Das Dasein war voller Lücken, aus denen jedermann dem Diesseits geschwind entschlüpfen konnte. Solange der Sensenmann bereits dem 20jährigen freundlich und aufmunternd zulächelte, hatte dieser keine Angst, den Annehmlichkeiten des Diesseits schläfrig zu verfallen. Dazu hatte das Diesseits zu wenige Annehmlichkeiten anzubieten. Das Diesseits war wie ein alter rostiger Kühlschrank, in dem halb faules Fleisch lag.

Nun haben wir es aber heute mit High-Tech-Kühlschränken zu tun, die immer voll sind. Der Nachschub ist garantiert. Eben dieser Umstand provoziert gnostisches Denken, provoziert die Fantasie der Seinsvergessenheit (Heidegger), des Einschlummerns, des Vergessens der Botschaft des fernen Gottes. Aber wenn es uns gelingen würde, das Essen nicht nur mit der gnostischen Brille zu betrachten, dann könnte es uns auch gelingen, im Essen nicht nur den totalen Zwang zu erblicken.

Literatur

Aarva, P., Pakarinen Tampere, M. (2006). Studying the striving and opposing forces in newspaper journalism: the actantial model of health promotion. *Health Promotion International,* 21 (2), 160-168

Ariès, Ph. (1995). Geschichte des Todes. München: dtv

Bolz., N. (1989). Auszug aus einer entzauberten Welt. München: Fink

Brumberg, J. J. (1994). Todeshunger – Die Geschichte der Anorexia nervosa vom Mittelalter bis heute. Frankfurt: Campus

Declaration of Alma-Ata (www. euro.int/AboutWHO)

Foucault, M. (2002). Dits et ecrits. Band 2. Frankfurt: Suhrkamp

Foucault, M. (2003). Dits et ecrits. Band 3. Frankfurt: Suhrkamp

Foucault, M. (2005). Dits et ecrits. Band 4. Frankfurt: Suhrkamp

Pauen, M. (1992). Dithryambiker des Untergangs – Gnosis und die Ästhetik der Moderne. *Deutsche Zeitschrift für Philosophie*, 8, 937 - 961

Montanari, M. (1993). Der Hunger und der Überfluss. München: Beck

Weber, M. (1993). Die Protestantische Ethik und der Geist des Kapitalismus. Hamburg: Athenäum

Ziegler, K. , Sontheimer, W. (Hrsg.). (1979) Der kleine Pauly Band 1. München: dtv

Salutogenese – ein Konzept gesunder Lebensführung?

Bertolt Stein

Einleitung

Ich möchte mit diesem „Arbeitstitel“ im Folgenden einen Weg skizzieren, der verschiedene Etappen durchläuft. Zu Beginn möchte ich eine kurze Einführung in das Konzept Aaron Antonovsky‘s geben und dabei seine Metatheorie als auch deren Konstrukte erläutern und kritisch bewerten. In einem zweiten Schritt soll die Relevanz des Ansatzes sowohl im Zusammenhang, als auch in Abgrenzung zu traditionellen Gesundheitskonzepten und -modellen diskutiert werden. Hierbei wird auch Bezug genommen auf Studien, die die Erklärungsrelevanz des Salutogenese-Ansatzes von Antonovsky zu überprüfen versuchten, wobei methodologische Beschränkungen der Studien selbst nicht unerwähnt bleiben sollen. Schließlich werde ich mich der eigentlichen Frage zu stellen versuchen, nämlich der, was Salutogenese mit gesunder Lebensführung zu tun hat und was wiederum gesunde Lebensführung mit Gesundheit zu tun hat.

1. Das Salutogenesekonzept von Antonovsky

Aaron Antonovsky stammt ursprünglich aus der eher klassischen Belastungs- bzw. Belastungsfolgen- und Stressforschung. In einer wegweisenden Untersuchung sah er sich einer Forschungsaufgabe gestellt, die ihn schließlich bis an sein Lebensende beschäftigen sollte: Wie ist es zu erklären, dass manche Menschen im Widerspruch zu allen damals existierenden Theorien, maximal traumatisierende Erlebnisse völlig unbeschadet überstehen können, was körperliche wie psychische Gesundheitskonsequenzen angeht, während andere erwartungsgemäß schwer bis schwerst traumatisiert daraus hervorgehen?

Ausgangspunkt seiner Forschungsarbeiten war seine Forschung zu bleibenden Folgeschäden von Überlebenden des Holocaust, die ihn in der Folge das Konzept der Salutogenese, basierend unter anderem auf umfangreichen qualitativen Studien, entwickeln ließen. Der Begriff der Salutogenese ist ein Neologismus, den er in Abgrenzung zum damals und auch heute noch vorherrschenden Konzept oder wahrscheinlicher treffender gesagt, Paradigma der Pathogenese geschaffen hat. Während ersteres sich mit Faktoren und Bedingungen der „Entstehung von Gesundheit“ beschäftigt, thematisiert die Pathogenese ihrerseits Faktoren und Bedingungen, die die Entstehung von Krankheit erklären.

Hierbei spielt insbesondere das Risikofaktorenmodell eine bedeutsame Rolle. Dabei wird davon ausgegangen, dass spezifische Verhaltensweisen, wie z.B. Rauchen, Übergewicht, Bewegungsmangel, falsche Ernährung etc., aber auch bestimmte Umgebungsbelastungen wie Lärm, Toxen, Krankheitserreger etc. dazu beitragen, dass der Mensch aus dem Gleichgewicht gerät und in der Folge Krankheit entsteht.

Antonovsky bestritt keineswegs die potentielle Bedeutung von belastenden bis stark gefährdenden Risikofaktoren (ungesunde Verhaltensweisen, negative Umgebungsbedingungen, Prädispositionen) an sich, jedoch verwehrte er sich gegen die reduktionistischen Erklärungsversuche der pathologisch orientierten Erklärungsmodelle. Insbesondere lehnte er die Vorstellung einer Dichotomie Gesundheit-Krankheit, wobei letzteres als Ausdruck einer gescheiterten Selbstregulation zu verstehen sei, als empirisch nicht begründbar ab. Vielmehr verstand er Gesundheit und Krankheit im Kontext eines Kontinuums, in dem Gesundheit als Ausdruck einer erfolgreichen Überwindung der Heterostase zu verstehen sei. Kurzum, er beschäftigte sich mit der Frage, was Menschen dazu befähigt oder sie darin unterstützt, in einem Leben, das durch permanente und umfassende Bedrohungen (Stress, Umweltgifte, Krankheitserreger usw.) gekennzeichnet ist, erstaunlicherweise relativ gesund zu bleiben. In diesem Zusammenhang wird der Begriff der „Ressourcen“ relevant, den Antonovsky weitaus bedeutsamer bewertete als die Frage nach den Symptomen. Ressourcen bezeichnen hierbei die Fähigkeit des Individuums, Anpassungsherausforderungen des Lebens zu meistern und damit Spannungszustände angemessen zu bewältigen.

In diesem Zusammenhang führt Antonovsky den Begriff der generalisierten Widerstandsressourcen ein (GRR = Generalised Resistance Resources), die Merkmale von Personen oder Gruppen beschreiben, welche allgemein die wirksame Spannungsbewältigung im Kontext von Anpassungsherausforderungen erleichtern. Er benennt hierbei unter anderem materiellen Wohlstand, soziale Unterstützungssysteme, Wissen und Problemlösekompetenz.

2. SOC – Sense of Coherence

Das Kohärenzempfinden stellt Antonovky’s zentrales Konstrukt dar, mit dem er Unterschiede in der positiven Bewältigung von Lebensanforderungen sieht: „Eine globale Orientierung, die das Ausmaß ausdrückt, in dem jemand ein durchdringendes, überdauerndes und dennoch dynamisches Gefühl des Vertrauens hat, dass erstens die Anforderungen aus der internalen oder externalen Umwelt im Verlauf des Lebens strukturiert, vorhersagbar und erklärbar sind, und dass zweitens die Ressourcen verfügbar sind, die nötig sind, um den Anforderungen gerecht zu werden. Und drittens, dass diese Anforderungen Herausforderungen sind, die Investitionen und Engagement verdienen“ (Antonovsky 1993, S. 12). Das Kohärenzempfinden setzt sich aus drei Komponenten zusammen, die im Folgenden erläutert werden.

Verstehbarkeit (comprehensibility)

Menschen mit einem starken Kohärenzempfinden vertrauen ihrer Fähigkeit, das, was um sie herum geschieht und auch was in ihnen geschieht, verstehen und erklären zu können. Für sie stellt sich die innere und äußere Welt als strukturiert, verstehbar und erklärbar dar. Diese Komponente und auch die folgende ordnet Antonovsky der *kognitiven* Seite des Erlebens zu.

Handhabbarkeit (manageability)

Menschen mit einem starken Kohärenzgefühl vertrauen des Weiteren ihrer Fähigkeit, die an sie gerichteten An- und Herausforderungen des Lebens positiv bewältigen zu können. Entweder durch eigene Tatkraft und Kompetenz, durch die Hilfe Dritter oder im Zweifel gar durch höhere Fügung. Die Überzeugung des Individuums ist: „Ich kann und werde die Schwierigkeiten des Lebens meistern!".

Sinnhaftigkeit (meaningfulness)

Menschen mit einem starken Kohärenzempfinden sind davon überzeugt, dass diese Anforderungen des Lebens Herausforderungen sind, die Anstrengungen und Engagement lohnen. Das Leben und das eigene Tun werden als sinnvoll wahrgenommen, das eigene Engagement als effektiv. Diese Komponente bezeichnet Antonovsky als die *affektiv-emotionale*: „Ich kann etwas bewirken!".

Das Kohärenzempfinden entwickelt sich nach Antonovsky während der ersten Lebensjahrzehnte des Menschen und bleibt etwa ab dem dreißigsten Lebensjahr stabil. Diese Aussage muss im Lichte der empirischen Forschung mittlerweile revidiert werden. Die Mehrzahl der Untersuchungen belegt ganz eindeutig, dass der SOC sich bis ins Alter entwickeln kann, mit anderen Worten, wenn der SOC in einem gewissen Lebensalter stagniert, ist dies anderen Faktoren, als dem Alter geschuldet (vgl. BZgA 2001, S. 115-133).

3. Stress

Antonovsky setzt sich in seiner Theorie stark mit Prinzipien der erfolgreichen Stressbewältigung auseinander. In diesem Zusammenhang möchte ich kurz auf einige Grundannahmen in der Stresstheorie Bezug nehmen. Generell wurde der Begriff Stress zur Beschreibung einer physiologischen und psychologischen Reaktion des Individuums auf veränderte Außenbedingungen genutzt, an die sich der Mensch nicht oder nur bedingt anzupassen wusste. Walter Cannon, amerikanischer

Physiologe, beschrieb Stress als die Störungen, die die Aufrechterhaltung der inneren Homöostase bedrohen. Auch beschrieb er die physiologischen Phänomene, die in der Folge zu Reaktionsweisen des Individuums führen (Notfallreaktion). Später prägte Hans Selye den Begriff des allgemeinen Adaptationssyndroms. Hierbei beschreibt er eine gleichförmige Reaktionsweise des Organismus auf verschiedenste Beanspruchungen. Unterschieden wird eine Alarmphase, in der der Organismus aktiviert wird, von einer Phase des Widerstandes. Gelingt es nicht, den Stressor durch Anpassung zu neutralisieren, folgt eine Phase der Erschöpfung, die in der Folge zu Krankheit und ultimativ zum Tod führt. In den siebziger Jahren führte er zur Differenzierung zwischen krankmachendem Stress und gesunderhaltendem die Begriffe *Dystress* und *Eustress* ein.

Eines der Stressmodelle, die Antonovsky beim Verständnis seiner Theorie stark berücksichtigte, war das von Lazarus und Folkman. Jene unterscheiden zwischen einer *Erstbewertung* (primary appraisal), in der überhaupt erst einmal durch das Individuum entschieden wird, ob ein Reiz als Stressor zu bewerten ist oder eben nicht. In einer *Zweitbewertung* (secondary appraisal) schätzt das Individuum ab, ob es über die Möglichkeiten verfügt, mit diesem Stressor erfolgreich umzugehen. Dieses führt in der Folge zur abschließenden *Neubewertung* der Situation (reappraisal). Nach diesem dreistufigen Bewertungsprozess setzt schließlich die *Bewältigungsphase* ein (coping), und das unterscheidet die Stresstheorie von Lazarus und Folkman von früheren Sichtweisen. Bestanden dort lediglich als Alternativen einerseits die Wiederherstellung der Homöostase oder andererseits als Folge die Krankheit, sehen Lazarus und Folkman prinzipiell die Option der Reorganisation des Individuums, d.h. der Organismus reagiert auf den Stressor mit Veränderung.

Antonovsky vermutete, dass ein starkes Kohärenzempfinden bei Menschen dazu führt, dass Stressreize häufiger als neutral (also wenig bedrohlich) bewertet werden, d.h. herausfordernde Situationen werden gar nicht erst als Belastungen eingeschätzt, ein negativer Spannungszustand bleibt aus.

Selbst wenn ein Reiz als Stressor bewertet wird (primary appraisal), sind Menschen mit einem hohen Kohärenzempfinden – so Antonovsky – weniger den negativen Stressfolgen ausgesetzt. Entweder nehmen sie eine Situation als potentiell bedrohlich wahr, im Abgleich mit den eigenen Ressourcen zeigt sich jedoch, dass es sich um keine reale Gefahr handelt, so dass in der Folge die Stressreaktion ausbleibt. Oder aber die Situation wird tatsächlich als Bedrohung bewertet und eine Stressreaktion tritt ein. Nun aber würden Menschen mit hohem SOC ihre GRRs (generalisierten Widerstandsressourcen) mobilisieren, mit einer höheren Wahrscheinlichkeit erfolgreiche Lösungen finden und damit die stressbedingte Spannung auflösen. Darüber hinaus wird durch die erfolgreiche Bewältigung die eigene Zuversicht gestärkt, auch zukünftige Herausforderungen oder Bedrohungen meistern zu können, was mit anderen Worten bedeutet, dass das Kohärenzempfinden in der Zukunft zunimmt.

Antonovsky spricht in diesem Zusammenhang von „Erfolgsspiralen“, deren Gegenteil sich natürlich entsprechend für Menschen mit niedrigem Kohärenzempfinden darstellen lässt („Abwärtsspirale“). Die negativen körperlichen und psychischen Folgen von Stressbelastung sind ausreichend in Studien bestätigt worden. Insofern ist es nur plausibel, dass Menschen, denen es gelingt, dieser Exposition zu entgehen, sei es durch eine unterschiedliche Bewertung der Stressreize, durch eine unterschiedliche Bewertung der eigenen Fähigkeiten und Ressourcen mit dem Stressor an sich oder aber generell durch einen effektiveren Einsatz von Ressourcen und Lösungsstrategien, weniger oder in geringerem Ausmaß von körperlichen und/oder psychischen Folgeerscheinungen betroffen sein sollten. Die Hypothese, dass der SOC die Stresswahrnehmung und die Bewertung von Stressoren beeinflusst, wurde in zahlreichen Studien bestätigt.

Hüther (1998) beschreibt umfassend die hormonellen und neurologischen Effekte im Zusammenhang mit Stresserleben. Er unterscheidet zwischen *kontrollierbarem* und *unkontrollierbarem* Stress und formuliert ein Konzept des „Zentralen Adaptationsprozesses“. Im Wesentlichen erläutert Hüther, dass unkontrollierbarer Stress dann entsteht, wenn dem betroffenen Menschen die Ressourcen fehlen, eine Lösung für eine Bedrohungssituation herbeizuführen. In der Folge führt eine Reihe von Hormonen zu physiologisch-mentalen Veränderungen und löst die Kette Gereiztheit-Erschöpfung-Erkrankung aus. Ultimative Konsequenz nachhaltig wirkender unkontrollierbarer Stressreaktionen sind Unfruchtbarkeit und Tod. Diese Behauptungen wurden in zahlreichen Tierexperimenten (leider) bestätigt. Neu an Hüther's Ausführungen sind seine Befunde zum Einfluss von Stresserleben auf die kortikalen Prozesse. Vereinfacht ausgedrückt verursachen erfolgreich durchgeführte Problemlösungen „Bahnungen“ im Gehirn, die ein Kompendium erfolgversprechender Strategien und Vorgehensweisen darstellen und künftig präferiert imple-mentiert werden. Sind die Herausforderungen einander sehr ähnlich, wird auch der Pool der verfügbaren Lösungsmuster wenig variabel sein. Dies vermindert die Wahrscheinlichkeit, dass bei stark andersartigen Herausforderungen (Stress-Situationen) eine angemessene und erfolgsträchtige Strategie im Kompendium auffindbar sein wird. Wird nun eine Stresssituation als unkontrollierbar wahrgenommen, weil die angewandten Lösungsversuche nicht zum Erfolg führen, werden die existierenden Bahnungen in letzter Konsequenz schlichtweg gelöscht. Der Mensch könne nun „in anderen Bahnen denken“, was die Wahrscheinlichkeit zumindest erhöht, doch noch eine Lösung zu finden.

Hinter diesem Denken verbergen sich evolutionsbiologische Überlegungen, die Hüther zu Beginn seines Buches ausführt. Grob vereinfacht wird dort gesagt, dass wir heute lebenden Menschen diesen Umstand den erfolgreichen Problemlösungen unserer Vorfahren in der Adaptation an sich verändernde Umwelt- und Umgebungsanforderungen zu verdanken haben. Diejenigen, denen das nicht gelungen ist, seien auf Grund der körperlichen Konsequenzen der unkontrollierbaren Stressreaktion der Möglichkeit der Reproduktion beraubt worden, sei dies durch Impotenz oder Tod.

So wird Stress letztlich nicht durch wahrgenommene Bedrohungen charakterisiert, sondern immer in der Zusammenschau mit applizierten Lösungsstrategien. Die weiter oben erwähnte Löschung existierender Bahnungen im Gehirn macht vor diesem evolutionsbiologischen Hintergrund noch mehr Sinn, als bei einer individualisierenden Betrachtung. Bei der Betrachtung des Individuums ist die Löschung präferierter aber nicht adäquater und damit erfolgsträchtiger Lösungsansätze nicht unbedingt Garant dafür, dass nun eine Lösung einfach gefunden werden kann. Es leuchtet jedoch ein, dass z.B. im Falle einer Adaptationsnotwendigkeit einer Vielzahl von Menschen allein die Variabilität der applizierten Strategien die Wahrscheinlichkeit maximiert, dass zumindest eine gangbare Lösung gefunden wird – und somit das Überleben der Art sichert.

Vor diesem Hintergrund lässt sich der SOC bei Antonovsky in der Tat sowohl als Prädiktor erfolgreichen Handelns, wie auch als Effekt erfolgreichen Handelns verstehen. So sind zum einen die generalisierten Widerstandsressourcen effektiv lösungsunterstützend and zum anderen ist die erlebte Lösung von Herausforderungen wiederum fördernd für die Entwicklung von Vertrauen in die Verstehbarkeit, Handhabbarkeit und Sinnhaftigkeit von Welt.

Antonovsky's Konzept überschneidet sich stark mit dem zur gleichen Zeit entwickelten Konzept der *Widerstandsfähigkeit* („hardiness“, Kobasa 1979). Kobasa beschreibt drei Kompenenten (Commitment, Control und Challenge) als ihrem Konstrukt zugrunde liegend. Die drei Komponenten ähneln denen von Antonovsky für den SOC definierten stark. Auch Kobasa beansprucht, dass Individuen, die mit „hardiness“ ausgestattet seien, gegen Stress sehr viel weniger anfällig seien und diese dementsprechend auch vor den körperlichen Folgeschäden gefeit seien. Im Gegensatz zu Antonovsky ging sie davon aus, dass sich „hardiness“ über die gesamte Lebensspanne hinweg entwickeln kann.

Ebenfalls Überschneidungen lassen sich aufzeigen mit Bandura's Konzept der *Selbstwirksamkeitserwartung*. In diesem Konzept wird davon ausgegangen, dass Menschen, die mit einer starken Überzeugung hinsichtlich ihrer Fähigkeit ausgestattet sind, aufgrund eigener Kompetenzen gewünschte Handlungen erfolgreich selbst ausführen zu können, mehr Ausdauer und auch Erfolg beim Erreichen gesetzter Ziele zeigen. Auch hier ist eine Parallele zu Antonovsky's SOC in den selbstverstärkenden Spiralen von Motivation und Erfolg zu finden.

Nach Bandura's Theorie werden Menschen mit hoher Selbstwirksamkeitserwartung, also solche Menschen, die mit der Überzeugung ausgestattet sind, dass sie eine bestimmte Aufgabe oder ein bestimmtes Verhalten gut erbringen können, auch schwierige Aufgaben als etwas ansehen, das sie meistern können und nicht als etwas, das sie meiden sollten. Die Selbstwirksamkeitserwartung spielt insofern eine wichtige Rolle im Kontext von Gesundheitsverhalten.

4. Empirische Befunde zum SOC

Zusammenfassend lässt sich vorneweg sagen, dass die empirischen Befunde zur Relevanz des SOC in Bezug auf gesundheitliche Konsequenzen nicht eindeutig sind. Weitergehend lässt sich sagen, dass ein wesentlicher Grund hierfür zum einen in eiermangelnden Validität der verwendeten Messinstrumente liegen könnte und zum anderen in einer mangelnden Angemessenheit der angewandten Untersuchungsdesigns.

Geyer (2006, S. 71 ff.) kritisiert die mangelhafte Konstruktvalidierung der von Antonovsky entwickelten Fragebogeninventare (SOC-29, SOC-13). Hierbei handelt es sich um eine „Originalversion mit 29 Items, sowie eine daraus abgeleitete Kurzform mit 13 Items. In der Folge wurden noch verschiedene Inventare zur Mes-sung des SOC entwickelt, unter anderem von Schmidt-Rathjens et. al. (1997) der SOC-HD mit 19 Items, eine 22 Items umfassende Variante von Lutz et. al. (1998) und eine Kurzform mit nur drei Items wurde von Lundberg & Nyström Peck (1994) entwickelt. Geyer kritisiert im Wesentlichen, dass offensichtlich Überschneidungen zwischen den verschiedenen Items in den Instrumenten bestehen, d.h. sie thema-tisieren teilweise identische Sachverhalte. Zum anderen liegt der Verdacht nahe, dass die verwendeten Items lediglich inverse Maße dessen darstellen, was sie voraussagen sollen. Hierzu führt Geyer aus der Literatur die Korrelationswerte zwischen SOC und Depressivität, Angst sowie Indikatoren beeinträchtigter psychischer Gesundheit an. Diese Ergebnisse stimmen in ihrer Tendenz zwar mit der Theorie von Antonovsky ausnahmslos überein, sind aber vom Ergebnis her so hoch, dass Zweifel aufkommen, ob hier tatsächlich zwei getrennte Merkmale gemessen werden.

An dem von Lundberg et. al. entwickelten Kurzfragebogen kritisiert Geyer, dass es problematisch, wenn nicht gar unmöglich sei, ein solch komplexes Konstrukt wie den SOC mit nur drei Items erfassen zu wollen. Dieser Kritik, sowohl hinsichtlich der Testversion von Lundberg und Nyström Peck mit nur drei Items, als auch hinsichtlich der hohen negativen Korrelationen der SOC-Skala mit Skalen zur Messung von Ängstlichkeit, Depression, Neurotizismus und negativer Affektivität, schließen sich Singer & Brähler (2007) an. Schließlich bemängeln auch sie die mangelnde Trennschärfe einiger Items. Zur Bestimmung der externen Validität berechneten Singer & Brähler bivariate Korrelationen mit parallel erhobenen Fragebögen zur Erfassung von Indikatoren des psychischen und physischen Wohlbefindens. Sie konnten für alle Indikatorvariablen signifikante, bedeutsame negative Korrelationen nachweisen: Ein ausgeprägtes Kohärenzgefühl geht also demnach mit geringeren körperlichen und psychischen Beschwerden einher. Die interne Validität wurde mittels einer exploratorischen Faktorenanalyse (Hauptkomponentenanalyse mit orthogonaler Varimax-Rotation) geprüft, konnte jedoch die von Antonovsky behauptete dreidimensionale Struktur seines Testinstrumentes nicht bestätigen. Hingegen attestieren Singer & Brähler dem Testverfahren eine gute bis sehr gute interne Konsistenz. In empirischen Studien wurden für den SOC-29 sehr gute Werte (Cronbach's Alpha von .82 bis .95) berichtet. Die Retest-Reliabilität wird mit .91 bis .92 nach eins bis zwei Wochen als hoch angegeben.

So lässt sich zusammenfassend sagen, dass der zurzeit eingesetzte SOC-Fragebogen in den unterschiedlichen Versionen deutlich verbesserungsbedürftig ist. Dennoch scheint das Verfahren und das dahinterliegende Konstrukt Aufschlüsse über gesundheitsbezogene Kriterien geben zu können. Die Bewertung der psychometrischen Qualität und der externen Validität fällt positiv aus. Als defizitär müssen die Ergebnisse zur internen Validität bewertet werden.

Ein gewichtigerer Kritikpunkt bezieht sich auf die Untersuchungsdesigns und Untersuchungsmethoden zum SOC. Bei der absoluten Mehrzahl der Untersuchungen handelt es sich um *Querschnitt*designs, bei denen der SOC korrelationsstatistisch mit anderen Maßen (Gesundheitsbeeinträchtigungen, Stresswahrnehmung, Quality-of-Life-Wahrnehmung etc.) in Zusammenhang gebracht wurde. Problematisch ist bei einem solchen Untersuchungsdesign auf der einen Seite, dass korrelationsstatistische Befunde lediglich ein Zusammenhangsmaß darstellen, d.h. sie geben Auskunft darüber, inwieweit ein Merkmal mit einem anderen zusammenhängt.

So würde der Befund “starker SOC – geringe Gesundheitsbeeinträchtigungen“ bei entsprechender Skalierung zu einem negativen Korrelationskoeffizienten (r) führen, wobei r Werte zwischen 1 und -1 annehmen kann. Ein Korrelationskoeffizient mit dem Wert 0 besagt, dass zwischen den beiden Kriterien keinerlei systematischer Zusammenhang zu beobachten ist. Hingegen würde ein Korrelationskoeffizient mit einem positiven Wert in diesem Fall besagen, dass mit zunehmendem SOC auch die berichteten Gesundheitsbeeinträchtigungen zunehmen würden, was hier der Theorie entgegenstünde.

Nun lässt sich zwar die Frage danach, ob solche Ergebnisse zufällig zustande kommen, mit Hilfe von Signifikanztests beantworten. Was die Methode allerdings nicht hergibt, ist eine Auskunft darüber, ob z.B. geringe Gesundheitsbeeinträchtigungen eine Folge eines hohen SOC sind oder ob ein hoher SOC eine Folge von geringen Gesundheitsbeeinträchtigungen ist. Kurzum, kausale Zusammenhänge lassen sich mit einfachen Korrelationen weder erfassen noch darstellen. Im Übrigen trifft diese Problematik auch auf die Mehrheit der Flut von Untersuchungen zu, die in inflationärem Umfang in den Medien zitiert werden und uns stets die neuesten Erkenntnisse zur gesunden Lebensführung suggerieren wollen. So sei hier verwiesen auf die Unzahl von publizierten Forschungsergebnissen und deren Rezitierung in der Presse, die die gesundheitsbezogene Relevanz von beinahe jedem Gemüse hinsichtlich dieses oder jenes Krankheitsbildes postulieren. Auf der anderen Seite ist ein Querschnittsdesign zur Untersuchung der Relevanz des SOC auf bestimmte Kriterien noch wegen anderer Aspekte problema-tisch bis unangemessen. Weiter oben wurde ausgeführt, dass der SOC – nach Antonovsky’s Theorie – die Bewertung und den Umgang mit Belastungen moderiert und daraus resultierend eine bessere Gesundheitserwartung folge. Die meisten Studien lassen jedoch den Aspekt der Belastungen völlig außer Betracht und erheben lediglich Zusammenhangsmaße zwischen dem SOC und anderen Kriterien.

Erfinden wir zur Illustration der Komplexität der Fragestellung ein Beispiel: Gruppe A hat einen hohen SOC-Wert zum Zeitpunkt 1, Gruppe B einen moderaten SOC-Wert und Gruppe C einen niedrigen SOC-Wert. Wir bitten alle drei Gruppen, eine Symptomliste zu Gesundheitsbeeinträchtigungen auszufüllen und korrelieren anschließend die Ergebnisse mit der Höhe des SOC. Was auch immer die Ergebnisse sein mögen, ohne eine Erhebung bzw. Kontrolle des Ausmaßes an Belastung wären die Ergebnisse nur unter der Annahme interpretierbar, dass alle drei Gruppen objektiv demselben Ausmaß an Belastung ausgesetzt gewesen seien. Von einer solchen Annahme auszugehen, ohne sie zu überprüfen, scheint sehr gewagt.

Als sehr viel adäquater erweisen sich in einem solchen Forschungszusammenhang *prospektive* Untersuchungsdesigns, wobei prospektiv beobachtende Studien begrüßenswert, dort, wo ethisch akzeptabel, prospektiv experimentelle Studien – zumindest in der Phase der Grundlagenforschung – sogar zu bevorzugen wären. Aber auch solche Studiendesigns hätten mit einigen Schwierigkeiten umzugehen:

- Auch sie benötigen ein valides und reliables Instrument zur Erfassung des SOC.
- Die Belastungsexposition muss objektiv messbar sein (beobachtende Studie) bzw. objektiv dosierbar sein (experimentelle Studie).
- Weitere unabhängige Variablen mit Effekt auf die abhängige Variable müssen mit erhoben, bzw. kontrolliert werden.

Auch bei diesem Studiendesign wären Korrelationen sicherlich nicht die Analyse-methode der Wahl. Da es hier um die Untersuchung des Einflusses mehrerer Prä-diktorvariablen auf eine, ggf. sogar mehrere Kriteriumsvariablen geht, würden wahrscheinlich multivariate Methoden, wie z.B. multiple Regressionen zum Einsatz gelangen. So müssten z.B. bei einer Studie zum Einfluss von SOC auf das Gesundheitsverhalten sicherlich unter anderem (a) Sozialisation/Erziehung, (b) soziales Milieu, (c) Peer-Group Verhalten, (d) vorausgegangenes Krankheitserleben, (e) berufliches bzw. arbeitsbezogenes Umfeld mit erhoben oder zumindest kontrolliert werden. Bei einer Studie zum Einfluss von SOC auf Gesundheit wäre zu kontrol-lieren (z.B. durch Randomisierung) oder mitzuerheben sicherlich die Disposition (erbliche Faktoren), die Exposition (Belastung), das Gesundheitsverhalten.

So stellt sich das Design von Untersuchungen nicht einfach dar. Aber es handelt sich bei Antonovsky’s Konzept ja auch um einen komplexen Sachverhalt. Das Individuum betrachtend wird unter anderem postuliert, dass ein Effekt des SOC darin bestehe, dass Menschen je nach Ausprägung ihres SOC anders Belastungen wahrnehmen und mit ihnen umgehen würden, eine bessere Gesundheit zu gewärtigen hätten und ein adäquateres Gesundheitsverhalten an den Tag legen würden. Hier muss auf die Relativaussagen geachtet werden, die sich auf das Krankheits-Gesundheitskontinuum beziehen. Der SOC ist nicht der einzige Faktor, der unsere Gesundheit beeinflusst: Prädisposition, Milieu, Zufälle wie systematische Einflüsse spielen eine entscheidende Rolle. Das heißt, der SOC spielt wenn überhaupt, dann eine Rolle hinsichtlich unserer relativen Positionierung auf dem Krankheits-Gesundheits-Kontinuum. Ein Individuum kann so zum Beispiel mit einer Reihe von Symptomen belastet sein und ist doch mit so viel mehr Gesundheit ausgestattet, als dies der Fall wäre, wenn dieselbe Person einen deutlich niedrigeren SOC-Wert aufweisen würde. Vor dem Hintergrund des bisher Gesagten möchte ich im Folgenden die existierenden empirischen Studien zum Einfluss des SOC auf Gesundheit, Stress-empfinden, empfundene Lebensqualität, Gesundheitsverhalten grob zusammenfassen und hinsichtlich der erkennbaren Tendenzen darstellen:

- Es scheint sich die Feststellung Antonovsky‘s, dass das Ausmaß an entwickeltem Kohärenzempfinden von etwa dem dreißigsten Lebensjahr an stagniere, nicht zu bestätigen. Dies steht in voller Übereinstimmung mit der neueren Forschung im Bereich der Neurobiologie.

- Eine Verbindung zwischen SOC (in den aktuellen Operationalisierungen) und psychischer Gesundheit scheint zu bestehen, wobei hier – wie erwähnt – kritisch zu hinterfragen ist, ob nicht teilweise dieselben Dinge erfasst werden.

- Der Zusammenhang zwischen SOC[2] und körperlicher Gesundheit stellt sich in den Studien unterschiedlich dar und ist insgesamt geringer als in Bezug auf die psychische Gesundheit.

- Einen deutlichen Einfluss des SOC hinsichtlich der Modulation des Effektes von globalem Stress auf Krankheit wies Williams (1900) mit einer schrittweisen multiplen Regression nach.

- Ein hoher SOC in den aktuellen Operationalisierungen scheint sich recht eindeutig auf die Stresswahrnehmung auszuwirken.

- In der gegenwärtigen Operationalisierung des SOC ergeben sich eindeutige Geschlechtsunterschiede in dem Sinne, dass Frauen niedrigere SOC Werte aufweisen.

- Ein Zusammenhang zwischen SOC und Gesundheitsverhalten lässt sich nicht aufweisen.

- Ein starker Zusammenhang besteht zwischen SOC und empfundener Lebensqualität (Quality of Life).

Diskussion

Antonovskys Ansatz ist zweifelsohne ein bedeutsamer Beitrag zu einer bisher stark vernachlässigten Perspektive bei der Betrachtung von Faktoren, die einen Einfluss auf das Gelingen des individuellen menschlichen Daseins haben. Ein Leben, das geprägt ist von Vertrauen in die Fähigkeit, Struktur im Chaos zu schaffen. Ein Leben, in dem die personalen, familiären und gesellschaftlichen Ressourcen zur Verfügung stehen, mit deren Hilfe die Herausforderungen des Lebens bewältigbar erscheinen. Ein Leben, das sinnvoll erscheint, in das ich Energie investiere und das dieses Engagement wert ist. Menschen mit einem stark entwickelten Kohärenzempfinden, scheinen demnach diesem glücklichen und erfüllten Leben näher zu stehen, als diejenigen mit einem niedrigen SOC. Als ursächlich für die Entwicklung eines starken Kohärenz-empfindens sieht Antonovsky das Vorhandensein bzw. die Verfügbarkeit von generalisierten Widerstandsressourcen (finanzielle Sicherheit, Ich-Stärke, kulturelle Stabilität, soziale Unterstützung, Intelligenz, praktische Bewältigungsstrategien, genetisch geprägte oder organische Faktoren). Entsprechend abträglich für die Entwicklung eines starken SOC sind demnach materielle Not, Ich-Schwäche, Minderbegabung, kulturelle Instabilität, mangelhafte Qualifizierung und Unterstüt-zung sowie genetische oder organische Faktoren. Antonovsky betont, dass sich der Kohärenzsinn in der Kindheit und der Jugendzeit entwickelt, sich in der Adoleszenz festigt und mit dem dreißigsten Lebensjahr im Wesentlichen abgeschlossen ist. Letzteres kann allerdings als widerlegt betrachtet werden; der SOC kann auch jenseits des dreißigstens Lebensjahr verändert werden, zum Guten wie hin zum Schlechten.

In Anknüpfung an Lazarus & Folkman beschreibt Antonovsky die Effekte des SOC bei der Bewertung und beim Umgang mit Stress. Hier wird der direkte, positive Effekt auf die Gesundheitserwartung am offensichtlichsten: Wer sich der Mittel und Möglichkeiten versichert weiß, mit den Bedrohungen des Lebens erfolgreich umgehen zu können, muss im Leben nicht wirklich Angst haben oder hat erst gar keine.

Damit schließt sich hier ein Kreis insofern, als dass Wohlstand gesund macht und offensichtlich Gesundheit ein guter Prädiktor für Erfolg ist. Das soll heißen, dass Menschen mit einem hohen SOC in der Regel aus einem sozialen Milieu stammen, das sie mit den nötigen generalisierten Widerstandsressourcen auszustatten vermochte, also einem „gesunden“ und „supportiven“ Kontext, der sich wieder und wieder repliziert. Folgen wir Hüther (1998, S. 25), so kann der SOC als eine Komponente in der endokrinen Stressreaktion betrachtet werden, die mit darüber entscheidet, inwiefern wir die Bedrohungen und Herausforderungen des Lebens meistern, oder ob wir daran zugrunde gehen.

Die Betrachtung von Krankheit als Folge mangelnder oder mangelhafter Ausstattung mit generalisierten Widerstandsressourcen ist eine Perspektive, die eine gesunde Lebensführung zu einer Frage der Umgebungs-, Arbeits-, und Sozialbedingungen macht. Gesund und glücklich sind diejenigen, die unter Bedingungen aufwuchsen, die es ihnen erlaubten (dank elterlicher Fürsorge und Engagement), die Welt als etwas Verstehbares und Beeinflussbares zu erschließen. Gesund und glücklich sind diejenigen, denen Arbeit geboten wird, die den Menschen fordert, aber gleichzeitig Entwicklung fördert, die Vertrauen in die eigenen Fertigkeiten und Kompetenzen schafft, auf die sie stolz sind.

In dieser Betrachtungsweise liegt es nahe, gesunde Lebensführung zu entindividualisieren und die gesellschaftliche Relevanz und Verantwortung in den Vordergrund zu stellen. Führt man sich in diesem Kontext die gegenwärtige Situation bestimmter sozialer Schichten vor Augen, kann man bezüglich der zu erwartenden Gesundheitsfolgen nur verzweifeln.

Der salutogene Ansatz von Aaron Antonovsky stellt einen wichtigen und äußerst fruchtbaren Ansatz zum Verständnis der kontinuierlichen Herstellung von Gesundheit im Menschen dar. Die Grundlagenforschung zu diesem Themenkomplex steht selbst über 30 Jahre nach Antonovskys Veröffentlichung von „Health, Stress and Coping“ noch an den Anfängen und bedarf noch erheblicher Anstrengungen und Investitionen.

Literatur

Antonovsky, A. (1979). Health, Stress and Coping: New Perspectives on Mental and Physical Well-Being. San Francisco: Jossey Bass

Antonovsky, A. (1987). Unraveling the Mystery of Health – How people Manage Stress and Stay Well. San Francisco: Jossey Bass

Antonovsky, A. (1993). Gesundheitsforschung vs. Krankheitsforschung. In: Franke, A., Broda, M.: Psychosomatische Gesundheit. Tübingen: dgvt, 3-14

Bandura, A. (1977). Self-efficacy: Toward a unifying theory of behavioral change. *Psychological Review,* 84, 191-215

Bortz, J. (1989). Statistik für Sozialwissenschaftler. Berlin: Springer

Bortz, J., Lienert, G., Boehnke, K. (1990). Verteilungsfreie Verfahren in der Biostatistik. Berlin:Springer

Eriksson, M., Lindström, B. (2007). Antonovky's Sense of Coherence Scale and it's relation with Quality of Life: A systematic review. *Journal of Epidemiology & Community Health.* 61 (11), 938-944

Flensborg-Madsen, T., Ventegodt, S., Merrik, J. (2006). Sense of Coherence and physical health. Testing Antonovsky's theory. *The Scientific World Journal.* 9 (6), 2212-2219

Geyer, S. (2006). Antonovsky's Sense of Coherence. Ein gut geprüftes und empirisch bestätigtes Konzept? In: Wydler, H., Kolip, P., Abel, T. (Hrsg.): Salutogenese und Kohärenzgefühl. Grundlagen, Empirie und Praxis eines gesundheitswissenschaftlichen Konzepts. Weinheim: Juventa, 3. Aufl., 71-84

Hüther, G. (1998). Biologie der Angst. Wie aus Stress Gefühle werden. Göttingen. Vandenhoeck & Ruprecht.

Kobasa, S. C. (1982). The hardy personality. toward a social Psychology of health and illness. In: Sanders, G.S., Suls, J. (Eds.): Social Psychology of Health and Illness. Hilsdale, NJ: Erlbaum, 3-32

Lazarus, R., Folkman, S. (1984). Stress, Appraisal, and Coping. New York: Springer

Singer, S., Brähler, E. (2007). Die Sense of Coherence Scale. Testhandbuch zur deutschen Version. Göttingen: Vandenhoeck & Ruprecht

Williams, S. J. (1990). The relationship among stress, hardiness, Sense of Coherence and illness in critical care nurses. *Medical Psychotherapy*, 3, 171-198

Religiosität, Spiritualität und Lebensführung

Michael Utsch

Einleitung

Jeder Mensch strebt nach Glück und Zufriedenheit. Nach Viktor Frankl (1984) lässt sich Glück aber nicht absichtlich herstellen – es stellt sich als Nebeneffekt eines erfüllenden Lebens wie von selbst ein. Das Leben wird nach Frankl dann als zufriedenstellend erlebt, wenn eigene Ideale und Werte verwirklicht werden. Lieferten früher religiöse Werte Orientierung und einen allgemein akzeptierten ethischen Rahmen, hat sich dies durch die gesellschaftlichen Umwälzungsprozesse der Säkularisierung und Individualisierung in den letzten Jahrzehnten grundlegend geändert. Nur noch wenige Menschen gründen heute ihre Lebensführung auf religiösen Werten und Überzeugungen. Vielmehr ist die Psychologie zu einer Leitwissenschaft geworden, von der viele Menschen eine Anleitung zur Selbstoptimierung, mehr Wohlbefinden und Glück erhoffen. In dem folgenden, ersten Abschnitt werden solche psychologische Heilsversprechen, wie sie der boomende Markt alternativer Lebenshilfen anbietet, als eine Überschätzung und Gefahr zurückgewiesen. Als ein charakteristisches Beispiel wird dazu im zweiten Abschnitt die Positive-Psychologie-Bewegung skizziert. Entgegen den hauptsächlich aus Amerika stammenden Befunden, dass hohe Religiositätswerte mit Langlebigkeit, Stressresistenz und Wohlbefinden assoziiert sind, weisen deutschsprachige Untersuchungen eher auf ambivalente Wirkungen hin – Religion kann auch krank machen (3. Abschnitt). Dennoch gibt es Belege dafür, dass einige zentrale Konzepte, die für die meisten Weltreligionen charakteristisch sind, der gesunden Lebensführung dienen (4. Abschnitt). Zum Schluss wird auf die Notwendigkeit hingewiesen, mehr religionspsychologische Forschung in Deutschland zu betreiben, um die Bedeutung der Religiosität als Faktor einer gesundheitsbezogenen Lebensqualität besser zu verstehen.

1. Überschätzung der Psychologie – Heilsversprechen alternativer Lebenshilfen

Die verwirrende Vielfalt spirituell-religiöser Lebensdeutungen und der Bedeutungsverlust des christlich-kirchlichen Wirklichkeitsverständnisses haben dazu geführt, dass heute zahlreiche Beratungs- oder Coaching-Anbieter ganz unverblümt als Sinngeber und Orientierungsmaßstab auftreten. Die Zunahme von alternativer Gesundheitsvorsorge, Selbsterfahrungskursen und Therapiemethoden wird klassisch als „Psychoboom" bezeichnet. Er knüpft an die Protestbewegung der 1968er-Generation an, die antrat, mit psychologischen Methoden gesellschaftliche Utopien zu realisieren. Die israelische Soziologin Eva Illouz (2009) hat überzeugend dargestellt, wie die Psychologie zur zentralen Quelle für die Selbstvergewisserung des modernen Individuums geworden ist. Seit den 1920er Jahren hätten Psychologen eine meinungsbildende Bedeutung in der Gesellschaft gewonnen, deren Stimme in der Armee, den Unternehmen, den Schulen, dem Sozialwesen und den Medien großen Einfluss auf die Kindererziehung, die Sexualität und sogar die Seelsorge genommen haben. In all diesen Fachgebieten habe sich die Psychologie selbst als ultimative Instanz für zwischenmenschliche Angelegenheiten etabliert, indem sie Techniken anbot, das Selbst zu verändern und die alltäglichen Belastungen zu meistern. Nach Illouz haben Psychologen aus allen Schulen das Leitmotiv einer Selbstverbesserung des Subjekts des 20. Jahrhunderts geschaffen. Eine derart psychologistische Deutung habe das, was früher ein moralisches Problem einer Gruppe war, in eine persönliche Herausforderung verwandelt. Dieser breite Trend habe aber zu einer Therapeutisierung des sozialen Lebens geführt, dessen Schattenseiten zu wenig beachtet würden.

Das psychosoziale Gesundheitssystem ist heute zu einem Grundbestandteil der westlichen Industrienationen geworden. Neben den Religionen und den Naturwissenschaften hat sich die Gesundheitsversorgung wie eine „dritte Kirche" etabliert. Zukunftsforscher prognostizieren einen weiter wachsenden Bedarf auf den Gebieten von Beratung, Supervision, Psychotherapie, Coaching, Mediation, Personalentwicklung, Führungstraining und (Selbst-) Managementschulung. Gesundheitsoptimierung und Erfolg sind zwei dominierende Lebensziele in der gegenwärtigen Gesellschaft geworden, die ohne psychologische Hilfen kaum realisierbar erscheinen und mit religiöser Inbrunst verfolgt werden (Lütz 2002).

Die hohe Nachfrage nach individueller Begleitung und ganzheitlicher Förderung, nach Übungen zur Leistungsverbesserung und Stressresistenz sowie der notwendigen work-life-balance hat den Markt der Personalentwicklung und des Führungstrainings in den letzten Jahren beflügelt und zu einem unübersichtlichen Boom geführt. Derzeit bieten etwa 50000 Coaches im deutschsprachigen Raum diesbezügliche Dienstleistungen an, deren Qualitäten sehr unterschiedlich ausfallen. Kritiker bemängeln bei vielen Anbietern eine „Ideologie des positiven Denkens" (Ehrenreich 2010) und sprechen vom Optimierungs- oder Coachingwahn (Werle 2010, Lindner 2011).

Selbstverwirklichung wurde zum Lebensinhalt für Generationen. Der gesellschaftliche Trend der Individualisierung unterstützte das Anliegen der Psychologie und verlieh ihr eine wachsende Popularität und Autorität. Heute, wo die Schattenseiten dieser Entwicklung unübersehbar geworden sind, sprechen Soziologen von einer Psychologisierung des Alltags und einer Therapeutisierung der Lebenswelt. Vielleicht ist die enorme Nachfrage nach psychotherapeutischen Behandlungen eher ein Hinweis auf das „Zeitalter des Narzissmus" als auf wirkliche Erkrankungen, zu dessen Ausbreitung und Verfestigung die Psychotherapie mit ihren Selbsterfahrungsangeboten ungewollt beiträgt.

So hat etwa die „humanistische" Psychologie mit ihrem Credo der sich vollständig entfaltbaren Persönlichkeit dazu beigetragen, dass zahlreiche Menschen sich auf den Weg der experimentellen Selbsterforschung begeben haben. Selbsterfahrungsgruppen sind eine beliebte Möglichkeit, hier neuen Kontakt zu seinem inneren Erleben zu suchen. Die Humanistische Psychologie bedarf jedoch wegen ihres einseitigen Fortschrittsoptimismus', der Ich-Zentriertheit und dem Verleugnen der menschlichen Destruktivität der Korrektur und Ergänzungen (Hutterer 1998). Der Chicagoer Theologe Don Browning (2000) hat in seiner Kritik der Humanistischen Psychologie überzeugend dargestellt, wie sowohl Rogers als auch Maslow die Selbstverwirklichung von einem deskriptiven Begriff in eine moralische Norm verwandelt haben. Danach gleiten sie von einer Beschreibung der Selbstverwirklichung hinüber zu der Forderung, das eigene, wahre Selbst zu verwirklichen. Schließlich würden sie sich zu der Behauptung versteigen, Selbstverwirklichung sei das Patentrezept zur Lösung aller individuell-moralischen und gesellschaftlichen Probleme.

Unbestritten hat die Psychologie mehr Fakten über das Seelenleben herausgefunden: welche hohe Bedeutung frühkindliche Bindungen haben, wie wichtig die Entfaltung eigener Begabungen ist, wie man die eigenen Gefühle besser wahrnehmen und ausdrücken kann, wie Gedächtnisleistungen gesteigert werden können, wie neurotische Fehlhaltungen verändert werden können, welche Faktoren ein zufriedenes Älterwerden begünstigen, was Kommunikationsprozesse fördert und hemmt, und vieles mehr. Auch die Gleichberechtigung der Frau wurde durch psychologische Einsichten gefördert.

Doch zwei gravierende Schwächen schmälern die unbestreitbaren Erfolge der Psychologie: ihre zum Teil maßlose Selbstüberschätzung, und ihre Anfälligkeit für ideologische Heilsversprechen. Diese Schwächen können nur ausgeglichen werden, wenn die Psychologie sich einbringt in eine Menschenkunde, in der auch das Wissen anderer Perspektiven (Philosophie, Theologie, Religionswissenschaft) mit einfließt. Der Mensch als Leib-Seele-Geist-Einheit kann nur in dieser Zusammenschau richtig verstanden werden.

Unrealistische psychotherapeutische Behandlungsziele haben dazu beigetragen, die Illusion einer Verwirklichung des "ganzen" Menschen zu nähren und sein selbstsüchtiges Ego zu bedienen. Während früher Religion mehrheitlich als Bezogenheit auf Transzendenz verstanden wurde, dessen größeres Ganze - z. B. im Bild vom Kosmos - gemeinschaftsbildend wirkte, wird die neuzeitliche, individualistische Spiritualität von den Bedürfnissen des Subjekts bestimmt. Nicht mehr gemeinschaftliche Werte und Ziele, sondern das eigene Ich steht heute im Mittelpunkt. An die Stelle einer Gemeinschaft ist das Individuum getreten, das um seine bestmögliche Entfaltung, Darstellung und Beachtung kämpft.

Für dieses Ziel kann die Psychologie missbraucht werden, wenn sie sich nicht an ethische Normen bindet. Ohne Bezug zu einer expliziten Werteordnung kann Psychologie in den Status einer Religion gelangen, dem sie methodisch nicht gerecht werden kann. Psychologischen Modellen liegen Menschenbilder zugrunde, die ihrerseits implizite Werte enthalten und transportieren. Diese sollten reflektiert und kommuniziert werden.

Die Konjunktur alternativer Therapieangebote lässt sich auch darauf zurückführen, dass psychische Erkrankungen laut Berichten der Krankenkassen seit 1995 um 80 Prozent zugenommen haben. Weil der Bedarf an fachlicher Hilfe oft nicht sofort gedeckt werden kann und meist mit hoher Eigeninitiative verbunden ist, lockt der freie Markt der Lebenshilfe mit schneller Hilfe und außergewöhnlichen Erfahrungen. Die Psychologin Heike Dierbach (2009) hat eine Übersicht der vielfältigen Methoden des Psychomarkts erstellt und populäre Angebote kritisch unter die Lupe genommen. „Pseudo-Therapien“ sind nach Dierbach dadurch gekennzeichnet, dass sie nur kurzfristig wirken und ihre Techniken mehr schaden als nutzen. Als typische Merkmale von Pseudo-Therapien werden genannt:

- das Versprechen, alle seelischen Beschwerden könnten endgültig verschwinden,
- die Anbieter verfügen in der Regel über keine fachliche Ausbildung,
- die Methode arbeitet mit magisch-suggestiven Techniken,
- wenn sie doch nicht hilft, ist der mangelnde Glaube des Patienten schuld.

Exemplarisch werden neun populäre Verfahren als „Pseudo-Therapien“ gekennzeichnet: Rebirthing, Festhaltetherapie (Prekop), Familienaufstellung (Hellinger), The Secret (Rhonda Byrne), Hoffman-Quadrinity-Prozess, Reinkarnationstherapie, The Work (Byron Katie), Channeln/Engeltherapie, Fernheilung. Alle Verfahren werden mit Fallbeispielen vorgestellt und systematisch nach Ursprung, Methode, Ausbildung, Heilsversprechen, Forschung und dem seelischen Risiko dargestellt. Dierbach beschreibt weiterhin Merkmale seriöser Lebenshilfe und plädiert für stärkere Maßnahmen gegen Scharlatane: mehr Information und Unterstützung für ratsuchende Patienten, keine gefährliche Techniken an Volkshochschulen und Universitäten, mehr Kontrolle durch die zuständigen Behörden. Explizit wird die Bundestherapeutenkammer aufgefordert, die Qualität der psychotherapeutischen Versorgung sicherzustellen.

In der Psychoszene verwischt die Grenze zwischen einem wissenschaftlich begründeten Heilverfahren und einem weltanschaulich entlehnten Heilsversprechen. Asiatische Bewusstseinskonzepte, buddhistische Meditationstechniken sowie schamanische und esoterische Praktiken boomen auf dem Markt alternativer Lebenshilfe. Gemeinsam ist den spirituellen Lebenshilfe-Angeboten, dass sie mit Hilfe eines klar definierten Weltbildes, spezifischen Glaubensüberzeugungen und davon abgeleiteten Techniken und Ritualen arbeiten sowie als Sinngeber fungieren.

Wegen den hohen Erwartungen gegenüber psychologischen Behandlungen und einer verbreiteten Unkenntnis hinsichtlich ihrer tatsächlichen Möglichkeiten ist es wichtig, sich die Mythen der Psychologie und die engen Grenzen der Psychotherapie zu verdeutlichen (Petzold & Orth 1999). Zu den populären Irrtümern zählen neben der umfassenden Änderbarkeit des Charakters (Persönlichkeitseigenschaften sind relativ stabil) die Dominanz des Lustprinzips (auch wertorientierte Ziele motivieren) und der Mythos vom frühen Trauma (die ersten Lebensjahre entscheiden nicht alles). Eine Kontrolle und Steuerung des Zufalls, die Verwirklichung aller Wunschträume und grenzenloses Durchsetzen und Bewundert-Werden ist psychologisch nicht machbar. Aus theologischer Sicht gehören das Akzeptieren von Grenzen, das Leiden und auch das Scheitern zum gesunden Menschsein dazu. Nicht vergessen werden dürfen auch die Risiken und Nebenwirkungen einer Psychotherapie – viel zu häufig werden mögliche Therapieschäden ausgeblendet (Märtens & Petzold 2002).

Der psychologische Blick auf den Menschen benötigt Ergänzung, will er sich nicht ideologisch vereinnahmen lassen oder dem zeitgenössisch-populären technischen und auch psychologistischem Machbarkeitswahn auf den Leim gehen. Schaut man in die Ratgeberabteilungen der Buchhandlungen, ist das Ausmaß fragwürdiger Lebenshilfeangebote erstaunlich. Nutzer alternativer Lebenshilfe suchen vertiefte Selbsterfahrung, Selbsterkenntnis und Selbstvergewisserung auf dem Psychomarkt. Darüber hinaus werden immer häufiger Werte- und Sinnfragen thematisiert und wird auch weltanschauliche Orientierungshilfe eingefordert. Die starke Sehnsucht nach tragfähigen Werten und einer umfassenden Sinnorientierung hat dazu geführt, dass spirituelle Psychotherapien auch hierzulande an Bedeutung gewonnen haben (Utsch 2008). Existentielle Lebensthemen können aber nicht *psychologisch* beantwortet werden. Hier sind die fachlichen Grenzen der Psychologie wahrzunehmen und einzuhalten, sonst wird die Psychologie zu einem Religionsersatz (Barnard 2001). Eine ausschließlich psychologische Deutung des Lebens kann dem Individuum nicht Würde und Sinn garantieren. Wenn Leistung, Effizienz und Produktivität allein niemals den Wert des Menschen ausmachen können, sind andere als psychologische Kategorien nötig, um die menschliche Würde oder den Sinn des Lebens zu bestimmen.

Es gehört zum Kulturgut der Religionen, Antworten auf Sinnfragen zu vermitteln und menschliche Tugenden und Werte zu beschreiben. Nachdem der Schatz religiöser Heilkunde lange Zeit vergessen schien, wird er gegenwärtig in Medizin und Psychologie wieder entdeckt (Utsch 2010). Psychologen erkunden mit staatlichen Forschungsgeldern die befreiende Wirkung des Verzeihens, die stabilisierenden Funktionen der Dankbarkeit, die Widerstandskraft von Hoffnung und Vertrauen (Auhagen 2008). Der Forschungsansatz der Positiven Psychologie bietet hier anregende Querverbindungen, indem die Zusammenhänge zwischen Lebenszufriedenheit und Lebenssinn bzw. Spiritualität untersucht werden, die auch in Deutschland aufgegriffen werden (Zwingmann 2004). Allerdings steht sie auch in der Gefahr, ideologische Züge anzunehmen (Ehrenreich 2010).

2. Die Positive-Psychologie-Bewegung

Die „Positive Psychologie“ hat sich in den USA im vergangenen Jahrzehnt zu einer erfolgreichen akademischen Disziplin entwickelt. Offiziell grenzt sie sich vom positiven Denken ab, das sie als unwissenschaftlich und vereinnahmend bezeichnet, dennoch sind Überlappungen vorhanden. Vielmehr möchte sie die psychologischen Erkenntnisse über das Positive im Menschen systematisieren und weiterentwickeln, also alles, was man über positive Entwicklung, seelische Gesundheit und Wohlbefinden weiß (Grom 2011a).

2009 fand der erste Weltkongress der "International Positive Psychology Association" mit 1500 Wissenschaftlern aus über fünfzig Ländern in Philadelphia statt. Der erste Studiengang mit Doktorat wurde in Pennsylvania eingerichtet, und auch in London kann man seit 2007 einen Master-Abschluss in Positiver Psychologie erwerben. Jedes Jahr fließen viele Millionen Euro in die Forschung. Das hängt maßgeblich mit den Fördergeldern der Templeton-Stiftung zusammen, die 1987 von dem Aktienmakler Sir John Templeton (1912-2008) gegründet wurde. Templeton war Anhänger des Methodistenpastors Norman Vincent Peale (1898-1993). Dessen Predigten waren so beliebt, dass sich die Gottesdienstbesucherzahlen vervielfachten, und sein Buch „Die Kraft positiven Denkens“ verkaufte sich millionenfach und zählt zu den erfolgreichsten Selbsthilferatgebern (Peale 1992). Nach eigenen Angaben hat Templeton bei Peale die Einsicht gewonnen, dass die Suche nach dem Guten Gutes bringt. Kritiker bemängeln, dass die Stiftung versucht, mit der Positiven Psychologie das positive Denken wissenschaftlich zu untermauern (Kristjansson 2010). Mit rund 40 Millionen Dollar pro Jahr finanziert die Stiftung weltweit Studien, die dem Ziel dienen, Wissenschaft und Religion miteinander zu versöhnen. Der „Templeton-Preis für den Fortschritt in der Religion“ ist mit 1,3 Millionen Dollar höher dotiert als der Nobelpreis. Gefördert werden Projekte, die einen positiven Nutzen religiöser Lebensführung nachzuweisen versuchen. Anträge von Forschern, die auch die Schattenseiten der Gläubigkeit mit einbeziehen, sind weniger willkommen. Damit widerspricht die Positive-Psychologie-Bewegung der von ihr selbst propagierten Tugend der Gerechtigkeit. Ein solches Vorgehen stellt die Integrität der Stiftung in Frage, und Wissenschaftler wurden zum Boykott aufgerufen (Bains 2011). Dennoch steuert die Stiftung in den USA über Studienergebnisse geschickt die öffentliche Ansicht über Religionsfragen. Entsprechende Artikel werden in den anerkannten psychologischen Zeitschriften veröffentlicht. Inzwischen gibt es sogar eine Mobiltelefon-Software („Apps“) von einer renommierten amerikanischen Psychologie-Professorin mit alltäglichen Lernprogrammen zum Glücklichsein.

In Europa wird stärker sozialpsychologisch nach den Einflüssen von Hoffnung, Vertrauen und Selbstwirksamkeitserwartung auf das psychische Wohlbefinden geforscht. Auch die Nebenwirkungen und Gegenanzeigen sind deutlicher im Blick, so die Frage, wann Optimismus schädlich und wann Pessimismus hilfreich ist (Schütz & Lasse 2007, Frank 2010).

Aus psychologischer Sicht hat das Positive Denken klare Grenzen und kann sogar schaden. In einer neuen Studie analysierten Forscher Aussagen, die laut einer Reihe von Ratgeberbüchern das Selbstbewusstsein stärken und eine positive Einstellung zum Leben fördern sollen (Wood et al. 2009). Daraus wählten sie gezielt den Satz „Ich bin eine liebenswerte Person“ aus, weil die Fähigkeit, sich selbst zu lieben, ein wesentlicher Bestandteil eines guten Selbstbewusstseins ist. In einer Reihe von Tests untersuchten sie dann, ob und wie die Aussage die Stimmung und die Gefühle von Freiwilligen beeinflusste. Die Auswertung zeigte: Bei den Teilnehmern mit gering ausgeprägtem Selbstbewusstsein verschlechterte das Aufsagen des Satzes messbar die Stimmung, den Optimismus und die Bereitschaft, an Aktivitäten teilzunehmen. Leute mit gutem Selbstbewusstsein profitierten dagegen zwar leicht von der Autosuggestion, der Effekt war jedoch nicht besonders ausgeprägt. Die Ergebnisse zeigen, dass gerade diejenigen, die eine Verbesserung ihres Selbstwertgefühls am nötigsten hätten, am wenigsten von derartigen Techniken profitierten.

Autoren, die behaupten, dass der Mensch mittels seiner Vorstellungskraft Einfluss auf sein Unterbewusstsein nehmen und dadurch die Wirklichkeit ändern kann, werden bis heute gerne gehört, klingt doch die Vorstellung einer magischen Kraft der Gedanken verlockend. Wenn trotz intensiver Autosuggestion von Zeit zu Zeit Misserfolge, Niederlagen oder Rückschritte passieren, wird dies als persönliches Versagen interpretiert und hat häufig Selbstvorwürfe und Depressionen zur Folge. Im schlimmsten Fall kann eine solche Sichtweise bis zum Realitätsverlust führen. Denn negative Gefühle haben eine wichtige Alarmfunktion. Sie melden sich zu Wort, wenn akuter Handlungsbedarf besteht, und warnen die Menschen, wenn sie wichtige Bedürfnisse und Sehnsüchte übergehen oder sich ihren Belastungsgrenzen nähern. Schlechte Laune hat also durchaus ihren Sinn und trägt zur Psychohygiene bei, wenn man sie zu deuten und zu akzeptieren weiß.

3. Religion kann auch krank machen – empirische Funde

Religiöse und spirituelle Erfahrungen sind ohne Zweifel eng mit der Emotionalität eines Menschen verknüpft. Auf diese Verbindung hat schon William James (1802/ 1997) hingewiesen. Nach seinen Beobachtungen lösen religiöse Objekte ein ganzes Bündel von Emotionen unterschiedlicher Tönung hervor, die je nach persönlicher Sicht-weise zwischen Furcht, Liebe, Angst, Freude, Zweifel, Ehrfurcht und anderen wechselt. Die Bereiche der Religiosität und Spiritualität lässt nur wenige Menschen emotional unbeteiligt. Entweder stoßen ihnen diesbezügliche Fragen sauer auf, oder sie werden angenehm berührt. Häufig bieten Glaube, Religion und Spiritualität sowohl Angenehmes als auch Anstößiges.

In einem Übersichtsartikel hat der bekannte amerikanische Religionspsychologe Pargament (2002) die emotionalen Folgen der Religiosität in fünf Punkten zusammengefasst:

- Einige Formen der Religion sind hilfreicher als andere. Während eine verinnerlichte, überzeugungsgeleitete Religion, die auf einer vertrauensvollen Gottesbeziehung beruht, sich positiv auf das seelische Wohlbefinden auswirkt, beeinträchtigt eine rein anerzogene und unreflektierte Religion sowie eine schwach ausgeprägte Gottesbeziehung das Wohlbefinden.
- Sogar kontroverse Formen der Religion wie etwa der Fundamentalismus haben neben Nachteilen auch Vorteile.
- Besonders hilfreich erweist sich Religion für soziale Randgruppen und für solche Menschen, die Religion ganzheitlich in ihr Leben einbeziehen.
- Religiöse Überzeugungen und Praktiken erweisen sich besonders in Stresssituationen und Grenzerfahrungen als wirksam.
- Die Effizienz der Religion ist abhängig von dem Maß, in dem sie in das alltägliche Leben integriert ist.

Negative Gefühle gegenüber Gott und dunkle, belastende Gottesbilder sind gerade bei einer strengen Erziehung nicht selten (Utsch 2010). Bisher wurden negative Gefühle gegenüber Gott wie Angst, Ärger, Wut oder Zorn eher biographisch thematisiert, kaum jedoch wissenschaftlich untersucht. Eine Ausnahme bilden diesbezügliche Studien von Exline (2011). Auf der Grundlage von fünf empirischen Studien kommt die Psychologin zu dem Schluss, dass Zorn auf Gott auf zwischenmenschliche Konflikte und mangelnde Vergebungsbereitschaft hindeuten. Gerade hochreligiösen Menschen falle es schwer, Ärger gegen Gott zu empfinden und diesen auch auszudrücken. Dies sei aber hilfreich, um die Gottesbeziehung zu intensivieren.

Religion und Spiritualität biete manchen Menschen Vorteile, bringe aber auch Einschränkungen, Nachteile und Belastungen mit sich, die berücksichtigt werden müssten.Neuere Studien deuten darüber hinaus darauf hin, dass kulturspezifische Besonderheiten in Deutschland dazu führen, dass die religiöse Krankheitsbewältigung hierzulande anders ausfällt als etwa in den USA. Religiosität kann sowohl nutzen als auch schaden, so könnte man knapp zusammenfassen. Jedenfalls weisen Studien an deutschsprachigen Patienten auf deutlich ambivalentere Wirkungen hin:

- Im Rahmen eines Forschungsprojektes zur Bedeutung von Religiosität bei der Verarbeitung von Brustkrebs wurden knapp 200 deutsche Frauen befragt. 36 % der Stichprobe gab an, dass ihnen ihr Glaube hilft, auch in scheinbar aussichtslosen Situationen einen Sinn zu sehen, und 45 % fanden durch ihren Glauben Trost und Hoffnung. Dennoch wurden bei einem kleinen Teil der Stichprobe negative religiöse Emotionen aktiviert, weil die Erkrankung als Strafe Gottes erlebt wurde und mit Schuldfragen einherging. Zweifel, Hadern und das Infragestellen der göttlichen Macht erhöhten das subjektive Stressempfinden deutlich (Zwingmann et al., 2006).

- In einer weiteren Untersuchung wurden 60 Trauernde, die den Verlust eines geliebten Menschen erlebt hatten, auch nach der Bedeutung ihrer Religiosität befragt. Die Ergebnisse wiesen darauf hin, dass der Glaube an eine höhere Wirklichkeit sowohl positiv als auch negativ mit der Anpassung an den Verlust verbunden war. Manche Betroffene entwickelte eine komplizierte Trauerverarbeitung mit depressiven Symptomen. Die Forscher führten das auf spezifische Formen religiöser Prägung zurück, die dazu geführt hätten, den Verlust als Strafe Gottes anzusehen, was Gefühle von Schuld und Zweifel gegenüber Gott zur Folge hat. Anderen gelang es, im Rückgriff auf ihr positives Gottesbild Potenziale in dieser schwierigen Lebenssituation zu entdecken und durch den Glauben Kraft und Zuversicht zu gewinnen (Wigger et al. 2008).

- Auch eine andere Untersuchung stellt die ambivalente Wirkung der Religion fest. Von 328 Schweizer Kirchgängern, die in den letzten vier Jahren ein kritisches Lebensereignis zu verarbeiten hatten, erlebten manche ihren Glauben als hilfreich, andere aber als belastend. Nicht in allen Fällen ging die persönliche Religiosität mit weniger Depressionen und Angstgefühlen einher. Je nach emotionaler Tötung des Gottesbildes sowie der Qualität der Gottesbeziehung konnte ein negatives Gottesbild auch zu psychischen Problemen führen (Winter et al. 2009).

- Auch bei einer schweren psychiatrischen Erkrankung konnte für eine Schweizer Stichprobe Ähnliches festgestellt werden: Bei den 115 ambulanten Psychose-Patienten stellten die Forscher bei 71% der Befragten fest, dass ihre Religiosität ihnen Hoffnung, Zuversicht, Sinn in der Krankheit vermittelte. Bei 14% jedoch fanden sie negative Effekte, die das Krankheitsbild in Richtung „spiritueller Verzweifelung“ verstärkte. Auch andere Untersuchungsbereiche unterstrichen die ambivalenten Wirkungen: Während bei 54% der Erkrankten durch die Religiosität ihre psychotische Symptome abgemildert wurden, ver-stärkten sie sich bei 10%. Bei einem Drittel verringerte die Religiosität das Suizid-Risiko, bei 10% wurde es allerdings durch die Religiosität verstärkt (Mohr et al. 2006).

4. Religiöse Konzepte gesunder Lebensführung

Religiöse Werte und Tugenden erfahren derzeit großes psychologisches Interesse, weil sie offensichtlich der Gesundheit und der Stressbewältigung nützlich sein können (Utsch 2004). Auf der Suche nach Tugenden und Werte wurden in einem Forschungsprojekt alle Weltreligionen und maßgeblichen Philosophien aus über 200

Tugend-Katalogen befragt (Seligman 2003, 214ff.). Das überraschende Ergebnis: Alle Traditionen unterstützen – verteilt über 3000 Jahre und den gesamten Erdball – die folgenden sechs Tugenden:

- Weisheit / Wissen
- Mut
- Liebe / Humanität
- Gerechtigkeit
- Mäßigung
- Spiritualität / Transzendenz.

Weil das therapeutische Potential dieser Haltungen offensichtlich ist, fragen auch Psychotherapeuten vermehrt nach Wegen, diese Einstellungen zu vermitteln und therapeutisch zu nutzen. Es gibt kaum ein therapeutisches Konzept, das nicht schon in religiösen oder mystischen Schriften vorformuliert worden wäre (Westerhoff 2010). Eine Dissertation an der medizinischen Fakultät der Universität Erlangen hat kürzlich fünf Weltreligionen daraufhin untersucht, ob und wie daraus psychotherapeutische Methoden und Techniken abgeleitet wurden. Als ein zentrales Ergebnis wurden verbreitete religiöse Praktiken und Lehren gefunden, die aktuellen psychotherapeutischen Methoden gegenübergestellt wurden, z.B. hinduistisches Yoga dem Autogenen Training oder die christliche Beichte dem psychoanalytischen Setting (Koch 2010).

Auch der Forschungsansatz der Positiven Psychologie bietet hier anregende Querverbindungen, indem die Zusammenhänge zwischen Lebenszufriedenheit und Lebenssinn bzw. Religion und Spiritualität untersucht werden. Auf der Suche nach den Quellen für subjektives Wohlbefinden belegen Studien, dass glückliche Menschen eher einen Sinn stiftenden religiösen Glauben haben und sich in einer unterstützenden Gemeinschaft aufgehoben wissen (Myers 2005, S. 562). Dies belegt auch eine große sozialwissenschaftliche Studie aus Deutschland. Die Daten des sozialökonomischen Panels, die jährlich vom Deutschen Institut für Wirtschaftsforschung erhoben werden, wurden auf die Bedeutung von Religiosität für die Lebenszufriedenheit hin untersucht (Headey et al. 2010). Die Verlaufsanalyse der Befragungen ergab, dass sich das subjektive Wohlbefinden steigern lässt, wenn Religion und die damit verbundenen Aktivitäten eine immer größere Bedeutung im Leben erhalten. Dieses Ergebnis steht im Einklang mit der Annahme, dass Religion vor allem als altruistisches und engagiertes Verhalten zu dauerhafte Erfüllung im Leben führen.

Viele amerikanische Forschungsergebnisse zur Religionspsychologie belegen die positiven Effekte religiöser Praxis für die gesunde Lebensführung. So fördern „moralische“ Charaktereigenschaften wie Demut und Bescheidenheit das gesundheitliche Wohlbefinden (Tangney 2002). Erste Studien deuten darauf hin, dass Stolz, Narzissmus und der tägliche Kampf um Anerkennung dem Selbstbewusstsein eher schaden als nutzen. Die psychosomatische Herzforschung konnte zeigen, dass Ärger, Wut und Bitterkeit dem Herzen gefährlich werden können, das hingegen Vergebenkönnen zu den wichtigsten Schutzfaktoren gezählt werden muss. Studien zeigten, dass allein die Erinnerung, unfair und ungerecht behandelt worden zu sein, den Blutdruck teilweise dramatisch steigen ließ, während diejenigen sich am besten erholen, die versöhnlich reagieren konnten. Der Prozess des Verzeihens wird auch als ein wichtiger Schlüssel für eine gelingende Partnerschaft angesehen und wird mittlerweile als ein psychotherapeutischer Wirkfaktor untersucht – auch in Deutschland (Enright 2006 , McCullough et al. 2010, Stauss 2010, Allemand & Steiner 2010, Kämmerer 2011).

In einem Forschungsüberblick wurden die Zusammenhänge zwischen Vergebung und Gesundheit dargestellt (Worthington et al. 2007). Insbesondere hebt die Forschergruppe die Bedeutung der emotionalen Vergebung hervor. Für einen tiefgreifenden Veränderungsprozess reicht es nicht aus, alleine den Entschluss zu fassen und einzig willentlich-pragmatisch jemandem zu vergeben, von dem man sich verletzt fühlt. Gegenüber der willentlichen Vergebung bedeutet emotionales Vergeben, die negativ-unversöhnliche Haltung durch positive Gefühle zu ersetzen. Während die *willentliche* Vergebung ihren Schwertpunkt auf die Verhaltenskontrolle legt, zielt die *emotionale* Vergebung darauf ab, neben dem Denken und dem Willen auch das Gefühl mit einzubeziehen – mit dem ganzen Herzen zu vergeben.

Religionen vermitteln weitere Einstellungen und Haltungen, die der Gesundheit dienen. Die Fähigkeit, Hoffnung zu entwickeln, wird als eine wichtige Persönlichkeitseigenschaft angesehen, um den eigenen Lebenswillen vor allem gegen Not, Unglück und anderen Widrigkeiten zu mobilisieren (Feldman & Snyder 2005). Dankbare Menschen fühlen sich – neuen Studien zufolge – im Alltag wohler und können besser mit einer chronischen Erkrankung umgehen (Wood et al. 2008). Selbst für die Schmerzwahrnehmung und -verarbeitung scheinen religiös-spirituelle Aspekte bedeutsam zu sein – auch in Deutschland (Wachholtz et al. 2007, Gerbershagen et al. 2008, Dezutter et al. 2010).

Kulturübergreifend dienen Religionen in besonderer Weise der menschlichen Verhaltensregulierung. Wenn Menschen etwas heilig ist, fällt ihnen die Umsetzung von Idealen leichter. Religion könnte sich unter anderem deshalb in der Evolution entwickelt haben, um die Selbstkontrolle zu stärken. Nach Analyse der vorliegenden Studien stellten McCulough & Willoughby (2009) fest:

- Religiöse Rituale wie Meditation oder Gebet beeinflussen diejenigen Hirnregionen positiv, die Aufmerksamkeit, Selbstkontrolle und Emotionen steuern. Wer sein Ziel als heilig ansieht, verfolgt dies offensichtlich tatkräftiger und energiegeladener und deshalb effektiver.

- Ein religiöser Lebensstil verbessert die Selbstkontrolle, indem er den Menschen klare Verhaltensleitlinien vorgibt.

- Weil Gläubige über eine bessere Selbstkontrolle verfügen, bekommen sie weniger Probleme mit Alkohol- oder Drogenmissbrauch sowie mit Kriminalität.

Religionen sind als Quellen der Lebensklugheit fest im kulturellen Gedächtnis verankert. Weisheit im Sinne einer „spirituellen Intelligenz“ (Emmons 2000) wird als eine komplexe Fähigkeit aufgefasst,
- veränderte Bewusstseinszustände zu erfahren,
- die alltägliche Erfahrung zu einer heiligen zu machen,
- spirituelle Ressourcen zur Problemlösung einzusetzen,
- Entscheidungen und Handlungen wertorientiert vorzunehmen.

5. Notwendigkeit religionspsychologischer Forschung

Nach Überzeugung des Münchener Psychologen Jochen Fahrenberg (2004) ist die Beschäftigung mit den Grundfragen des Menschseins nötig, um den weltanschaulichen Meinungs-Pluralismus zu tolerieren, ohne dabei die eigene Überzeugungen aufzugeben. Dies kann zu einem besseren Verständnis gegenwärtiger gesellschaftlicher Phänomene beitragen und dadurch Konflikte entschärfen. Aktuelle Herausforderungen wie der schwierige Dialog der Kulturen und Religionen oder der Umgang mit einem wachsenden Fundamentalismus können besser bewältigen werden, wenn religiöses Fühlen, Denken und Handeln einzelner und bestimmter Milieus religionspsychologisch beschrieben, analysiert und interpretieren werden.

Dieser Trend lässt die Religionspsychologie stärker zum Zuge kommen, ein in Deutschland sträflich vernachlässigter Forschungszweig. Die Religionspsychologie versucht, religiöses Erleben und Verhalten mit bewährten psychologischen Theorien besser zu verstehen oder es mit neuen Theorien zu beschreiben. Beispielsweise wurde die Stressbewältigungstheorie von Aaron Lazarus von dem amerikanischen Religionspsychologen Kenneth Pargament (1997) zu einem umfassenden religionspsychologischen Erklärungsmodell weiterentwickelt. Er kam nach vielen Unter-suchungen zu dem Schluss, dass Gläubige, die in der Furcht leben, für ihre Sünden von einem strengen Gott bestraft zu werden, und die diese Strenge auch als „emotionales Klima“ in ihrer Glaubensgemeinschaft erleben, stärker zu Depressionen, Ängsten und psychosomatischen Störungen neigen als Nichtreligiöse. Umgekehrt fördert der Glaube an einen freundlichen Gott, der menschliche Schwächen nachsichtig beurteilt, in Verbindung mit emotionaler Geborgenheit in einer Glaubensgemeinschaft das psychische und körperliche Wohlbefinden deutlich.

Auch andere psychologische Erklärungsansätze wurden zur Erhellung religionspsychologischer Sachverhalte verwendet – etwa das Gesundheitsmodell der Salutogenese, das der israelische Medizinsoziologe Antonovsky (1997) entwickelte. Als zentrale Ressource für die Widerstandsfähigkeit gegenüber Erkrankungen und damit als Schlüssel zur Gesundheit definierte Antonovsky das „Kohärenzgefühl“. Damit umschrieb er ein grundlegendes, tief verankertes Vertrauen darauf, dass
- die Ereignisse des Lebens vorhersehbar und erklärbar sind
- sich Lebensprobleme im Prinzip handhaben lassen
- die Welt es wert ist, sich in ihr und für sie zu engagieren.

Weil ein religiös-spirituelles Weltbild derartiges Vertrauen stiften kann, liegt eine religionspsychologische Interpretation nahe. In diesem Sinne anerkennt die zeitgenössische Psychologie zunehmend das konstruktive Potential der Religiosität. Psychologen bewerten die Religion heute sehr viel positiver als früher. Galt sie damals als ein Krankheitsherd, den man bekämpfen und ausrotten sollte, entdeckt man heute ihr Gesundheitspotential, das zu entwickeln sich lohnt. Neuere Veröffentlichungen zeugen von diesem grundlegenden Einstellungswandel. Eine lebendige Religiosität wird heute in ihrer stützenden Funktion an-erkannt und teilweise schon als eine psychotherapeutische Ressource eingesetzt (Utsch 2008).

Für die veränderte Haltung der Psychologie und Psychotherapie zur Religion ist der Gesinnungswechsel des bekannten Psychoanalytikers Tilmann Moser exemplarisch. 1976 veröffentlichte Moser seinen Bestseller „Gottesvergiftung", in dem er mit dem strafenden Richtergott seiner Kindheit abrechnete. Sein Gottesbild zeigte einen gewalttätigen und unbarmherzigen Patriarchen, der über den absoluten Gehorsam seiner Untergebenen wacht. Durch empirische Befunde, die unmissverständlich einen positiven Einfluss des Glaubens auf die Gesundheit belegen, änderte sich seine Einstellung. Heute kann Moser bestimmte religiöse Glaubenshaltungen als eine Quelle von Kraft und seelischem Reichtum würdigen (Moser 2003).

Die durchgängige gesellschaftliche Präsenz der Religion zu allen Zeiten und in allen Kulturen veranlasst heute Wissenschaftler, die religiöse Dimension als einen unabhängigen und eigenständigen Persönlichkeitsfaktor des Menschen aufzufassen. Damit kann die Religiosität auch psychologisch beschrieben und erforscht werden. In der amerikanischen Persönlichkeitsforschung wird derzeit überprüft, ob Spiritualität das Fünf-Faktoren-Modell der Persönlichkeit („big five") um eine sechste Dimension ergänzt (Piedmont 1999): Zu den fünf Basisdimensionen Extraversion, Verträglichkeit, Gewissenhaftigkeit, emotionale Stabilität und Offenheit für Erfahrungen käme der Faktor „spirituelle Transzendenz" hinzu. „Spirituelle Transzendenz" bezeichnet die Fähigkeit, sich außerhalb des unmittelbaren Raum- und Zeitempfindens zu begeben und das Leben von einer höheren, mehr objektiven Warte zu betrachten.

Weil die persönliche Religiosität nur unter Berücksichtigung ihrer spezifischen kulturellen Kontexte richtig verstanden und gedeutet werden kann, helfen die amerikanischen Erkenntnisse im europäischen Kontext nur bedingt weiter. Einige wenige deutschsprachige Psychologen haben die Aufgabe der Religion aus ihrer jeweiligen Perspektive gedeutet. Eine wesentliche Funktion der Religion besteht nach Einsichten des Schweizer Entwicklungspsychologen Flammer (1994) darin, eine Lebensdeutung oder Weltanschauung zu konstruieren, mit der das Schicksalhafte und Zufällige der menschlichen Existenz überwunden werden kann. Je mehr Unwägbarkeiten der eigenen Umwelt und besonders der eigenen Person bekannt seien und kontrollierbar erschienen, desto größere Lebenssicherheit – im Sinne von Vertrauen in die eigenen und die sozialen Ressourcen – könne entstehen. Der Gesprächspsychotherapeut Reinhard Tausch (1996) untersuchte Probanden mit einem positiven Gottesbild und stellte fest, dass ihr religiöser Glaube sich primär als Stress reduzierend erwies.

Festzuhalten ist, dass Gesundheit und Wohlbefinden von vielfältigen Bedingungen und Einflussfaktoren abhängen: von psychosozialen und innerseelischen, neurobiologischen und lerngeschichtlichen. Die Religiosität ist – auch in ihrer positivsten Form – immer nur ein Faktor unter mehreren (Grom 2011). Sie ist eingebettet in eine spezifische Persönlichkeitsentwicklung und einen Lebensstil, der sich durch typische Erlebensformen und Bewältigungsstrategien auszeichnet. Innerhalb dieses Rahmens entwickeln sich verschiedene Glaubensstile, die sich sowohl negativ als auch positiv auswirken können. Der Harvard-Mediziner Benson (1997) unterscheidet zwei verschiedene Formen der Gläubigkeit, eine eher passiv-akzeptierende und eine aktiv-fordernde: Ein berechnender, fordernder Glaube zeigt keine positiven Gesundheitseffekte. Nur wer loslassen und sein Schicksal vertrauensvoll in die Hand Gottes oder einer anderen höheren Macht legen kann („Dein Wille geschehe"), profitiert von der gesundheitsfördernden Kraft des Glaubens.

Fazit

Die positiven Effekte von Religiosität und Spiritualität auf eine gesunde Lebensführung lassen sich folgendermaßen zusammenfassen:

- emotionale Entlastung – ein sinnvolles, geschlossenes Weltbild
- moralische Orientierung – eine ethisch verantwortete Lebensführung
- soziale Unterstützung – Eingebundensein in eine Gemeinschaft
- kognitive Neubewertung – Glauben an eine höhere Macht bei Hilflosigkeit
- mentale Bewältigung – Trost, Hoffnung, Gelassenheit auch in ausweglosen Situationen.

Literatur

Allemand, M. & Steiner, M. (2010). Verzeihen und Selbstverzeihen über die Lebensspanne: Gegenwärtiger Forschungsstand und Forschungsperspektiven. *Zeitschrift für Entwicklungspsychologie und Pädagogische Psychologie, 42*, 63-78

Antonovsky, A. (1997). Salutogenese. Zur Entmystifizierung der Gesundheit. Tübingen: dgvt-Verlag (amerik. Original 1987)

Bains, S. (2011). Questioning the Integrity of the John Templeton Foundation. Evolutionary Psychology 9 (1), 92-115

Barnard, G.W. (2001): Diving into the depths: reflections on psychology as religion. In Jonte-Pace, D., Parsons, W.B. (Eds.): Religion and Psychology: Mapping the Terrain. London: Routledge, 297-318

Benson, H. (1997). Heilung durch Glauben. Selbstheilung in der neuen Medizin. München: Heyne

Browning, D. S. (2000). Religious Thought and the Modern Psychologies. Philadelphia: Fortress Press.

Dezutter, J., Luyckx, K., Schaap-Jonker, H., Büssing, A., Corveleyn, J., Hutsebaut, D. (2010). God image and happiness in chronic pain patients: the mediating role of disease interpretation. *Pain Medicine* 11(5), 765-773

Dierbach, H. (2009). Die Seelenpfuscher. Pseudo-Therapien, die krank machen. Reinbek: Rowohlt

Ehrenreich, B. (2010): Smile or Die: Wie die Ideologie des positiven Denkens die Welt verdummt. München: Kunstmann

Enright, R. D. (2006). Vergebung als Chance. Bern: Huber
Exline, J.J., Park, C.L., Smyth, J.M., Carey, M. P. (2011). Anger toward God. *Journal of Personality and Social Psychology*, 100 (1), 129-148
Fahrenberg, J. (2004). Annahmen über den Menschen. Heidelberg: Asanger
Feldman, D. B., Snyder, C. R. (2005). Hope and the meaningful life: Theoretical and empirical associations between goal-directed thinking and life meaning. *Journal of Social and Clinical Psychology*, 24, 401-421
Flammer, A. (1994). Mit Risiko und Ungewißheit leben. Zur psychologischen Funktionalität der Religiosität in der Entwicklung. In: Klosinski, G. (Hrsg.): Religion als Chance oder Risiko. Bern: Huber, 20-34
Frank, R. (2010). Wohlbefinden fördern. Positive Therapie in der Praxis. Stuttgart: Klett-Cotta
Frankl, V. E. (1984). Der leidende Mensch. Anthropologische Grundlagen der Psychotherapie. Bern: Huber
Gerbershagen, K., Projan, M., Kuhn, J., Limroth, V., Bewemeyer, H. (2008). Bedeutung der gesundheitsbezogenen Lebensqualität und Religiosität für die Akzeptanz von chronischen Schmerzen. *Der Schmerz*, 22 (5), 586-593
Grom, B. (2011). Wie gesund macht der Glaube? *Stimmen der Zeit*, 229 (2), 101-112
Grom, B. (2011a). Positive Psychologie auf den Pfaden der Tugend. *Stimmen der Zeit*, 229 (4), 278-280
Headey, B., Schupp, J., Tucci, I., Wagner, G. (2010). Authentic happiness theory supported by impact of religion on life satisfaction: A longitudinal analysis with data for Germany. *The Journal of Positive Psychology*, 5 (1), 73-82
Hutterer, R. (1998). Das Paradigma der Humanistischen Psychologie. Berlin: Springer
Illouz, E. (2009). Die Errettung der modernen Seele. Therapien, Gefühle und die Kultur der Selbsthilfe. Frankfurt: Suhrkamp
James, W. (1997). Die Vielfalt religiöser Erfahrung. Eine Studie über die menschliche Natur, 42, 418. Frankfurt. (amerik. Originalausgabe 1902), 59-84
Kämmerer, A. (2011). Vergeben: Eine Quelle von Wohlbefinden. In:. Frank, R. (Hg.): Therapieziel Wohlbefinden, 2. A.. Berlin: Springer, 237-246
Koch, A. (2010). Weltreligionen und säkulare Psychotherapie – Einflüsse und Parallelen. Medizinische Fakultät der Universität Erlangen-Nürnberg, Inaugural-Dissertation
Kristjansson, K. (2010). Positive psychology, happiness, and virtue: The troublesome conceptual issues. *Review of General Psychology*, 14 (4), 296-310
Lindner, E. (2011). Coachingwahn. Wie wir uns hemmungslos optimieren lassen. Berlin: Ullstein
Lütz, M. (2002). Lebenslust. Wider die Diät-Sadisten, den Gesundheitswahn und den Fitness-Kult. München: Pattloch
Märtens, M., Petzold, H. (Hrsg.) (2002). Therapieschäden. Risiken und Nebenwirkungen von Psychotherapie. Mainz: Grünewald
McCullough, M., Willoughby, B. (2009). Religion, self-regulation, and self-control: Associations, exlanatations and implications. *Psychological Bulletin*, 135, 69-93
McCullough, M., Root, L., Tabak, B., Witvliet, C. (2009). Forgiveness. In: Snyder, C.R., Lopez, S. (Eds.): Handbook of Positive Psychology. New York, 427-435
Mohr, S., Brandt, P.Y., Borras, L, Gilliéron, C., Huguelet, P. (2006). Toward an integration of sSpirituality and religiousness into the psychosocial dimension of schizophrenia. *American Journal of Psychiatry*, 163, 1-8
Pargament, K. (1997). The Psychology of Religion and Coping. New York: Guilford
Pargament, K. (2002). The bitter and the sweet: An evaluation of the costs and benefits of religiousness. *Psychological Inquiry*, 13 (3), 168-181
Peale, N. V. (1992). Die Kraft positiven Denkens. München: Bastei Lübbe
Petzold, H., Orth, I. (1999). Die Mythen der Psychotherapie. Paderborn: Junfermann
Piedmont, R. L. (1999). Does spirituality represent the sixth factor of health? *Journal of Personality*, 67 (6), 985-1014
Schütz, A., Hoge, L. (2007). Positives Denken. Vorteile – Risiken – Alternativen, Stuttgart: Kohlhammer

Seligman, M. (2003). Der Glücks-Faktor. Warum Optimisten länger leben. München: Ehrenwirth
Stauss, K. (2010). Die heilende Kraft der Vergebung. München: Kösel
Tangney, J.P. (2002). Humility. In: Snyder, C.R., Lopez, S. (Eds.): Handbook of Positive Psychology. London. Oxford University Press, 411-419
Spiritualität Tausch, R. (1996). Einsichten und seelische Vorgänge beim religiösen Glauben und bei christlich-ethischen
Botschaften. In: Schlagheck, M. (Hrsg.): Theologie und Psychologie im Dialog über die Frage nach Gott. Paderborn: Bonifatius, 63-104
Utsch, M. (2004). Religiosität und Spiritualität. In: Auhagen, E. (Hrsg.): Positive Psychologie. Weinheim: Beltz, 67-86
Utsch, M. (2005). Religiöse Fragen in der Psychotherapie. Psychologische Zugänge zu Religiosität und Stuttgart: Kohlhammer
Utsch, M. (2006). Religion und Psychologie. In: Weyel, B., Gräb, W. (Hrsg.): Religion in der modernen Lebenswelt. Erscheinungsformen und Reflexionsperspektiven. Göttingen: Vandenhoeck & Ruprecht, 296-314
Utsch, M. (2008). Spirituelle Psychotherapie: Modetrend oder Modell mit Zukunft? *Psychologie Heute*, 2, 52-55
Utsch, M. (2010). Spiritualität in Medizin und Pflege. In: Kottnik, K.-D., Giebel, A. (Hrsg.): Spiritualität in der Pflege. Neukirchen-Vluyn: Neukirchener Verlag, 21-33
Wachtholtz, A.B., Pearce, M.J., Koenig, H. (2007). Exploring the relationship between spirituality, coping, and pain. *Journal of Behavioral Medicine*, 30 (4), 311-318
Westerhoff, N. (2010). Das therapeutische Wissen der Religionen. *Psychologie Heute,* 7, 21-27
Werle, K. (2010). Die Perfektionierer. Warum der Optimierungswahn uns schadet – und wer wirklich davon profitiert. Frankfurt: Campus
Wood, A.M., Maltby, J., Stewart, N., Linley, P., Joseph, S. (2008). A social-cognitive model of trait and state levels of gratitude. *Emotion*, 8, 281-290
Wood, J.W., W. Perunovic, Q.E., Lee,J. W. (2009): Positive Self-Statements: Power for Some, Peril for Others. *Psychological Science*, 20, 860-866
Worthington, E., Witvliet, C., Pietrini, P., Miller, A. (2007). Forgiveness, Health, and Well-Being: A Review of evidence for emotional versus decisional forgiveness, dispositional forgivingness, and reduced unforgiveness. *Journal of Behavioral Medicine*, 30 (4), 291-302
Zwingmann, C. (2004). Spiritualität/Religiosität und das Konzept der gesundheitsbezogenen Lebensqualität. In: Zwingmann, C.,Moosbrugger, H. (Hrsg.). (2004). Religiosität: Messverfahren und Studien zu Gesundheit und Lebensbewältigung. Münster: Waxmann, 162-184
Zwingmann, C., Wirtz, M., Müller, C., Körber, J., Murken, S. (2006). Positive and negative religious coping in German breast cancer patients. *Journal of Behavioral Medicine*, 29, 533-547

Körperliche Aktivität und gesunde Lebensführung

Anke Stark und Reinhard Fuchs

Einleitung

Körperliche Aktivität gilt heute neben einer gesundheitsbewussten Ernährungsweise als wesentlicher Baustein einer gesunden Lebensführung. Zahlreiche Studien belegen die positive Wirkung von körperlicher Aktivität auf die physische und psychische Gesundheit (Hänsel 2007, Wagner & Brehm 2008). Umgekehrt stellt ein Mangel an Bewegung einen kritischen Risikofaktor für viele Erkrankungen dar. Nach Schätzungen der World Health Organisation (WHO) verstarben im Jahr 2004 ca. 3,2 Millionen Menschen weltweit aufgrund von unzureichender körperlicher Bewegung (WHO 2009).

Obgleich die meisten Menschen um die positiven Effekte der körperlichen Bewegung wissen, treiben in Deutschland nur 49% der Bevölkerung über 15 Jahre ihren eigenen Angaben zufolge „regelmäßig" oder „ziemlich regelmäßig" Sport (Europäische Kommission 2010, S. 11). Viele Menschen würden gerne mehr Sport und Bewegung in den Alltag bringen, scheitern jedoch daran, diese Absicht in die Tat umzusetzen. Diese Diskrepanz wird als Intentions-Verhaltens-Lücke (Sheeran 2002) bezeichnet. Aber auch für diejenigen, die mit regelmäßiger Bewegung bereits begonnen haben, ist das kontinuierliche Dabeibleiben keine Selbstverständlichkeit. Innerhalb eines halben Jahres brechen durchschnittlich 50% der Besucher gesundheitsorientierter Sportprogramme die Teilnahme ab (Pahmeier 2008, S. 428; Weinberg & Gould 2007, S. 419). Sowohl für das Beginnen als auch für das langfristige Dabeibleiben ist somit nicht allein eine hohe Motivation, sondern zudem volitionale Umsetzungskompetenz erforderlich (Fuchs 2006). Der Begriff der *Volition* spielt deshalb auch bei der Konzipierung wirkungsvoller Interventionsprogramme zum Aufbau eines körperlich-aktiven Lebensstils eine immer wichtigere Rolle.

1. Begriffsklärungen

Die im Folgenden verwendeten Begriffe „körperliche Aktivität", „Sport", „sportliche Aktivität", „Sportaktivität", „körperliche Alltagsaktivitäten" und „Gesundheitssport" bedürfen der semantischen Klärung und Abgrenzung. Unter *körperlicher Aktivität* wird jegliche durch die Skelettmuskulatur erzeugte Bewegung verstanden, die den Energieverbrauch nennenswert erhöht (Brand & Schlicht 2009, Sallis & Owen 1998, Stoll et al. 2010). Zu den körperlichen Aktivitäten zählen damit sowohl Sportaktivitäten als auch körperliche Alltagsaktivitäten wie Garten- und Hausarbeit oder der Fußweg zur Arbeit. *Sport* stellt eine Unterform der körperperlichen Aktivität dar. Die genaue Definition erweist sich als schwierig. Zum einen unterliegt der Begriff einem ständigen Wandel, zum anderen differiert die Bedeutung je nach Anwendungsgebiet (Wissenschaft, Verbände, Ausbildung). Traditionell beinhaltet der Begriff Sport die Aspekte Leistung, Wettkampf und Spaß an der Bewegung (Rütten et al. 2005). In den letzten Jahren umschließt der Begriff zunehmend auch gesundheits- und ausgleichsorientierte Bewegungsaktivitäten und läuft Gefahr, nicht mehr vom Begriff der körperlichen Bewegung abgegrenzt werden zu können (Balz 2000). Eng verbunden mit dem Begriff des Sports sind die synonymen Begriffe der *Sportaktivität* und *sportlichen Aktivität.* Mit ihnen ist jedoch weniger als mit dem Begriff Sport das Leistungs- und Wettkampfmotiv assoziiert. Sportaktivitäten können aus unterschiedlichsten Motiven heraus betrieben werden, weshalb der Begriff alle organisierten (z.B. Fußball im Verein) und selbstinitiierten Aktivitäten (z.B. Nordic Walking) umfasst. Hinsichtlich des Begriffs *Gesundheitssport* existiert in der Fachliteratur ebenfalls Uneinigkeit. Nach Fuchs (2003, S. 6ff.) kann eine Motiv-Interpretation von einer Effekt-Interpretation des Begriffs „Gesundheitssport" unterschieden werden. Im ersten Fall wird Sport dadurch zum Gesundheitssport, dass die Person mit dem Sport etwas für ihre Gesundheit tun möchte (subjektives Motiv). Im letzteren Fall wird Sport durch seine objektiven positiven Effekte auf die Gesundheit zum Gesundheitssport, unabhängig davon, ob dies von der Person intendiert ist. Denkbar ist auch die Kombination beider Interpretationen.

2. Messmethoden

Um Befunde zur körperlichen Aktivität vergleichen und angemessen einordnen zu können, ist nicht nur eine klare Begrifflichkeit, sondern auch Transparenz bezüglich der verwendeten Erfassungsmethoden unabdingbar. Da eine direkte Beobachtung des habituellen Bewegungsverhaltens meist nicht möglich ist, werden in der Regel Befragungen, seltener physiologische (z.B. double labelled water-Methode, indirekte Kalorimetrie) und apparative Messungen (z.B. Schrittzähler, Akzelerometer, Messung der Herzfrequenz) durchgeführt (Schlicht & Brand 2007). *Befragungen* finden meist schriftlich in Form von Fragebögen statt, die der betreffenden Person vorgelegt werden (Selbstbericht). Erfasst werden können Art, Häufigkeit, Dauer, Intensität und Zeitraum einer körperlichen Aktivität (van Poppel et al. 2010). Neben Sportaktivitäten werden in manchen Studien auch explizit *körperliche Alltagsaktivitäten* wie Radfahren zur Arbeit, zu Fuß einkaufen gehen, Treppensteigen, Haus- oder Gartenarbeiten erfasst. Um alle Bereiche körperlicher Aktivität zu berücksichtigen, schlagen Singer & Wagner (2001) die Erfassung der körperlichen Aktivität in den Bereichen Arbeit, Sport und Freizeit vor.

Hinzu kommt, dass verschiedene Messmethoden relativ gering miteinander korrelieren (Berntsen 2010, Bussmann et al. 2009). So kommen Prince et al. (2008)

in einer Meta-Analyse über 74 Studien zu dem Schluss, dass zwischen der Selbstbeurteilung und der physiologischen oder apparativen Messung der körperlichen Aktivität zumeist nur ein geringer bis moderater Zusammenhang besteht. Weiterhin obliegen Fragebogenerhebungen Verzerrungen wie sozialer Erwünschtheit oder Erinnerungseffekten. Bei der Betrachtung von Prävalenzzahlen zur körperlichen Aktivität in der Bevölkerung ist somit die Art der Datenerfassung zu berücksichtigen.

3. Empfehlungen zum Ausmaß des Sporttreibens

Aus den Ergebnissen zahlreicher wissenschaftlicher Studien leitete die WHO im Jahr 2010 die aktuellen Empfehlungen für eine gesundheitsförderliche körperliche Betätigung ab (WHO 2010). Hiernach sollten gesunde Erwachsene zwischen 18 und 65 Jahren pro Woche mindestens 150 Minuten einer Ausdaueraktivität von moderater Intensität (3-5.9 MET[8]) nachgehen *oder* pro Woche mindestens 75 Minuten eine Ausdaueraktivität mit hoher Intensität ($\geq$ 6 MET) betreiben *oder* eine äquivalente Mischform von mittlerer und hoher Intensität ausüben. Die einzelnen Aktivitätseinheiten sollten mindestens 10 Minuten dauern. Zudem sollte mindestens zweimal wöchentlich ein Muskeltraining für die Hauptmuskelgruppen erfolgen.

Längere Ausdaueraktivität mit moderater Intensität bis hin zu 300 Minuten wöchentlich *oder* Ausdaueraktivität mit hoher Intensität bis zu 150 Minuten wöchentlich *oder* eine äquivalente Kombination von Ausdaueraktivität mittlerer und hoher Intensität bringt „zusätzlichen gesundheitlichen Nutzen" (*additional health benefits,* WHO 2010, S. 27). Für einen noch höheren zeitlichen Umfang ist – den Empfehlungen der WHO zufolge – kein zusätzlicher gesundheitlicher Nutzen nachgewiesen.

4. Epidemiologie der körperlichen Aktivität

Im Eurobarometer 72.3 von 2010 veröffentlichte die Europäische Kommission die Ergebnisse einer Fragebogenerhebung an 26.788 Bürgern der 27 Mitgliedsstaaten der Europäischen Union (Europäische Kommission 2010). Nach dieser repräsentativen Umfrage treiben 49% der Deutschen mindestens einmal in der Woche Sport[9]. Damit liegt Deutschland im europäischen Vergleich im Mittelfeld, wobei die Spann-

[8] MET = metabolische Einheit; 1 MET ist der Energieverbrauch einer erwachsenen Person im Ruhezustand, etwa wenn sie ruhig auf einem Stuhl sitzt; zügiges Gehen (Walking) hat z.B. einen MET-Wert von 3.3.

[9] Vgl. Europäische Kommission, 2010, S. 10 [Fußnote] und S. 11 [Abbildung]: Der Wert 49% ergibt sich aus einer Zusammenfassung der beiden Kategorien „regelmäßig" (5-mal pro Woche und mehr) und „ziemlich regelmäßig" (1- bis 4-mal pro Woche).

weite von 13% in Belgien bis zu 72% in Schweden und Finnland reicht. Auf der Grundlage des bereits 2002 durchgeführten Eurobarometers 58.2 wurde für jedes der damals noch 15 Teilnehmerländer der Anteil derje-nigen Personen (über 15 Jahre) bestimmt, die in einem „gesundheitsförderlichen Ausmaß körperlich aktiv“[10] sind (Sjöström et al. 2006). Danach liegt für Deutschland des Jahres 2002 der Anteil der in ausreichendem Maße körperlich Aktiven bei 40,2% (Sjöström et al., 2006, S. 294). Über alle europäischen Länder hinweg liegt der Anteil der Personen, die in gesundheitsförderlichem Ausmaß körperlich aktiv sind, bei durchschnittlich 29%.

Alter. Das Ausmaß der körperlichen Aktivität scheint mit zunehmendem Alter abzunehmen, dies suggerieren zumindest querschnittliche Untersuchungen (Europäische Kommission 2010, Lampert et al. 2005, Rütten et al. 2005). Betrachtet man jedoch die Entwicklung über die Lebensspanne hinweg im Längsschnitt, werden sogenannte Kohorteneffekte deutlich. Klein & Becker (2008) analysierten die Daten des für Deutschland repräsentativen Sozioökonomischen Panels (SOEP), in dessen Rahmen jährlich über 12.000 Personen ab 16 Jahren aus ca. 6.000 Haushalten befragt wurden. Hier zeigte sich, dass innerhalb einer Kohorte die körperliche Aktivität im Verlauf der Jahre kaum abnahm. Sichtbar war dagegen eine Zunahme der körperlichen Aktivität von früher geborenen Kohorten hin zu später geborenen Kohorten. Die Autoren schlussfolgern hieraus, dass „jedenfalls für den Altersbereich über 30 Jahre ... die allgegenwärtigen Unterschiede sportlicher Betätigung zwischen den Altersgruppen fast ausschließlich auf Kohortenunterschieden beruhen“ (Klein & Becker 2008, S. 241). Breuer & Wicker (2007, S. 98) formulieren nach Analyse der Längsschnittstudien der letzten Jahre ein vorsichtigeres Fazit: „Die Aktivitätskurve fällt mit steigendem Lebensalter wesentlich flacher und keineswegs kontinuierlich ab, wie dies aus Querschnittstudien abzulesen war“.

Geschlecht. Bezüglich der Geschlechterunterschiede ist ein zeitlicher Wandel zu verzeichnen. Im Bundesgesundheitssurvey von 1998 zeigten sich Männer im Durchschnitt sportlich aktiver als Frauen (Mensink 2003). Dieser Befund konnte im telefonischen Bundesgesundheitssurvey von 2003 zwar repliziert werden (Rütten et al. 2005), zeigte sich jedoch in der Analyse des SOEP-Datensatzes von Becker et al. (2006) für das Jahr 2001 nicht mehr. Die Autoren verzeichneten in der Analyse des 10-Jahres-Verlaufs von 1992 bis 2001 einen Rückgang des Geschlechterunterschieds bis hin zur völligen Nivellierung im Jahr 2001. Auch Eichberg & Rott (2004) stellten im Rahmen der „Interdisziplinären Längsschnittstudie des Erwachsenenalters“ (ILSE) keinen Geschlechterunterschied in der Sportaktivität mehr fest.

Sozio-ökonomischer Status. Ein niedriger sozio-ökonomischer Status geht mit geringerer sportlicher Aktivität in der Freizeit einher (Lampert et al. 2005, Nocon et al. 2007; Rütten et al. 2005). Fasst man Einkommen, Bildung und berufliche Tätigkeit im sogenannten Sozialindex zusammen, so zeigt sich, dass Personen mit einem niedrigen Sozialindex fast doppelt so häufig körperlich inaktiv sind wie Menschen mit hohem Sozialindex (Mensink 2003). Über die Gründe dieses Schichtunterschieds kann nur spekuliertwerden. Diskutiert werden das stärkere Gesundheitsbewusstsein und die besseren finanziellen Möglichkeiten höherer Schichten; vielleicht trifft auch das Argument zu, dass Angehörige niedrigerer Schichten bereits während der Arbeit eher körperlich tätig sind und deshalb in ihrer Freizeit nur noch wenig Bereitschaft zu sportlicher Aktivität zeigen (Mensink 2002).

[10] “Gesundheitsförderliches Ausmaß der körperlichen Aktivität” wurde hier so definiert: „The cut point for sufficient total activity was 3000 MET minutes per week accumulated over 7 days or 1500 MET minutes of vigorous-intensity activity accumulated over 3 days or more. It represents 5x30 (of moderate) or 3 x 20 (of vigorous) on top of a basal 60 min of moderate activity per day” (Sjöström et al. 2006, S. 293).

Säkularer Trend. Der Anteil der sportlich inaktiven Personen blieb europaweit in den letzten Jahren erstaunlich stabil. So trieben im Jahr 2002 (European Opinion Research Group 2003) 60,7% und im Jahr 2009 (Europäische Kommission 2010) 60,0% „selten" oder „nie" Sport. In Deutschland ist dagegen ein positiver Trend zu verzeichnen. Gaben im Jahr 1992 noch 51% der Erwachsenen an, „nie" Sport zu treiben, waren es im Jahr 2001 nur noch 45% und im Jahr 2003 schließlich nur noch 33% (Becker et al. 2006). Eine ähnliche Quote für die Kategorie „nie" (31%) ergab sich auch im Eurobarometer 2010 für Deutschland (Europäische Kommission 2010, S. 11) Die Ergebnisse der deutschen Gesundheitssurveys" von 1990/92, 1998 und 2003 (Lampert et al. 2005) sind für die Analyse des säkularen Trends leider nur teilweise brauchbar, da der 2003er Survey (Telefoninterviews) mit einer anderen Erhebungsmethode durchgeführt wurde als die beiden Vorgängersurveys (schriftliche Befragungen).

5. Beginnen, Dabeibleiben und Abbrechen

Auf der individuellen Ebene ist körperliche Aktivität ein sich dynamisch veränderndes Verhalten. Menschen beginnen mit einer Sportaktivität, betreiben sie eine Zeit lang, wechseln eventuell zu einer anderen Aktivität oder brechen das Sporttreiben ganz ab, um es dann möglicherweise zu einem späteren Zeitpunkt wieder aufzunehmen (Wagner 2007). Was wissen wir über das Beginnen, Dabeibleiben und Abbrechen sportlicher Aktivität?

Weinberg & Gold (2007, S. 416) fassen die Surveydaten verschiedener Industrienationen zusammen und kommen zu dem Schluss, dass im Verlauf eines Jahres ca. 10% der Erwachsenen mit einer regelmäßigen sportlichen Aktivität *beginnen.* Die Schwierigkeiten beim Beginn einer Sportaktivität lassen sich besonders bei Patienten von Rehabilitationskliniken gut beobachten. Für viele dieser Patienten wäre die Aufnahme einer regelmäßigen körperlichen Aktivität nach dem Klinikaufenthalt besonders wichtig, um die erzielten gesundheitlichen Verbesserungen aufrechtzuerhalten. Dennoch gelingt es beispielsweise nur 20-30% der kardiologischen Reha-Patienten, sich längerfristig einer Ambulanten Herzgruppe anzuschließen (Schlicht et al. 2003). Noch größer scheinen die Probleme mit dem *Dabeibleiben* zu sein: In der Normalbevölkerung liegt die Dropout-Quote innerhalb eines halben Jahres bei gesundheitsorientierten Sportprogrammen bei ca. 50% (Pahmeier 2008, Wagner 2000, Weinberg & Gould 2007). Deutsche Fitness-Studios beklagen eine Dropout-Quote von 35-50%, unter Neueinsteigern sogar bis zu 80% (Rampf & Brehm 2000). Die häufig getroffene Schlussfolgerung, dass die geringeren Zahlen körperlich aktiver Personen eine höhere Dropout-Quote im Alter bedeuten, bestätigte sich in Längsschnittuntersuchungen nicht: In höherem Alter neigen sportlich Aktive weniger dazu aufzuhören als in jüngeren Jahren. Genauso wird jedoch mit zunehmendem Alter der Anteil derjenigen weniger, die mit einer Sportaktivität neu beginnen (Klein & Becker 2008). Man kann somit eher davon ausgehen, dass sich das individuelle Sportverhalten mit dem Alter festigt.

6. Effekte der körperlichen Aktivität auf die physische Gesundheit

Sport und Bewegung spielen sowohl in der Prävention als auch in der Therapie körperlicher Erkrankungen eine bedeutsame Rolle. So haben körperlich aktive Menschen ein geringeres Risiko, an koronaren Erkrankungen, Hypertonie, Krebs, Adipositas, Osteoporose und Diabetes zu erkranken oder daran zu sterben (Hänsel 2007, Kruk 2009, Morseth et al. 2010, Warburton et al. 2006). Schätzungen der WHO zufolge verursacht Bewegungsmangel 21-25% der Brust- und Darmkrebserkrankungen, 27% der Diabetes-Erkrankungen und 30% der ischämischen Herzerkrankungen (WHO 2009). Den Ergebnissen der prospektiven Studie von Huerta et al. (2010) zufolge haben körperlich Aktive ein um etwa ein Drittel geringeres Risiko, an einem Magenadenokarzinom zu erkranken als körperlich Inaktive. Bauman & Miller (2004) berichten, dass 15-20% des Risikos für koronare Herzerkrankungen, Typ-2-Diabetes, Darm- und Brustkrebs auf körperliche Inaktivität zurückgehen. Das Immunsystem kann durch moderate Ausdaueraktivität gestärkt werden, hohe Belastungsgrade scheinen das Immunsystem dagegen vorübergehend zu schwächen (Gabriel 2000, Tiernan 2008). Dieser kurzzeitige sogenannte „Open-Window"-Effekt (Kakanis et al. 2010) ist jedoch vollständig reversibel und führt ohne weitere Risikofaktoren wie Fehlernährung, Schlafmangel oder Immunerkrankungen nicht zu einer Krankheitsmanifestation (Gabriel 2000).

Auch bei bereits bestehenden Erkrankungen wie Diabetes, Krebs, Osteoporose oder koronarer Herzkrankheit hat sportliche Aktivität einen positiven Einfluss auf die Symptomatik (Warburton et al. 2006). Beispielsweise ist von Thomas et al. (2009) gezeigt worden, dass körperliche Aktivität den Langzeit-Blutzuckerwert (HbA_{1c}) bei Diabetes-Erkrankten klinisch signifikant abzusenken vermag. Bei Patienten mit koronarer Herzerkrankung kann einem Review der Cochrane Collaboration zufolge durch Sportprogramme die Mortalitätsrate um 27% reduziert werden (Jolliffe et al. 2001).

7. Effekte der körperlichen Aktivität auf die psychische Gesundheit

Auch die positive Wirkung von Sport auf die psychische Gesundheit konnte in zahlreichen Untersuchungen bestätigt werden, wobei die Effekte oft weniger eindeutig sind als bei körperlichen Erkrankungen. Sinnvoll ist eine Unterscheidung zwischen den kurz- und längerfristigen Effekten des akuten bzw. habituellen Sporttreibens.

Kurzfristige Effekte auf die Stimmungslage. Viele Sporttreibende wissen aus eigener Erfahrung, wie sich körperliche Betätigung direkt auf das akute Wohlbefinden auswirkt. Diese kurzfristige Wirkung von Sportaktivität auf die Stimmungslage (mood) ist wissenschaftlich gut bestätigt. Im Einzelnen zeigte sich nach sportlicher Aktivität eine Abnahme von Spannungszuständen, Zustandsangst, depressiver Verstimmung und Müdigkeit sowie eine Zunahme der Vitalität (Brené et al. 2007, Kanning & Schlicht

2010, Schwerdtfeger et al. 2008). Es stellt sich jedoch die Frage, wie die sportliche Aktivität aussehen muss, damit derartige Effekte eintreten. In den 80er Jahren wurde davon ausgegangen, dass positive Auswirkungen auf die Stimmungslage nur durch aeroben Ausdauersport erzielt werden könnten (Brené et al. 2007). Mittlerweile wird dazu ein differenzierteres Bild gezeichnet. Sowohl aerobe als auch anaerobe Aktivitäten können die Stimmung positiv beeinflussen, allerdings erscheint eine Unterteilung in diese beiden Kategorien zu einfach. Abele & Brehm (1993, 1994) sowie Alfermann & Stoll (1996) konnten nachweisen, dass nicht-wettkampforientierte Sportaktivitäten zu einer Äquilibration, d.h. zu einer Steigerung der positiven Stimmungsdimensionen und zu einer Senkung der negativen Stimmungsdimensionen führen, während wettkampforientierte Sportarten einen Disäquilibrationseffekt hervorrufen: Vor dem Sport baut sich Spannung auf, die sich nach dem Sport wieder abbaut. Dieser Effekt ist ebenfalls zur Besserung der Stimmung geeignet, aber bei einer anderen Ausgangslage. Während Äquilibration geeignet ist, um einer schlechten Stimmungslage zu entfliehen, wird Disäquilibration bevorzugt, wenn das Stimmungsniveau lange konstant war und Langeweile droht. Der Ausgang des Wettkampfs bestimmt dann weitere Stimmungsaspekte.

Langfristige Effekte auf das seelische Wohlbefinden. Betrachtet man die langfristigen Auswirkungen habitueller sportlicher Aktivität auf die psychische Gesundheit, so kann die *präventive Wirkung* des regelmäßigen Sporttreibens vor allem im Hinblick auf Depression, Substanzmissbrauch, Angst- und somatoforme Störungen als gut belegt gelten (Ströhle et al. 2007). Weniger sicher ist man sich hinsichtlich der *therapeutischen Potentiale* der sportlichen Aktivität. Während Stathopoulou et al. (2006) in ihrem Review feststellen, dass Angst- und Essstörungen sowie Substanzabhängigkeiten durch körperliche Aktivität gebessert werden können, kommen Brand & Schlicht (2008) zu dem Schluss, dass Sport bei Alkoholabhängigkeit keine therapeutische Wirkung besitzt. Sie stellen lediglich für Angst- und Essstörungen einen positiven Effekt von körperlicher Aktivität fest. Das Thema „Therapeutische Effekte der Sportaktivität bei Depressionskranken" hat in der Forschung der letzten Jahre besonders viel Aufmerksamkeit auf sich gezogen und soll deshalb nachfolgend etwas ausführlicher dargestellt werden.

Depression. In einem aktuellen Review der Cochrane Collaboration konnte ein substanzieller therapeutischer Effekt des Sporttreibens bei depressiven Erkrankungen festgestellt werden (Mead et al. 2009). Die Autoren schränken diesen Befund allerdings insofern ein, als dass bei ausschließlicher Berücksichtigung methodisch hochwertiger Untersuchungen (Erfüllung der drei Kriterien: Blind-Einschätzung des Ergebnisses, verborgene Zuweisung zur Gruppe und Intention-to-Treat-Analysen) der antidepressive Effekt des Sporttreibens nicht mehr nachweisbar ist. Diese strengen methodischen Kriterien erfüllten allerdings nur drei Studien, wodurch die Generalisierung dieser Ergebnisse fraglich ist. Rethorst et al. (2009) stellen in ihrer Meta-Analyse eine durchschnittliche Verbesserung des Depressions-Scores von 1.01 Standard-Abweichungs-Punkten fest. Neben der Frage der generellen Wirkung von Sport auf Depressionen gingen sie zudem der Frage nach dem Dosis-Wirkungs-Zusammenhang sowie der Art der körperlichen Betätigung nach. Sportinterventionen von 10-16 Wochen erwiesen sich als wirksamer als Interventionen von lediglich 4-9 Wochen Dauer, wobei eine mittlere Trainingsdauer von 45-49 Minuten wirksamer war als kürzere oder längere Einheiten. Dies entspricht dem Befund von Woo et al. (2009), die in ihrer Untersuchung einen Zusammenhang zwischen Dauer der sportlichen Aktivität und antidepressiver Wirkung in Form eines umgekehrten U fanden. Die Trainingsintensität sowie die Trainingsart (Ausdauertraining versus Krafttraining) spielen dagegen nach Rethorst et al. (2009) keine Rolle, wobei dies aufgrund der geringen Studienanzahl, die zum Vergleich unterschiedlicher Trainingsintensität und -art herangezogen werden konnte, noch genauerer Untersuchungen bedarf.

Am Beispiel der Depression wird somit nicht nur die Kontroverse im Bereich der Forschung zum Einfluss sportlicher Aktivität auf psychische Erkrankungen deutlich. Die Ergebnisse veranschaulichen auch die Notwendigkeit differenzierter Analysen nach Einflussfaktoren wie Dauer und Art der körperlichen Aktivität oder Schweregrad der Erkrankung.

8. Erklärungsmodelle der körperlichen Aktivität

Seit Ende der 80er Jahre ist ein vermehrtes Interesse an der Entwicklung theoretischer Modelle zu beobachten, die das Sport- und Bewegungsverhalten anhand personaler und sozialer Einflussvariablen zu erklären versuchen. Wovon ist es abhängig, dass manche Menschen mit dem Sporttreiben beginnen und dieses regelmäßig fortführen, während andere noch nicht einmal den Versuch unternehmen, sportlich aktiv zu werden?

Zur Klärung dieser Frage sind verschiedene psychologische Ansätze entwickelt worden, wobei Struktur-, Prozess- und Stadienmodelle voneinander zu unterscheiden sind (Fuchs 2003). *Struktur*modelle bilden in statischer Form die kausalen Beziehungen der Prädiktorvariablen untereinander und zur Kriteriumsvariable (Sportverhalten) ab. *Prozess*modelle beschreiben den psy-chologischen Prozess, der von einer Person durchlaufen wird, wenn sie das Sport-verhalten initiiert und aufrechterhält (allgemein-psychologische Perspektive). Im Unterschied dazu betrachten *Stadien*modelle keine individuellen Prozesse, sondern interindividuelle Unterschiede (differenziell-psychologische Perspektive). Postuliert werden hier diskrete Veränderungsstadien (stages of change), in denen sich eine Person im Hinblick auf ein bestimmtes Zielverhalten (Sporttreiben) befinden kann. Beispielsweise ist eine Person, die fest entschlossen ist, regelmäßig Sport zu treiben, in einem anderen Veränderungsstadium als jemand, der noch nicht einmal darüber nachdenkt, körperlich aktiv zu werden.

In Tabelle 1 sind einige Struktur-, Prozess- und Stadienmodelle aufgelistet, die in der aktuellen Diskussion häufig zitiert werden. Auf eine Beschreibung der einzelnen Modelle wird an dieser Stelle ver-zichtet. Es existieren bereits eine Reihe an Überblicksarbeiten zu den verschiedenen Ansätzen (Biddle & Fuchs 2009, Lippke & Wiedemann 2007, Scholz et al. 2007, Warner & Lippke 2008). Stattdessen soll an dieser Stelle ein Fazit bezüglich der theoretischen Erklärungsmodelle gezogen werden.

Tab. 1: Erklärungsmodelle der Sportteilnahme

Strukturmodelle	
Sozial-kognitive Theorie	Bandura (2000)
Theorie des geplanten Verhaltens	Ajzen (1991)
Theorie der Schutzmotivation	Rogers (1985)
Prozessmodelle	
Relapse Prevention Model	Marlatt (1985)
Health Action Process Approach (HAPA)	Schwarzer (1992)
MoVo-Prozessmodell	Fuchs (2007)
Stadienmodelle	
Transtheoretisches Modell (TTM)	Prochaska & DiClemente (1983)
Precaution Adoption Process Model	Weinstein & Sandman (1992)
Berliner Stadien-Modell	Fuchs (2001)

Strukturmodelle

Die verschiedenen Strukturmodelle unterscheiden sich im Wesentlichen dadurch, dass jeweils andere Einflussgrößen für die Genese des regelmäßigen Sportverhaltens verantwortlich gemacht werden. Zu nennen sind hier insbesondere die Selbstwirksamkeit, die Konsequenzerwartungen, die subjektive Norm, die Risikowahrnehmung und die Verhaltensintention. Teilweise werden unterschiedliche Begrifflichkeiten für gleiche oder ähnliche Konstrukte verwendet (z.B. Selbstwirksamkeit, perzipierte Verhaltenskontrolle), was die Vergleichbarkeit der Modelle erschwert. Die scheinbaren Unterschiede zwischen den Modellen werden dadurch möglicherweise überbetont.

Insbesondere die Theorie des geplanten Verhaltens (Ajzen 1991), die sozial-kognitive Theorie (Bandura 2000) und die Theorie der Schutzmotivation (Rogers 1985) wurden in zahlreichen Untersuchungen zur Vorhersage des Sport- und Bewegungsverhaltens eingesetzt (Anderson et al. 2010, Milne et al. 2000, Tavares et al. 2009, Floyd et al. 2000, Webb & Sheeran 2006). Obgleich zentrale Annahmen der Modelle empirisch gut bestätigt werden konnten (Floyd et al. 2000, Milne et al. 2000, Webb & Sheeran 2006) bleibt ihr Erklärungspotential begrenzt. Der Anteil der aufgeklärten interindividuellen Varianz im Sportverhalten liegt lediglich bei ca. 28-38% (Baranowski et al. 1998, Lewis et al. 2002, Rhodes et al. 2004, Sheeran 2002). Dies liegt unter anderem daran, dass in diesen Strukturmodellen mögliche volitionale Steuerungsgrößen (vor allem Planung und Handlungskontrolle) noch nicht hinreichend berücksichtigt wurden.

Mit den genannten Ansätzen lässt sich zwar die Intention zur Sportteilnahme recht gut erklären, die Lücke zwischen dieser Intention und dem tatsächlichen Verhalten („Intentions-Verhaltens-Lücke“) scheint jedoch nicht hinreichend spezifiziert zu sein. Derartige volitionale Aspekte finden in den Prozessmodellen stärkere Berücksichtigung.

Prozessmodelle

Prozessmodelle unternehmen den Versuch, diejenigen psychologischen Vorgänge genauer zu beschreiben, die zur Initiierung des Sportverhaltens, zu seiner Aufrechterhaltung oder zu seinem Abbruch führen. Dabei handelt es sich – in Anlehnung an das Rubikon-Modell von Heckhausen (1989) – um prädezisionale Prozesse der Intentionsbildung (Abwägen der Handlungsoptionen), präaktionale Prozesse der Handlungsinitiierung (Generieren von Implementierungsintentionen), aktionale Prozesse der Handlungskontrolle (Einsatz von Strategien der Intentionsabschirmung bzw. Rückfallprophylaxe) und postaktionale Prozesse der Handlungsbewertung (Reflexion der Konsequenzerfahrungen). Zu nennen sind hier insbesondere das Relapse Prevention Model (Marlatt 1985), das HAPA-Modell (Schwarzer 1992) und das MoVo-Prozessmodell (Fuchs 2007).

Der „Klassiker“ aller gesundheitspsychologischen Prozessmodelle ist das *Relapse Prevention Model*, das ursprünglich für den Bereich des Alkohol- und Drogenkonsums konzipiert wurde. Insbesondere in den

80er und 90er Jahren wurde dieser Ansatz auch erfolgreich zur Erklärung des körperlichen Aktivitätsverhaltens angewendet (z.B. Foster 1995, King & Frederiksen 1984); in den letzten Jahren stieß das Marlatt-Modell jedoch nur noch auf wenig Resonanz in der Sport- und Bewegungsforschung. Das *HAPA-Modell* formuliert neben allgemein-psychologischen auch differentiell-psychologische Annahmen und wird daher häufig als „Hybridmodell" bezeichnet (z.B. Lippke & Kalusche 2007, Lippke & Wiedemann 2007, Schwarzer 2008). Angenommen wird, dass in verschiedenen Stadien (präintentional vs. postintentional) unterschiedliche kognitive Faktoren (z.B. Selbstwirksamkeit) und Prozesse (z.B. Planung) an der Entstehung und Aufrechterhaltung des Sportverhaltens beteiligt sind (Schwarzer 2008). Sowohl das HAPA-Modell als auch das *MoVo-Prozessmodell* berücksichtigen neben motivationalen auch volitionale Einflussvariablen. Neben Implementierungsplänen (Gollwitzer 1999) betonen beide Ansätze den Einfluss des Barrierenmanagements (Krämer & Fuchs 2010) auf die erfolgreiche Verhaltensumsetzung. Abweichungen zwischen beiden Modellen finden sich bei der unterschiedlichen Berücksichtigung von Aspekten der Selbstkonkordanz und der Konsequenzerfahrungen. Die im HAPA-Modell und im MoVo-Prozess-Modell postulierten Zusammenhänge der einzelnen Konstrukte konnten in verschiedenen Studien belegt werden (Fuchs et al. 2005, Krämer & Fuchs 2010, Lippke et al. 2005, Scholz et al. 2009, Schwarzer & Luszczynska 2008, Seelig & Fuchs 2006, Sniehotta et al. 2005).

Stadienmodelle

Stadienmodelle postulieren die Existenz diskreter Entwicklungsphasen der Sportteilnahme, die aufeinander aufbauend in einer bestimmten Reihenfolge durchlaufen werden. So wird etwa im Transtheoretischen Modell (TTM) von Prochaska & Di Clemente (1983) der Veränderungsprozess im Sportverhalten in fünf Phasen eingeteilt: Präkontemplation, Kontemplation, Präparation, Aktion und Aufrechterhaltung.

Metaanalysen (Marshall & Biddle 2001, Spencer et al. 2006) bestätigen zentrale Annahmen des Transtheoretischen Modells. Das Berliner Stadienmodell (Fuchs 2001, 2003) nimmt zum Teil ähnliche Stadien wie das TTM an, differenziert jedoch im postdezisionalen Bereich stärker (Lippke & Kalusche 2007). Das Precaution Adoption Process Model (PAPM) (Weinstein & Sandman 1992) kam bislang im Bereich von Sport und Bewegung noch wenig zur Anwendung. Die Stadienmodelle sind heftig kritisiert worden. Notwendig erscheint insbesondere eine genauere Beschreibung der Faktoren und Prozesse beim Übergang von einem Stadium in das nächste (Sutton 2005), beispielsweise durch Angabe von Moderatoren und Mediatoren des Stadienwechsels (Marshall & Biddle 2001). Die Hauptkritik an den Stadienmodellen entzündet sich aber an der Frage, ob es sich bei der Einteilung in diskrete Stadien nicht letztlich um eine künstliche Kategorisierung von eigentlich kontinuierlichen Prozessen handele (Sutton 2005).

Auch wenn die Ergebnisse einiger Studien die qualitative Unterscheidung verschiedener Stadien stützen (Lippke & Plotnikoff 2009, Schüz et al. 2009), besteht doch weiterer Klärungsbedarf. Abraham (2008) hält statt diskreter Stadien ein Kontinuum der Handlungsbereitschaft („continuum of action readiness", S. 36) für angemessener. Die Handlungsbereitschaft ergibt sich hierbei aus der Kombination der Ausprägungsgrade auf den einzelnen Einflussvariablen.

Weiterführende Betrachtungen

Betrachtet man den heutigen Stand der Theorien zur Erklärung der körperlichen Aktivität zusammenfassend, so lässt sich Folgendes feststellen. Die Modelle weisen große Ähnlichkeiten auf, die zum Teil durch unterschiedliche Begrifflichkeiten verschleiert sind. Neuere Modelle integrieren die empirisch bewährten Variablen und Strukturannahmen früherer Modelle und ergänzen diese um neue Komponenten. Dennoch ist die Aufklärungsvarianz auch dieser neueren Modelle noch immer begrenzt. Mögliche Gründe hierfür sollen im Folgenden diskutiert werden.

In den bisherigen Erklärungsmodellen liegt der Fokus auf kognitiven, bewussten Prozessen der Person. Emotionale und unbewusste Prozesse sind in einigen Theorien zwar nicht ausgeschlossen, werden aber nicht explizit berücksichtigt. Es ist jedoch davon auszugehen, dass emotionale und unbewusste Prozesse bei der menschlichen Verhaltenssteuerung eine nicht unbedeutende Rolle spielen (Blümke et al. 2010, Kahneman 2003). In den letzten Jahren war durchaus Forschungsaktivität zur Rolle der Emotionen bei der Erklärung des Sportverhaltens festzustellen. Deren Ergebnisse wurden jedoch kaum in theoretische Erklärungsmodelle übernommen.

So konnten Mohiyeddini et al. (2009) beispielsweise im Bereich des Bewegungsverhaltens zeigen, dass durch Hinzunahme von Emotionsvariablen die Vorhersagekraft der Theorie des geplanten Verhaltens um 17% verbessert werden konnte. In einer Untersuchung von Brand (2006) erwies sich die affektive Einstellungskomponente als besserer Prädiktor der Sportpartizipation als die kognitive Einstellungskomponente. Kiviniemi, Voss-Humke und Seifert (2007) fanden einen signifikanten Effekt affektiver Assoziationen auf das Sportverhalten. Auch die Emotionen während des Sporttreibens scheinen mit dem zukünftigen Sportverhalten in Zusammenhang zu stehen (Schneider et al. 2009). Eines der wenigen Modelle, welches die emotionalen Aspekte in der Erklärung menschlichen Verhaltens explizit mit einbezieht, ist das „Reflective-compulsive Model“ von Strack & Deutsch (2004). Dieses Modell ist allerdings im Bereich von Sport und Bewegung bislang nicht überprüft worden.

Auch wenn manche Theorien wie beispielsweise das Transtheoretische Modell den Unterschied zwischen dem Beginn und der Aufrechterhaltung des Gesundheitsverhaltens berücksichtigen, wird dieser Unterscheidung u.E. bislang noch zu wenig Aufmerksamkeit geschenkt. Studien weisen darauf hin, dass der Einfluss der einzelnen Variablen in der Phase der Aufnahme einer Sportaktivität und der Phase der Aufrechterhaltung unterschiedlich stark ist (Schüz et al. 2009, Williams et al. 2008).

Die unterschiedliche Gewichtung der Variablen in den verschiedenen Phasen des Sportverhaltens gilt es in weiteren Untersuchungen zu präzisieren. Zum Teil spielen auch gänzlich andere Variablen beim Beginn und bei der Aufrechterhaltung einer Sportaktivität eine Rolle. So ist beispielsweise die Art und Weise, wie eine Person mit Rückfällen in ihr altes Verhaltensmuster (z.B. Ausfallenlassen der Sportstunde) umgeht, logischerweise nur im Stadium der Aufrechterhaltung von Bedeutung. Ein Modell, das sich explizit nur mit der Aufrechterhaltung von sportlicher Aktivität beschäftigt, ist das Physical Activity Maintenance (PAM) Model von Nigg et al. (2008). Ob es der weiteren Erforschung des Sport- und Bewegungsverhaltens dienlich ist, wird sich in den kommenden Jahren herausstellen. Abhängig davon, ob der Beginn, die Aufrechterhaltung oder der Umgang mit „Rückfällen“ betrachtet wird, unterscheidet sich auch die Qualität mancher Einflussvariablen. Schwarzer (2008) unterscheidet im Rahmen des HAPA-Modells zu Recht die verschiedenen Facetten der Selbstwirksamkeit. So muss differenziert werden, ob sich eine Person zutraut, mit einem bestimmten Sportprogramm *beginnen*, dieses über eine längere Zeit hinweg *aufrechterhalten* oder nach einer Unterbrechung dieses *wieder aufnehmen* zu können (Nigg et al. 2008).

Empirische Untersuchungen weisen darauf hin, dass auch andere von den Modellen benannte Einflussvariablen weiter spezifiziert werden müssen. Als Beispiel soll an dieser Stelle die sportbezogene soziale Unterstützung genannt werden, für die die Klassifikation von Fuchs (1997) eine theoretische Basis bietet. Zwar konnte in querschnittlichen, aber auch in den wenigen längsschnittlichen Studien ein Zusammenhang zwischen wahrgenommener sozialer Unterstützung und Sportteilnahme festgestellt werden (Anderson et al. 2010, Anderson et al. 2006, Cerin et al. 2010, Hankonen et al. 2010, Jackson 2006, Trost et al. 2002).

Es scheinen jedoch Unterschiede bezüglich des Geschlechts, der Unterstützungsquelle und der Form der sozialen Unterstützung zu bestehen. Carron et al. (2007) kommen aufgrund der Ergebnisse ihrer Metaanalyse zu dem Schluss, dass die soziale Unterstützung durch einen „important other“ (zum Beispiel Freunde, Ärzte oder Arbeitgeber) einen größeren Effekt auf die Aufrechterhaltung des Sporttreibens hat als die Familie. In einer Untersuchung von Wallace et al. (2000) hing dies jedoch vom Geschlecht der sporttreibenden Person ab. Bei Frauen hatte die soziale Unterstützung durch die Familie einen größeren Einfluss, während für Männer die Unterstützung durch Freunde hilfreicher war. Bislang befassten sich nur wenige Untersuchungen mit der Wirkung unterschiedlicher Formen sozialer Unterstützung. Ausnahmen bilden die Studien von Hamilton & White (2010) und Ranby (2010). Hamilton & White (2010) fanden im Rahmen von Interviews mit Elternpaaren, dass die Beziehung zwischen sozialer Unterstützung und Sportverhalten nicht in jedem Fall positiv sein muss. Informationelle Unterstützung wurde von manchen Personen als erdrückend wahrgenommen. Zudem berichteten manche Befragungsteilnehmer von Schuldgefühlen, wenn sie um Unterstützung bitten. In der Untersuchung von Ranby (2010) stand informationelle Unterstützung bei Frauen in negativem Zusammenhang mit dem Sporttreiben, wenn ihre Intention, Sport zu treiben, gering war. Bei hoher Intention zeigte sich dieser Zusammenhang nicht. Emotionale Unterstützung erwies sich dagegen sowohl bei niedriger als auch bei hoher Intention als hilfreich.

Diese Ergebnisse spiegeln neben der Notwendigkeit der differenzierten Betrachtung der einzelnen Variablen auch deren komplexes Zusammenspiel wider.

9. Beeinflussung der körperlichen Aktivität

In Anbetracht der ausgeprägten Bewegungsarmut in den Industrienationen und ihrer erheblichen gesundheitlichen und finanziellen Folgen stellt sich die Frage, wie das Sport- und Bewegungsverhalten der Menschen gefördert werden kann. Mittlerweile existieren vielfältige kommunale Angebote für den Änderungswilligen (Sportvereine, Fitness-Studios, Reha-Zentren, Angebote der Volkshochschule, freie Laufgruppen usw.). Dennoch bleiben die Teilnahmequoten relativ gering und die Abbruchraten hoch.

In den letzten Jahrzehnten wurden zahlreiche Maßnahmen entwickelt, um Menschen zum Sporttreiben zu motivieren. Diese setzen auf unterschiedlicher Ebene an. Es existieren bevölkerungsbezogene Kampagnen (z.B. „Deutschland bewegt sich" vom Bundesministerium für Gesundheit), regionale bzw. kommunale Programme der Sportförderung (Sportentwicklungsplanung der Gemeinden) und individuum-bezogene Ansätze. Zum Teil sind die Programme für ein spezielles Setting (beispielsweise Betriebe, Schulen, Kliniken oder Arztpraxen) oder spezielle Zielgruppen (z.B. Herzpatienten, Kinder, Übergewichtige) konzipiert. In den letzten Jahren wurden zudem erfolgreich Interventionen auf der Basis moderner Informa-tionstechnologien (Internet, E-Mail, Telefoncoaching) konzipiert (Marcus et al. 2007, Martin-Diener et al. 2007). Im Folgenden soll exemplarisch die Forschungslage im Bereich der gruppenbezogenen Interventionsprogramme genauer dargestellt werden.

Gruppeninterventionen

Auf der Ebene der individuumsbezogenen Ansätze sind Gruppen- von Einzelinterventionen zu unterscheiden. Gruppenprogramme haben im Vergleich zu Einzelinterventionen nicht nur den Vorteil des günstigeren Kosten-Nutzen-Verhältnisses. Im Gruppensetting können zudem psychologische Wirkmechanismen wie Modelllernen und soziale Unterstützung durch die Gruppe genutzt werden. Die Gruppenangebote reichen von reinen Sportprogrammen (ohne psychologische Komponenten zur Verhaltensstabilisierung) über Sportprogramme mit psychologischen Komponenten bis hin zu reinen psychologischen Programmen (ohne eigenes Sportangebot) (vgl. Göhner 2007).

Studien konnten zeigen, dass eine Kombination aus psychologischen und sportpraktischen Komponenten größere Effekte bei der Förderung des Sport- und Bewegungsverhaltens erzielt als eine der beiden Maßnahmen allein (Kuoppala et al. 2008). Zum Teil wird auch versucht, Sportprogramme durch nicht-psychologische „Zusätze" wie Kinderbetreuung, bessere Ausschilderung von Walking-Wegen, Videotapes mit Fitness-Übungen für zu Hause oder der Möglichkeit, eine Person kostenfrei zum Sportprogramm mitbringen zu dürfen, in ihrer motivationalen Wirkung zu verstärken. Beispiele hierfür sind die australische multistrategische Intervention von Wen et al. (2002) und das niederländische Groningen Active Living Model (GALM, Stevens et al. 1999). Die Angebote unterscheiden sich zudem hinsichtlich ihrer theoretischen Fundierung und wissenschaftlichen Wirksamkeitsüberprüfung.

Eine Auflistung und Beschreibung aller bewegungsbezogenen Gruppeninterventionsprogramme ist an dieser Stelle nicht möglich. Stattdessen soll im Folgenden eine Auswahl an psychologischen Programmen für Erwachsene mit und ohne integriertem Bewegungsangebot vorgestellt werden, die in den letzten zehn Jahren umgesetzt und in deutscher oder englischer Sprache veröffentlicht wurden. In Tabelle 2 sind die Programme im Überblick dargestellt. Ausführlichere Vergleiche verschiedener Interventionsprogramme finden sich bei Hillsdon et al. (2005), Göhner (2007), Müller-Riemenschneider et al. (2008) sowie Hutchison et al. (2009).

Tab. 2: Gruppenprogramme ohne und mit integriertem Bewegungsangebot

Programme ohne integriertes Bewegungsangebot	
Autoren	**Name des Programms**
Diehl 1998, McMahon 2010	CHIP
Schäfer et al. 2000	Aktiv Gesundheit fördern[11]
Simons-Morton et al. 2001	ACT
Burke et al. 2002	Programm für Paare
Conn et al. 2003	Programm für Frauen
Albright et al. 2005	IMPACT
Stadler et al. 2005	Gesundheit beginnt im Kopf
Stewart et al. 1997, 2001	CHAMPS I und II
Moore et al. 2006	CHANGE
Göhner & Fuchs 2007	MoVo-LISA
Wilcox et al. 2008	Active for Life
Programme mit integriertem Bewegungsangebot	
Autoren	**Name des Programms**
Dunn et al. 1997, Smolander et al. 2000	Project Active
Stewart et al. 2006	CHAMPS III
Göhner et al. 2007, Berg et al. 2010	M.O.B.I.L.I.S.

Die Interventionsprogramme ACT, IMPACT, CHANGE und CHAMPS I sowie das "Programm für Paare" und das „Programm für Frauen“ wurden jeweils nur einmalig im Rahmen einer Evaluationsstudie umgesetzt. Die übrigen Programme kommen zum Teil noch heute zur Anwendung, wie beispielsweise CHIP (McMahon 2010) und M.O.B.I.L.I.S. (Berg et al. 2010). Im Rahmen der Programme wird mit Hilfe unterschiedlicher didaktischer Methoden (u.a. Frontalunterricht, Gruppenarbeit, Hausaufgaben, Selbstbeobachtungen) versucht, das Sport- und Bewegungsverhalten der Teilnehmer nachhaltig zu stärken. Die Programmdauer variiert von 1,5-2 Wochen bei MoVo-LISA bis hin zu einer zweijährigen Betreuung im Rahmen der ACT-Intervention und des Programms Project Active. Die Programme zielen in unterschiedlicher Weise auf die Veränderung der psychologischen Steuerungsgrößen des Sport- und Bewegungsverhaltens ab. In Tabelle 3 ist eine Übersicht über die wichtigsten angesprochenen Variablen dargestellt. Lediglich die Programme M.O.B.I.L.I.S. und ACT sprechen gezielt alle sechs Variablen an. Auffällig ist, dass nur wenige Programme die Unterstützung durch das soziale Umfeld (social support) behandeln, obgleich diese wiederholt als besonders kritischer Einflussfaktor auf das Sporttreiben identifiziert wurde (Anderson et al. 2006, Jackson 2006). Beim Vergleich der verschiedenen Interventionen kommt Göhner (2007) zu dem Schluss, dass weder die Anzahl der angesprochenen Variablen noch die Dauer der Intervention einen konsistenten Bezug zur Programmwirksamkeit aufweisen.

[11] Gesundheitsbildungsprogramm der Deutschen Rentenversicherung für die medizinische Rehabilitation; Seminareinheit „Bewegung und körperliches Training“

Die Frage nach der Wirksamkeit der Interventionen lässt sich aufgrund der unterschiedlichen methodischen Herangehensweisen und der unterschiedlichen Qualität der durchgeführten Studien nur schwer beantworten. So wurde in den Studien zu CHAMPS II und III, „Active for Life“ und teilweise auch CHIP keinerlei Kontrollgruppe zum Vergleich herangezogen. Die Programme ACT, „Gesundheit beginnt im Kopf“ und IMPACT wurden lediglich mit einer Alternativ-Intervention verglichen. Somit sind Aussagen zur Wirksamkeit dieser Interventionsprogramme nur wenig zuverlässig. Die Interventionen „Programm für Frauen“, „Gesundheit beginnt im Kopf“, „Project Active“ sowie „Active for Life“ wurden zwar im Rahmen von Kontrollgruppendesigns überprüft, allerdings nur auf ihre kurzfristige Wirkung hin (bis 4 Monate nach Programmende). Lediglich die Programme CHANGE, CHAMPS I, M.O.B.I.L.I.S. und MoVo-LISA wurden im Rahmen von Kontrollgruppendesigns über einen Zeitraum von 11 bzw. 12 Monaten nach Programmende getestet und erwiesen sich als erfolgreich. So trieben z.B. die M.O.B.I.L.I.S.-Teilnehmer ein Jahr nach Interventionsende noch durchschnittlich 96 Minuten mehr Sportaktivität pro Woche als die Personen der No-Treatment-Kontrollgruppe (Schlatterer et al. 2010). Bei den Teilnehmern der Kurzintervention MoVo-LISA zeigte sich ein Jahr nach der Intervention ein wöchentliches Mehr an sportlicher Aktivität von durchschnittlich 28 Minuten pro Woche im Vergleich zur Kontrollgruppe (Fuchs et al. 2010, Fuchs et al. 2011).

Gleichzeitige Änderung mehrerer Verhaltensweisen

Manche der in den letzten Jahren entwickelten Gruppeninterventionsprogramme zielen nicht nur auf die Veränderung des Bewegungsverhaltens, sondern gleichzeitig auf die Verbesserung anderer Gesundheitsverhaltensweisen ab. So dienen die o.g. Programme M.O.B.I.L.I.S., CHIP, „Gesundheit beginnt im Kopf“ und das „Programm für Paare“ gleichzeitig auch der Änderung des Ernährungsverhaltens. Andere Interventionsprogramme versuchen sogar mehr als zwei Verhaltensweisen auf einmal zu verändern. So wurde z.B. im Rahmen der „Lifestyle Heart Trial” (Ornish 1998) der Versuch unternommen, parallel auf eine Umstellung der Ernährung, der Sportaktivität, der Stressbewältigung und des Rauchverhaltens hinzuwirken. Damit stellen sich die vor allem für Programmentwickler relevanten Fragen: Lassen sich bei einer gleichzeitigen Inangriffnahme mehrerer Risikoverhaltensweisen – abgesehen von den ökonomischen Vorteilen, die damit verbunden wären – psychologische Synergieeffekte erzielen, die zu nachhaltigeren Verhaltensänderungen führen als bei einer sequenziellen Bearbeitung dieser Risikoverhaltensweisen? Oder beeinträchtigt der Versuch, gleichzeitig mehrere Verhaltensweisen zu beeinflussen, den Lerneffekt? Verschiedene Studien weisen darauf hin, dass eine signifikante Veränderung mehrerer Verhaltensweisen gleichzeitig möglich ist (Aldana et al. 2005, Kelley & Abraham 2004, Riebe et al. 2005, Schlatterer et al. 2010). Allerdings gibt es auch Hinweise, dass ein solcher „multiple behavior change“-Ansatz einer sequentiellen Vorgehensweise nicht immer überlegen sein muss (Prochaska & Sallis 2004, Wilcox et al. 2000). Der Versuch, verschiedene Verhaltensweisen parallel zu verändern, kann sich als kontraproduktiv erweisen, wenn die Veränderungsbereitschaft in den verschiedenen Verhaltensbereichen unterschiedlich stark ausgeprägt ist (Taylor et al. 2004). Insgesamt stehen wir hier noch vor vielen ungelösten Fragen.

Tab. 3: Übersicht der mit den Gruppenprogrammen angesprochenen psychologischen Zielvariablen (modifiziert nach Poggel 2010)

Psychologische Zielvariablen	**Project Active**	**ACT**	**Programm für Paare**	**Programm für Frauen**	**Gesundheit beginnt im Kopf**	**IMPACT**	**Aktiv Gesundheit fördern**	**CHANGE**	**CHAMPS I, II, III**	**Active for Life**	**CHIP**	**MoVo-LISA**	**M.O.B.I.L.I.S.**
Selbstwirksamkeit	x	x	x	x	x	x	x	x	x	x	x	x	x
Konsequenzerwartungen	x	x	x	x	x		x	x	x	x	x	x	x
Zielintention		x	x		x	x	x	x				x	x
Implementierungspläne	x	x			x	x	x		x		x	x	x
Barrierenmanagement	x	x		x	x	x	x	x		x		x	x
Soziale Unterstützung	x	x	x					x		x			x

Kritische Gesamtbetrachtung

Fasst man die Ergebnisse der Interventionsstudien zusammen, so ergibt sich folgendes Bild. Viele der existierenden Gruppenprogramme sind durchaus in der Lage, das Bewegungsverhalten von Teilnehmern substanziell zu verändern. Allerdings ist diese Veränderung oft schon nach wenigen Wochen bzw. Monaten wieder verblasst. Notwendig zur Verstetigung der anfänglichen Interventionseffekte erscheinen deshalb kurze Auffrischungsinterventionen (Booster) in Form von Telefonaten, postalischen Remindern oder internetgestützten Maßnahmen. Diese kommen beispielsweise in den Programmen ACT, IMPACT, MoVo-LISA und dem „Programm für Frauen" zur Anwendung. Die Wirksamkeit von Boostern für die Aufrechterhaltung der erzielten Verhaltensänderungen konnte in verschiedenen Untersuchungen aufgezeigt werden (Albright et al. 2005, Conn et al. 2003); über das Kosten-Nutzen-Verhältnis einzelner Booster-Maßnahmen ist noch wenig bekannt. Theoriegestützte Interventionen erwiesen sich als wirksamer als nicht theoriebasierte Programme (Noar et al. 2007). Neben einer theoretischen Fundierung ist weiterhin eine Standardisierung der Programme in Form von schriftlich niedergelegten Manualen zu fordern, um Transparenz, Vergleichbarkeit und Trainierbarkeit zu gewährleisten. Veröffentlichte Manuale existieren beispielsweise für MoVo-LISA (Göhner & Fuchs 2007), GALM (de Greef et al. 1997) und CHAMPS II (Gillis et al. 2003). Da stets die Wirkung der gesamten Programme untersucht wurde, lässt sich aus den genannten Untersuchungen kein Rückschluss auf die Wirkung einzelner Interventionskomponenten ziehen. Bislang wurden nur wenige Komponenten isoliert auf ihre Wirkung hin untersucht. Dies ist beispielsweise der Fall für die Erstellung von Implementierungs- und Bewältigungsplänen (Pochstein & Wegner 2010, Sniehotta et al. 2006). Zukünftige Untersuchungen sollten somit gezielt die Effekte einzelner Interventionsbausteine analysieren.

Offen ist zudem die Frage, welche Intervention für wen am besten geeignet ist („differenzielle Intervention"). Zwar richten sich manche Interventionen an bestimmte Zielgruppen, wie beispielsweise das Programm für Paare (Burke et al. 2002) oder das Programm für Frauen (Conn et al. 2003). Nicht berücksichtigt wurde bislang jedoch die unterschiedliche Persönlichkeit der Teilnehmer. So erscheint es beispielsweise plausibel, dass bei Menschen, die gerne planen und zielstrebig zu Werke gehen, andere Interventionsformen von Erfolg gekrönt sind als bei Menschen die die Dinge lieber „auf sich zukommen lassen" und eher spontan handeln. Eine gezielte Zuweisung zu individuell passenden Programmen – etwa auf der Basis eines zuvor durchgeführten Screenings – könnte die Erfolgsquote von Interventionen zur Bewegungsförderung weiter steigern.

Ausblick

Trotz der überwiegend positiven Wirkung von Sport und Bewegung auf Körper und Psyche ist die Mehrheit der Bevölkerung nicht in ausreichendem Maß sportlich aktiv. Die bislang entwickelten theoretischen Modelle können nur in begrenztem Ausmaß das Sport- und Bewegungsverhalten von Menschen erklären. Sie bieten jedoch schon heute eine hilfreiche Grundlage für die Konzeption von Interventionen zur Sport- und Bewegungsförderung. Mit den bislang entwickelten Interventionen lassen sich kurzfristig beachtliche Verhaltensänderungen erzielen, diese schwächen sich jedoch innerhalb einiger Wochen oder Monate wieder ab. Eine Möglichkeit zur Verstetigung der erzielten Interventionseffekte wird in Booster-Maßnahmen gesehen. Bei der Entwicklung derartiger Booster werden die modernen Informationstechnologien (E-Mail, Internet, Telefoncoaching) vermutlich eine immer größere Bedeutung erlangen. Um den Prozentsatz der Personen, deren Verhalten durch das Programm nicht verändert wird (Non-Responder) zu verringern, zeichnen sich zwei Lösungswege ab: (a) personalisierte Interventionen, die mehr als bislang auf die individuellen Bedürfnisse der Teilnehmer eingehen und (b) differenzielle Interventionen mit Vorab-Screening, um eine optimale Passung zwischen Person und Programm zu ermöglichen.

Interventionen sollten theoretisch fundiert und schriftlich niedergelegt sein, und ihre Wirksamkeit sollte in langfristigen, methodisch hochwertigen Untersuchungen (randomisierten, kontrollierten Studien) evaluiert werden. Parallel hierzu ist die Weiterführung der Grundlagenforschung zu fordern. Der Fokus sollte in den nächsten Jahren auf der stärkeren Berücksichtigung emotionaler und unbewusster

Prozesse in theoretischen Modellen, der Wirksamkeitsüberprüfung einzelner Interventionsbausteine und der Analyse interindividueller Unterschiede in der Empfänglichkeit für bestimmte Programme liegen.

Aus Public Health-Sicht sind die besten Interventionsprogramme jedoch wirkungs-los, wenn sie nicht flächendeckend angeboten werden. Eine wichtige Rolle bei der Verbreitung von Lebensstiländerungsprogrammen spielt die betriebliche Gesund-heitsförderung. Häufig besteht diese auch heute noch darin, den Mitarbeiten einfach nur Sport- und Bewegungskurse anzubieten, ohne diese Maßnahme in ein psychologisch-fundiertes Gesamtkonzept zur Lebensstiländerung einzubetten. Mit solchen Angeboten werden zumeist nur diejenigen erreicht, die bereits sportlich aktiv sind und diese betriebliche Maßnahme gerne auch noch „mitnehmen" (Sockoll et al. 2008). Mitarbeiter, die gesundheitlich in besonderem Maße von Sport profitieren würden, nehmen an derartigen Angeboten oft nicht teil oder springen relativ rasch wieder ab. Notwendig wären hier speziell auf diese Zielgruppe zugeschnitte Gruppen- oder Einzelmaßnahmen, die die Motivation zu Bewegung und die volitionale Kompetenz zum langfristigen Dabeibleiben stärken (Wenninger et al. 2007).

Bei all den Bemühungen bezüglich der Förderung des Sportverhaltens ist jedoch Eines zu bedenken. Die Interventionen setzen an einem Punkt an, an dem „das Kind bereits in den Brunnen gefallen ist", d.h. die Person bereits körperlich inaktiv ist. Es stellt sich somit die Frage nach „präventiver" Sportförderung im Kindes- und Jugendalter. Entgegen der weitläufigen Meinung sind sportliche Kinder jedoch nicht unbedingt sportliche Erwachsene (Kjønniksen et al. 2008, Twisk et al. 2000). Längsschnittstudien offenbaren oft nur eine geringe Korrelation zwischen der sportlichen Aktivität im Kindesalter und im Erwachsenenalter (Kjønniksen et al. 2008, Twisk et al. 2000). Dennoch macht Bewegungsförderung im Kindesalter Sinn. Zu vermuten ist, dass hier in mehrfacher Hinsicht eine Basis gelegt wird, auf die man im Erwachsenenalter zurückgreifen kann. Zu nennen sind hier beispielsweise positive sportbezogene Erfahrungen, die Fähigkeit, das Sporttreiben organisieren und in den Alltag einbauen zu können sowie der Erwerb motorischer Fertigkeiten, die wiederum das sportbezogene Selbstkonzept formen. Diese Erfahrungen und Fähigkeiten können bis ins Erwachsenenalter nachhallen und bei der im Lebensverlauf immer wieder notwendigen Neukonstruktion und Weiterentwicklung des „eigenen Sporttreibens" eine bedeutende Rolle spielen. Für die Zukunft besteht eine wichtige Aufgabe darin, Jugendliche beim Übergang ins Erwachsenenleben dabei zu unterstützen, ihren im Kindesalter erworbenen sportlich-aktiven Lebensstil als Teil ihrer Identität im Erwachsenenalter aufrechtzuerhalten.

Literatur

Abele, A., Brehm, W. (1993). Mood effects of exercise versus sport games: Findings and implications for well-being and health. *International Review of Health Psychology,* 2, 53-80

Abele, A., Brehm, W. (1994). Welcher Sport für welche Stimmung? Differentielle Effekte von Fitness- und Spielsportaktivitäten auf das aktuelle Befinden. In: Nitsch, J., Seiler, R. (Hrsg.): Gesundheitssport – Bewegungstherapie. Sankt Augustin: Academia, 133-149

Abraham, C. (2008). Beyond stages of change: Multi-determinant continuum models of action readiness and menu-based interventions. *Applied Psychology: An International Review,* 57, 30-41

Ajzen, I. (1991). The theory of planned behavior. *Organizational Behavior and Human Decision Processes,* 50, 179-211

Albright, C., Pruitt, L., Castro, C., Gonzalez, A., Woo, S., King, A. (2005). Modifying physical activity in a multi-ethnic sample of low-income women: One year results from the IMPACT project. *Annals of Behavioral Medicine,* 30, 191–200

Aldana, S., Greenlaw, R., Diehl, H., Salberg, A., Merrill, R., Ohmine, S. Thomas, C. (2005). Effects of an intensive diet and physical activity modification program on the health risks of adults. *Journal of the American Dietetic Association,* 105, 371-381

Alfermann, D., Stoll, O. (1996). Befindlichkeitsveränderungen nach sportlicher Aktivität. *Sportwissenschaft,* 26, 406-422

Anderson, E., Winett, R., Wojcik, J., Williams, D. (2010). Social cognitive mediators of change in a group randomized nutrition and physical activity intervention. *Journal of Health Psychology,* 15, 21–32

Anderson, E., Wojcik, J., Winett, R., Williams, D. (2006). Social-cognitive determinants of physical activity: The influence of social support, self-efficacy, outcome expectations, and self-regulation among participants in a church-based health promotion study. *Health Psychology,* 25, 510-520

Balz, E. (2000). Sport und Bewegung – eine Frage der Etikettierung? *dvs-Informationen,* 15, 8-12

Bandura, A. (2000). Health promotion from the perspective of social cognitive theory. In: Norman, P., Abraham, C., Conner, M. (Eds.): Understanding and Changing Health Behavior. From Health Beliefs to Self-Regulation. Amsterdam, NL: Harwood Academic Publishers, 299-339

Baranowski, T., Anderson, C., Carmack, C. (1998). Mediating variable framework in physical activity interventions. How are we doing? How might we do better? *American Journal of Preventive Medicine,* 15, 266-297

Bauman, A., Miller, Y. (2004). The public health potential of health enhancing physical activity (HEPA). In: Oja, P., Borms, J. (Eds.): Health-enhancing physical activity. Oxford, UK: Meyer & Meyer, 125-149

Becker, S., Klein, T., Schneider, S. (2006). Sportaktivität in Deutschland im 10-Jahres-Vergleich: Veränderungen und soziale Unterschiede. *Deutsche Zeitschrift für Sportmedizin,* 57, 226-232

Berg, A., Frey, I., Hamm, M., Fuchs, R., Lagerstrom, D., Haas, R. et al. (2010). Patientenschulung im Bereich Adipositas: Das bewegungsorientierte M.O.B.I.L.I.S.-Konzept. *Bewegungstherapie und Gesundheitssport,* 26, 58–64

Berntsen, S. (2010). Validity of physical activity monitors in adults participating in free-living activities. *British Journal of Sports Medicine,* 44, 657-664

Biddle, S., Fuchs, R. (2009). Exercise psychology: A view from Europe. *Psychology of Sport and Exercise,* 10, 410-419

Blümke, M., Brand, R., Schweizer, G., Kahlert, D. (2010). Exercise might be good for me, but I don't feel good about it: Do automatic associations predict exercise behavior? *Journal of Sport and Exercise Psychology,* 32, 137-153

Brand, R. (2006). Die affektive Einstellungskomponente und ihr Beitrag zur Erklärung von Sportpartizipation. *Zeitschrift für Sportpsychologie,* 13, 147-155

Brand, R. & Schlicht, W. (2008). Sportpsychologische Interventionen in der Therapie und Rehabilitation. In: Kellmann, M., Beckmann, J. (Hrsg.): Anwendungen der Sportpsychologie. Göttingen: Hogrefe, 609-659

Brand, R., Schlicht, W. (2009). Körperliche Aktivität. In: Bengel, J., Jerusalem, M. (Hrsg.): Handbuch der Gesundheitspsychologie und Medizinischen Psychologie. Göttingen: Hogrefe., 196-203

Brené, S., Bjoernebeck, A., Aberg, E. Mathé, A. A., Olson, L., Werme, M. (2007). Running is rewarding and anti-depressive. *Physiology and Behavior,* 92, 136-140

Breuer, C., Wicker, P. (2007). Körperliche Aktivität über die Lebensspanne. In: Fuchs, R., Göhner, W., Seelig, H. (Hrsg.): Aufbau eines körperlich-aktiven Lebensstils. Göttingen: Hogrefe, 89-107

Burke, V., Mori, T., Giangiulio, N., Gillam, H., Beilin, L., Houghton, S., Cutt, H., Monsour, J., Wilson, A. (2002). An innovate program for changing health behaviors. *Asia Pacific Journal of Clinical Nutrition,* 11, 586–597

Bussmann, J., Ebner-Priemer, U., Fahrenberg, J. (2009). Ambulatory Activity Monitoring. *European Psychologist*, 14, 142–152

Carron, A., Hausenblas, H., Mack, D. (2007). Social influence and exercise: A meta-analysis. In: Smith, D., Bar-Eli, M. (Eds.): Essential Readings in Sport and Exercise Psychology. Champaign, IL, US: Human Kinetics, 372-377

Cerin, E., Leslie, E., Sugiyama, T., Owen, N. (2010). Perceived barriers to leisure-time physical activity in adults: An ecological perspective. *Journal of Physical Activity and Health,* 7, 451-459

Conn, V., Burks, K., Minor, M., Mehr, D. (2003). Randomized trial of 2 interventions to increase older women's exercise. *American Journal of Health Behavior, 27,* 380–388

de Greef, M., Steven, M., Bult, P., Lemmink, K., Rispens, P. (1997). Groningen Active Living Model. Manual. Haarlem, NL: De Vrieseborch

Diehl, H. (1998). CHIP results. Coronary risk reduction through intensive community-based lifestyle intervention: The CHIP Experience. *American Journal of Cardiology*, 82 [Suppl. 2], 83T-87T

Dunn, A., Marcus, B., Kampert, J., Garcia, M., Kohl, H., Blair, S. et al. (1997). Reduction in cardiovascular disease risk factors: 6-month results from project active. *Preventive Medicine,* 26, 883-892

Eichberg, S. & Rott, C. (2004). Sportverhalten im mittleren und höheren Erwachsenenalter. *Journal of Public Health,* 12, 93-104

Europäische Kommission (2010). Eurobarometer 72.3: Sport und körperliche Betätigung. Brüssel: TNS Opinion & Social

European Opinion Research Group (2003). Special Eurobarometer: Physical Activity. Brussels: European Union

Floyd, D., Prentice-Dunn, S., Rogers, R. (2000). A meta-analysis of research on protection motivation theory. *Journal of Applied Social Psychology,* 30, 407-429

Foster, M. (1995). A test of the abstinence violation effect in exercise relapse: The relationship between attributions, self-efficacy, and exercise adherence. *Dissertation Abstracts International: Section B: The Sciences and Engineering,* 56, 1697

Fuchs, R. (1997). Psychologie und körperliche Bewegung. Göttingen: Hogrefe

Fuchs, R. (2001). Entwicklungsstadien zum Sporttreiben. *Sportwissenschaft,* 31, 255-281

Fuchs, R. (2003). Sport, Gesundheit und Public Health. Göttingen: Hogrefe

Fuchs, R. (2006). Motivation zum Freizeit- und Gesundheitssport. In: Tietjens, M., Strauß, B. (Hrsg.): Handbuch Sportpsychologie. Schorndorf: Hofmann, 270-278

Fuchs, R. (2007). Das MoVo-Modell als theoretische Grundlage für Programme der Gesundheitsverhaltensänderung. In: Fuchs, R., Göhner, W., Seelig, H. (Hrsg.): Aufbau eines körperlich-aktiven Lebensstils. Göttingen: Hogrefe, 317-325

Fuchs, R., Göhner, W. & Seelig, H. (Hrsg.). (2007). Aufbau eines körperlich-aktiven Lebensstils. Göttingen: Hogrefe

Fuchs, R., Göhner, W. & Seelig, H. (2011). Long-term effects of a psychological group intervention on physical exercise and health: The MoVo-Concept. *Journal of Physical Activity and Health, 8.*

Fuchs, R., Göhner, W., Seelig, H., Fleitz, A., Mahler, C., Schittich, I. (2010). Lebensstil-integrierte sportliche Aktivität: Ergebnisse der MoVo-LISA Interventionsstudie. *Bewegungstherapie und Gesundheitssport,* 26, 1–7

Fuchs, R., Seelig, H., Kilian, D. (2005). Selbstkonkordanz und Sportteilnahme. Eine Clusteranalytische Unterscheidung verschiedener Formen des Dabeibleibens und Abbrechens. *Zeitschrift für Gesundheitspsychologie,* 13, 126-138

Gabriel, H. (2000). Sport und Immunsystem. Hofmann: Schorndorf

Gillis, D., McLellan, B., Sperber, N., Tuzzio, L., Verboncoeur, C., Stewart, A. L. (2003). Community Healthy Activities Model Program for Seniors II (CHAMPS II): Program Manual. San Francisco, CA: University of California, San Francisco, Institute for Health & Aging

Göhner, W. (2007). Gruppenprogramme zum Aufbau eines körperlich-aktiven Lebensstils. In: Fuchs, R., Göhner, W., Seelig, H. (Hrsg.): Aufbau eines körperlich-aktiven Lebensstils. Göttingen: Hogrefe, 254-273

Göhner, W., Berg, A., Fuchs, R. (2007). M.O.B.I.L.I.S.: Ein 12-Monate-Programm zur Lebensstilände rung bei Adipositas. In: Fuchs, R., Göhner, W., Seelig, H. (Hrsg.): Aufbau eines körperlich-aktiven Lebensstils. Göttingen: Hogrefe, 326-339

Göhner, W., Fuchs, R. (2007). Änderung des Gesundheitsverhaltens. Göttingen: Hogrefe.

Gollwitzer, P. (1999). Implementation intentions: Strong effects of simple plans. *American Psychologist,* 54, 493-503

Hamilton, K., White, K. (2010). Parental physical activity: Exploring the role of social support. *American Journal of Health Behavior,* 34, 573-584

Hankonen, N., Absetz, P., Ghisletta, P., Renner, B, Uutela, A. (2010). Gender differences in social cognitive determinants of exercise adoption. *Psychology and Health,* 25, 55-69

Hänsel, F. (2007). Körperliche Aktivität und Gesundheit. In: Fuchs, R., Göhner, W., Seelig, H.(Hrsg.): Aufbau eines körperlich-aktiven Lebensstils. Göttingen: Hogrefe, 23-44

Heckhausen, H. (1989). Motivation und Handeln (2. Auflage). Berlin: Springer

Hillsdon, M., Foster, C., Thorogood, M. (2005). Interventions for promoting physical activity. *The Cochrane Database of Systematic Reviews, 3,* CD003180

Huerta, J., Navarro, C., Chirlaque, M., Tormo, M., Steindorf, K., Buckland, G. et al. (2010). Prospective study of physical activity and risk of primary adenocarcinomas of the oesophagus and stomach in the EPIC (European Prospective Investigation into Cancer and Nutrition) cohort. *Cancer Causes Control,* 21, 657–669

Hutchison, A., Breckon, J., Johnston, L. (2009). Physical activity behavior change interventions based on the transtheoretical model: A systematic review. *Health Education and Behavior,* 36, 829-845

Jackson, T. (2006). Relationships between perceived close social support and health practices within community samples of American women and men. *The Journal of Psychology*, 140, 229–246

Jolliffe, J., Rees, K., Taylor, R., Thompson, D., Oldridge, N., Ebrahim, S. (2001). Exercise-based rehabilitation for coronary heart disease. *Cochrane Database of Systematic Reviews, 1*, CD001800

Kahneman, D. (2003). A perspective on judgment and choice: Mapping bounded rationality. *American Psychologist*, 58, 697-720

Kakanis, M., Peake, J., Brenu, E., Simmonds, M., Gray, B., Hooper, S., Marshall-Gradisnik, S. (2010). The open window of susceptibility to infection after acute exercise in healthy young male elite athletes. *Exercise Immunology Review,* 16, 119-137

Kanning, M., Schlicht, W. (2010). Be active and become happy: An ecological momentary assessment of physical activity and mood. *Journal of Sport & Exercise Psychology,* 32, 253-261

Kelley, K., Abraham, C. (2004). RCT of a theory-based intervention promoting healthy eating and physical activity amongst out-patients older than 65 years. *Social Science & Medicine*, 59, 787–797

King, A. & Frederiksen, L. (1984). Low-cost strategies for increasing exercise behavior: Relapse prevention training and social support. *Behaviour Modification,* 8, 3-21

Kiviniemi, M., Voss-Humke, A., Seifert, A. (2007). How do I feel about the behavior? The interplay of affective associations with behaviors and cognitive beliefs as influences on physical activity behavior. *Health Psychology,* 26, 152–158

Kjønniksen, L., Torsheim, T., Wold, B. (2008). Tracking of leisure-time physical activity during adolescence and young adulthood: A 10-year longitudinal study. *International Journal of Behavioral Nutrition and Physical Activity,* 5, Artikel-Nr. 69

Klein, T., Becker, S. (2008). Gibt es wirklich eine Reduzierung sportlicher Aktivität im Lebenslauf? Eine Analyse alters- und kohortenbezogener Unterschiede der Sportaktivität. *Zeitschrift für Soziologie,* 37, 226–245

Krämer, L., Fuchs, R. (2010). Barrieren und Barrierenmanagement im Prozess der Sportteilnahme. Zwei neue Messinstrumente. *Zeitschrift für Gesundheitspsychologie,* 18, 170-182

Kruk, J. (2009). Physical activity and health. *Asian Pacific Journal of Cancer Prevention,* 10, 721-728

Kuoppala, J., Lamminpää, A., Husman, P. (2008). Work health promotion, job well-being, and sickness absences - A systematic review and meta-analysis. *Journal of Occupational and Environmental Medicine,* 50, 1216-1227

Lampert, T., Mensink, G., Ziese, T. (2005). Sport und Gesundheit bei Erwachsenen in Deutschland. *Bundesgesundheitsblatt,* 48, 1357-1364

Lewis, B., Marcus B., Pate R., Dunn, A. (2002). Psychosocial mediators of physical activity behavior among adults and children. *American Journal of Preventive Medicine*, 23(suppl), 26 –35

Lippke, S., Kalusche, A. (2007). Stadienmodelle der körperlichen Aktivität. In R. Fuchs, R, Göhner, W., Seelig, H. (Hrsg.): Aufbau eines körperlich-aktiven Lebensstils. Göttingen: Hogrefe, 170-191

Lippke, S., Plotnikoff, R. (2009). The protection motivation theory within the stages of the transtheoretical model. Stage specific interplay of variables and prediction of exercise stage transitions. *British Journal of Health Psychology,* 14, 211-229

Lippke, S., Wiedemann, A. (2007). Sozial-kognitive Theorien und Modelle zur Beschreibung und Veränderung von Sport und körperlicher Bewegung – ein Überblick. *Zeitschrift für Sportpsychologie,* 14, 139-148

Lippke, S., Ziegelmann, J., Schwarzer, R. (2005). Stage-specific adoption and maintenance of physical activity. *Psychology of Sport and Exercise,* 6, 585-603

Marcus, B., Lewis, B., Williams, D., Dunsinger, S., Jakicic, J., Whiteley, J. et al. (2007). A comparison of internet and print-based physical activity interventions. *Archives of Internal Medicine,* 167, 944-994

Marlatt, G. (1985). Relapse prevention: Theoretical rationale and overview of the model. In: Marlatt, G., Gordon, J. (Eds.): Relapse prevention. New York: Guilford, 3-70

Marshall, S., Biddle, S. (2001). The transtheoretical model of behavior change: A meta-analysis of applications to physical activity and exercise. *Annals of Behavioral Medicine,* 23, 229–246

Martin-Diener, E., Wanner, M., Padlina, O. (2007). Internetgestützte Bewegungsförderung. In: Fuchs, R., Göhner, W., Seelig, H. (Hrsg.): Aufbau eines körperlich-aktiven Lebensstils. Göttingen: Hogrefe, 294-313

McMahon, T. (2010). In the spotlight: Hans Diehl. *Newsletter of the American College of Lifestyle Medicine, March-Issue,* 1-5

Mead, G., Morley, W., Campbell, P., Greig, C., McMurdo, M., Lawlor, D. (2009). Exercise for depression. *Cochrane Database of Systematic Review,* 3, CD004366

Mensink, G. (2002). Körperliches Aktivitätsverhalten in Deutschland. In: Samitz, G., Mensink, G. (Hrsg): Körperliche Aktivität in Prävention und Therapie. München: Hans Marseille, 35-44

Mensink, G. (2003). Beiträge zur Gesundheitsberichterstattung des Bundes. Bundes-Gesundheitssurvey: Körperliche Aktivität. Aktive Freizeitgestaltung in Deutschland. Berlin: Robert Koch-Institut

Milne, S., Sheeran, P., Orbell, S. (2000). Prediction and intervention in health-related behavior: A meta-analytic review of protection motivation theory. *Journal of Applied Social Psychology,* 30, 106-143

Mohiyeddini, C., Pauli, R., Bauer, S. (2009). The role of emotion in bridging the intention-behaviour gap: The case of sports participation. *Psychology of Sport and Exercise,* 10, 226-234

Moore, S., Charvat, J., Gordon, N., Pashkow, F., Ribisl, P., Roberts, B., Rocco, M. (2006). Effects of a CHANGE intervention to increase exercise maintenance following cardiac events. *Annals of Behavioral Medicine,* 31, 53–62

Morseth, B., Emaus, N., Wilsgaard, T., Jacobsen, B., Jørgensen, L. (2010). Leisure time physical activity in adulthood is positively associated with bone mineral density 22 years later: The Tromsø study. *European Journal of Epidemiology,* 25, 325-331

Müller-Riemenschneider, F., Reinhold, T., Nocon, M., Willich, S. (2008). Long-term effectiveness of interventions promoting physical activity: A systematic review. *Preventive Medicine,* 47, 354-368

Nigg, C., Borrelli, B., Maddock, J., Dishman, R. (2008). A theory of physical activity maintenance. *Applied Psychology: An international Review,* 57, 544-560

Noar, S., Benac, C., Harris, M. (2007). Does tailoring matter? Meta-analytic review of tailored print health behavior change interventions. *Psychological Bulletin*, 133, 673–693

Nocon, M., Keil, T., Willich, S. (2007). Education, income, occupational status and health risk behavior. *Journal of Public Health,* 15, 401–405

Ornish, D. (1998). Avoiding revascularization with lifestyle changes: The Multicenter Lifestyle Demonstration Project. *American Journal of Cardiology,* 82, 72-76

Pahmeier, I. (2008). Partizipation, Bindung und Dropout im Freizeit-, Breiten- und Gesundheitssport. In: Beckmann, J., Kellmann, M. (Hrsg.): Anwendungen der Sportpsychologie. Göttingen: Hogrefe, 425-497

Pochstein, F., Wegner, M. (2010). Vorsatzbildung und volitionale Unterstützung bei Gefäßpatienten Effekte einer psychologischen Intervention auf das Ausmaß der körperlichen Aktivität. *Zeitschrift für Gesundheitspsychologie,* 18, 79-87

Poggel, K. (2010). Entwicklung eines ambulanten Interventionsprogramms zur Förderung der Bewegungsadhärenz: Eine Pilotstudie [Unveröffentlichte Masterarbeit]. Freiburg: Albert-Ludwigs-Universität

Prince, A., Adamo, K., Hamel, M., Hardt, J., Gorber, S., Tremblay, M. (2008). A comparison of direct versus self-report measures for assessing physical activity in adults: A systematic review. *International Journal of Behavioral Nutrition and Physical Activity*, 5, Artikel-Nr. 56

Prochaska, J., DiClemente, C. (1983). Stages and processes of self change of smoking: Towards an integrative model. *Journal of Consulting and Clinical Psychology,* 51, 390-395

Prochaska, J., Sallis, J. (2004). A randomized controlled trial of single versus multiple health behavior change: Promoting physical activity and nutrition among adolescents. *Health Psychology,* 23, 314-318

Rampf, J., Brehm, W. (2000). Drop-Out und Bindung im Fitness-Studio. *Bayreuther Beiträge zur Sportwissenschaft,* Heft 6

Ranby, K. (2010). Spousal influences on adult women's exercise: An expansion of the health action process approach model. *Dissertation Abstracts International: Section B: The Sciences and Engineering,* 70, 6608

Rethorst, C., Wipfli, B., Landers, D. (2009). The antidepressive effects of exercise. A meta-analysis of randomized trials. *Sports Medicine,* 39, 491-511

Rhodes, R., Plotnikoff, R., Spence, J. (2004). Creating parsimony at the expense of precision? Conceptual and applied issues of aggregating belief-based constructs in physical activity research. *Health Education Research,* 19, 392-405

Riebe, D., Blissmer, B., Greene, G., Caldwell, M., Ruggiero, L., Stillwell, K., et al. (2005). Long-term maintenance of exercise and healthy eating behaviors in overweight adults. *Preventive Medicine,* 40, 769 –778

Rogers, R. (1985). Attitude change and information integration in fear appeals. *Psychological Reports,* 56, 179-182

Rütten, A., Abu-Omar, K., Lampert, T., & Ziese, T. (2005). Körperliche Aktivität. In Robert Koch Institut (Hrsg.): Gesundheitsberichterstattung des Bundes. Heft 26: Körperliche Aktivität. Berlin: Robert Koch-Institut

Sallis, J., Owen, N. (1998). *Physical activity and behavioural medicine.* Thousand Oaks: Sage

Schäfer, H., Döll, S., Müller, D. (2000). Seminareinheit Bewegung und körperliches Training. In: Verband Deutscher Rentenversicherungsträger (Hrsg.): Aktiv Gesundheit fördern – Gesundheitsbildungsprogramm der Rentenversicherung für die medizinische Rehabilitation. Stuttgart: Schattauer, 329-411

Schlatterer, M., Göhner, W., Seelig, H., Berg, A., Fuchs, R. (2010). Langzeiteffekte des Interventionsprogramms M.O.B.I.L.I.S. auf das Bewegungs- und Ernährungsverhalten adipöser Personen. In: Amesberger, G., Finkenzeller, T., Würth, S. (Hrsg.): Psychophysiologie im Sport. Hamburg: Feldhaus, 160

Schlicht, W., Brand, R. (2007). Körperliche Aktivität, Sport und Gesundheit. Weinheim: Juventa

Schlicht, W., Kanning, M., Bös, K. (2003). Psychosoziale Interventionen zur Beeinflussung des sekundären Risikofaktors Bewegungsmangel: Theoretische Modelle und praktische Evidenzen. In: Jordan, J., Bardé, B., Zeiher, A. (Hrsg.): Expertise für die Status- und Konsensuskonferenz Psychokardiologie. Frankfurt/M.: VAS

Schneider, M., Dunn, A., Cooper, D. (2009). Affect, exercise, and physical activity among healthy adolescents. *Journal of Sport & Exercise Psychology,* 31, 706-723

Scholz, U., Keller, R., Perren, S. (2009). Predicting behavioral intentions and physical exercise: A test of the health action process approach at the intrapersonal level. *Health Psychology,* 28, 702-708

Scholz, U., Schüz, B., Ziegelmann, J. (2007). Motivation zu körperlicher Aktivität. In: Fuchs, R., Göhner, W., Seelig, H. (Hrsg.): Aufbau eines körperlich-aktiven Lebensstils. Göttingen: Hogrefe, 131-149

Schüz, B., Sniehotta, F., Mallach, N., Wiedemann, A., Schwarzer, R. (2009). Predicting transitions from preintentional, intentional and actional stages of change. *Health Education Research,* 24, 64-75

Schwarzer, R. (1992). Self-efficacy in the adoption and maintenance of health behaviours: Theoretical approaches and a new model. In: Schwarzer, R. (Hrsg.): Self-efficacy: Thought control of action. Bristol, PA: Taylor & Francis, 217-243

Schwarzer, R. (2008). Modeling health behavior change: How to predict and modify the adoption and maintenance of health behaviors. *Applied Psychology: An international review,* 57, 1-29

Schwarzer, R., Luszczynska, A. (2008). How to overcome health-compromising behaviors. The Health Action Process Approach. *European Psychologist,* 13, 141-151

Schwerdtfeger, A., Eberhardt, R., Chmitorz, A. (2008). Gibt es einen Zusammenhang zwischen Bewegungsaktivität und psychischem Befinden im Alltag? *Zeitschrift für Gesundheitspsychologie,* 16, 2-11

Seelig, H., Fuchs, R. (2006). Messung der sport- und bewegungsbezogenen Selbstkonkordanz. *Zeitschrift für Sportpsychologie*, 13, 121-139

Sheeran, P. (2002). Intention-behavior relations: A conceptional and empirical review. *European Review of Social Psychology, 12*, 1-36

Simons-Morton, D., Blair, S., King, A., Morgan, T., Applegate, W., O'Toole, M., et al. (2001). Effects of physical activity counseling in primary care. *Journal of the American Medical Association,* 286, 677–687

Singer, R., Wagner, P. (2001). Habituelle körperliche Aktivität und Gesundheit. Untersuchungen zu einer „schwierigen" Beziehung. In: Seiler, R., Birrer, D., Schmid, J., Valkanover, S. (Hrsg.): Sportpsychologie: Anforderungen, Anwendungen, Auswirkungen. Köln: bps, 78-80

Sjöström, M., Oja, P., Hagströmer, M., Smith, B., Bauman, A. (2006). Health-enhancing physical activity across European Union countries: The Eurobarometer study. *Journal of Public Health,*14, 291-300

Smolander, J., Blair, S, Kohl, H. (2000). Work ability, physical activity, and cardiorespiratory fitness: 2-year results from Project Active. *Journal of Occupational and Environmental Medicine,* 42, 906-910

Sniehotta, F., Scholz, U., Schwarzer, R. (2005). Bridging the intention–behaviour gap: Planning, self-efficacy, and action control in the adoption and maintenance of physical exercise. *Psychology and Health*, 20, 143–160

Sniehotta, F., Scholz, U., Schwarzer, R. (2006). Action plans and coping plans for physical exercise: A longitudinal intervention study in cardiac rehabilitation. *British Journal of Health Psychology,* 11, 23–37

Sockoll, I., Kramer, I., Bödeker, W. (2008). Iga-Report 13: Wirksamkeit und Nutzen betrieblicher Gesundheitsförderung und Prävention. Ohne Ort: Initiative Gesundheit und Arbeit (IGA)

Spencer, L., Adams, T., Malone, S., Roy, L., Yost, E. (2006). Applying the transtheoretical model to exercise: A systematic and comprehensive review of the literature. *Health Promotion Practice,* 7, 428-443

Stadler, G., Oettingen, G., Gollwitzer, P. (2005). Gesundheit beginnt im Kopf: Von der Fantasie zum Ziel zum gesunden Lebensstil. Vorab-Bericht zu den Ergebnissen einer wissenschaftlichen Studie zur Selbstregulation von Gesundheitsverhalten. Hamburg: DAK.

Stathopoulou, G., Powers, M., Berry, A., Smits, J., Otto, M. (2006). Exercise interventions for mental health: A quantitative and qualitative review. *Clinical Psychology: Science and Practice,* 13, 179-193

Stevens, M., Bult, P., de Greef, M., Lemmink, K., Rispens, P. (1999). Groningen Active Living Model (GALM): Stimulating physical activity in sedentary older adults. *Preventive Medicine,* 29, 267–276

Stewart, A., Gillis, D., Grossman, M., Castrillo, M., Pruitt, L., McLellan, B. et al. (2006). Diffusing a research-based physical activity promotion program for seniors into diverse communities: CHAMPS III. *Preventing Chronic Disease,* 3, 1–16

Stewart, A., Mills, K., Sepsis, P., King, A., McLellan, B., Roitz, K., Ritter, P. (1997). Evaluation of CHAMPS, a physical activity promotion program for older adults. *Annals of Behavioral Medicine,* 19, 353–361

Stewart, A., Verboncoeur, C., McLellan, B., Gillis, D., Rush, S., Mills, K., et al. (2001). Physical activity outcomes of CHAMPS II: A physical activity promotion program for older adults. *Journal of Gerontology,* 56, 465-470

Stoll, A., Pfeffer, I., Alfermann, D. (Hrsg.) (2010). Lehrbuch Sportpsychologie. Bern: Huber

Strack, F., Deutsch, R. (2004). Reflective and impulsive determinants of social behavior. *Personality and Social Psychology Review.* 8, 220-247

Ströhle, A., Höfler, M., Pfister, H., Müller, A.-G., Hoyer, J., Wittchen, H.-U., Lieb, R. (2007). Physical activity and prevalence and incidence of mental disorders in adolescents and young adults. *Psychological Medicine,* 37, 1657–1666

Sutton, S. (2005). Stage theories of health behavior. In: Conner, M., Norman, P. (Eds.): Predicting health behaviour (2nd ed.). Buckingham, UK: Open University Press, 223-275

Tavares, L., Plotnikoff, R., Loucaides, C. (2009). Social-cognitive theories for predicting physical activity behaviours of employed women with and without young children. *Psychology, Health & Medicine,* 14, 129- 142

Taylor, W., Hepworth, J., Lesse, E., Cassells, A., Gousse, Y., Sweeney, M., et al. (2004). Readiness to change physical activity and dietary practices and willingness to consult healthcare providers. *Health Research Policy and Systems*, 2, Artikel-Nr. 2

Thomas, D., Elliott, E., Naughton, G. (2009). Exercise for type 2 diabetes mellitus (Review). *Cochrane Database of Systematic Reviews,* 1, CD002968

Tiernan, A. (2008). Mechanisms linking physical activity with cancer. *Nature Reviews Cancer,* 8, 205-211

Trost, S., Owen, N., Bauman, A., Sallis, J., Brown, W. (2002). Correlates of adults' participation in physical activity: review and update. *Medicine & Science in Sports & Exercise,* 34, 1996-2001

Twisk, J., Kemper, H., van Mechelen, W. (2000). Tracking of activity and fitness and the relationship with cardiovascular disease risk factors. *Medicine & Science in Sports & Exercise,* 32, 1455-1461

van Poppel, M., Chinapaw, M., Mokkink, L., van Mechelen, W., Terwee, C. (2010). Physical activity questionnaires for adults: A systematic review of measurement properties. *Sports Medicine,* 40, 565-600

Wagner, P. (2000). Aussteigen oder Dranbleiben? Darmstadt: Wissenschaftliche Buchgesellschaft

Wagner, P. (2007). Beginnen, Dabeibleiben und Aufhören. In: Fuchs, R., Göhner, W., Seelig, H. (Hrsg.): Aufbau eines körperlich-aktiven Lebensstils. Göttingen: Hogrefe, 71-88

Wagner, P., Brehm, W. (2008). Körperlich-sportliche Aktivität und Gesundheit. In: Beckmann, J., Kellmann, M. (Hrsg.): Anwendungen der Sportpsychologie (Enzyklopädie der Psychologie). Göttingen: Hogrefe, 543-608

Wallace, L., Buckworth, J., Kirby, T., Sherman, W. (2000). Characteristics of exercise behavior among college students: Application of social cognitive theory to predicting stage of change. *Preventive Medicine,* 31, 494–505

Warburton, D., Nicol, C., Bredin, S. (2006). Health benefits of physical activity: The evidence. *Canadian Medical Association Journal,* 174, 801-809

Warner, L., Lippke, S. (2008). Psychological stage models of physical exercise – Research advances. In: Simmons, M., Foster, L. (Eds.): Sport and exercise psychology research advances. New York: Nova Science Publishers, 19-51

Webb, T., Sheeran, P. (2006). Does changing behavioural intentions engender behavior change? A meta-analysis of the experimental evidence. *Psychological Bulletin,* 132, 249-268

Weinberg, R., Gould, D. (2007). *Foundations of sports and exercise psychology* (4th ed.). Champaign, IL: Human Kinetics

Weinstein, N., Sandman, P. (1992). A model of the precaution adoption process: Evidence from home random testing. *Health Psychology,* 11, 170-180

Wen, L., Thomas, M., Jones, H., Orr, N., Moreton, R., King, L., et al. (2002). Promoting physical activity in women: Evaluation of a 2-year community-based intervention in Sydney, Australia. *Health Promotion International,* 17, 127-137

Wenninger, S., Gröben, F., Bös, K. (2007). Betriebliche Sport- und Bewegungsförderung. In: Fuchs, R., Göhner, W., Seelig, H. (Hrsg.): Aufbau eines körperlich-aktiven Lebensstils. Göttingen: Hogrefe, 235-253

Wilcox, S., Dowda, M., Leviton, L., Bartlett-Prescott, J., Bazzarre, T., Campbell-Voytal, K., et al. (2008). Active for life. Final results from the translation of two physical activity programs. *American Journal of Preventive Medicine,* 35, 340–351

Wilcox, S., King, A., Castro, C., Bortz, W. (2000). Do changes in physical activity lead to dietary changes in middle and old age? *American Journal of Preventive Medicine*, 18, 276 –283

Williams, D., Lewis, B., Dunsiger S., Whiteley, J., Papandonatos, G., Napolitano, M., et al. (2008). Comparing Psychosocial Predictors of Physical Activity Adoption and Maintenance. *Annals Behavioral Medicine,* 36, 186–194

Woo, M., Kim, S., Kim, J., Petruzzello, S., Hatfield, B. (2009). Examining the exercise-affect dose-response relationship: Does duration influence frontal EEG asymmetry? *International Journal of Psychophysiology,* 72, 166-172

World Health Organization (WHO) (2009). Global health risks. Mortality and burden of disease attributable to selected major risks. Geneva: World Health Organization

World Health Organization (WHO) (2010). Global recommendations on physical activity for health. Geneva: World Health Organization

Ernährung und Diätetik

Barbara Methfessel und Kirsten Schlegel-Matthies

Einleitung: Diätetik oder Diät

Die Distanz zwischen dem griechischen Begriff „Diätetik" und dem Alltagsbegriff „Diät" scheint ebenso groß wie der Zeitabstand zwischen dem Wirken von Hippokrates und der heutigen Ernährungsdiskussion. Sie spiegelt sich jedoch auch in den unterschiedlichen aktuellen Perspektiven auf das Thema Ernährung und dessen Bedeutung für die Gesundheit wider. Wer in der aktuellen ernährungswissenschaftlichen Fachliteratur den Begriff „Diätetik" sucht, findet in klassischen ernährungswissenschaftlichen oder medizinischen Werken weder sprachlich noch inhaltlich einen Bezug zur ursprünglichen Bedeutung des Begriffs, sondern vor allem den Bezug zur Wirkung der Nahrung auf den Organismus (zusammengefasst in: Der Brockhaus „Ernährung" 2008, S. 131) sowie spezielle Ernährungsempfehlungen für spezifische gesundheitliche Bedingungen, meist auch unter dem Begriff „Diät". Wird auf die ursprüngliche Bedeutung der „Diätetik" Bezug genommen, dann höchstens in einem historischen Überblick und dort auch nur verengt auf Prävention und Therapie (wie im Lexikon der Ernährung, Bd. 1, 2001, S. 308 f.). Die beiden Pole, nämlich Diätetik als „Lehre von der gesunden körperlichen und seelisch-geistigen Lebensweise" einerseits und in der medizinischen Definition als „Lehre von der richtigen Ernährung, vor allem bei Kranken" (Leitzmann, et al. 1988, S. 44) andererseits, spiegeln auch den unterschiedlichen Umgang mit dem Zusammenhang von Gesundheit und Ernährung. Während sich Ernährungsmedizin und ernährungswissenschaftliche Forschung und Lehre einzelnen Zusammenhängen zwischen Nahrung und Körperreaktion widmen, kann die Auseinandersetzung um die Beziehung von Ernährung und Gesundheit in der Gesundheitsförderung und der Ernährungsberatung nicht ohne einen Bezug zur Lebensführung und zur Lebensqualität der betroffenen Menschen geführt werden.

Wie wenig das Alltagsverständnis von Diät weder mit dem historischen noch mit dem medizinischen Verständnis und erst recht mit Gesundheit zu tun hat, macht ein Blick auf den Zeitschriften- und Büchermarkt deutlich. Diäten als Verheißung für einen schlanken und/oder fitten Körper sowie für Schönheit, Gesundheit, langes Leben und vieles mehr beeinflussen das Essverhalten und führen zu Verunsicherungen, neuen Glaubensbekenntnissen und auch Essstörungen. Diese Entwicklung spiegelt das „normal-verrückte" Verhältnis unserer Zeit zum Essen wider.

In diesem Beitrag wird Ernährung als *ein* Einflussfaktor von mehreren und nur im Rahmen der Möglichkeiten und Herausforderungen der Lebensführung aus der Perspektive der Gesundheitsförderung (auch im Rahmen des Lehramtsstudiums) diskutiert. Ausgehend von einem mehrdimensionalen Verständnis von Ernährung und Gesundheit werden die Herausforderungen des Alltags und die daraus zu reflektierenden Grenzen und Möglichkeiten der Förderung einer „gesunden Ernährung" aufgezeigt, wobei hier *krankheitsbedingte* Diäten außer Betracht bleiben. Anders als eher disziplinär orientierte Wissenschaften oder auch Spezialisierungen innerhalb der Ernährungswissenschaft ist der Fokus auf die handelnden Menschen und ihre Lebensbedingungen gerichtet.

1. Was macht/erhält gesund? Oder: Was beeinflusst Gesundheit?

Bereits in der Definition der WHO von 1948 wird Gesundheit als „ein Zustand des vollständigen körperlichen, geistigen und sozialen Wohlergehens und nicht nur das Fehlen von Krankheit oder Gebrechen" (Franzkowiak & Sabo 1998, Faltermeier 2005, S. 33) bezeichnet. Über die Problematik des Anspruchs, der mit dieser Definition verbunden ist, mag man streiten (vgl. Methfessel 2007, 2008); deutlich wird aber, dass Gesundheit nicht nur eine physische, sondern auch eine psychische und soziale/soziokulturelle Dimension hat. Ernährung kann daher nur *ein* Einflussfaktor neben anderen sein. Auch bezogen auf die Physis ist Ernährung nur im Zusammenhang mit den Lebensbedingungen und dem Lebensstil insgesamt zu bewerten: Physische, psychische und soziale Be- und Entlastungen sowie Ausgleichsmöglichkeiten wie auch die zur Verfügung stehenden Ressourcen spielen eine ebenso bedeutsame Rolle und stehen in enger Wechselbeziehung zur Ernährung. Die Lebensführung und der Lebensstil bestimmen dabei nicht nur, wie Ernährung zu Gesundheit und Wohlbefinden beitragen könnte und sollte. Die jeweiligen sozialen, kulturellen und psychischen Voraussetzungen haben auch einen Einfluss darauf, wie sich eine gesundheitsförderliche Essweise in die Alltagsgestaltung integrieren lässt, – nicht zu vergessen, welches Verständnis die Menschen von Gesundheit haben und welche Bedeutung sie dabei der Ernährung geben (Faltermeier, 2005).

Die Dimensionen der Gesundheit stehen durchaus auch im Widerspruch zueinander: Frauen, die viel Energie in eine gute Versorgung der Familie investieren, riskieren z. B. auch ihre eigene Gesundheit, wenn sie u. a. ihre physischen Ressourcen überfordern oder bezogen auf den Essstil in Konflikt mit Männern und Kindern geraten (Frauen übernehmen diesbezüglich immer noch die größere Verantwortung, vgl. Hurrelmann & Kolip 2002, DGE 2004).

Bisher ist noch nicht ausreichend differenziert bestimmt, wie die konkrete Bedeutung der psychischen und sozialen bzw. soziokulturellen Bedingungen und Einflüsse bzw. – bezogen auf die salutogenetische Diskussion – die Widerstandsressourcen und das Kohärenzgefühl zu beschreiben und zu bewerten sind (BZgA 1999, Faltermeier et al. 1998, Wydler et al. 2000). Sicher ist jedoch, dass Gesundheit nicht aus der Addition empfohlener gesundheitsförderlicher Lebensweisen erwächst und vor allem deren Wechselbeziehungen im Rahmen der Lebensführung beachtet werden müssen. Ernährung ist daher auch im Wechselverhältnis zu anderen Einflussfaktoren zu analysieren. Zudem gilt: Gesundheit ist nicht das einzige Ziel des Lebens und nicht der einzige oder gar leitende Faktor der Lebensführung.

2. Ernährung und Essen

Um die Wechselbeziehung von Ernährung und Gesundheit zu verstehen, muss zunächst die vielschichtige Bedeutung des Essens für die Menschen verstanden werden. Schon die Unterscheidung zwischen „Essen“ und „Ernährung“ verdeutlicht den Konflikt zwischen wissenschaftlicher Empfehlung und Alltagshandeln. Die Begriffe sind im Alltag unterschiedlich konnotiert: Der Begriff „Essen“ wird für das Alltagshandeln und die damit verbundenen sozialen und psychischen Zusammenhänge genutzt und mit ihm sind subjektive Bewertungen (z. B. Geschmack, Gemütlichkeit, Wohlbefinden) verbunden. Mit dem Begriff „Ernährung“ werden dagegen *objektive* naturwissenschaftlich begründete Erfordernisse (z. B. Nährstoffzufuhr, Vitamine, Gewicht) und damit zusammenhängende Normen, z. B. in Form von Wertungen wie „richtig“ oder „falsch“, assoziiert. Ernährung steht für die Erwartungen an das „richtige Verhalten“ – und ist damit weniger positiv besetzt (Pudel 2002, S. 374, Schlegel-Matthies 2005, Methfessel 2005a, S. 5 f.).

„Essen“ hat für Menschen neben der physischen auch eine soziale/soziokulturelle und psychische Funktion, und alle Funktionen beeinflussen auch die gesundheitliche Wirkung der Speisen (AID 2007, Barlösius 1999, DGE 2000, Methfessel 2005a). Indem Essen mit sozialen Situationen und Emotionen verbunden ist, wirkt es auch den Stoffwechsel. Über Essen vermittelter Genuss (auch von weniger empfehlenswerten Speisen) kann z. B. den Adrenalinspiegel senken und damit Stress reduzieren, die Zufriedenheit steigern sowie die positive Stimmungen fördern, – was wiederum Auswirkungen auf das Immunsystem haben kann (Methfessel 2007, 2008). Biographisch und kulturell gewachsene und positiv besetzte Geschmackserfahrungen und -präferenzen bieten Sicherheit und können – auch zusammen mit der Essensgemeinschaft – Geborgenheit vermitteln. Die Wechselwirkungen zwischen Speisen, Emotionen und Identität sind zahlreich. Der kulturell angeeignete Geschmack hat starken Einfluss auf die Identität; dies wird vielen Menschen erst bewusst, wenn sie sich in einem fremden Kulturraum aufhalten und die dortigen Speisen zu sich nehmen (Methfessel 2005a).

Wenn Gesundheit durch positive Gefühle beeinflusst wird, bekommt auch *Genuss* eine positive Bedeutung für die Gesundheit (Höhl 2009, Heindl 2005). Gleichzeitig benötigen Genuss und Gesundheit eine „kulinarische Vernunft“ (Lemke 2007, Lüthe 2007), denn Genuss steht im Widerspruch zu Beliebigkeit und nicht alles, was einem schmeckt, tut einem gut.

3. Ernährung und Gesundheit: „Der Mensch ist, was er isst“

Ernährung und Gesundheit sind eng verbunden. Der – nach Lemke (2004, S. 117 f.) wohl meist zitierte – „Gastrosophische Satz“ von Feuerbach, „Der Mensch ist, was er isst“, bringt auf fast provokante Weise die materielle Grundlage unserer Existenz und unsere Nahrungsabhängigkeit ins Bewusstsein. Der Körper kann nur aus dem bestehen, was man ihm zuführt. Dabei muss auch die Nahrungsabhängigkeit weiter und radikaler gedacht werden, als dies (vor allem in der Adipositas-Diskussion) üblich ist: Nahrung ist nicht nur für die Energieversorgung notwendig, sondern auch für den Körperaufbau und -umbau. Die Qualität des Körperauf- und -umbaus wird in Prozess und Ergebnis vorrangig durch die Qualität der Nahrung bestimmt. Wie der Körper aufgebaut wird und welche Nahrung in welcher Qualität und Quantität notwendig ist, hängt dabei auch von den Lebensbedingungen und Lebensstilen ab. Bewegung fördert z. B. den Muskelaufbau und die Knochenstabilität und senkt den Insulinbedarf. Eine ungenügende Versorgung kann bzw. wird sich durch einen Mangel im Aufbau (z. B. bei Knochen) oder durch “Fehler“ bzw. Schwächen in den Körper-funktionen (z. B. durch Konzentrationsprobleme bei Vitamin- oder Flüssigkeitsmangel) bemerkbar machen.

Jeder Auf- und Umbau und jede Nahrungszufuhr wirkt auf das ganze System. Viele der Nahrungsergänzungsmittel und Functional Food Produkte täuschen die Möglichkeit vor, den Stoffwechsel gezielt beeinflussen zu können oder (wie bei vielen Eiweißprodukten) mit der Steigerung der Quantität der Zufuhr auch einzelne Körperprozesse steigern zu können. Ein „Mehr“ an Körperleistung (wie es z. B. viele Vitamin- und Mineralstoffpräparate versprechen) kann es aber nur geben, wenn vorher ein Defizit bestand und die erhöhte Zufuhr nicht zu Störungen des Systems führt.

Der Körper kann zwar auf unterschiedliche Weise ernährungsbedingte Mängel bewältigen – sonst hätte die Menschheit nicht überlebt – aber er „vergisst“ Mangel (und Überfluss und damit verbundene Überforderung) nicht, wie die Ergebnisse der Epigenetik-Forschung deutlich machen. Die Ernährung der Großeltern kann Auswirkungen bis auf die Gesundheit der Enkel haben.

Schlank heißt nicht: „richtig ernährt“

Die aktuelle Übergewichtsdebatte ist vorrangig auf die *Energiebilanz* ausgerichtet. Übergewicht wird dabei oft undifferenziert mit Krankheitsfolgen in Verbindung gebracht und häufig als Beginn der Adipositas gewertet, was nicht zutreffend sein muss. Viele Menschen, die nach Body-Mass-Index (BMI) übergewichtig sind (BMI 25-30), kommen mit dem so definierten Übergewicht gut durchs Leben. Weltweit ist (Daten der WHO folgend) ein BMI zwischen 25 und 27 sogar eine Garantie für mehr Gesundheit und längeres Leben, vermutlich ist die Nährstoffversorgung sicherer und Reserven für Krankheitszeiten sind vorhanden. Die „Verfolgung" des Übergewichts und der Adipositas (unabhängig von den konkreten gesundheitlichen Bedingungen) macht Schlankheit *an sich* zu einem erstrebenswerten Gut. Nicht nur dieser Schlankheitswahn der Gesellschaft, sondern auch der Jo-Jo-Effekt bei Übergewicht und entsprechenden „Diäten" fördern Essstörungen und sogar.

Die Problematik der „Qualität" der Versorgung wird gleichzeitig aus den Augen verloren. Die Versorgung mit Nährstoffen und der Schutz vor Schadstoffen spielen eine ebenso bedeutsame Rolle wie die ökologische und soziale Qualität von Lebensmitteln. Diese Qualitätsproblematik scheint teilweise schon bewusst ausgeblendet zu werden. Wird nämlich nur Bezug auf die *Energiebilanz* genommen, dann können problematische, weil qualitativ minderwertige Lebensmittel, die u. a. reich an wenig erwünschten Kohlenhydraten und Fetten sind, durch Bewegung „ausgeglichen" werden. Die ernährungsphysiologische Qualität dieser Lebensmittel ist jedoch zweifelhaft, denn beim Auf- und Umbau des Körpers sind sie weniger hilfreich und ihr Einfluss auf den Stoffwechsel kann sogar unerwünscht sein, wie dies z. B. die Bedeutung der Fettqualität für die Entstehung von Herz-Kreislauf-Erkrankungen zeigt (vgl. Leitzmann et al. 2009, Hahn et al. 2006). Übergewicht bietet jedoch – wie Ernährung insgesamt – ein breites Feld, um spezifische (auch weniger gesundheitsförderliche) Interessen durchzusetzen. Zu viele verdienen daran (Nestle 2003, Methfessel 2005b).

Wer bestimmt, was „richtig" ist?

Auf der Suche nach dem Zusammenhang von Ernährung und Gesundheit steht man vor einer kaum überschaubaren Anzahl wissenschaftlicher Erkenntnisse und zugleich unterschiedlicher und sich widersprechender Theorien und Positionen (sieht man einmal davon ab, dass Ernährung nicht an sich *gesund* ist, sondern allenfalls *gesundheitsförderlich*). Bei Durchsicht all dieser sich ändernder und/oder konkurrierender Erkenntnisse, bei Beachtung der beruflichen und/oder ökonomischen (Eigen-)Interessen und weltanschaulich geprägten Vorstellungen (vgl. Methfessel 2005b) und bei Nichtbeachtung individueller Besonderheiten oder ökologischer und sozialer Aspekte haben seit Hippokrates die folgenden gesundheitsbezogenen Grundregeln noch Bestand:

- *Die große Vielfalt der Nahrungsmittel nutzen, einseitige Ernährung vermeiden*
- *pflanzliche Nahrungsmittel bevorzugen.*
- *Nahrungsmittel so gering und schonend wie möglich und so viel wie notwendig bearbeiten bzw. gering verarbeitete Nahrungsmittel bevorzugen.*
- *Auf ein insgesamt ausgewogenes Verhältnis von Bedarf (auch durch Lebensstil bestimmt) und Zufuhr achten (d. h. heutzutage auch: Nahrungsmittel mit geringer Energiedichte und relativ hohem Nährstoffanteil bevorzugen).*

- *Essen sollte schmackhaft zubereitet sein und mit Genuss verzehrt werden* (vgl. Lemke 2007, Ströhle 2009).

Diese Regeln sind zwar in der ernährungswissenschaftlichen Diskussion anerkannt, bieten jedoch nur eine begrenzte Sicherheit. Sie müssen konkretisiert und umgesetzt werden. Das dazu benötigte Wissen und die daraus abgeleiteten Bewertungen ändern sich. „Ernährungsmoden" wie die Steinzeiternährung, Atkins-Diät oder neue Marktentwicklungen wie beim Functional Food nutzen diese Unsicherheiten und platzieren sich als wissenschaftlich gesicherte Neuerungen. Ein Teil dieser neuen Konzepte (wie die Atkins-Diät) kann schnell als problematisch erkannt werden. Andere haben – aus wissenschaftlicher Perspektive – dubiose Begründungen, aber durchaus sinnvolle Empfehlungen (z. B. die meisten Trennkost-Konzepte, Methfessel 2005b). Und manche, heute anerkannte Position war anfangs eine „Außenseiter-Meinung" (z.B. die Vollwert-Ernährung nach Körber, 2004).

Wissenschaftliche Gesellschaften wie die Deutsche Gesellschaft für Ernährung (DGE) müssen „konservativ" sein und neue Entwicklungen zunächst kritisch prüfen. Sie dürfen nicht vorschnell neuen Strömungen folgen, sondern haben im Diskurs unterschiedlicher Positionen herauszufiltern, was sie verantworten können. Sie garantieren also nicht unbedingt den neuesten Stand der Forschung, dafür jedoch eine breite Diskussion innerhalb der Wissenschaft. Institutionen wie die DGE oder auch Ministerien bieten auch insofern nur begrenzte Sicherheit, weil sie unterschiedliche Interessen vertreten und Kompromisse zwischen diesen suchen müssen. Verbraucher/-innen haben dabei oft eine schwächere Lobby als die Agrar- und Lebensmittelindustrie (Barlösius 1999). Ernährungsempfehlungen zu geben bzw. zu bewerten, ist zudem schwierig, weil sehr unterschiedliche Bedeutungen damit verbunden sein und sie unterschiedlichen Zielen folgen können (Bechthold, 2009): Unterschieden werden muss zwischen nachweisbarem (Mindest-) Bedarf und den aus aktuellen Kenntnissen und Bedingungen gefolgerten Empfehlungen.

An der Aufteilung der Makronährstoffe soll dies kurz erläutert werden: So kann der Mindestbedarf an *Eiweiß* bestimmt werden (ca. 8 % der notwendigen Energiezufuhr – En%). Die Empfehlung von 10-15 En% berücksichtigt zusätzlich, dass wir in einer Kultur leben, in der ein hoher Verzehr von Fleisch und anderen tierischen Produkten für die subjektive Lebensqualität von vielen Menschen eine große Bedeutung hat. Der gesunde menschliche Körper könnte ca. 20-25 En% Eiweiß verarbeiten. Würde diese Menge aber durch tierisches Eiweiß aufgenommen, würde die mit der Tierproduktion verbundene soziale und ökologische Problematik noch verstärkt werden. Die Empfehlung für den *Fettverzehr* (30 En%) berücksichtigt, dass in der westlichen Kultur zu viel tierisches Fett verzehrt wird und der Bewegungsausgleich zu gering ist. Die vielzitierte und gelobte „Kreta-Diät" mit einem hohen Olivenöl-Anteil ist ohne die Lebensbedingungen, unter denen Anfang der 1960er Jahre die ländliche Bevölkerung in Kreta lebte, nicht zu bewerten: Damals bestimmten harte körperliche Arbeit und wenig tierische Nahrungsmittel das Leben. Mit diesen Lebensbedingungen könnte man auch in Deutschland einen Fettverzehr von bis zu 50En% positiv bewerten. Ein Mindestbedarf an Fett kann – abgesehen von den essentiellen Fettsäuren – nicht festgelegt werden. Die Empfehlungen für die Aufnahme der *Kohlenhydrate* (50-55 En%) ergeben sich aus der Differenz. Auch hier kann ein Mindestbedarf nicht bestimmt werden. Essentielle Kohlenhydrate sind nicht bekannt, da der Körper diese (außer Ballast- bzw. Faserstoffe) selbst herstellen kann. Dennoch scheint eine Mindestzufuhr (u. a. für die Hirntätigkeit) notwendig zu sein. Qualität und Quantität der Nährstoffe und die Art der Kombination und Zufuhr über Nahrungsmittel (oder auch Nahrungsergänzungsmittel) sollten differenziert analysiert und diskutiert werden.

Die Heraushebung bzw. Verteufelung von einzelnen Nährstoffen – sei dies aus wirtschaftlichen, pädagogischen, ideologischen oder Karriereinteressen – dient weniger der gesundheitsförderlichen Ernährung, sondern eher der Fehlorientierung und Verunsicherung, denn sowohl die Lebenserfahrung als auch die nächsten Pressemeldungen widerlegen solche einseitigen Wertungen. So kann z. B. das Ziel einer Reduktion der gesättigten Fettsäuren oder der „Freien Radikalen" nicht durch eine „Verteufelung" erfolgen, denn beide haben auch positive Funktionen im Körper. Empfehlungen sind zudem immer nur auf breite Bevölkerungsgruppen mit „durchschnittlichem Lebensstil" bezogen. In ihnen bleiben individuelle Differenzen, bezogen auf die physische Konstitution oder auf die Lebensbedingungen und -stile, oder andere Besonderheiten meist unberücksichtigt. Für die neuere Forschung wird daher eine stärkere Orientierung an den *individuellen* Bedingungen gefordert.

Eine stärkere Orientierung an individuellen Voraussetzungen hat eine lange Geschichte. Das uns bekannte älteste Konzept ist das der Ayurvedischen Heilkunst, das auch die Grundlage für die klassische chinesische Medizin gebildet haben soll. Auch in der antiken Medizin mit der „Viersäftelehre" nach Galen, die von Hildegard von Bingen weiterentwickelt wurde und derzeit wieder eine Renaissance erlebt, wurden verschiedene Körpertypen unterschieden (Haug 1991). Das heutige Diskussionsspektrum reicht von dubiosen Ernährungskonzepten (wie die Blutgruppenernährung) über genetisch orientierte spezifische Empfehlungen bis hin zu Überlegungen, dass Menschen lernen müssen, über eine entwickelte Körperwahrnehmung und einen kritischen Umgang mit neuen Theorien und Manipulationen eine für sie sinnvolle Ernährungsweise zu finden (vgl. Rützler 2006, 2010).

Neben naturwissenschaftlichen Erkenntnissen werden in Empfehlungen auch pädagogische und politische Interessen bzw. Verantwortungen berücksichtigt. Auch wenn letztere nicht immer im Dienste der Gesundheit stehen, ist ihre Notwendigkeit aber unstrittig. Zwar gibt es keine einfachen Aussagen dazu, was gesundheitsförderliche Ernährung ist, dennoch ist die Ernährung der Bevölkerung ebenso eine politische Aufgabe wie die sozialen und ökologischen Zusammenhänge bzw. Folgen der Ernährungsweise einer Gesellschaft, es müssen dafür Orientierungen gegeben werden, nicht zuletzt um vor bedenklichen Empfehlungen zu schützen. Die Beziehung zwischen Ernährung und Gesundheit ist demnach nur in Teilen naturwissenschaftlich zu beschreiben und zu erklären.

4. Gesundheitskompetenz benötigt Verbraucherkompetenz. Oder: Welche Interessen bestimmen die Auseinandersetzung um gesunde Ernährung?

„Essen auswählen zu lernen ist für Kinder wie für Erwachsene in Wirtschaftsgesellschaften mit einem Überangebot an Nahrung eine der größten Herausforderun-

forderungen unserer Zeit.“ (Heindl 2008, S. 1). Essen und Ernährung beschreiben ein bedeutendes Konsumfeld: Essende und sich um ihre Ernährung sorgende Menschen und werden heftig umworben, und dies nicht nur hinsichtlich des Konsums von Lebensmitteln oder Speisen und Gerichten innerhalb oder außerhalb ihres Haushalts. Auch Nahrungsergänzungsmittel, (Koch-)Bücher und andere Printmedien, (Internet-)Informationen, Beratungen, Fernsehsendungen oder Wohnungs- und Küchenausstattungen sind Produkte, die angepriesen und an die jeweiligen Konsumentinnen und Konsumenten gebracht werden wollen.
Geworben wird zwar häufig mit der „Gesundheit“ der Verbraucher/-innen, jedoch haben Anbieter in erster Linie ihren Profit im Blick und weniger eine gesundheitsförderliche Ernährung der umworbenen Käuferschicht. Milliardengewinne werden dadurch erzielt, dass Menschen alltäglich Produkte kaufen, die nur eingeschränkt oder gar nicht gesundheitsförderlich sind. Schaut man nur auf den Markt der Nahrungsergänzungsmittel, der von Anti-Aging-Produkten über Vitamin- und Mineralstoffprodukte bis hin zu Muskelaufbaupräparaten reicht, wird deutlich, welche Gewinnspannen dort möglich sind. Und wenngleich es durchaus viele empfehlenswerte Produkte gibt, sind z. B. Aufklärungskampagnen über die Vielzahl falscher Versprechungen und die Versuche der Manipulation von Verbraucher/-innen durch Institutionen wie Stiftung Warentest, die Verbraucherzentralen der Länder, Zeitschriften wie Ökotest oder Institutionen wie foodwatch nur ein Tropfen auf den heißen Stein ist.

Auch die Wissenschaft ist nicht frei von Eigeninteressen und begrenzten Perspektiven. Anzahl und Seriosität von Ernährungs- und Bewegungsempfehlungen variieren z. B. mit der jeweiligen wissenschaftlichen Ethik und ihrer Abhängigkeit von Drittmittelgebern, wissenschaftlichen Karriere- oder Geschäftsinteressen. Forschungsgelder sind an ökonomische Interessen gebunden, die Begrenzung auf die eigenen und oft engen Forschungsfelder dient zwar der Karriere, aber nicht unbedingt der Gesundheit der Verbraucher. Einzelergebnisse (z. B. zur Gesundheitswirkung verschiedener Inhaltsstoffe) werden oft von Medien, die eher auf Sensationen als auf Informationen setzen, aus dem Zusammenhang gerissen und nicht selten zum „Hype“ getrieben, welcher wieder ökonomisch gut genutzt werden kann. Die einseitige Verteufelung oder Glorifizierung einzelner Inhaltsstoffe wie der *Antioxidantien* oder der *Omega-3-Fettsäuren* sind Beispiele dafür. Kritiklose „Wissenschaftsgläubigkeit“ ist also wenig hilfreich.

Andererseits ist auch die Kritik an der Wissenschaft (z. B. die „Entlarvung der Irrtümer ...“) ein lukratives Geschäft geworden. Mit dieser Strategie kann man – neben durchaus berechtigten Hinweisen – die abstrusesten Theorien legitimieren. Andere Strategien sichern z. B. die Medienpräsenz: So wird beispielsweise gegen den „Diätwahn“ argumentiert, um dann selbst „Diätbücher“ zu verkaufen oder die berechtigte Warnung vor „Gesundheitsprodukten“ durch den Aufruf ersetzt, doch zu essen, was man will. Letzteres mag vielen entgegen kommen, kommt ihnen aber nicht unbedingt zugute.

Problematisch wird auch das breite und teilweise schädliche Angebot für die Manipulation des Körpers, wenn z. B. Ernährungsempfehlungen gegeben werden, die unnötig bis schädlich sind. Gerade bei Empfehlungen für Sportler/-innen finden sich oftmals zahlreiche überflüssige bis gesundheitsgefährdende Vorgaben. Leistungssteigernde und viel zu hoch dosierte Nahrungsergänzungsmittel oder zusätzliche Eiweißprodukte dienen der Manipulation des Körpers und bieten Zusatzverdienste für Verkäufer und Vermittler (davon leider auch zu viele Ärztinnen/Ärzte). Problematisch ist besonders, wenn Vertrauenspersonen wie Ärzte oder Sporttherapeuten bzw. -pädagogen auch einen Umgang mit dem Körper fördern, welcher der Gesundheitsförderung direkt widerspricht (so wird z.B. beim Krafttraining unnötig viel Eiweiß aufgenommen, was zu Nierenschädigungen führen kann, vgl. Schek 2008).

Die wachsende Entscheidungsfreiheit der Einzelnen geht einher mit einem wachsenden Entscheidungszwang und einer *Individualisierung* der Verantwortung für die Folgen. Eine zunehmende Eigenbeteiligung an den Gesundheitskosten verlangt zudem ökonomisches Haushalten. Ob dies dem gesundheitlichen Gleichgewicht zugute kommt, müssen die Einzelnen entscheiden, ohne es prüfen zu können. Idealtypisch fordert privates „Haushalten" den „mündigen Bürger". Angesichts der Vielzahl der Anforderungen verbunden mit dem „Marktmacht-Ungleichgewicht" ist dieser allerdings eine Fiktion (Schlegel-Matthies 2003a). In Psychologie und Soziologie wird seit über 20 Jahren die im Vergleich zu den Herausforderungen festzustellende „Rückständigkeit" von Körper und Psyche festgestellt, welche auf eine Überforderung durch die Vielzahl der Kontakte, Informationen, Entscheidungssituationen und -alternativen zurückgeführt wird. Damit kann die Aufforderung, sich gesundheitsförderlich zu verhalten, zur Gesundheitsgefährdung werden.

5. Gesundheit und Ernährung – gesellschaftliche Entwicklungen und ihre Herausforderungen

Die gesundheitsfördernde Wirkung des Essens kann also nicht nur über die Nährstoffzufuhr und schon gar nicht über deren normierte Zusammensetzung definiert werden. Die psychische und die soziale bzw. sozio-kulturelle Funktion des Essens müssen ebenso berücksichtigt werden wie der Einfluss von Lebensbedingungen und -stilen. Dabei haben der gesellschaftliche Wandel und sein Einfluss auf die Entwicklung der Esskultur eine große Bedeutung. Essen als „soziales Totalphänomen" spiegelt die Gesellschaft, – auch wenn sich die Essenden dessen nicht bewusst sind. Was, wann, wie, mit wem gegessen wird, unterliegt offenen und versteckten Regeln und immer auch der sozialen Kontrolle. Essen war und ist damit vielschichtig(er) Ausdruck sozialer und kultureller Strukturen (Barlösius 1999, Methfessel 2005a).

Menschen sind „instinktlose Omnivoren", d. h. sie können aus der Vielzahl des Essbaren wählen und haben keine angeborenen Steuerungsmechanismen, die sie zu einer „richtigen" Ernährung leiten. Da sie nicht aus der Vielfalt der Möglichkeiten täglich wieder neu entscheiden können, was sie, wie zubereitet, wann, mit wem, wie oder wie viel essen, benötigen sie *esskulturelle Muster*, die erlernt, reflektiert und weiterentwickelt werden. Bewusst oder unbewusst folgen sie diesen kulturellen Mustern. Auch die vielbeschworene Freiheit und Selbstbestimmung bewegen sich in kulturellen Rahmenbedingungen und verändern diese gleichzeitig. Die Interessen an der Steuerung der Entwicklung dieser Kulturen sind vielfältig.

Gesundheit erhielt in diesem Zusammenhang und in den letzten Jahren eine größere Bedeutung. Einerseits ist dies durch die steigenden Kosten im Gesundheitswesen zu begründen, andererseits bietet der Gesundheitsmarkt, wie erwähnt, große Gewinne, und Gesundheit ist ein wichtiges Werbe- und Marketingargument, vor allem für die Zielgruppe der wachsenden, finanziell abgesicherten älteren Generation.

Diese Entwicklung trifft auf ein Wertesystem, das u. a. auch problematische gesundheitliche Folgen hat: Schönheit und jugendliches Aussehen waren immer schon Ideale von Menschen. Im Laufe der letzten Jahrzehnte hat sich die Vorstellung, dass Schönheit und Jugendlichkeit durch entsprechende Lebensstile bzw. entsprechende Maßnahmen für alle erreichbar sind, zunehmend verbreitet. Sie führte nicht nur oder vorrangig zu gesundheitsförderlichen Lebensstilen, sondern eher zu Maßnahmen der Körpermanipulation. Diese reichen von Schönheitsoperationen und Hormongaben über (nicht immer gesundheitsförderliche) Fitnessübungen zur Körpermodellierung (Bodyshaping) bis hin zu spezifischen „Diäten" (Bartsch 2008). Was in der Jugend mit Bodystyling beginnt, wird in späteren Jahren über „Anti-Aging"-Programme fortgesetzt.

- Was mit Gesundheitswert besetzt wird, muss nicht immer gesundheitsförderlich sein. Schlankheitsfixierte Mädchen und junge Frauen verzichten gerne auf Mahlzeiten (vor allem das Frühstück), um Kalorien zu sparen (Bartsch 2008). Sie bieten typische Beispiele dafür, dass Schlankheit nicht mit einer guten Versorgung gleichzusetzen ist. Männliche Jugendliche sind eher am Muskelaufbau interessiert und versuchen diesen durch „Fitness-Übungen", welche häufig ihrem Körperwachstum eher schaden als nutzen, sowie durch erhöhte Mengen von Eiweiß zu erreichen. Über Internet und Fitness-Studios sind unzählige, auch höchst fragwürdige und gesundheitsgefährdende (weil u. a. illegal mit Hormonen „angereicherte") Produkte zu erhalten. Reduktions-Diät-Orientierte nehmen Eiweißprodukte zur Förderung der Sättigung zu sich. Hier werden auch viele durch Angebote in den Arztpraxen verleitet. Beide be- und überlasten so sehr schnell ihre Niere und ihr Konto, aber füllen den Geldbeutel anderer.

- Frauen, die nach den Wechseljahren einen „fettfreien" Körper wie Madonna haben möchten, beachten nicht, dass von Natur aus ausreichend Fettgewebe notwendig ist, um Östrogene zu bilden und somit Osteoporose-Prävention zu betreiben. Mangelndes Körperfett müssen Sie dann durch Hormongaben ersetzen, welche, wie man inzwischen weiß, auch gesundheitlich bedenklich sein können. Gerade für Ältere gilt, dass die Gefahr schwerer Krankheiten steigt und der Körper „Reserven" für deren Überwindung benötigt (weshalb der BMI mit den Jahrzenten höher sein kann).

- Zunehmende Körperorientierung und -fixierung sind also oft *gegen* die Gesundheit gerichtet und spiegeln zudem häufig ein gestörtes Körperverhältnis wider, welches „normal" zu werden droht. Was schon in den 1980er Jahren begann (Methfessel 1999), nimmt erschreckende Ausmaße an, wie dies in den Ergebnissen der neuen KiGGS-Studie des Robert-Koch-Instituts deutlich wird.

- Kurth und Ellert (2008) weisen z. B. darauf hin, dass neben dem (durchaus ernst zu nehmenden) Anstieg von *Über*gewicht und Adipositas bei Kindern (Kurth & Schaffrath-Rosario 2007, Müller et al. 2009, Lenz 2009) auch ein Anstieg von *Unter*gewicht und vor allem einer gestörten Körperbeziehung zu beobachten sind:
- Sieben Prozent der Drei- bis Siebzehnjährigen sind untergewichtig oder stark untergewichtig.
- 100.000 Frauen leiden (nach offiziellen Daten) in Deutschland an Magersucht, etwa 15 Prozent von ihnen sterben daran.
- Die Zahl der (meist weiblichen) an Bulimie Erkrankten liegt bei fast 700.000.

- Bei jungen Mädchen nimmt die Gefahr von Essstörungen derzeit stärker zu als die Gefahr der Adipositas.
- Zwar haben ca. 75 % der Jugendlichen zwischen 11 und 17 Jahren Normalgewicht, aber nur 40 % von diesen meinen, genau das richtige Gewicht zu haben, d. h. 60 % der Normalgewichtigen nehmen sich als zu dick wahr (Kurth & Ellert 2008).

„Schlankheitshysterie" kann falsche Schönheitsideale unterstützen, welche wiederum die Entwicklung von Fehlwahrnehmungen des Körpers begünstigen. Nach den Erfahrungen der letzten 20-30 Jahre fördert dies einen verhängnisvollen Kreislauf von Essproblemen, Diäten und psychischem Leiden, der letztendlich nicht selten auch zu schwerem Übergewicht bzw. zu Adipositas führt. Nach Kurth und Ellert (2008) hat die Selbstwahrnehmung als „zu dick" weitaus größeren Einfluss auf die Lebensqualität als das reale Gewicht. Gravierender als die Folgen des realen Übergewichtes ist damit das Leiden unter dem „gefühlten Übergewicht". Wenn nur ca. 60 % der adipösen Mädchen und ca. 32 % der adipösen Jungen sich für „viel zu dick" halten, kann die damit verbundene Verdrängung auch Schutz vor der Ablehnung des eigenen Körpers – und auch vor mangelnder Selbstachtung – bieten. Das mit dieser Ablehnung des eigenen Körpers verbundene Essverhalten führt meist zu einem kontrollierten Essverhalten, was wiederum eine Störung des Hunger-Sättigungsmechanismus und damit den Verlust der Wahrnehmung der Bedarfe des Körpers zur Folge haben kann (Pudel & Westenhöfer 2003).

Ebenso wenig, wie eine eindeutige Grenze zu ziehen ist, ab wann Adipositas problematisch wird, ist zu bestimmen, für wen welche Maßnahmen der Gewichtsreduktion sinnvoll sind. Für die Ernährung von Kindern und Jugendlichen birgt eine wenig differenzierte Diskussion zur Entwicklung des Übergewichts (und seine Gleichsetzung mit Adipositas) besondere Risiken: Sie fördert ein gestörtes Verhältnis zum eigenen Körper, senkt das Selbstwertgefühl und ist nicht selten verbunden mit einer zunehmenden Diskriminierung und sozialen Ausgrenzung der Kinder (Methfessel 2009). Diese Entwicklung wird im wissenschaftlichen und politischen Kontext allerdings weniger kritisch diskutiert als die Zunahme des Übergewichtes und der Adipositas vor allem bei Kindern und sozial Schwachen.

6. Ernährung, Gesundheit und Lebensführung oder: Gesunde Lebensführung ist eine strukturell schwer lösbare Aufgabe

„Ernährung und Diätetik" unterstreichen die Notwendigkeit der Integration gesundheitlichen Handelns in die Prozesse der Lebensführung. Die meisten Menschen haben heute nicht mehr damit zu kämpfen, das alltägliche Überleben zu sichern. Die Vielzahl der Handlungsalternativen, mit denen sie täglich konfrontiert werden, birgt jedoch andere Herausforderungen: Die Handlungsalternativen sind vielfältiger, widersprüchlicher, undurchschaubarer und finden in den unterschiedlichen Bereichen des Lebens jeweils in einem wachsenden „Experten-Laien-Gefälle" statt (Giddens 1997, Methfessel 1997, Methfessel & Schlegel-Matthies 2003, Kettschau & Methfessel 2005). An die Stelle der verbindlichen Normen tritt eine Vielzahl von Empfehlungen, die sich jeweils mit wissenschaftlicher oder ähnlich verbindlicher Fundierung legitimiert.

Die Versprechen von Gesundheit oder Wohlbefinden sind ohne fundiertes Wissen kaum zu bewerten. Der Paradigmenwechsel in der Verbraucherpolitik vom „geschützten Verbraucher" zum „mündigen Bürger" verlangt von Menschen, die Folgen ihres Handelns abzuschätzen und zu verantworten. Ob und wie dies im individuellen Leben umsetzbar ist, wird zum *privaten* Problem (Schlegel-Matthies, 2003a, 2003b): Da alle Menschen in fast allen Sachgebieten „Laien" sind, können sie nicht mehr als ein Alltags- und Gebrauchswissen erwerben und nur bedingt sachlich differenzierte und begründete Qualitätsurteile fällen. Die Umsetzung der Regeln der gesunden Lebensführung stößt so im Alltag an zahlreiche Grenzen.

7. Gesunde Ernährung und Lebensführung beinhaltet Ressourcenmanagement

Gesundheitsförderliche Ernährung benötigt viele Ressourcen. Von der Beschaffung, Interpretation und Bewertung von Informationen bzw. Nutzung von Wissen, über die Organisation rund um das Essen (Entscheidung, Einkauf, Zubereitung, Mahlzeitengestaltung, Räum- und Reinigungsarbeiten), bis hin zur Er- und Beziehungsarbeit, um die Familienmitglieder zu gesundheitlichem Essverhalten zu motivieren, reicht das Spektrum der „alten" (wie Kochen, Reinigen) und „neuen" Hausarbeit (Schlegel-Matthies 2003a, Kettschau & Methfessel 2005, Methfessel 2010). Die „neue Hausarbeit" erfordert neue Kompetenzen, z. B. für eine ständige Aktualisierung des Wissens zur Orientierung und Bewertung von Handlungsalternativen (Schlegel-Matthies 2003a). Dabei stehen den Betroffenen meist nicht alle Ressourcen zur Verfügung, die notwendig wären, um diese Entscheidungen treffen zu können. Alleinerziehende, sozial Benachteiligte und Menschen aus bildungsfernen Milieus haben hierfür die schlechtesten Bedingungen (Schlegel-Matthies, 2003a, Meier et al. 2003, Methfessel 2010).

Hausarbeit wird immer noch vorrangig von Frauen bewältigt. Sind deren Ressourcen damit überfordert, erhält die Ernährungsversorgung einen geringeren Platz in der Alltagsorganisation. Der Rückgang der Zeit für die Nahrungszubereitung (vgl. DGE, 2004, Meier et al. 2003, Leonhäuser et al. 2009) ist dafür ebenso ein Symptom wie der Rückgang der Kompetenzen für eine gesundheitsförderliche Nahrungszubereitung. Im Ringen um die „Work-Life-Balance" werden in diesen Bereichen zunehmend Aktivitäten reduziert. Das Finden und Durchsetzen der jeweiligen (individuell und situativ unterschiedlichen) Balance zwischen den verschiedenen Lebensbereichen wird heute als eine der zentralen Aufgaben der Gegenwart beachtet (Hochschild 2002).

8. Essen als Teil der Lebensqualität oder: „Imaginierte Laien" folgen eigenen, subjektiven Rationalitäten

Wissenschaft – auch in ihrer „Transfer-Form" der Gesundheitsförderung – sieht in Menschen meist nur die „Laien" und legitimiert damit Interventionen und Vorgaben zur „richtigen" Lebensführung („richtig" essen, nicht rauchen, Alkohol reduzieren etc.). Menschen sind aber Experten und Expertinnen ihres Lebens sowie der Integration der unterschiedlichen Anforderungen, Erwartungen, Hoffnungen und Ziele in ihrer Alltagsgestaltung. Sie sind nur aus der Perspektive der wissenschaftlichen Expertinnen und Experten „imaginierte Laien" (Gisler et al. 2004, Barlösius & Rehaag 2006). Sie widersetzen sich aus unterschiedlichen Gründen einer *Bevormundung durch Wissenschaft*. Mit welchem „guten Recht" sie das tun, wird oft übersehen. Menschen leben unter äußerst unterschiedlichen Lebensbedingungen, mit entsprechend unterschiedlichen ökonomischen, sozialen und kulturellen Ressourcen und in unterschiedlichen sozialen Milieus. Sie haben ihre individuellen und soziokulturellen Vorstellungen eines „guten Lebens", in dem Gesundheit eine bedeutende Rolle spielen kann – aber nicht muss. Vor allem ist Gesundheit nicht das einzige Ziel. Menschen aus sozial schwächeren Milieus haben z. B. weniger Zukunftsorientierung und entsprechend ein anderes Interesse an gesundheitsförderlichem Handeln. Menschen entwickeln aus der Vielfalt der wahrgenommenen Möglichkeiten ihr eigenes Konzept der Lebensführung, eine „eigene Ökonomie" mit einer „subjektiven Rationalität" (Methfessel 1997). Dieses Konzept geht von einer subjektiven und damit selektiven Wahrnehmung von Herausforderungen, Chancen und Möglichkeiten aus. Es beinhaltet auch Wege des „Verdrängens" der Herausforderungen, denen man sich nicht gewachsen fühlt oder die in Konkurrenz zu anderen Vorstellungen von Lebensqualität stehen. Dies ist zunächst einmal aus *psychologischer* Sicht ein „gesunder Weg" des Ressourcenmanagements. Die – durchaus gesundheitsförderliche – Verteidigung des eigenen Lebensstils kann dabei auch eine – weniger gesundheitsförderliche – Ignoranz gegenüber *Risiken* beinhalten. Bei Interventionen der Gesundheitsförderung werden die unterschiedlichen Belastungen und Möglichkeiten zur selbstbestimmten Gestaltung der Balance noch zu wenig beachtet.

So haben z. B. Schichtarbeiter wenig andere Alternativen, sich gegen den Wach-Schlafrhythmus wach zu halten, als durch Essen. Für andere ist Essen einer der wenigen lustspendenden Tätigkeiten des Tages und eine der wenigen Möglichkeiten zur Spannungsabfuhr und Stressbewältigung, die als subjektiv machbar akzeptiert werden. Wer diesen Menschen z. B. „ihr" Essen, d. h. das subjektiv als „gut" und „ausreichend" empfundene Essen, nehmen und durch eine „gesundheitsförderliche Kost" ersetzen will, muss andere Wege wählen und akzeptable Handlungsalternativen sicherstellen. Im anderen Fall wird nicht nur ein Risiko, sondern auch eine Widerstandsressource genommen, die für das eigene Haushalten benötigt wird (Methfessel 2007, 2008).

Die erwartete oder angestrebte Weise des gesundheitsförderlichen Haushaltens wird in der Regel aus Vorstellungen und Werten des „westlichen bürgerlichen Milieus" gebildet. Dabei wird eine gemeinsame Einsicht in die Notwendigkeit eines entsprechenden Ressourcenumgangs erwartet. Diese Konzepte basieren dabei auch auf einem langfristig orientierten Ressourceneinsatz zur individuellen Absicherung. Sozial schwache Milieus haben oft nicht die entsprechenden Ausgangsbedingungen und sind zudem eher an kurzfristig erreichbarer Lebensqualität orientiert, u. a. weil ihnen das Vertrauen in einen aktuellen Verzicht für eine längerfristige Belohnung fehlt (vgl. dazu die Studien von Bödeker 1992 und Meier et al. 2003. Auch in den Konzepten der Gesundheitsförderung werden noch zu häufig andere soziokulturelle Vorstellungen des Haushaltens, der Ursache von Gesundheit und Krankheit sowie daraus abgeleiteter Gesundheitsförderung ignoriert.

Wenn Gesundheit als Produkt individueller Anstrengung gewertet wird und durch wissenschaftlich legitimierte konkrete Vorgaben gesteuert werden soll, macht auch die soziale Kontrolle nicht vor Einkaufskorb, Küche und Esszimmer halt. Der Tradition des 19. Jhd. folgend wird Verantwortung individualisiert. Analysiert man die Gründe gesundheitsschädlichen Verhaltens, dann trifft man nicht nur auf die Überforderung der Haushalte bzw. Individuen, sondern auch darauf, dass Menschen in Strukturen leben und arbeiten, die ihnen eine gesundheitsförderliche Lebensführung und Ernährung erschweren und in denen die grundlegenden Möglichkeiten einer Gesundheitsförderung durch entsprechende Bedingungen verhindert werden. Mit einer guten Versorgung in Kindergarten und Schule würden Kinder z. B. nicht nur sinnvoll ernährt, sondern könnten sich auch neue Geschmackspräferenzen und ein erwünschtes Ernährungsverhalten aneignen.

Abschließende Folgerungen

Ernährung und Diätetik sind mehr als „gesundes Essen“ und können nicht ohne Rückbezug auf die unterschiedlichen Funktionen des Essens für die Menschen, deren Lebensbedingungen und die ihnen zur Verfügung stehenden Ressourcen sowie auf die Bedingungen und Ziele ihrer Lebensführung analysiert und bewertet werden.Je komplexer und sich widersprechender die Herausforderungen des gesellschaft-lichen Wandels werden, desto stärker sollte bedacht werden, wie durch strukturelle Bedingungen (Verhältnisorientierung) gesundheitsförderliches Handeln erleichtert und gestärkt wird. Eine Zuweisung der Verantwortung vorrangig an das Individuum grenzt Menschen mit fehlenden Ressourcen aus und verpasst generell die Möglichkeiten effektiver Gesundheitsförderung. Die ständigen Herausforderungen der Alltagsorganisation, denen die Betroffenen u. a. durch die Vielfalt der Versprechungen oder Widersprüche durch den Markt wie durch Expertentum ausgesetzt sind, erfordern zugleich eine Ausweitung und Stärkung ihrer Kompetenzen. Neben ausreichenden materiellen Ressourcen müssen dem Individuum auch soziale und personale Ressourcen – und damit auch Bildung – zur Verfügung stehen, um möglichst selbstbestimmt und (eigen)verantwortlich handeln zu können.

Literatur

AID-Special (Hrsg.). (2007). Essen und Psyche. 713

Barlösius, E. (1999). Soziologie des Essens. Weinheim: Juventa

Barlösius, E., Rehaag, R. (Hrsg.) (2006). Skandal oder Kontinuität. Anforderungen an eine öffentliche Ernährungskommunikation. Berlin: WZB.

Bartsch, S. (2008). Jugendesskultur: Bedeutung des Essens für Jugendliche im Kontext Familie und Peergroup. Bd. 30. Köln: BZgA

Bechthold, A. (2009). Referenzwerte für die Nährstoffzufuhr. *Ernährungsumschau*, 6, 346-353

Bödeker, S. (1992). Haushaltsführung in einem sozialen Brennpunkt. Eine qualitative Analyse. Frankfurt: Campus

Deutsche Gesellschaft für Ernährung (DGE) (Hrsg.) (2004). Ernährungsbericht. Bonn: DGE

Faltermaier, T. (2005). Gesundheitsspsychologie. Stuttgart: Kohlhammer

Faltermaier, T.; Kühnlein, I., Burda-Viering, M. (1998). Gesundheit im Alltag. Laienkompetenz in Gesundheitshandeln und Gesundheitsförderung. Weinheim: Juventa

Franzkowiak P., Sabo, P. (Hrsg.) (1998). Dokumente der Gesundheitsförderung. Mainz: Peter Sabo

Giddens, A. (1997). Konsequenzen der Moderne. Frankfurt/M.: Suhrkamp

Gisler, P., Guggenheim, M., Maranta, A., Pohl, C., Nowotny, H. (2004). Imaginierte Laien. Die Macht der Vorstellung in wissenschaftlichen Expertisen. Weilerswist: Velbrück

Hahn, A.; Ströhle, A. & Wolters, M. (2006). Ernährung. Physiologische Grundlagen, Prävention, Therapie. Stuttgart: Wiss. Verlagsges.

Haug, C. (1991). Gesundheitsbildung im Wandel. Bad Heilbrunn: Klinkhardt

Heindl, I. (2005). Gesundheitswissenschaftliche Fundierung der Ernährungsbildung im Forschungsprojekt REVIS. Bd. 6. *Paderborner Schriften zur Ernährungs- und Verbraucherbildung* (www.evb-online.de/wissenschaft_gesundheit.php)

Heindl, I. (2008). Kulinaristik und Allgemeinbildung. In: Wierlacher, A., Bendix, R. (Hrsg.). Kulinaristik. Forschung – Lehre – Praxis (Bd. 1). Berlin: Lit Verlag, 129-146

Hochschild, A. (2002). Work-Life-Balance. Keine Zeit. Wenn die Firma zum Zuhause wird und zu Hause nur Arbeit wartet. Opladen: Leske &Budrich

Höhl, K. (2009). Gesundheit braucht Genuss. *Haushalt & Bildung*, 1, 28-35

Hurrelmann, K., Kolip, P. (2002). Geschlecht, Gesundheit und Krankheit. Männer und Frauen im Vergleich. Bern: Huber

Kasper, H. (2004). Ernährungsmedizin und Diätetik. München: Urban & Fischer

Kettschau, I., Methfessel, B. (2005). Neue Haushalts- und Familienarbeit. In: Verbraucherzentrale Bundesverband e. V. (Hrsg.): Neue Hauswirtschaft. Ein Material für Multiplikatorinnen und Multiplikatoren der hauswirtschaftlichen und familienbezogenen Weiterbildung. Berlin: VZBV, 38-61

Klotter, C. (2008). Der Krieg gegen Übergewicht - warum er geführt wird, warum er verloren ist oder wie er beendet werden könnte. In: Internationaler Arbeitskreis für Kulturforschung des Essens (Hrsg.): Mitteilungen (Bd. 16). Heidelberg: DRWS, 2-12

Koerber, K., Männle, T., Leitzmann, C. (2003). Vollwert-Ernährung: Konzeption einer zeitgemäßen Ernährungsweise. Heidelberg: Haug

Kurth, B.M., Schaffrath-Rosario, A. (2007). Die Verbreitung von Übergewicht und Adipositas bei Kindern und Jugendlichen in Deutschland. *Bundesgesundheitsblatt-Gesundheitsforschung-Gesundheitsschutz*, 5, 736-743

Kurth, B.-M., Ellert, U. (2008). Gefühltes oder tatsächliches Übergewicht: Worunter leiden Jugendliche mehr? *Deutsches Ärzteblatt*, 105, 406-412

Leitzmann, C., Müller, C., Michel, P., Brehme, U., Triebel, T., Hahn, A., Laube H. (2009). Ernährung in Prävention und Therapie. Stuttgart: Hippokrates

Leitzmann, C., Öhrig, E., Dauer, U. (1988). Wörterbuch der Ernährungswissenschaft. Stuttgart: Ulmer

Lemke, H. (2004). Feuerbachs Stammtischthese oder zum Ursprung des Satzes: "Der Mensch ist, was er isst". *Aufklärung und Kritik*, 11, 117-140

Lemke, H. (2007). Ethik des Essens. Eine Einführung in die Gastrosophie. Berlin: Akademie

Lenz, M., Richter, T., Mühlhauser, I. (2009). Morbidität und Moralität bei Übergewicht und Adipositas im Erwachsenenalter: Eine systematische Übersicht. *Deutsches Ärzteblatt*, 106, 641-644

Leonhäuser, I.-U., Meier-Gräwe, U., Möser, A., Zander, U. & Kähler, J. (2009). Essalltag in Familien: Ernährungsversorgung zwischen privatem und öffentlichem Raum. Wiesbaden: VS

Lexikon der Ernährung (2001). Band 1. Heidelberg: Spektrum

Lüthe, R. (2007). „Was dir schmeckt, das bekommt dir auch". Philosophische Anmerkungen zu einer vermutbaren Beziehung zwischen kulinarischem Genuss und medizinischer Gesundheit. *Aktuelle Ernährungsmedizin*, 710, 1-5

Meier, U., Preuße, H., Sunnus, E. M. (2003). Steckbriefe von Armut: Haushalte in prekären Lebenslagen. Wiesbaden: Westdeutscher Verlag

Methfessel, B. (2005a). Soziokulturelle Grundlagen der Ernährung im Projekt REVIS. *Paderborner Schriften zur Ernährungs- und Verbraucherbildung*

Methfessel, B. (2005b). "Artgerecht" und mit "gesundem Menschenverstand" - zu typischen Mustern der Manipulation von Meinungen und Verhalten im Umgang mit Ernährungskonzepten. In: Heseker, H. (Hrsg.): Neue Aspekte der Ernährungsbildung. Frankfurt: Umschau-Zeitschriftenverlag, 44-51

Methfessel, B. (2007). Salutogenese – ein Modell fordert zum Umdenken heraus. *Ernährungs Umschau*, 54 (12), 704-709

Methfessel, B. (2008). Salutogenese – ein Modell fordert zum Umdenken heraus. Teil 2. Herausforderungen an die Gesundheitsförderung. *Ernährungs Umschau,* 55 (1) 37-43

Methfessel, B. (2009). (Warum) Sind dicke Kinder ein Problem? In: Kersting, M. (Hrsg.): Kinderernährung aktuell. Schwerpunkte für Gesundheitsförderung und Prävention. Sulzbach: Umschau Zeitschriftenverlag, 127-135

Methfessel, B. (2010). Das Konzept des Haushaltens im Kontext nachhaltiger Gesundheitsförderung. In: Göpel, E., Gesundheits Akademie e. V. (Hrsg.): Nachhaltige Gesundheitsförderung. Gesundheit gemeinsam gestalten. Band 4. Frankfurt/M.: Mabuse, 54-71

Nestle, M. (2007). Food politics: How the food industry influences nutrition and health. (2nd. Ed.). Berkeley: Univ. of California Press

Pudel, V. (2002). Medien und Ernährungsverhalten. In: Lexikon der Ernährung (Bd. 2. Heidelberg: Spektrum, 375-379

Pudel, V., Westenhöfer, J. (1998). Ernährungspsychologie. Eine Einführung. Göttingen: Hogrefe

Rützler, H. (2006). Was essen wir morgen? 13 Food Trends der Zukunft. Wien: Springer

Rützler, H., Reiter, W. (2010). Food Change. Sieben Leitideen für eine neue Esskultur. Wien: Krenn

Schek, A. (2008). Grundlagen der Sportlerernährung. *Ernährung – Wissenschaft und Praxis*, 2, 196-204

Schlegel-Matthies, K. (2003a). Bildung für Lebensführung – eine neue Aufgabe für die Schule?! In: Methfessel, B., Schlegel-Matthies, K. (Hrsg.) (2003): Fokus Haushalt – Beiträge zur Sozioökonomie des Haushalts. Baltmannsweiler: Schneider, 71-83

Schlegel-Matthies, K. (2003b). Gesundheit und Selbstverantwortung. Ein kritischer Blick auf die Lebensweise unserer Gesellschaft. In: Kath. Akademie Bayern (Hrsg.): Zur Debatte. Themen der katholischen Akademie in Bayern. 33 (4), 9-11

Schlegel-Matthies, K. (2005). Ernährung zwischen Natur und Kultur: Das Beispiel Fleisch. In: Heseker, H. (Hrsg.): Neue Aspekte der Ernährungsbildung. Frankfurt: Umschau Zeitschriftenverlag, 36-43

Setzwein, M. (2004). Ernährung - Körper - Geschlecht. Zur sozialen Konstruktion von Geschlecht im kulinarischen Kontext. Wiesbaden: VS

Ströhle. A. (2009). Rück- und Seitenblicke im Zeitalter der Ernährungs(w)irrungen – Eine Hommage an Werner Kollath. Köln: Ralf Reglin

Vester, M., von Oertzen, P., Geiling, H., Hermann, T., Müller, D. (2001). Soziale Milieus im gesellschaftlichen Strukturwandel. Frankfurt: Suhrkamp

Wydler, H., Kolip, P., Abel, T. (Hrsg.) (2000). Salutogenese und Kohärenzgefühl. Grundlagen, Empirie und Praxis eines gesundheitswissenschaftlichen Konzepts. Weinheim: Juventa

Lebensstil und Gesundheit - am Beispiel eines modernen Individuellen Gesundheits-Managements (IGM)

Dieter Melchart

Einleitung

Erkenntnisse aus Forschung und Klinik sowie die neue Politik der Spätberentung tragen dazu bei, dass der Prävention und Gesundheitsförderung insgesamt eine stärkere Bedeutung zukommt[12]. Dieser Bedeutungswandel ist aber vorwiegend theoretischer Natur. Eine erkennbare praktische Veränderung des Gesundheitssystems in Richtung einer zunehmenden Gesundheitsförderung blieb bisher aus. Die Einführung der pauschalen Krankenhausvergütung, kurze Konsultationszeiten in der Hausarztmedizin und die unverändert starke Ausrichtung der medizinischen Vergütungssysteme an der „Krankheitsverwertung“ erschweren auch zukünftig nachhaltige Kurskorrekturen. Ebenso wenig ist eine „fühlbare“ Trendwende hin zu einer neuen „Präventionskultur“ innerhalb der deutschen Bevölkerung erkennbar. Für die in der täglichen Praxis stehenden Akteure der Gesundheitsförderung ergeben sich hieraus vielfältige Durchführungshindernisse. Kernprobleme sind nach wie vor die fehlenden politischen Rahmenbedingungen für eine weitere Professionalisierung *präventiv* tätiger Berufsgruppen sowie der Mangel an planungssicheren Entgeltsystemen und stabilen Allianz- und Kooperationsstrukturen für eine *pro*aktive Versorgung.

Die vorwiegend krankheitsorientierte Medizin unterhält ein ausschließlich *re*aktives Versorgungssystem, das – abgesehen von den unfallbedingten Akutschäden – meist nur Folgeschäden chronischer Erkrankungen behandelt. Die Ursachen solcher „Chronifizierungskarrieren“ sind jedoch in erheblichem Ausmaß durch einen gesundheitsschädlichen Lebensstil mitbedingt und daher in vielen Fällen durch eine Veränderung desselben auch wieder nachhaltig korrigierbar. Studienbelege hierfür finden sich insbesondere für Herz-Kreislauf-Erkrankungen und Stoffwechselstörungen (Gilles et al. 2007). Besondere Fortschritte in der klinischen Evidenz und Theoriebildung zu bewährten Interventionsmaßnahmen konnte in jüngster Zeit die Sportwissenschaft aufweisen (Zoeller 2009, Katoma 2009). Gegen eine Vielfalt von Erkrankungen scheint es in präventiver und teilweise auch kurativer Hinsicht derzeit kein günstigeres und effektiveres „Medikament“ zu geben als die Steigerung von Bewegung. Mit Einschränkung gilt dies auch für die Ernährung, obwohl hier oft widersprüchliche Forschungsergebnisse und konkurrierende „Forschungsschulen“ (z.B. „low carb; „low fat“) zeitweise zu Experten- und Laienverwirrung geführt haben (oder immer noch führen). Gemeinsames Ziel dieser Verhaltensänderungen ist oft eine Körpergewichtsreduktion – unter Einbezug von Body-Mass-

[12] www.bundesaeztekammer.de/page.asp?his=1.117

Index (BMI) und Taillenumfang – in Richtung definierter Zielwerte einer kollektiven Norm. Unter Einbezug weiterer veränderbarer und nicht-veränderbarer Risikofaktoren sind für die medizinische Praxis nützliche Screening-Instrumente zur globalen Risikoberechnung entwickelt worden (z.B. Procam, Findrisk).

Trotz dieser positiven Entwicklung und der erweiterten Möglichkeiten der Medizin, Folgeschäden frühzeitig zu erkennen und zu verhindern, bleiben diese Ansätze hinsichtlich der praktischen Umsetzung unbefriedigend. Die oft im Vordergrund stehenden medikamentösen Behandlungen erzielen als isolierte Therapiemaßnahmen, d.h. ohne Kombination mit effektiven Lebensstil-Veränderungen, meist nicht die gewünschten Therapieerfolge. Dies zeigen u.a. eindrucksvoll die EUROASPIRE I-III Studien (Kotseva et al. 2009) in Tabelle 1: Trotz einer Steige-rung der Verordnung von Bluthochdruck-Medikamenten in den Jahren 1995/6 bis 2006/7 um 12,4% ist der Anteil der Hypertoniker sogar noch um weitere 2,8% gestiegen. Ebenso erhöhten sich im selben Untersuchungszeitraum in allen neun an der Studie beteiligten Ländern die Zahlen der Risikofaktorenträger für Übergewicht und Diabetes mellitus.

Tab. 1: Daten aus EUROASPIRE-Studien I,II,III (Riesen 2009)

Risikofaktoren/Medikamentenverordnung	1995/96	1999/2000	2006/07
Raucher	20,3 %	21,2 %	18,2 %
Übergewicht	76,8 %	79,9 %	82,7 %
Diabetiker	17,4 %	20,1 %	28,0 %
Hypertoniker	58,1 %	58,3 %	60,9 %
Cholesterinwerte	94,5 %	76,7 %	46,2 %
Betablocker	56,0 %	69,0 %	85,5 %
Antihypertensiva	84,5 %	90,6 %	96,8 %
Lipidsenker	32,2 %	62,7 %	88,8 %

1. Vom reaktiven zum proaktiven System

Das derzeitige „Gesundheitssystem“ ist primär in Richtung Krankheit orientiert und reagiert damit vielfach zu spät. Gesundheit und Krankheit entwickeln sich aber dort, wo Menschen leben und arbeiten. Der Einbezug der Lebens- und Arbeitswelten der Menschen ist deshalb eine wichtige Zukunftsaufgabe. Konkret bedeutet dies, dass verstärkte Anstrengungen in Richtung betriebliche Gesundheitsförderung und kommunales Gesundheitsmanagement notwendig sind. Nur ein in diesem Sinne proaktives System hat die Chance, Krankheiten aufzufangen bzw. zu verhindern oder den Eintritt von Folgeerkrankungen zu verzögern. Die bestehende Gesundheitsförderung nach Paragraph 20 SGB V ist unzureichend. Sie wird vorwiegend von

Frauen in Anspruch genommen, zudem sind die Angebote meist nicht miteinander verknüpft und stehen als „Siloangebote" nebeneinander. Obwohl es schon aus Erfahrung heraus günstiger und dem Prinzip der Ganzheitlichkeit dienlicher ist, mehrere Aspekte der Gesundheitsförderung gleichzeitig anzubieten, vermag die Literatur-Evidenz der Lebensstilprogramme mit mehreren Komponenten in eigener Untersuchung nicht wirklich zu überzeugen (Angermayr et al. 2010).Wichtige Zielgruppen höheren Alters werden hier zum Beispiel nicht einbezogen. Darüber hinaus erfolgt in diesem Bereich zu wenig Qualitätssicherung und Evaluation. Gesetzliche Neuregelungen der medizinischen Prävention gibt es bis heute nicht. Komplettangebote für eine umfassende und gleichzeitig bezahlbare Gesundheitsförderung und medizinisch-psychologische Früherkennung fehlen. Eine selbstständige Gesundheitsforschung mit interdisziplinärem Lehrangebot ist äußerst selten und meist nur außerhalb medizinischer Fakultäten anzutreffen.

Dennoch zeigen westliche Gesellschaften mit ihren überwiegend konservativen und sozial-liberalen Bevölkerungsstrukturen einen verstärkten Trend zu mehr Emanzipation und Selbstbestimmung in Gesundheits- und Krankheitsfragen. Die Rolle des passiven Konsumenten oder uninformierten Patienten wird in den hochindustrialisierten Bürgergesellschaften seltener und wandelt sich in die eines aktiven und mitbestimmenden Partners in Gesundheit und Krankheit. Die Bürger fordern zunehmend informationelle Selbstbestimmung, das Recht auf Einholen von Zweitmeinungen bei wichtigen medizinischen Entscheidungen und die Berücksichtigung von Wünschen und Vorlieben für bestimmte Interventionen (z.B. Naturheilverfahren).

Diese Stärkung von Patientenintegration und Partizipation führt gesundheitspolitisch dazu, dass das Solidaritätsprinzip zukünftig durch ein Prinzip der Selbstverantwortung ergänzt wird. Die knapper werdenden finanziellen Ressourcen und die allmählich wachsende Einsicht, dass es wenig Sinn macht, einen wesentlichen Teil der Finanzmittel eines Gesundheitssystems in die Versorgung von Folgeschäden und Endzuständen chronischer Erkrankungen zu investieren, werden die Gesellschaften dazu zwingen, eine Umverteilung der finanziellen Mittel zugunsten von Prävention und Gesundheitsforderung zu veranlassen. Hier kommt der Früherkennung von Hochrisikogruppen bezüglich Bluthochdruck, Diabetes, Übergewicht und seelischer Überforderung eine besondere Bedeutung zu. Themen wie Prophylaxe, Selbstbehandlung und die Förderung der Selbstkompetenz sind in diesem Zusammenhang wichtige politische Gesundheitsziele.

Auch die immer geringer werdende Zahl von Erwerbstätigen, die für immer mehr Rentnerinnen und Rentner die Altersruhegelder erwirtschaften und gleichzeitig ein erhöhtes Eintrittsalter für ihren eigenen Ruhestand akzeptieren müssen, hat sich für diese Aufgabe am Arbeitsplatz gesund zu erhalten. Der Überlastung des Gesundheitswesens durch die sog. Volkskrankheiten sollte deshalb insbesondere mit proaktiven Strategien und Maßnahmen der Prävention und Gesundheitsförderung begegnet werden.

2. Gesundheit stärken, um Krankheit zu verhindern oder zu heilen

Ein gesunder Lebensstil steigert nicht nur Leistungsfähigkeit und Lebensfreude, sondern kann auch vor Krankheiten schützen oder im Fall einer Erkrankung zur Selbstheilung beitragen. Eine solche "salutogenetische" Orientierung, d.h. die gezielte Stärkung der Gesundheit, ist eine wichtige Ergänzung zu der weit verbreiteten "pathogenetischen" Sichtweise, die sich mit der Krankheit und ihrer Entstehung befasst. Die wichtigsten Volkskrankheiten – Herz-Kreislauf-Erkrankungen, Bluthochdruck, Diabetes, Fettstoffwechselstörungen und Stressfolgeschäden bis hin zu Krebserkrankungen – lassen sich durch Gesundheitsförderung positiv beeinflussen, in ihrem Auftreten verzögern oder teilweise auch ganz verhindern. Die derzeit immer noch vorherrschende Krankheitsbetrachtung ist um die Perspektive der Gesundheit und ihrer Schutzfaktoren – einschließlich der verschiedenen Formen von Gesundheit („Salutoplastiken") – zu erweitern (Antonovsky1979). Körper, Verhalten, Person, Gesellschaft und Umwelt sind dabei wichtige Determinanten der Gesundheits- und Krankheitsentwicklung (Abbildung 1). Das salutogenetische Modell betrachtet Gesundheit und Krankheit nicht als sich ausschließende Gegensätze, sondern als Endpunkte eines Kontinuums, auf dem man die verschiedensten Positionen einnehmen kann. Die Pole des Kontinuums werden in der englischen Sprache mit **H**ealth-**E**ase (Gesundheit) und **D**is-**E**ase (Ent-Gesundung) bezeichnet (Antonovsky1987). Salutogenetische Forschung konzentriert sich auf die Frage, welche Faktoren dazu beitragen, dass Menschen es schaffen, trotz aller Stressoren und Widrigkeiten nahe am gesunden Pol des Kontinuums zu bleiben.

Autoregulation, Selbstheilung und natürliche Fähigkeiten und Fertigkeiten zur Regeneration, Anpassung, Abwehr und Normalisierung sind wesentliche *Wirkprinzipien einer Salutogenese* mit einem autonomen (von innen, selbst wirkenden) Selbstverständnis, die den Wirkprinzipien Ausschaltung, Substitution und Lenkung einer pathogenetisch-orientierten Medizin mit einem vorwiegend heteronomen (von außen einwirkenden) Selbstverständnis gegenüberzustellen sind. Beide Perspektiven ergänzen sich und bilden gemeinsam ein Ganzes.

3. Wir haben kein Wissensproblem - aber ein Vermittlungsproblem

Die Gesundheitsförderung, Krankheitsprävention und Patientenschulung leidet primär nicht an einem Mangel an Wissen. Auch wenn uns oft gesichertes Wissen in diesen Bereichen fehlt, so haben wir keine Schwierigkeiten, die Curricula und Manuale der Lebensstiltrainings mit Inhalten zu füllen. Woran es tatsächlich mangelt ist eine erfolgreiche Umsetzung und Vermittlung der gesundheitsfördernden Erkenntnisse. Jeder Trainer weiß von sich selbst, wie schwer es ist, Alltagsverhalten zu ändern. Umso unverständlicher ist es, dass eine Vermittlung umfangreichen pädagogischen Wissens bis heute nicht Bestandteil des Medizinstudiums ist. Dies steht immer noch im krassen Gegensatz zur Ausbildung in den nicht-medizinischen Gesundheitsfächern wie Psychologie, Sportpädagogik, Ökotrophologie, Sozialpädagogik sowie in den Gesundheits- und Pflegeberufen.

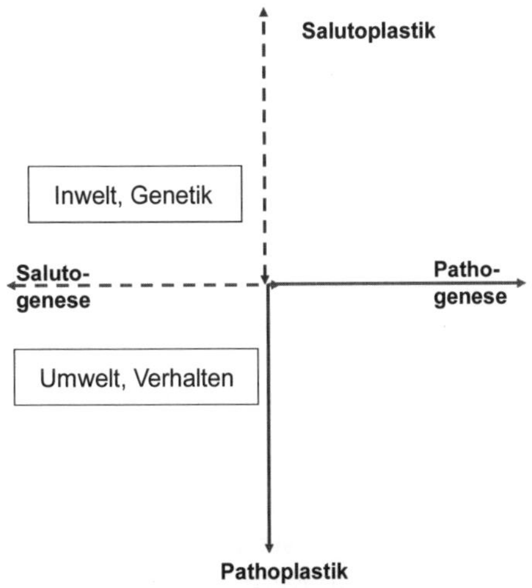

Abb. 1: Das Modell eines Gesundheits-Krankheitskontinuums mit verschiedenen Formen von Gesundheit und Krankheit (Melchart 2003)

Wenn wir anerkennen, dass wir kein Wissens-, sondern zuallererst ein *Vermittlungs*-problem haben, ist es naheliegend, das Problem der mangelhaften Umsetzung von der pädagogischen Seite her anzugehen. Die beste Evidenz im Bereich der pädagogischen Methodik weist das Konzept des sog. „blended learning" auf. Es wird bereits seit Jahren erfolgreich zu Fort- und Weiterbildungszwecken in Industrie und Verwaltung eingesetzt. Im Bereich der Medizin ist dies meines Wissens bislang noch nicht geschehen. „blended" bedeutet „gemischt" und bringt zum Ausdruck, dass verschiedene didaktische Mittel wie Internet, Computer und Papier (als a-personale Medien) mit den Methoden des klassischen Einzelcoachings und Gruppenunterrichts (personale Medien) kombiniert werden. Wenn die Inhalte gut aufeinander abgestimmt sind, findet der Lernende schnell einen roten Faden und kann mit unterschiedlichen didaktischen Zugängen besser lernen und erleben. Insbesondere der Einsatz moderner Internettechnologien ermöglicht ein ortsunabhängiges und nachhaltiges Lernen, unter besonderer Berücksichtigung des persönlichen Lerntempos. Bezogen auf die derzeitige Praxis der Gesundheitsförderung bedeutet der Einsatz moderner „blended learning"-Konzepte eine verbesserte Nachhaltigkeit durch lang-fristige Begleitung mit persönlichen Kommunikationsmedien. Damit gelingt eine Verlagerung des Vermittlungsschwerpunkts von der Kurs- und Seminarstunde hinein in den individuellen Lebensalltag der Lernenden. Nicht die medizinische Verordnung und Delegation an Dritte, sondern die Förderung von Motivation, Kompetenz und aktivem Rollen-Selbstverständnis jedes einzelnen Betroffenen stehen im Vordergrund der didaktischen Bemühungen. Zusammenfassend lassen sich folgende Aufgaben einer modernen Lebensstilmedizin formulieren:

- Stärkung der Bürger- und Patientensouveränität durch Förderung eines Selbstmanagements
- Verbesserung und Professionalisierung der medizinisch-psychologischen Früherkennung von Hochrisikoträgern
- Überwindung der Fragmentierung im Angebots- und Versorgungsprozess (überregionalisierte Komplettangebote) durch Allianz- und Netzwerkbildung in Gesundheitsförderung, Krankheitsprävention und Patientenschulung
- Verbesserung der Vermittlung und der Nachhaltigkeit durch Einsatz moderner „blended learning"-Konzepte
- Einbezug von Arbeits- und Lebenswelten durch moderne Internettechnologien und Ausbau der betrieblichen und kommunalen Gesundheitsförderung
- Kontinuierliches Qualitäts-Management, vermehrte Evaluation und Aufbau einer umfassenden Gesundheits- und Lebensstil-Forschung.

4. Implementierung eines Individuellen Gesundheits-Managements (IGM)

Die Ambulanz und Tagesklinik für Naturheilkunde und Gesundheitsförderung des Kompetenzzentrums für Komplementärmedizin und Naturheilkunde (KoKoNat) im Klinikum rechts der Isar, Technische Universität München, entwickelt seit Jahren ein Konzept, das die obigen Aufgaben berücksichtigt. Es handelt sich um ein modernes Individuelles Gesundheits-Management (IGM), das folgende Ziele beinhaltet:

- Selbstbeobachtung und Selbstwahrnehmung von Risiko- und Schutzfaktoren der Gesundheit
- alltagsnahes Lebensstiltraining durch Erlernen eines Selbstmanagements
- Stärkung der Navigationskompetenz und Selbstbestimmung in Gesundheits- und Krankheitsfragen.

Die persönliche Betreuung wird für ortsansässige Personen in Form einer klas-sischen „face-to-face"-Konsultation durchgeführt. Eine andere Form der persön-lichen Betreuung ist die telefonische Beratung unter gleichzeitigem Einbezug eines persönlichen webbasierten Gesundheitsportals. Aus diesem Grunde wird die Maß-nahme auch als „Distance Lifestyle Counselling Programme" bezeichnet. Ergänzend kommen fakultativ Seminare und Kurse hinzu. Zusätzlich besteht für die Teilnehmerinnen und Teilnehmer des IGM die Möglichkeit, kostenfrei an 14-tägigen Veranstaltungen mit der Bezeichnung „Sprechstunde: Lebensstil und Gesundheit" (Dauer der Sprechstunde: 90 Minuten) teilzunehmen. Die Sprechstunden werden derzeit dienstagabends in München in einem Hörsaal des Klinikums rechts der Isar sowie in der Tagesklinik angeboten. Gemäß dem Programm eines „gesundheitsfördernden Krankenhauses" (WHO-Programm HPH) werden zu dieser Veranstaltung nicht nur eigene Klienten und Patienten, sondern auch die Mitarbeiter des Klinikums sowie der gesamten Technischen Universität München und – über die Tagespresse – die Stadtbevölkerung eingeladen.

Das Lebensstil-Programm wird zukünftig (Start Frühjahr 2011) von einer Anwenderallianz mit dem Projektnamen „CAMPUS IGM" im Setting Medizintourismus und Kurmedizin übernommen, an die Standortbedingungen angepasst, erprobt und optimiert. Dadurch soll auch das Vortragsangebot der Sprechstunde zukünftig regionalisiert, d.h. an verschiedenen Standorten in Bayern (Nord-, Ost-, West-, Südbayern) verwirklicht werden. Indikationsschwerpunkte des Programms sind die frühzeitige Erkennung, Vermeidung oder Reduktion von Herz-Kreislauf- und Stoffwechselerkrankungen sowie Stressfolgeschäden durch psychosoziale Überforderungen im Alltag.

5. Konzept des Individuellen Gesundheits-Managements (IGM)

Hintergrund und Metaziele

Das IGM orientiert sich am Modell der Salutogenese und der Theorie eines Gesundheits-Krankheits-Kontinuums. Das Lebensstil-Programm richtet sich an „gesunde" und „kranke" Menschen, mit dem Ziel, ihre Selbstbestimmung, Selbstkompetenz und Eigenverantwortung in Gesundheit und Krankheit zu stärken. Metaziele sind, ein längeres Leben in Gesundheit und ein Leben mit mehr Lebenszufriedenheit zu erreichen. Hintergrundtheorien sind u.a. das systemische Anforderungs- und Ressourcenmodell (Becker 1995), das Balance- und Konfliktmodell (Boessmann & Peseschkian 1995), das Training emotionaler Kompetenzen nach M. Berking (2010), das HeDe-Training (Franke & Witte 2009) sowie die rational-emotive Verhaltenstherapie nach Ellis (1977). Zentrales Element des IGM ist ein Selbstmanagement, das den Einzelnen zur Pflege und Optimierung seiner so genannten physiologischen Basisfunktionen (Bewegung, Ernährung, vegetative Balance, Abwehr, Wärmehaushalt, Schlaf, Rhythmus) sowie psychosozialen und kognitiven Basiskompetenzen (Selbstkompetenz, soziale Kompetenz) im Alltag befähigen soll, um die persönliche Lebensqualität und Lebenszufriedenheit durch einen gesunden Lebensstil nachhaltig zu steigern, zu bewahren oder wiederherzustellen (Melchart 2007, 2010).

Pädagogisch umgesetzt wird dies durch ein mindestens 12-monatiges „Blended-Learning-Programm", welches moderne e-Health-Technologien mit per-sönlicher Unterstützung in Form von Gesundheits-Coaching, ärztlicher Beratung und evtl. Behandlung verbindet. Das im IGM verwendete webbasierte Gesundheitsportal trägt den Namen *Viterio* („**VI**rtual **T**ool for **E**ducation, **R**eporting, **I**nformation and **O**utcome").

Inhalte und Rationale

Im Bereich der Indikationsschwerpunkte Herz-Kreislauf-Stoffwechsel und Stress wird mit Hilfe von Fragen und Befunden die Notwendigkeit zur Gewichtsabnahme, vegetativen Stabilisierung und Ordnungshilfe in Bezug auf Emotionsregulation und die individuellen Lebenskontexte ermittelt. Trainingsschwerpunkte der Ernährung sind – im Falle der Gewichtsreduktion – eine kurzfristige Einhaltung sog. Entlastungs- und Verzichtstage sowie die langfristige Ausrichtung der Alltagsernährung an einer niedrigeren Energiedichte von Lebensmitteln.

Das *Ernährungs*programm mit dem Namen „X + 1 Tag" zielt bei den Indikationen mit Übergewicht auf eine Gewichtsreduktion um 7-10 Prozent des Ausgangsgewichts. Es beinhaltet X = 3,4 oder 5 Verzichtstage (je nach Ausprägung des Übergewichts), an denen keine Süßigkeiten, keine süßen Getränke, kein Alkohol, keine Weißmehlprodukte, keine Zwischenmahlzeiten und keine Kohlenhydrate nach 18.00 Uhr konsumiert werden sollen. Durch diese Verzichtsregeln werden stark insulinerhöhende und energie-dichte Lebensmittel vermieden. Zusätzlich wird 1 Entlastungstag pro Woche vorgeschlagen. Es verblei-ben für den Teilnehmer 1 bis 3 Motivationstage pro Woche.

Das *Bewegungs*-Paket „3.000 + 7.000 Schritte" zielt auf eine Steigerung der Alltagsbewegung. Eine Anpassung gibt es bei starkem Übergewicht mit einer Empfehlung von „4.000 + 6.000 Schritten". Der Teilnehmer soll über die 12 Wochen lernen, täglich 10.000 Schritte in seinen Alltag einzubauen; davon sollten mindestens 3.000 Schritte in 30 Minuten geschafft werden. Dies kann auch in 3 x 1.000-Schritt-Intervallen in je 10 Minuten realisiert werden. Wichtig dabei ist eine Belastung von ca. 100 Schritten pro Minute, um eine gewisse Ausdauerwirkung zu erreichen. Bei den Indikationen Prädiabetes, mäßiges und starkes Übergewicht sind zusätzlich 2x pro Woche für je 20 Minuten Kraftübungen durchzuführen. Es handelt sich hier um ein sehr pragmatisches Trainingsmodell, da es bewusst ohne Sport-schuhe und Pulsuhr auskommt.

Die *Emotions*regulation wird durch tägliches Üben eines neutralen Benennens der eigenen Gefühle und eines bewertungsfreien Wahrnehmens einschließlich der begleitenden Körperempfindungen zu optimieren versucht. Als Basisübungen werden einfache Maßnahmen zur Muskelentspannung und Atemvertiefung vermittelt. Die Rationale der beiden Übungen besteht darin, dass durch das Benennen und Beschreiben von diffusen Empfindungen und Gefühlen der Verstand mit eingeschaltet wird (präfrontaler Kortex) und der übungsbedingte Abbau einer stressbedingten flachen und schnellen Atmung sowie muskulären Verspannung zur Beruhigung der Amygdala als Stresszentrum führt (Berking 2010). Das Einüben einer bewertungsfreien Wahrnehmung (im Rahmen von achtsamkeitsbasierten Übungen) soll auch im Alltag dazu führen, emotional negative Aspekte des Lebens besser zu akzeptieren und zu tolerieren.

Weitere Aspekte des Basistrainings sind die Verbesserung von Abwehrfunktion, Schlaf, Thermoregulation, vegetativer Ausgleich und Rhythmus. Durch das Erlernen von Selbsthilfetechniken wie häusliche Kneippanwendungen sollen vorwiegend vegetativ-autonome Funktionen beeinflusst werden, die nicht durch den eigenen Willen, sondern primär durch Kalt- und Warmreize zur physiologischen Adaptation zu bringen sind.

6. Ablauf bei Einsatz des IGM im betrieblichen Umfeld - Organisation und modulare Inhalte am Beispiel „IGM als betriebliche Gesundheitsförderung“

Risikoscreening mit Gesundheitsbericht (Modul 1)

Nach Vorgesprächen mit der Betriebsleitung – unter Einbezug der Personalvertretungen – wird den Mitarbeiterinnen und Mitarbeitern die Möglichkeit geboten, ein anonymes persönliches Risikoscreening am Arbeitsplatz (bzw. in Rahmen von Komplettangeboten auch am Kurort) durchzuführen. Hierfür ist die betriebsinterne Zustellung eines so genannten Gutscheincodes notwendig. Nach Eingabe dieses Codes im Portal (www.viterio.de) wird ein zufällig generierter Zugangscode vergeben, der den Zugang zu sog. Gesundheitsprüfung 1 (Risikoscreening) ermöglicht (siehe Abbildung 2).

Inhaltlich umfasst diese Programmstufe die Berechnung individueller Risiken für Herz-Kreislauf- und Stoffwechselerkrankungen sowie Stressfolgeschäden. Darüber hinaus werden Fragebögen zu den Themen „Mitarbeiterzufriedenheit“, „Präsentismus“ und „Einschränkung der Arbeitsleistung durch Befindlichkeitsstörungen /Krankheiten“ zur Beantwortung mit angeboten. Dieser Fragebogenteil ist variabel und kann zu- oder abgewählt werden. Die Fragen zu „Präsentismus“ beziehen sich auf die von den Betroffenen selbst empfundenen Leistungseinschränkungen in der betrieblichen Arbeit (Kreativität, Produktivität, Fehlerfreiheit) durch Befindlich-keitsstörungen und krankheitsbedingte Störungen[13]

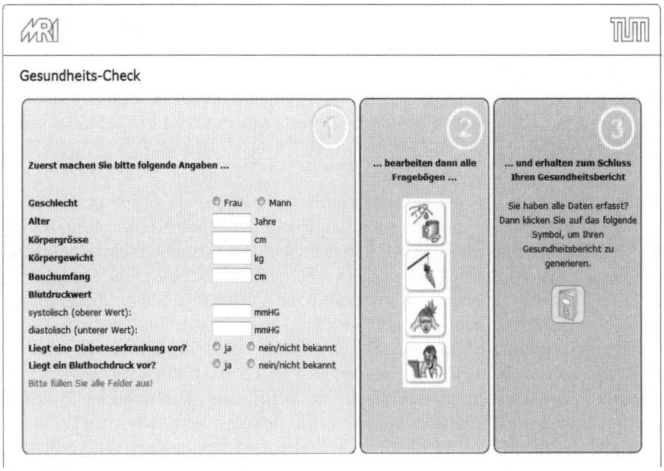

Abb. 2: Gesundheits-Check

[13] Im Falle einer dadurch verursachten Krankschreibung und des Fehlens am Arbeitsplatz spricht man von Absentismus. Präsentismuskosten sollen für den Arbeitgeber noch um ein Vielfaches höher sein als die im Regelfall erfassten Absentismuskosten.

Bevor die Bearbeitung der Fragebögen zur Gesundheitsprüfung 1 begonnen werden kann, hat der Teilnehmer seine persönlichen Gesundheitsdaten wie Körpergewicht, Körpergröße, Bauchumfang und Blutdruck (möglichst selbst) zu bestimmen. Es soll mit den Betrieben vorher besprochen werden, ob und ggf. wie die praktische Erhe-bung dieser Gesundheitsdaten durch Aktionen vor Ort (z.B. vor der Kantine) unterstützt werden kann. Eine Anleitung zur korrekten Durchführung der Messungen sowie der Dokumentation der Daten ist im Gesundheitsportal hinterlegt. Die Teilnahme kann ohne vorherige ärztliche Beratung erfolgen, erfordert max. 10-15 Minuten Zeit für die Dateneingabe und bietet einen persönlichen Gesundheitsbericht als Ergebnis. Dieser Bericht ist das kleinste selbstständige Basisangebot des IGM, das nach Wunsch modulartig ausgebaut werden kann.

Die 7-Tage-Selbstbeobachtung (Modul 2)

Die Grundlage eines jeden Veränderungsmanagements ist immer eine genaue Analyse der Ausgangssituation. Auch das IGM baut auf Selbstbeobachtung, Selbstwahrnehmung und Selbstreflexion und beginnt daher mit einem Selbstbeobachtungs-Paket. 7 Tage lang befassen sich die Teilnehmer intensiv mit ihrem Gesundheitsverhalten.

Dazu zählt zum einen *Ernährung und Bewegung.* Zur Dokumentation der eigenen Ernährungsgewohnheiten wird eine Woche lang notiert (elektronisch und/oder auf Papier), was gegessen und getrunken wird. Dies ermöglicht die Bestimmung der Energiedichte und Gesamtkalorienmenge der pro Tag zugeführten Lebensmittel. Wichtige körperliche Basisdaten wie Größe, Gewicht und Bauchumfang werden mit Maßband und Waage bestimmt. Wie viel Bewegung man im Alltag tatsächlich hat, lässt sich ganz einfach feststellen, indem die täglichen Gehstrecken mit einem Schrittzähler erfasst werden. Die körperliche Leistungsfähigkeit kann mit Hilfe eines 6-Minuten-Gehtests (alternativ: 2 km-Gehtest) selbst eingeschätzt werden.

Gesundheitsverhalten beinhaltet aber auch die individuelle *Gefühlsregulation*, da unser persönliches Wohlergehen hiervon nicht nur vorübergehend, sondern auch langfristig maßgeblich mitbestimmt wird. Es ist also ganz wesentlich, wiederkehrende Stressoren zu erkennen. Um die eigene Gefühlslage darzustellen, wird in Form einer so genannten „Tagesrückschau" das vorherrschende Tagesgefühl benannt und nach Intensität bestimmt. Hierfür steht ein Tagebuch im Infoportal zur Verfügung. Neben dieser Basisübung ist zumindest bei Vorliegen von Indikationen wie „Präburnout", „Hypertonie" und „Burnout" (aus Sicht des Autors jedoch eigentlich grundsätzlich) die Durchführung einer Zeit-Stimmungsanalyse sinnvoll. Sie zeigt, welche Tätigkeiten derzeit den Alltag prägen und welche Gefühle dabei jeweils vorherrschen. Hier werden die persönlichen Tätigkeiten in Freizeit und Beruf identifiziert und im Protokoll bestimmten Tätigkeitskategorien zugeordnet. Darüber hinaus wird dokumentiert, wie viel Zeit die jeweiligen Tätigkeiten in Anspruch nehmen und mit welchen Gefühlen und Stimmungen sie verbunden sind. Damit wird es dem Programm-Teilnehmer ermöglicht, die täglichen Aufgaben und Beschäftigungen und die damit assoziierten Gefühle genauer kennen zu lernen. „Was tue ich gern, was ungern?", „Welche Alltagsanforderungen verbinde ich mit einem negativen Stresserlebnis (Stressoren)?". Die Gefühle werden mit Hilfe einer Befindlichkeitsskala (Visuelle Analogskala = VAS) nach Intensität bewertet und – falls nötig mit Hilfe einer Gefühlskunde – benannt. Nur wer sich selbst kennt, kann sein Leben verändern: Die Übertragung der zunächst auf Papier dokumentierten Daten in das elektronische Protokoll des Gesundheitsportals ermöglicht dort eine graphische Darstellung der verschiedenen Zeitanteile wie Selbstzeit, Arbeitszeit, Regenerationszeit und Beziehungszeit. Es können sowohl einzelne Tage als auch ein gesamtes Wochenprofil graphisch generiert werden. Solche Verlaufsdarstellungen machen persönliche Veränderungswünsche für den eigenen Lebensstil leichter erkennbar und formulierbar.

Die umfassende Betrachtung des eigenen Lebenskontexts hinsichtlich Arbeit, Körper, Sozialkontakten und Lebenszielen ist eine notwendige Voraussetzung für ein erfolgreiches Selbst- und Stressmanagement. So lassen sich entscheidende Fragen wie „Was ist mir wichtig?“, „Lebe ich mein Leben in Übereinstimmung mit den mir wichtigen Dingen, Zielen, Werten ?“, „Wo will ich in 10 Jahren stehen?“, „Welche Situationen, Personen sind für mich Stressoren?“ usw. beantworten. Dies dient dem Metaziel eines jeden Lebensstil-Programms, nämlich in Zukunft ein Leben mit mehr Zufriedenheit führen zu können.

Ziel: Manager der eigenen Gesundheit werden (Modul 3)

Das 12-Wochen-Basistraining mit den Trainingspaketen kann nach Durchführung der 7-Tage-Selbstbeobachtung mit dem Basistraining begonnen werden (siehe Abbildung 3).

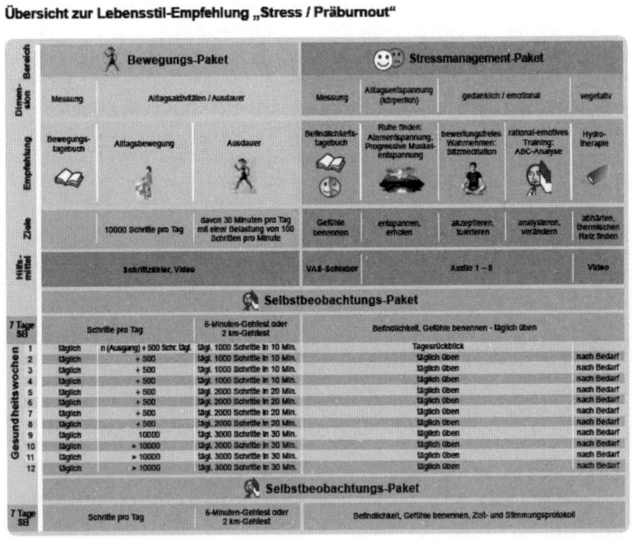

Abb. 3: 12-Wochen Basistraining

Das 12-wöchige Basistraining ist das Kernstück der Risikofaktoren-adaptierten Lebensstil-Empfehlungen. Es soll als Aufbau- oder Erhaltungstraining weiter bis zu einem Jahr oder länger wiederholt bzw. modifiziert werden. Je nach Risikofaktoren werden verschiedene Lebensstil-Empfehlungen nach einem definierten Algorithmus automatisch erstellt und in einem Infoportal (www.viterio.de/infoportal/) für einen multimedialen Download hinterlegt. Für die Risikobereiche „Übergewicht“, „Prädiabetes“, „Prähypertonie“, „(Prä-)Adipositas“ und „Prä-burnout“ werden so genannte „Health-Management-Programme“ (HMP) angeboten. Testrisikofreie (gesunde) Personen – Raucher und Nichtraucher – erhalten ebenfalls Lebensstil-Empfehlungen. Rauchern, die bereit sind, während der betrieblichen Gesundheitsförderung eine Nikotinentwöhnung durchzuführen, wird unabhängig von den sonstigen Risiken immer auch eine Entwöhnungsmaßnahme empfohlen. Bei bereits manifesten Erkrankungen wie medikamentös behandelter Hypertonie, Diabetes mellitus Typ II, Adipositas Grad II und Burnout sind die Lebensstil-Empfehlungen als sog. „Disease-Management-Programme“ (DMP) konzipiert. Diese Indikationsbereiche erfordern immer eine Hinter-grundbetreuung durch einen Haus- oder Facharzt. Eine persönliche Betreuung durch unsere Ambulanz wird hier nur dann übernommen, wenn ein Arzt/eine Ärztin die Grundversorgung der Erkrankung gewährleistet. Gemäß der individuellen Risikogruppe sind die Lebensstil-Empfehlungen in Form von Ernährungs-, Bewegungs- und Stressmanagement-„Paketen“ konfektioniert. Das bereits oben beschrie-bene Selbstbeobachtungs-Paket ist vor und nach dem Basistraining durchzuführen und rahmt sozusagen die anderen Trainingspakete ein.

Check-Up und Risiko- und Schutzfaktorenbericht (Modul 4)

Als zusätzliches Modul kann vereinbart werden, dass alle Teilnehmer bei Ärzten ihres Vertrauens eine medizinische Check-Up-Untersuchung durchführen lassen. Anschließend empfiehlt sich dann die Beantwortung der Fragen der Gesundheitsprüfung 2. Hierzu werden Labordaten, Vitalparameter und Befindlichkeit erhoben und 14 Fragebögen zur Erfassung von Risiko- und Schutzfaktoren dargeboten (Bearbeitungszeit ca. 60 Minuten). Die Bearbeitung kann nach jedem Fragebogen unterbrochen werden, um ein Beantworten in mehreren Sitzungen zu ermögli-chen. Die Gesundheitsprüfung 2 wird regelmäßig vierteljährlich zur persönlichen Standortbestimmung und Evaluation durchgeführt. Die Ergebnisse der Gesundheitsprüfung 2 werden dem Teilnehmer über-sichtlich in Form einer Gesundheitsampel (siehe Abbildung 4) veranschaulicht und durch einen schriftlichen Risiko-/Schutzfaktoren-Bericht rück-gemeldet. Dieser enthält auch Risiko- und Frühhinweise auf die wichtigsten Volkskrankheiten wie Herzinfarkt, Diabetes mellitus, Depression, Osteoporose und chronische Bronchitis (COPD). Die 7-Tage-Selbstbeobachtung und Standortbestimmung soll die persönliche Festlegung von Veränderungszielen erleichtern. Ein Gesundheitsdossier enthält weitere wichtige Features (Befundarchiv, klinische Daten, Patientenverfügung etc.) für eine umfassende Selbstbestimmung in Gesundheits- und Krankheitsfragen.

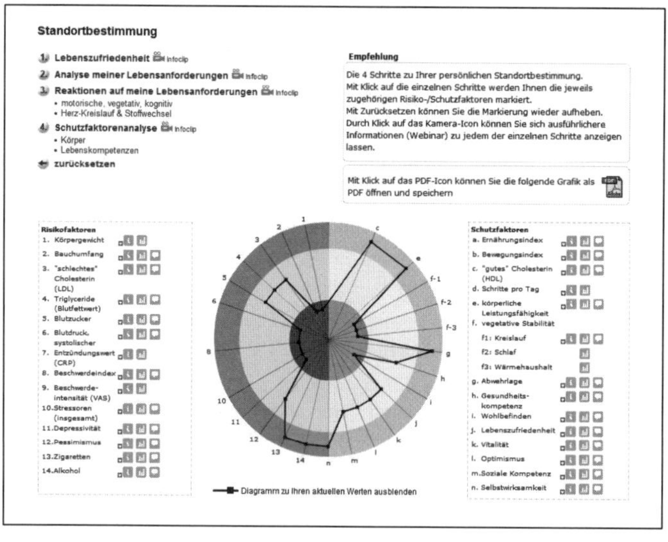

Abb. 4: Gesundheitsampel

Persönliche Betreuung-Coaching (Modul 5)

Je nach Bedarf kann der Teilnehmer entweder mit oder ohne ein halbtägiges Einfüh-rungsseminar bzw. eine ganze Einführungswoche auf ein 12-wöchiges Basistraining vorbereitet werden, das dann im Alltag mit Hilfe des internetbasierten Gesundheits-portals selbstständig durchgeführt wird. Dieses Basistraining wird anschließend weitergeführt und – wenn diese Module gewünscht werden – mit vierteljährlichen telefonischen Beratungen und Halbtagsseminaren unterstützt, bis die selbst gesteckten Ziele erreicht sind. Für die Indikationen 0 sowie 11 - 14 wird in der Regel mit den Betrieben keine persönliche Betreuung vereinbart. Teilnehmer mit den Risikoindikationen 1 und 2 erhalten zwei telemedizinische Gespräche jeweils vor und nach dem 1. Basistraining bzw. den zugehörigen 7-Tage-Selbstbeobachtungsphasen. Für die Risikogruppen 3 - 5 sind insgesamt vier Gespräche, für die Risikogruppen 6 - 8 je fünf Gespräche und für die Tabakentwöhnung sieben Arztkontakte per Telefon vorgesehen.

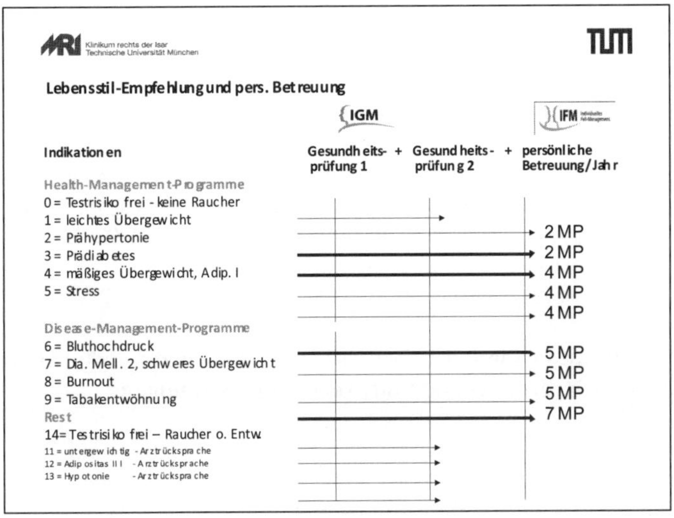

Abb. 5: Betreuungsangebote

7. Bisherige Erfahrungen mit der Implementierung und Lösungsansätze

Die gleichzeitige Entwicklung, Anpassung und Umsetzung des Programms in verschiedenen Settings wie öffentlicher Dienst (z.B. Schule, Verwaltungsbehörden, Stadt), Wirtschaft (z.B. Klinik, Großhandel, Bank) und Kurortmedizin (z.B. Präventionskurort, -region), gestaltet sich schwieriger als erwartet. Insbesondere die Umsetzung des „blended learning"-Konzepts macht Probleme. Dies liegt einerseits an oft fehlender technischer Vorerfahrung mit Internettechnologien, andererseits an dem weit verbreiteten Mangel an Akzeptanz bezüglich des Datenschutzes. Diese

Problematik betrifft Anbieter wie Nachfrager zu gleichen Teilen. Wir versuchen zukünftig den technischen Aspekt des IGM noch stärker in den Hintergrund zu schieben, indem notwendige Portalzeiten auf ein Minimum begrenzt (mehr Download-Produkte und weniger Online-Interaktion), die persönlichen „face-to-face"-Betreuungsangebote ausgebaut und technische Portalbesuche mit Auswertungsgraphiken, Berichten und persönlichen Info@zepten verstärkt belohnt werden. Ebenso werden vermehrt die „Trustfunktion" der universitären Datenbankführung und die fehlende personenbezogen Datenhaltung des Portals hervorgehoben. Darüber hinaus möchten wir unsere Motivationsstrategien weiter optimieren, damit die Programmteilnehmer in ihrem aktiven Rollenselbstverständnis noch besser gefördert sind. Schließlich sind die vielfältigen konkurrierenden Einzelangebote zu sinnvollen Komplettangeboten zu bündeln (z.B. medizinische Früherkennung, Mehrkomponententraining) und gemeinsame Internetangebote zu verwirklichen.

Aufgrund der immer noch fehlenden Präventionskultur in unserem Lande ist die Mehrzahl der Menschen nicht oder nur sehr begrenzt bereit, die angebotenen Leistungen aus eigenen Mitteln zu finanzieren. Dies gilt für die gesetzlichen wie für die privaten Versicherten. Privatversicherer sind ausschließliche Krankenversicherer Sie scheinen noch größere Probleme zu haben, Versicherungsgelder für Gesundheitsförderung und Prävention auszugeben, als ihre gesetzliche Konkurrenz. Hier sind dringend neue Versicherungsangebote in Richtung Lebensstil und Gesundheit notwendig – dies gilt für die gesamte Versicherungswirtschaft.

8. Stand der Evidenz von umfassenden Lebensstilprogrammen zur Prävention und Behandlung von Herz-Kreislauf- und Stoffwechselerkrankungen

Der Gemeinsame Bundesausschuss (G-BA) hat das Institut für Qualität und Wirtschaftlichkeit im Gesundheitswesen (IQWiG) beauftragt, die Empfehlungen für die Behandlung der Adipositas und der mit ihr assoziierter Erkrankungen (z.B. Diabetes mellitus), aus aktuellen internationalen Leitlinien zusammenzufassen. Die Ergebnisse der IQWiG-Analyse zeigen hochwertige Studien vor allem für die Bereiche Ernährungstherapie, Bewegungstherapie, Verhaltenstherapie, Pharmakotherapie und operative Therapie[4] . Nur wenige gute Studien gibt es in den Bereichen Diagnostik, Maßnahmen zur langfristigen Gewichtsstabilisierung, Versorgungskoordination und Qualitätsindikatoren.

Derzeit läuft eine multizentrische randomisierte klinische Studie mit ca. 5000 Probanden (Look-AHEAD-Studie)[5]. Diese untersucht die langfristigen Auswirkungen von Lebensstilinterventionen zur Erreichung und Beibehaltung eines Gewichtsverlustes, unter anderem bezogen auf den Endpunkt Gesamtmortalität

[4]https://www.iqwig.de/v09-02-behandlung-der-adipositas-bei patientinnen.986.html?tid=1251#uebersicht
[5]https://www.lookaheadtrial.org/public/LookAHEADProtocol.pdf

und den Endpunkt kardiovaskuläre und zerebrale Morbidität und Mortalität bei übergewichtigen und adipösen Patientinnen und Patienten mit Diabetes mellitus Typ 2. Ergebnisse hinsichtlich dieser Endpunkte liegen derzeit noch nicht vor. Die Studie wird voraussichtlich im Jahr 2012 abgeschlossen sein.

Das hier beschriebene IGM-Programm beinhaltet neben Ernährung und Bewegung auch einen kognitiv orientierten Schwerpunkt. Für diese Form komplexer Lebensstilinterventionen bei Personen mit Diabetes mellitus oder koronarer Herzerkrankung, oder bei Personen mit einem erhöhten Risiko für das Auftreten entsprechender Erkrankungen, ist die Evidenz nicht nachgewiesen.

Aus diesem Grund haben wir eine eigene systematische Zusammenstellung und Bewertung der Evidenz aus randomisierten klinischen Studien zur Effektivität komplexer Lebensstil-Interventionen im Rahmen einer BMBF-Studie mit dem Förderkennzeichen 01KG0614 durchgeführt (Angermayr et al. 2010). 41 Publikationen zu 25 Studien mit insgesamt 26 komplexen Lebensstilinterventionen erfüllten die Einschlusskriterien. In der Regel wurde die Intervention von einem interdisziplinären Therapeutenteam umgesetzt. In den Kontrollgruppen erfolgte in der Regel eine Routinebetreuung, die jedoch unterschiedlich intensiv war. In 7 der 15 Studien mit einer intensiveren Intervention (> 30 Stunden) sowie in 3 der 10 Studien mit einer weniger intensiven Intervention, wurde über im Vergleich zur Kontrollgruppe signifikant ausgeprägtere Verbesserungen im Risiko- bzw. Gesundheitsverhalten (Bewertung in der Regel durch die Studienteilnehmer selbst) in Bezug auf mindestens zwei von drei (Ernährung, Bewegung, Stress-Management u. ä.) Aspekten berichtet. Im Vergleich zu den jeweiligen Kontrollgruppen ergaben sich in den Meta-Analysen für die Labor- und andere Surrogatparameter nur klinisch relativ geringfügige oder keine signifikanten Unterschiede.

Zusammenfassend muss die Evidenz für die *Effektivität komplexer Lebensstilinterventionen* in der Primärprävention und bei Patienten mit manifester koronarer Herzerkrankung bzw. manifestem Diabetes mellitus als bescheiden bezeichnet werden. Die Zahl der verfügbaren Studien ist begrenzt, die Interventionen unterscheiden sich enorm, die Mehrzahl der Studien hat nur eine relativ geringe Teilnehmerzahl und die Qualität der Mehrheit der Studien ist unbefriedigend, auch wenn man berücksichtigt, dass derartige Untersuchungen methodisch eine große Herausforderung darstellen. Die Effekte auf Labor- und klinische Surrogatparameter waren in den gepoolten Analysen gering, obwohl einzelne Studien erhebliche Gruppenunterschiede berichteten. Gleichzeitig deuten die Ergebnisse jedoch darauf hin, dass komplexe Lebensstilinterventionen möglicherwweise zu einem Rückgang relevanter klinischer Ereignisse und der Gesamtmortalität führen.

Abschlussbetrachtung

Die Befähigung von Menschen zu einem gesundheitsfördernden Lebensstil ist eine wichtige gesamtgesellschaftliche Aufgabe und wird die medizinisch-psychologische Behandlung von Krankheiten ergänzen. Diese Herausforderung wird nur dann gelingen, wenn sich dafür ein neues Bewusstsein in Politik, Industrie, Medizin und in der Bevölkerung selbst einstellt. Gesundheitsarbeit ist Gesundheitspädagogik an sich selbst und als Multiplikator an anderen. Sie bedeutet Arbeit am eigenen personalen Selbst, an der eigenen Autonomie und wird auch so zur individuellen Lebenskunst. Nur selbstgewählte Handlungen, Lebensweisen und Änderungsentscheidungen werden als autonom betrachtet. Selbstbestimmung ist damit das zentrale Kennzeichen von Autonomie und beruht vollständig auf der Wahl oder Abwahl. Aber:

Wie viele Menschen zur Selbstbestimmung und Selbstverantwortung in unserer Gesellschaft bereit sind oder sich dazu motivieren lassen, bleibt abzuwarten. Für die Integration eines gesundheitsfördernden Lebensstils in Arbeit und Freizeit, sind attraktive und zeitgemäße Vermittlungskonzepte nötig. Das „blended learning"-Konzept kann hier eine verbessernde Rolle spielen – was sich heute bereits in der A Aus- und Fortbildung der Medizin selbst zeigt.

Literatur

Angermayr, L., Melchart, D., Linde, K. (2010). Multi-factorial lifestyle interventions in the primary and secondary prevention of cardiovascular disease and type 2 diabetes mellitus - a systematic review of randomized controlled trials. *Annals of Behavioral Medicine,* 40 (1), 49-64

Antonovsky, A. (1979). Health, stress and coping. San Francisco: Jossey Bass.

Antonovsky A. (1987). Unraveling the mystery of health. How people manage stress and stay well. San Francisco: Jossey Bass (Deutsch: Salutogenese. Tübingen: dgvt-Verlag, 1997)

Becker, P. (1995). Seelische Gesundheit und Verhaltenskontrolle. Eine integrative Persönlichkeitstheorie und ihre klinische Anwendung. Göttingen: Hogrefe

Berking, M. (Hrsg.) (2010). Training emotionaler Kompetenzen. Berlin: Springer

Boessmann, U., Peseschkian N. (Hrsg.) (1995). Arbeitsbuch Positive Ordnungstherapie. Stuttgart: Hippokrates

Ellis, A. (1977). Reason and emotion in psychotherapy. New York: Lyle Stuart

Franke, A. & Witte, M. (2009). Das HEDE-Training®. Manual zur Gesundheitsförderung auf Basis der Salutogenese. Bern: Huber

Gilles, C.l., Abrams, K. R., Lambert P. C., Cooper, N. J., Sutton A. J., Hsu R. T., Khunti K. (2007). Pharmacological and lifestyle interventions to prevent or delay type 2 diabetes in people with impaired glucose tolerance: systematic review and meta-analysis. *BMJ,* 334,299-302

Katoma, S.,Saito, K., Tanaka, S., Maki, M. et.al. (2009). Cardiorespiratory fitness as a quantitative predictor of all-cause mortality and cardiovascular events in healthy men and women. *JAMA,* (19), 2024-2035

Kotseva, K.„ Wood, D., de Backer, G., de Bacquer, D., Pyärölä,K., Keil, U., (2009). Cardiovascular prevention guidelines in daily practice: a comparison of EUROSPIRE I,II, and III surveys in eight European countries. *Lancet,* 373, 929-940

Melchart D. (2003). Theoretische Modelle von Salutogenese und Pathogenese – Gesundheit zwischen Wissenschaft und Kunst.Verbundprojekt „Hochschulen für Gesundheit" (Hrsg.). Magdeburg http://www.system2teach.de/hfg/re_ressources/2683/SalutogenesePathogenese.pdf

Melchart D. (2010). Naturheilverfahren und das Individuelle Gesundheits-Management (IGM). In: Grün, A.H., Viebahn, R. (Hrsg.). Medizin für Nichtmediziner. Mediengruppe Oberfranken, 323-366

Melchart, D. (2007). Das Prophylaxe-Center: Ein Demonstrationsprojekt für die Gesundheitsförderung, Krankheitsprävention und Patientenschulung im Krankenhaus. In: Hellmann, W. (Hrsg.). Gesunde Mitarbeiter als Erfolgsfaktor. Heidelberg: Economica, 283-322

Raynor, H.A., Jeffery, R.W., Ruggiero, A.M., Clark, J.M., Delahanty, L.M. (2008). Weight loss strategies associated with BMI in overweight adults with type 2 diabetes at entry into the Look AHEAD (Action for Health in Diabetes) trial. *Diabetes Care* , 31 (7), 1299-1304

Riesen, W.F. (2009). Riskanter Lebensstil trotz KHK. *Hausarzt Praxis,* 15: 25

Zoeller, R.F. (2009). Lifestyle in the prevention and management of cancer: Physical activity. *American Journal of. Lifestyle Medicine,* 3: 353

Der Trend zum Natürlichen und Selbstbestimmten in der Naturheilkunde

Hans-Wolfgang Hoefert und Bernhard Uehleke

Einleitung

Bereits in der Antike wurden Patienten von der damaligen Medizin aufgefordert, sich um eine gesunde Lebensweise zu bemühen, wobei der Arzt die Rolle eines Beraters zu übernehmen hatte. Dabei standen die Berücksichtigung der Natur und die natürlichen Lebensfunktionen (res naturales) ganz im Vordergrund. In der Neuzeit ist der naturnahe Behandlungsansatz vor allem durch die Naturheilkunde aufgegriffen und weiterentwickelt worden. Zumindest in ihren Anfängen hat die Naturheilkunde noch auf die Tradition der alten Humoralpathologie zurückgreifen können, dann aber eigene, von Laien formulierte Behandlungsansätze vorgestellt und zu einer Popularisierung von „naturnahen" Heilideen beigetragen bzw. eine „naturnahe" Lebensführung nahelegt. In der Naturheilkunde ist die Ideengeschichte der ganzen und keineswegs nur der „alternativen" Medizin versammelt, wenngleich ihre Verfahren im Vergleich zur heutigen konventionellen Medizin recht einfach erscheinen mögen. Nach Jahren der Bedeutungsverlustes durch die Vereinnahmung heilkundlicher Strömungen in den 30er und 40er Jahren des vorigen Jahrhunderts erscheint die Naturheilkunde heute in einem modernen, aber nach wie vor auf ihre Grundlagen verpflichteten Gewand und spricht vor allem diejenigen Menschen an, die ihr Leben möglichst „natürlich" gestalten und im Krankheitsfalle auf „natürliche" Ressourcen zurückgreifen wollen.

1. Naturverständnis

Mit den folgenden Überlegungen werden solche Aspekte des Verständnisses von „Natur" zu beschrieben, die in der Naturbewegung bzw. in der Naturheilkunde und in ihrer Anhängerschaft programmatisch und individuell bedeutsam bedeutsam sind, wenngleich sie im Laufe der letzten beiden Jahrhunderte – bedingt durch die Fortschritte der konventionellen Medizin auf der Seite und der ökologischen Veränderungen – einen gewissen Wandel erfahren haben.

Innere und äußere Natur

Die „Natur" gilt seit der Antike für Viele als Synonym für das Ursprüngliche, Unverfälschte und der menschlichen Zivilisation Entgegenstehende. Gemeint ist zumeist die *äußere* Natur (Fauna, Flora, Erdmorphologie) außerhalb des Menschen, die jener als mehr oder weniger gegeben bzw. hergestellt erlebt. Die *innere* Natur des Menschen – ein Gegenstand der Psychologie und teilweise auch der Medizin – wird von manchen als korrespondierend zur äußeren Natur betrachtet. Dabei stellt sich die Frage der Korrespondenz von äußeren und inneren Gesetzmäßigkeiten weniger im Rahmen eines durch die Epoche der Aufklärung und durch wissenschaftlich-psychologische Modelle bestimmten Denkens als in anderen Kulturräumen, in denen – wie beispielsweise in der chinesischen Medizin – Analogien und Korrespondenzen zwischen äußeren und inneren Gegebenheiten angenommen werden (vgl. Hoefert & Uehleke 2009). Aber auch hierzulande erscheint die strikte Trennung zwischen einer äußeren und inneren Natur für viele – zumindest in manchen Momenten – nicht nachvollziehbar. „In" der äußeren Natur zu sein oder „mit ihr eins" zu sein bedeutet für viele, die Trennungsgrenzen zwischen innerer und äußerer Natur zu überschreiten, während für andere die äußere Natur als etwas mitunter Fremdes, Anderes und Gegenüberstehendes bleibt.

„Schöpferische" und „gemachte" Natur

Unterscheidungen zwischen einer „schöpferischen" oder „produzierenden" Natur (natura naturans) und einer „produzierten" Natur, wie sie aus der mittelalterlichen Scholastik (z.B. bei Spinoza) gepflegt wurden, sind dem Alltagsmenschen weniger vertraut als diejenige zwischen dem Vorfindlichen und dem durch menschliche Eingriffe Gemachten oder „Künstlichen". Dass diese Unterscheidung nicht eindeutig ist, beweisen die Modelle der englischen bzw. französischen Gartenkultur mit ihrer Nähe zu dem einen oder anderen Gegenpol. Insofern ist auch „Natürlichkeit" immer ein komparativer Begriff (Birnbacher 2006). So gilt den einen ein „gemachter" Urwald noch als „natürlich", während andere dieses Prädikat lediglich für den ursprünglichen und kaum kultivierten Wald als „natürlich" gelten lassen wollen. In ähnlicher Weise werden die in der Natur vorkommenden Gegenstände im Hinblick auf die Verwendung als Nahrungsmittel und Arzneien bewertet: Das Unverfälschte, oder nur wenig Bearbeitete gilt als natürlich und erfährt eine positive Bewertung, das Synthetisierte oder der Natur „Nachgebaute" dagegen gilt als künstlich, verfälscht und daher dem Menschen wesensfremd und für ihn gefährlich.

Natur als Projektionsgegenstand

Psychologisch ist dabei die Frage interessant, wieweit die vorgefundene Natur allein sinnlich-naiv als solche erlebt wird oder vielmehr zum Projektionsgegenstand innerer Wünsche nach Harmonie und Stimmigkeit wird, indem das Vorgefundene hinsichtlich der Eigenschaften erlebt wird, die sich in dem symbolischen Begriff der „Mutter Natur" repräsentieren, der unter anderem für *Harmonie* (neben Fürsorglichkeit) steht. *Stimmigkeit* wird daneben erlebt als Repräsentanz ästhetischer Idealvorstellungen in der Natur, welche zum Teil der Naturbeobachtung entlehnt, zum Teil aber auch kulturell erlernt und oft gerade aus dem Gemachten (Technik, Baukultur u.ä.) abgeleitet werden. Zu den Projektionsgegenständen zählen schließlich auch die in der Natur vermuteten Wirkkräfte, die sich als Gott, als abstraktes Naturprinzip oder – animistischen Vorstellungen folgend – als Wald- und Baumgeister subjektiv repräsentieren. Projektionen dieser Art beruhen nicht nur auf animistischen Vorstellungen, sondern auch auf den – zumeist positiven – Vorurteilen und ungenügenden Kenntnissen eines städtischen Publikums.

Natur versus Zivilisation

Die intensive Hinwendung zur Natur, verbunden mit einer gewissen Bewunderung oder gar Verehrung (Naturismus), resultiert häufig aus der Erfahrung des Unnatürlichen oder Künstlichen im zivilisatorischen Kontext (insbesondere der Städte). Die äußere Natur wurde und wird aus dieser Perspektive zur „Gegenwelt" stilisiert. Die Geschichte dieser Stilistik reicht von der Antike mit der Gegenwelt des Landhauses über die Renaissance mit der Schaffung von sog. Schäfer-Idyllen in „freier" Natur und die Naturbewegung zu Beginn des letzten Jahrhunderts bis hin in die heutige Zeit, in der – gefördert durch die ökologische Bewegung – eine Aufwertung der äußeren Natur stattfindet, wenngleich heute weniger das Thema der quasi-religiösen Verehrung als vielmehr das der Schonung und kontrollierten Nutzbarmachung bestimmend ist. Ein anderer Aspekt war zumindest in den vergangenen Jahrhunderten die Bewunderung der sog. Naturvölker bzw. der „Wilden" (Indianer Nordamerikas, Südseeinsulaner). Bewundert wurden, wie dies aus den Schriften von Rousseau oder Hobbes hervorgeht, deren Konstitution und deren Leben im Einklang mit der Natur (materialistisch ausgedrückt: deren Fähigkeit, die eigenen Bedürfnisse an die jeweiligen Gegebenheiten anzupassen). Verklärung und Bewunderung haben es jedoch nicht vermocht, die radikale Nutzung oder Ausrottung von Natur und Naturvölkern zu verhindern.

Das Natürliche als Wert

Etwas, das als „natürlich" gilt, scheint von vornherein eine positive, wenn nicht gar normative Konnotation zu haben. Die implizit positive Wertung des Natürlichen (Reinen, Unverfälschten, Ursprünglichen) wird gelegentlich geadelt durch das Prädikat „von Gott geschaffen", womit es quasi selbstverständlich „an sich gut" ist. Eine weitere positive Wertung erfährt die Natur durch die Tatsache, dass sie schon vor dem Menschen da war und damit das „Ursprüngliche" repräsentiert. Natur wird damit moralisch beurteilbar und eignet sich für die Bewertung von Dingen, die, indem sie als „unnatürlich" gelten, gleichzeitig moralisch „schlecht" sind (z.B. „unnatürliche" Lebensführung, „unnatürliche" Sexualität, „unnatürliche Kleidung", „unnatürliche" Arzneien oder „unnatürliche" Garten- und Landschaftsgestaltung). Die Natur wird also häufig zum Hilfsargument für eine Moralität missbraucht, die ihre Ursprünge nicht in der Natur selbst, sondern in den durch Kultur und Zivilisation geprägten Denkfiguren des Menschen hat.

Natur als Vorbild

Schließlich erscheint die Natur Vielen als Vorbild für das eigene Handeln und die eigene Lebensführung: „Naturgemäßes" Leben bedeutet, sich Wetter und Gezeiten anzupassen, die natürlichen Gegebenheiten wie Sonne und Wasser zu nutzen und sich mit dem zu begnügen, was die Erde hervorbringt. Andererseits kann die Natur auch zerstörerisch und für den Menschen schädlich sein. Damit eignet sie nur bedingt als Vorbild und rechtfertigt Eingriffe und Domestizierungen vor dem Hintergrund des Primats menschlichen Überlebens über das Überleben der außermenschlichen Natur. Andere Vorbildwirkungen, wie sie in der heutigen Bionik oder in der künstlerischen und baulichen Ästhetik analysiert werden, erscheinen dagegen unverdächtig. Problematisch wird die Frage der Vorbildwirkung der Natur allerdings beim Vertrauen in die „Selbstheilungskräfte" der Natur – einem zentralen Thema der Naturheilkunde: Wieweit sollte der Mensch (Arzt) in „natürliche" Prozesse von Krankheit und Degeneration eingreifen oder gar einen „natürlichen" Tod abwarten ? Diese Frage ist im Laufe der Geschichte der Naturheilkunde (siehe unten) auf unterschiedliche Weise beantwortet worden (z.B. durch eine anfängliche Ablehnung gegen jede Form des Impfens oder durch eine Aversion gegen jegliche „künstliche" Arzneimittel). Nach dem Primat des menschlichen Überlebens hat hier die konventionelle Medizin zumeist radikale, aber unmittelbar wirksame Wege aufgezeigt, denen sich auch die Naturheilkunde nicht gänzlich verschließen konnte. Die heutigen Antworten auf die oben gestellte Frage sind – bezogen auf die äußere Natur ebenso wie auf die Natur des Menschen – weniger dogmatisch und betreffen eher die für richtig gehaltene „Eingriffstiefe" (Birnbacher 2006).

Popularisierung und Vermarktung des Naturkonzepts

Kennzeichnend für die heutige Lage ist, dass der Mensch seinen Platz *in* und *mit* der Natur (Leben mit den de natürlichen Gegebenheiten), wie er für die Mehrheit der Bevölkerung bis zum Mittelalter typisch war, verloren hat, und dass die Natur sich nicht mehr allein als die äußere Natur repräsentiert, welche man, getrieben vom Stress des städtischen Lebens in seinen freien Stunden aufsucht. Die Natur erreicht vielmehr den Menschen in Form von „Naturprodukten" für den täglichen Gebrauch oder in Form von Wellness, die eine Reihe von Naturillusionen vorhält, welche sich im im subjektiven Erleben kaum noch von dem der „natürlichen" Natur unterscheidet. Natur steht damit nicht mehr mit Einfachheit und Bescheidenheit im Zusammenhang, sondern für Genuss, Lust und Luxus. Die Vielgestaltigkeit des Umgangs mit der Natur wird in folgenden Trends sichtbar:

- Natur als *Entschleunigungsprogramm*: Natur erlaubt es, aus dem Alltag auszubrechen und Kontrasterfahrungen zu machen.
- Natur als *spiritueller Ort:* Natur wird zur Projektionsfläche für Metaphysik, Poesie und Übersinnliches.
- Natur als *Baumeister und Ingenieur:* Natur wird zum Ingenieur der Märkte von morgen und dient als Quelle für visionäre Gestaltung (z.B. Bionik).
- Natur als *Abenteuer und Herausforderung:* Natur ist ein konkreter Ort des Genießens, Auslebens und ein Ort der (Grenz-)Erfahrung.
- Natur als *Lernort:* Natur wird zum Bildungsraum, in dem wir unsere Kinder sozialisieren.
- Natur als *Outdoor-Cocooning:* Natur wird zum Lebensraum („draußen daheim").

Zusammen genommen fördern diese Trends den „Gebrauchswert" der Natur und lassen auch andere Gegenstände, die mit dem Zusatz „Natur" versehen sind (darunter die Naturheilkunde), in einem konsumentenfreundlichen Licht erscheinen. Daneben profitiert von den vielen positiven Konnotationen des Naturbegriffs – darunter auch die Verbindung zwischen Natur und Gesundheit – nicht zuletzt die Naturheilkunde, die sich im Laufe der letzten zwei Jahrhunderte neben und zum Teil auch gegen die Medizin entwickelt hat und Konzepte einer gesunden, naturnahen Lebensführung bereithält.

2. Naturheilkunde

Der Begriff „Naturheilkunde" kam erst kurz vor der Mitte des 19. Jahrhunderts in Gebrauch (es gab davor diesen Begriff als Bezeichnung für eine nicht zu aggressive, sondern eher abwartende Therapie) und ersetzte den vorher dogmatisch unterlegten, aber bereits etwas aus der ersten Mode gekommenen Begriff der „Hydropathie". Unter Hydropathie wurde die konsequente äußerliche und innerliche Anwendung von frischem kalten Wasser zur Gesunderhaltung und Krankenbehandlung verstanden, wie sie vom philologisch ausgebildeten Gymnasialprofessor Ferdinand Christian Oertel (1765-1850) publizistisch vertreten und vom Bauern Vincenz Prießnitz (1799-1851) und seinen Schülern und Nachahmern offenbar erfolgreich praktiziert wurde. Auch diese hatten freilich die einseitige Anwendung des kalten Wassers nicht etwa erfunden, sondern es gab bereits im 17. und 18. Jahrhundert in England sogar eine von Ärzten und Nichtärzten gemeinsam vertretene Kaltwasseranwendung zur Gesunderhaltung und Therapie, die dann Anfang des 19. Jahrhunderts. sogar vorbildlich systematisch von akademischen Ärzten bei akuten Infektionen eingesetzt wurde. In Deutschland wurde der Boden für eine Naturheilkunde vor allem durch Christoph Wilhelm Hufeland (1762-1836) geebnet, der in dem „Naturarzt" einen Diener, Dolmetscher und Priester der Natur sehen wollte.

Eine wesentliche Profilierung erhielt die Naturheilkunde durch das Wirken des Pfarrers Sebastian Kneipp (1821-1897), der zunächst durch seine Wasseran-wendungen, später durch die Erweiterungen seiner Lehre um eine naturgerechte Ernährung, Bewegung und Nutzung von Heilpflanzen im Rahmen eines „geord-neten" Lebens bekannt und populär wurde („Fünf-Säulen"). Innerhalb der Kneipp-Bewegung wurde der wichtigste Teil der klassischen Naturheilverfahren mit dem Konzept der „fünf Therapiesäulen nach Kneipp" gut verständlich und lernbar zusammengefasst, wobei die Ordnungstherapie das verbindende Element zwischen den anderen Therapien darstellt. Da nach einer Kaltwasseranwendung eine Wieder-erwärmung durch körperliche Bewegung nahe lag und vor allem durch Johannes Schroth (1798-1856) auch Gesichtspunkte einer speziellen Ernährung berücksichtigt wurden, waren es dann zwei über die Kaltwasseranwendung hinausgehende Verfahren, die eine Namensänderung zur „Naturheilweise, Naturheilkunde, natürliche Lebensweise" begründeten. Aber etliche Jahre später hieß das erste Erfolgsbuch des Pfarrers Sebastian Kneipp dann doch noch „Meine Wasserkur", obwohl im zweiten von den drei Kapiteln zusätzlich die „unschuldigen" Heilpflanzen dargestellt wur-den. Dabei stützen sich die Anhänger der Naturheilkunde grundsätzlich auf ältere Darstellungen aus der traditionellen europäischen Medizin, wie man ein langes und gesundes Leben erreicht (z.B. Cornaro 1558).

Die Naturheilkunde übernahm aber auch Vorstellungen aus Hufelands Makrobiotik (Hufeland 1797). Viele der dort genannten Aspekte sind noch heute äußerst aktuell. Kneipps Erweiterung der Naturheilkunde um die Phytotherapie war durchaus zunächst bei einigen Naturheilkunde-Vertretern umstritten. Die Einnahme von Heilkräutern wurde als zu passiv und zu wenig dem Prinzip einer aktiven Eigen-mitwirkung beurteilt. Freilich konnte sich im 20. Jahrhundert die Kneipp-Bewegung mit den Kneipp-Vereinen, Kneipp-Kurorten, Kneipp-Ärzten und Kneipp-Heilmittel-Werken durchsetzen und dabei kam die von Dr. Max Bircher-Benner (1867-1939) entlehnte Ordnungstherapie als letzte Säule des erfolgreichen Fünf-Säulen-Kon-zeptes hinzu. Dies ist durchaus zu begründen, da ähnliche Vorstellungen einer Ordnung im Sinne einer gesunderhaltenden Lebensweise bei Kneipp auch in seinen späteren Büchern „So sollt Ihr leben" und „Mein Testament" thematisiert werden. In den USA wurde die Naturheilkunde durch den Kneipp-Schüler Benedict Lust (1872-1945) populär, wobei durch die Erfindung von Penicillin und synthetischen Arzneien in den 1930er Jahren zunächst ein Attraktivitätsverlust der Naturheilkunde („naturopathy") eintrat, im Laufe der Jahre aber gerade wegen der Nebenwirkungen „künstlicher" Arzneien wieder anstieg.

Seit den 1930er Jahren wurden erstmals die verschiedenen und untereinander verfeindeten Richtungen unter dem Begriff „biologische Verfahren" zusammengefasst und entsprechende einheitliche Organisationen unter politischem Zwang durchgesetzt. Später wurde diese Zusammenfassung trotz einer Tendenz zur Entflechtung und Verselbstständigung einzelner Richtungen unter verschiedenen neuen Bezeichnungen fortgeführt, z.B. als Erfahrungsmedizin, alternative Medizin, komplementäre Medizin, integrative Medizin etc. Hinter diesen Begriffen stehen die in die jeweilige Zeit passenden Ansprüche. Dabei wurden nach und nach weitere Verfahren eingebunden, insbesondere aus traditionellen fernöstlichen Medizinsystemen wie TCM und Ayurveda, aber auch manch modernes, von der wissenschaftlichen Medizin abgelehntes Verfahren wie Bioresonanzmethode oder Verfahren, die von der Medizin als altbacken aufgegeben worden sind wie z.B. Ausleitende Verfahren oder Blutegel-Therapie.

3. Theorie und Menschenbild der Naturheilkunde

Aus medizinhistorischer Sicht wird die Naturheilkunde häufig mit der Sozialphilosophie Jean-Jaques Rousseaus (1712-1778) in Verbindung gebracht (so z.B. Rothschuh 1994, Jütte 1996). Ohl (2005) dagegen betont, dass dies einer unzulässigen „Vereinnahmung" gleiche. Zwar gebe es Affinitäten in Bezug auf die Skepsis gegenüber der jeweils vorhandenen Zivilisation und ihren (medizinischen) Fortschritten. Der Unterschied werde jedoch deutlich bei der näheren Betrachtung des Gesundheits- und Krankheitsverständnisses von Rousseau: Jener geht davon aus, dass der Mensch von Natur aus gesund ist, Krankheiten werden durch das Leben in der Kultur hervorgerufen, wobei einige Leiden als naturgegeben hingenommen und ertragen werden müssen. Weiter unterscheidet er zwischen den Leiden, die auf die menschlichen Unvollkommenheit zurückzuführen sind (les maux) und den Leiden, die durch Verirrungen des Menschen in einer Kultur oder Zivilisation zustande kommen (les maladies). Die Naturheilkunde beschränkt sich dagegen auf eine somatische Betrachtung und lässt die sozialpolitische Dimension weitgehend außer Betracht: Krankheiten entstehen durch eine Missachtung oder Vernachlässigung des „Naturinstinkts"; sie ist die Äußerung einer Lebenskraft, die den Körper von einer feindlichen Substanz zu befreien versucht oder durch einen Mangel an lebensnotwendigen Stoffen geschwächt wird. Ohl (ebd., S. 135) pointiert diesen Unterschied dahingehend, Rousseau gehe es um den Mangel an Freiheit (in der vorherrschenden Kultur), der Naturheilkunde um einen Mangel an Stoffen. Weitere Unterschiede werden der positiven Einstellung Rousseaus zu Impfungen und der ablehnenden Haltung der Naturheilkunde erkennbar. Auch geht die Naturheilkunde davon aus, dass der Organismus sich selbst helfen kann, während Rousseau meint, der Mensch könne seinen natürlichen Leiden nicht entgehen. Schließlich ist für Rousseau der Naturzustand unwiederbringlich verloren und durch einen Gesellschaftszustand ersetzt worden, der dem Menschen – potentiell – ein Leben in Freiheit und Gerechtigkeit ermöglicht. Die Naturheilkunde dagegen war in ihrer Geschichte stets bemüht, einen Ausgleich zivilisatorischer Belastungen in der Natur und durch die Natur zu finden, sich an der Natur und ihren Maßstäben zu orientieren und mitunter beseelt von einer Naturideologie (Naturismus) in Verbindung mit blindem Naturvertrauen.

Auch wenn sich heute die Naturheilkunde weniger „naiv" darstellt als noch in ihren Anfangszeiten, bestimmen nach wie vor zwei Prinzipien das heilkundliche Denken, die man mit den Begriffen *Vitalismus* (Vertrauen auf die Selbstheilungskräfte) und *Naturismus* (Vertrauen auf die „Weisheit" der Natur) umreißen könnte. Ein einziges, für die Naturheilkunde typisches Menschenbild ist nicht erkennbar. Bei den Versuchen, das Typische an der Naturheilkunde zu beschreiben, greifen wichtige Vertreter auf Metaphern zurück wie z.B. das biopsychosoziale Modell von Engel (Integration aller drei Aspekte bei der Diagnose und Therapie) bzw. auf das Modell der Salutogenese von Antonovsky (Betonung der gesunden Anteile sowie der Notwendigkeit, ein Kohärenzgefühl zwischen allen Aspekten zu erhalten oder wieder herzustellen). Darüber hinaus verweisen Melzer & Saller (2006) auf die bei der Naturheilkunde praktizierte Patientenintegration bei der Festlegung eines individuellen Therapieregimes, wie sie im Modell der partizipativen Entscheidungsfindung (Härter et al. 2005) gefordert wird. Eine Modifikation gegenüber dem dyadisch (Arzt-Patient) gedachten Entscheidungsmodell stellt die Integration auch der Angehörigen dar. Insofern glauben Melzer & Saller (2006) feststellen zu können, bei der Naturheilkunde gehe man aus von einer „medizinisch-biologisch individualisierten und weltanschaulich subjektiven Arzt-Patient-Angehörigen-Beziehung“ (S. 215), in der nicht allein die Krankheit, sondern das *Kranksein* zur Disposition stehe.

Ein weiteres Merkmal der Naturheilkunde wird bei der genaueren Betrachtung einer ihrer fünf „Säulen“, nämlich der *Ordnungstherapie* erkennbar (siehe dazu den ausführlichen Beitrag von Melzer et al. in diesem Buch). Ordnungstherapie kann als eine Art Strukturierungsprinzip bei der Lebensführung (im einzelnen die Lebensgewohnheiten wie Essen oder die gefühlsmäßige Auseinandersetzung mit der Arbeits- und Wohnumwelt) verstanden werden. Dabei bemüht sie sich, ähnlich wie im salutogenetischen Modell jede Pathologisierung des Psychischen zu vermeiden und fragt danach, wie die Seele und der Lebensstil helfen können, wieder gesund zu werden (Neuendorff & Beer 2006).

Theoretisch kommt die Naturheilkunde also mit relativ wenigen Grundannahmen aus, die sich schwerlich zu einer einheitlichen Theorie zusammenfügen lassen. Dies mag daran liegen, dass die Naturheilkunde von vornherein eine pragmatische und vorwiegend von Laien getragene Gesundheitslehre war, die jedoch – anders als andere Ansätze der alternativ-komplementären Medizin – auch einem kritischen Blick aus den relevanten Wissenschaften standgehalten hat: Wasseranwendungen sind in der Humanphysiologie und Physikalischen Medizin umfassend untersucht worden, Bewegung von der Inneren Medizin und Sportmedizin, Ernährung von der Inneren Medizin und Ökotrophologie. Bei der Lebensordnung gibt es Überschneidungen mit Psychologie, Psychosomatik und weiteren Spezialdisziplinen wie die Chronobiologie. Heilpflanzen spielen zwar arzneimittelrechtlich als eine „Besondere Therapierichtung“ eine Sonderrolle, die Phytotherapie benötigt jedoch nur wenige Grundsätze zu ihrem Selbstverständnis, die auch nicht in Widerspruch zur normalen Wissenschaft stehen.

4. Naturheilkunde als Medizinkritik

Fast durch die ganze Medizingeschichte lassen sich immer wieder alternative Gegenströmungen zur jeweils etablierten Heilkunde erkennen. So wendet sich bereits im 13. Jahrhundert der schlesische Predigermönch Nikolaus von Polen (Niklas von Montpellier) in alternativer Aggressivität gegen den Rationalismus und die „Mathematisierung“ der Heilkunde (vgl. Keil 1988). Derartige frühe Ansätze einer Medizinkritik ziehen zwar teilweise ähnliche Argumente wie die spätere Naturheilkunde heran, sollten deswegen allerdings noch lange nicht als frühe naturheilkundliche Ansätze interpretiert werden, da damals eine Abspaltung in eine eigenständige Medizin-Richtung in keiner Weise gewünscht war. Die späteren Entwicklungen einer Medizinkritik oder gar Medizinfeindlichkeit aus dem Lager der Naturheilkunde im 19. Jahrhundert sind hingegen mit konkreten Behandlungsangeboten verbunden, enthalten besondere Vorstellungen zur Nosologie bzw. Pathophysiologie und stehen zusätzlich unter erheblichem Einfluss gleichzeitiger politischer und sozialer Entwicklungen.

Eine kritische Betrachtung der alten Medizin ist spätestens seit der Aufklärung geradezu Programm in der gesamten Medizin. Im Zuge der Aufklärung entwickelten sich mit zunehmender Kritik an den alten Sichtweisen der Medizin – durchaus auch unter dem Eindruck manch erstaunlichen Heilerfolges durch einen ungelehrten „Wilden“ im Rahmen der Kolonisierung – verschiedene neue Heilsysteme. Beispielsweise waren die medizinkritischen neuen Ideen von Paracelsus noch ausschließlich an seine ärztlichen Kollegen gerichtet, was der Grund sein mag, dass sie kaum weiterentwickelt und verhältnismäßig wenig weiter tradiert wurden. Die Rolle des kranken Patienten war die des passiv „Leidenden“ und ein noch Gesunder nahm kaum ärztlichen Ratschlag in Anspruch.

Ansätze einer patientenorientierten Heilkunde, die den Einfluss des Patienten als *Selbstbehandler* betont, finden allerdings ihre Quellen sehr ausgeprägt schon bei Friedrich Hoffmann (1660-1742), der einer der frühen Ärzte nach Martin Pansa (†1626) war, welcher gezielt deutschsprachige Ratgeber für Patienten verfasste. In England gab es im Anschluss an John Floyer (1649-1734) eine ganze Reihe von Ärzten, Apothekern und medizinischen Laien, die allgemeinverständliche Anweisungen zur Kaltwassertherapie und Ernährung an das Publikum richteten. Diese Gesundheitsbewegung des 18. Jahrhunderts in England mit den Ideen einer Mäßigkeit und einer natürlichen Lebensweise (mit mäßiger, eher vegetarischer Ernährung und dem Verzicht auf Alkohol, stattdessen frisches Wasser auch zur äußeren Abhärtung) war ganz auf die aktive Mitwirkung der Patienten ausgerichtet. Demzufolge wandten sich die nicht-ärztlichen und ärztlichen Autoren mit entsprechenden Büchern in der Landessprache direkt an die gebildete Leserschaft. In Deutschland waren es im 18. und zu Anfang des 19. Jahrhunderts allerdings überwiegend Ärzte, die mit entsprechenden Gesundheitsschriften an das Gesundheitsbewusstsein der Bürger appellierten, so die Anleitungen von Fritz Hoffmann (1868-1920) um 1800, später die von Christoph Hufeland (1762-1836).

Im 19. Jahrhundert war allerdings bei einigen neuen Medizinverfahren die Mitwirkung durch das Publikum dann sogar größer als durch die akademische Medizin bzw. Ärzteschaft, so z.B. beim Mesmerismus (tierischer Heilmagnetismus), bei der Homöopathie und erst recht bei der Kaltwasserbewegung bzw. Naturheilkunde – und zuletzt bei der im 20. Jh. entwickelten Anthroposophischen Medizin. Die sich um 1830 formierende Kaltwasserbewegung (Hydropathie) wurde hauptsächlich von medizinischen Laien betrieben und propagiert (Priessnitz, Rausse, Oertel) und entwickelte eine medizinfeindliche Dogmatik. Die Kaltwasserkur mit recht intensiven innerlichen und äußerlichen Anwendungen sollte nicht nur die allgemeine Gesundheit stärken, sondern wurde als Mittel gegen alle möglichen Erkrankungen gesehen, während die normale Medizin mit ihren Aderlässen und giftigen Arzneien schade und den Zustand der Patienten noch verschlimmere. Die Homöopathie sei immerhin weniger schädlich, aber doch wegen der als Potenzierung bezeichneten Verdünnung weitgehend wirkungslos.

Somit entstanden erstmals im 19. Jh. von der Bevölkerung bzw. den Patienten generierte und gesteuerte besondere Verfahren, die damals allerdings noch nicht zusammengefasst wurden. Während es auch schon vorher eine Volksmedizin bzw. von einzelnen Nichtärzten betriebene Heilmethoden gab, traten die neuen Verfahren und ihre Vertreter recht selbstbewusst und medizinkritisch auf. Dies hängt einerseits mit der allgemeinen sozialpolitischen Entwicklung (Aufklärung, Demokratisierung) zusammen, ist aber im einzelnen auch als eine Art Widerstand gegen die systematische Professionalisierung der Ärzteschaft und deren zunehmende Ansprüche zu verstehen, auf alle möglichen Lebensbedingungen Einfluss zu nehmen.

5. Naturheilkunde und Reformbewegungen

Um die Gemeinsamkeiten von Reformbewegungen und Naturheilkunde zu kennzeichnen, erscheint es angemessen, wieder auf Jean-Jaques Rousseau zu rekurrieren. Dieser ging von drei Annahmen aus (vgl. Heyll 2006):

- Der Erkenntniszuwachs der Wissenschaften führt nicht zwangsläufig zu einer Verbesserung der Lebensumstände.
- Der Nieder gang der sozialpolitischen Verhältnisse – und mit ihnen der sog. Volkskrankheiten – ist eine Folge des Zivilisationsprozesses.
- Deshalb ist eine radikale Umkehr zu einem Zustand vonnöten, der als naturgegeben angesehen werden kann.

Rousseau beschreibt visionär eine vor allem im Bürgertum verbreitete, zivilisationskritische Mentalität, wie sie in der zweiten Hälfte des 19. Jahrhunderts und in den ersten drei Jahrzehnten des 20. Jahrhunderts verbreitet war. Wesentlich mitgetragen war diese Mentalität von Idealen wie Harmonie mit der Natur, Genügsamkeit, Vermeidung von Unmäßigkeit und Abhärtung gegen äußere Widrigkeiten – Ideale, die an Vorstellungen vom „gesunden“ Leben sowohl der Antike ebenso als auch des Protestantismus anknüpfen konnten und später in der Zeit des Nationalsozialismus in entfremdeter Form wieder aufgegriffen wurden. Entsprechend war die Mitte des 19. Jahrhunderts beginnende Lebensreformbewegung in ihrem Kern eine „säkularisierte Erlösungslehre“ (Krabbe 1998), die zunächst keine besondere medizinisch oder körperästhetisch begründete Zielsetzung hatte.

Die Rückbesinnung auf die „natürlichen" Produkte wie Brot oder der Verzicht auf tierische Produkte beförderten eine naturgemäße Lebensweise (Reformhaus-Bewegung, vgl. Fritzen 2006) bzw. den zum Teil religiös verklärten Vegetarismus (Linnemann & Schorcht 2001). Luftbäder und luftdurchlässige Kleidung – möglichst aus pflanzlichen Fasern – sollten die Ausscheidung von „Selbstgiften" fördern (Welsch 2003), Nacktheit den Körper „atmen" lassen (Kerscher 2006). Als emanzipatorisch kann der Versuch gelten, die bis dahin gültigen Geschlechtergrenzen im Rahmen der Nacktkultur aufzuheben (Klose-Lewerentz 2007) oder über den Ausdruckstanz zu neuen, womöglich transzendentalen Erlebnissen zu finden. Für die (proletarischen) Jugendlichen verblieben der „Wandervogel", die Pfadfinder, konfessionelle oder Arbeiterjugend-Vereinigungen als Möglichkeiten, mit der Natur in Berührung zu kommen (Linse 1998).

Begleitet wurde dieser gesellschaftliche Prozess von einem wohlwollenden, überwiegend bürgerlichen Publikum, das sich jedoch nicht auf die radikaleren Varianten der Lebensreform-Bewegung einlassen wollte (Barlösius 2006). Überhöht und romantisiert wurde er durch verschiedene Künstlergruppierungen, die sich mit den Reformern in ihrer Kritik am wilhelminischen Zeitgeist ebenso wie in ihrer allgemeinen Zivilisationskritik einig waren (Kirchgraber 2003). Allerdings sollte nicht übersehen werden, dass dieser auf den ersten Blick freiheitlich und emanzipatorisch anmutende Prozess nicht frei war von disziplinierenden Elementen wie beispielsweise in der „rhythmischen Gymnastik" oder in Form von zahlreichen Alltagsanleitungen zum „richtigen" Gehen, Sitzen, Radfahren, Tanzen, Singen und sogar Atmen (vgl. Heyll 2006), die zum großen Teil von der Naturheilkunde mitgetragen wurden. Der spezifische Beitrag der Naturheilkunde zur Lebensreform-Bewegung lässt sich zunächst mit der Programmatik der Versöhnung des Körpers mit der Natur oder einer dem „Naturinstinkt" folgenden Lebensweise kennzeichnen. Auch konnte sie ein spezielles Krankheitsverständnis vermitteln, nach dem Krankheit durch Intrusionen („Heterogenstoffe") gefördert werde, die sich im Körper als „Schlacken" ablagern und somit einer Vergiftung des Körpers gleichen. Auch leide der Kranke nicht unter der Krankheit an sich, sondern unter den Begleiterscheinungen des Kampfes gegen solche Intrusionen. Im Prinzip heile sich der Körper selbst und bedürfe nur der geeigneten Anregung der inneren Heilkraft; nur bei chronischen Krankheiten sei diese Heilkraft überfordert.

Die Naturheilkunde schien damit denjenigen Teil der Reformbewegung zu repräsentieren, der für die „innere" Natur zuständig war; andere der genannten Strömungen einschließlich der Landreform-Bewegung richteten sich vorwiegend auf die „äußere" Natur. Möglicherweise ist der Naturheilkunde ab den 1920er Jahren keine dauerhafte Popularität beschieden gewesen, weil sie sich in ihrem Krankheitsverständnis sowie in ihrer Ablehnung von „künstlichen" Medikamenten und Impfungen nicht gegen die mit einem Fortschrittsbonus auftretende konventionelle Medizin hatte durchsetzen können.

6. Heutige Situation der Naturheilkunde

„Naturheilkunde" bzw. „Naturheilverfahren" werden heute vor allem von den Patienten als Metapher für eine „humane" Medizin angesehen. Seitdem die moderne Medizin erkennbar an ihre Grenzen bezüglich Heilbarkeit aller Krankheiten und nicht minder ihrer Finanzierbarkeit gestoßen ist und die Bedeutung der Prävention immer klarer wird, werden entsprechende Begriffe auch für Politiker und Kassenvertreter immer attraktiver. Selbst die Politik und die Spitzenverbände der Krankenkassen sprechen von der Notwendigkeit eines Paradigmenwechsels in der Medizin und fördern den Einsatz sogenannter unkonventioneller Heilmethoden und die Orientierung zu einem umfassenden Verständnis von Gesundheit. Die angedeutete Entwicklung kann man nicht nur als einen „postmodernen Mystizismus" abtun. Es können deutliche Parallelen zur Erkenntnis über die Grenzen des wirtschaftlichen Wachstums und dem folgenden Trend zugunsten der „Umwelt" gesehen werden.

So wurden 1989 die Naturheilverfahren – dem Drängen der Wähler folgend – in die Medizinerausbildung aufgenommen, ja sogar erste Lehrstühle für Naturheilkunde in Deutschland, Schweiz bzw. als „complementary medicine" in England eingerichtet. In Deutschland werden wie in vielen anderen europäischen Ländern Naturheilverfahren neben einer weiten Verbreitung in der Ärzteschaftauch von Heilpraktikern und „Laien-"Organisationen bzw. Selbsthilfegruppen vertreten und angewendet. Seit 1951 verleihen die Ärztekammern nach Absolvierung eines festgelegten Curriculums die Zusatzbezeichnung „Naturheilkunde". Die größte naturheilkundlich orientierte Selbsthilfegruppe, der Kneipp-Bund, hat 160.000 Mitglieder, die in ca. 660 Vereinen organisiert sind (in den 30er Jahren waren es bereits 50.000 Mitglieder). Dabei werden allerdings aber auch um teilweise sehr technisch anmutende und oftmals zweifelhafte bzw. paramedizinische Verfahren zur Diagnostik und Behandlung, außerdem eigenständige Therapierichtungen wie Homöopathie, Anthroposophische Medizin, Traditionelle Chinesische Medizin usw. undifferenziert und unzutreffend unter die Naturheilkunde subsumiert.

Moderne Medizin und Naturheilverfahren sind jedoch keineswegs sich ausschließende Gegensätze: Beim einzelnen Patienten kann unter Abwägung von Nutzen-Risiko und Nutzen-Kosten je nach Wunsch und Mitarbeit des Patienten moderne Medizin oder Naturheilverfahren oder beides angewendet werden (inwieweit es gerechtfertigt ist, dann schon von „Integrativer Medizin" zu sprechen, sei dahingestellt). Tatsächlich verhalten sich die heutigen Nutzer der Naturheilkunde bzw. einzelner Naturheilverfahren zum größten Teil zweckmäßig: Bei „schweren" Krankheiten wird die konventionelle Medizin bevorzugt, bei „leichten" Leiden werden zunächst „natürliche" Verfahren angewendet; der Anteil derjenigen, die *allein* auf „alternative" Verfahren (Naturheilkunde, Homöopathie, anthroposophische Medizin) vertrauen, liegt bei nicht mehr als 5-10 %. Die Mehrheit betreibt ihr je individuelles persönliches Gesundheitsmanagement, das – Finanzierbarkeit vorausgesetzt – von den zahlreichen Angeboten auf dem ersten und zweiten Gesundheitsmarkt Gebrauch macht.

7. Attraktivität der Naturheilkunde

Naturheilkunde wird von der Mehrheit der Bevölkerung bevorzugt und zwar durchaus mehr als andere Verfahren der Komplementärmedizin (Hoefert 2011, Hoefert & Uehleke 2009). Die Naturheilkunde bietet ihren Anhängern wesentlich mehr als Expertenwissen mit aus Studien abgeleiteten neuen Erkenntnissen; sie ist zugleich eine Art Philosophie und lässt sich mit ethischen, philosophischen und religiösen Leitbildern verbinden. Wie die Naturphilosophie betont, wird die Natur als ein grundsätzlich als ein von Gott gegebenes System gesehen, in das der Mensch eingebunden ist. Sieht man einmal ab von diesem spirituellen Aspekt, dann erscheint die Naturheilkunde vor allem wegen der folgenden Aspekte attraktiv.

Verzicht auf Technik

Zivilisation und Technik sind die Gegenbegriffe: Die Technik und die moderne Zivilisation verschafft dem Menschen unnatürliche Lebensbedingungen, Stress, Leistungsdruck, Streben nach fragwürdigen Werten und bedroht ihn vielleicht sogar mit Umweltgiften, Umweltverschmutzung und deren Folgen. Die durch Technik und chemische Arzneimittel geprägte moderne Medizin wirkt für Viele unheimlich und die Möglichkeiten einer natürlichen Behandlung werden verklärt. Dagegen werden mit den klassischen Naturheilverfahren die in der natürlichen Umwelt bzw. dem darin lebenden Patienten vorhandene Ressourcen eingesetzt wie Heilpflanzen, gesunde „natürliche" Ernährung, Bewegung, sowie Licht, Luft und Wasser. Allerdings wird auch hierbei schnell eine gewisse Technik notwendig, wenn es beispielsweise das Wasser für ein heißes Bad zubereitet wird oder aus Heilpflanzen Konzentrate (Extrakte) zubereitet werden.

Unschädlichkeit

Der Anspruch an eine schonende und ungefährliche Therapie ist der Wunsch vieler Patienten, deckt aber auch Interessen der nicht oder nur eingeschränkt lizenzierten Anbieter. Wichtige Begründer der Naturheilkunde im 19. Jh. waren eben keine Ärzte. Und so war beispielsweise Kneipp gut beraten, Giftpflanzen oder Pflanzen mit gefährlichen Nebenwirkungen zu meiden und sich auf die gut verträglichen, „mite" genannten Heilpflanzen zu beschränken. Freilich wird eine Unschädlichkeit immer wieder mit dem pauschalisierten Vorurteil einer damit verbundenen Unwirksamkeit konfundiert, wodurch eine solche Therapie aus den Erstattungssystemen ausgeschlossen wird und es dem Belieben des Patienten überlassen bleibt, etwas vermeintlich Überflüssiges dann selbst zu initiieren und zu bezahlen.

Ganzheitlichkeit

Das sogenannte ganzheitliche Menschenbild umfasst nicht nur organübergreifende Sichtweisen ohne Trennung von Körper, Geist und Seele, sondern berücksichtigt besonders die Wünsche, Vorstellungen und Erwartungen des Patienten, die aus seiner individuellen Wahrnehmung seiner Lebenswelt resultieren. Vom Anspruch her geht der naturheilkundliche Arzt auf diese Aspekte der Lebenswelt ein und versucht, gemeinsam mit dem Patienten einen Therapieplan an diese Gegebenheiten anzupassen.

Vereinfachtes Krankheitsverständnis

Die Krankheitssicht in der Naturheilkunde ist vereinfacht und wird dem Verständnis des Laien angepasst: Krankheit wird weniger als spezielles Funktionsdefizit sondern als *allgemeine* Störung interpretiert. Symptome werden gegebenenfalls als Reaktion des Organismus auf die Krankheit oder auf parallele Therapien gesehen. Dabei wird ein Kontinuum zwischen gesund und krank angenommen. Durch die Vermittlung eines solchen Krankheitsverständnisses wird die womöglich vorhandene Neigung zur Selbstetikettierung als „krank" bzw. eine Regression in die Krankenrolle vermindert und gleichzeitig die Selbstverantwortlichkeit für die Steuerung des Krankheitsgeschehens gestärkt.

Therapieansätze

Grundsätzlich geht es der Naturheilkunde um die Aktivierung von Naturheilkraft und die Regulation auch *nicht* erkrankter Systeme. Dies erfolgt in der Naturheilkunde meist über Reize, die man sinnlich erleben kann und es kommt dabei zu spezifischen und unspezifischen physiologischen sowie psychologischen Reaktionen. Viele der naturheilkundlichen Verfahren beruhen auf dem *Reiz*konzept: Durch Kalt-wasserreize, geeignete Ernährung oder Sonnenexposition sollen Kreislauf, Magen-Darmsystem und das Immunsystem stimuliert werden. Heilkräuter (Phytopharmaka) haben eine teils stimulierende, teils sedierende Wirkung oder teils antientzündliche oder immunologisierende Wirkung. Diätetiken dienen der Stabilisierung des Metabolismus. Bei über Wochen und Monaten regelmäßig wiederholten Reizen erfolgen umfassende Anpassungen von physischen bzw. psychischen Reaktionen im Sinne einer Adaptation, eines Trainings bzw. eines konditionierten Lernens. In der sog. Mind-Body-Medicine bzw. in der Ordnungstherapie spricht man von Ressourcenaktivierung und Perspektivenbildung. Psychologisch ist mit dem zuletzt genannten Begriff die Bildung von Gesundheitserwartungen gemeint, welche die Wahrscheinlichkeit der Gesunderhaltung bzw. des Wiedereintritts von Gesundheit erhöhen.

Individualität

In der Homöopathie wird eine extreme Individualisierung betrieben, wobei durch zahlreiche Fragen bezüglich von Symptomen und psychischen Eigenheiten entsprechend komplexen Mustern eines von mehreren 100 homöopathischen Mitteln ausgesucht wird. Aber auch in der Naturheilkunde erfolgt eine individuelle Anpassung des Therapieprogramms je nach Wünschen und Vorlieben, Konstitution und Leistungsfähigkeit des Patienten sowie seiner Reaktion auf entsprechende Reize. Individualisierung bedeutet somit auch, dass Patienten als mitgestaltende Subjekte handeln (Saller 2008). Viele Patienten erwarten heute, dass ihre Selbstkompetenz bei der Therapieplanung berücksichtigt wird und fordern dies von einer Behandlung, die einem Ganzheitlichkeitsideal verpflichtet ist (vgl. Hoefert & Klotter 2011).Somit legt die Naturheilkunde ein Gesundheitsverständnis nahe, das von der unmittelbaren Erfahrbarkeit der Natur ausgeht und keiner „technischen" Übersetzung bedarf. Sie trägt dazu bei, die psychische Distanz zum eigenen Körper ebenso wie zur umgebenden Natur (einer möglichen „Zivilisationskrankheit") zu verringern bzw. wiederherzustellen.

Literatur

Barlösius, E. (1997). Naturgemäße Lebensführung. Zur Geschichte der Lebensreform um die Jahrhundertwende. Frankfurt/M.: Campus

Birnbacher, D. (2006). Natürlichkeit. Berlin : deGruyter

Fritzen, A. (2006). „Gesünder leben". Die Lebensreformbewegung im 20. Jahrhundert. Stuttgart: Steiner

Heyll, U. (2006). Wasser, Fasten, Luft und Licht. Die Geschichte der Naturheilkunde in Deutschland. Frankfurt/M.: Campus

Hoefert, H.-W. (2011). Patienten zwischen alternativ-komplementärer und konventioneller Medizin. In: Hoefert, H.-W., Klotter, C. (Hrsg.). Wandel der Patientenrolle. Göttingen: Hogrefe, 217-234

Hoefert, H.-W., Uehleke, B. (2009). Komplementäre Heilverfahren im Gesundheitswesen. Bern: Huber

Hoefert, H.-W., Klotter, C. (Hrsg.) (2011). Wandel der Patientenrolle. Göttingen: Hogrefe

Jütte, R. (1996). Geschichte der Alternativen Medizin. München: Beck

Keil, G. (1988). Medizinische Bildung und Alternativmedizin. In: Böhm, W., Lindauer, M. (Hrsg.): Nicht Vielwissen sättigt die Seele. Stuttgart: Klett

Kerscher, I. (2006). Freikörperkultur und Nackterziehung. http://www.gbv.de/dms/lueneburg/LG/OPUS/2006/355/pdf/Nackterziehung.pdf

Kirchgraber, B.F. (2003). Lebensreform und Künstlergruppen um 1900. Diss. Univ. Basel

Krabbe, W.R. (1998). Lebensreform/Selbstreform. In: Kerbs, D., Reulecke, J. (Hg.): Handbuch der deutschen Reformbewegungen 1880-1933. Wuppertal: Hammer, 77-85

Klose-Lewerentz, C. (2007). Natürliche Körper ? Zwischen Befreiung und disziplinierender Norm. Magisterarbeit Humboldt-Univ. Berlin

Linnemann, M., Schorcht, C. (Hrsg.) (2001). Vegetarismus. Zur Geschichte und Zukunft einer Lebensweise. Erlangen: Fischer

Linse, U. (1998). Das natürliche Leben. Die Lebensreform. In: van Dülmen, R. (Hrsg.): Erfindung des Menschen. Schöpfungsträume und Körperbilder 1500-2000. Wien (Böhlau), 435-457

Melzer, J., Saller, R. (2006). Gibt es ein bestimmtes Menschenbild in der Naturheilkunde/ Komplementärmedizin ? *Forsch Komplementärmed,* 13, 210-219

Neuendorff, F., Beer, A.-M. (2006). Versuch einer Standortbestimmung: Ordnungstherapie im interdisziplinären Vergleich. *Erfahrungsheilkunde,* 55, 603-606

Ohl, A. (2005). Der Einfluss Jean-Jaques Rousseaus (1712-1778) auf die deutsche Naturheilbewegung des 19. Jahrhunderts. Diss. Ruhr-Univ. Bochum

Rothschuh, K.E. (1994). Naturheilbewegung, Reformbewegung, Alternativbewegung. Stuttgart: Hippokrates

Saller, R. (2008). Über das Individuelle, Subjektive und Integrative in der Komplementärmedizin. *Forsch Komplementärmed,* 14, 4-5

Welsch, S. (2003). Ausstieg aus dem Korsett. Reformkleidung um 1900. Darmstadt (Häußer), 2. Aufl.

Ordnungstherapie - geordnete Lebensführung?

Jörg Melzer, Christian Kleemann und Reinhard Saller

Einleitung

Es mag zu Beginn des 21. Jahrhunderts – angesichts von Globalisierung, Leistungsgesellschaft, rasch folgenden Weltwirtschaftskrisen, immer neuen Umweltkatastrophen und kriegerischen Auseinandersetzungen – utopisch wirken, über geordnete Lebensführung zu sprechen. Wenn wir uns jedoch vergegenwärtigen, dass manche Autoren beim Blick auf die Auswirkungen der Leistungsorientierung des aktuellen Gesellschaftssystems der nördlichen Hemisphäre den Gebrauch von psychoaktiven Substanzen geradezu als erforderlich ansehen, um etwa die Arbeit bewältigen und das Leben ertragen zu können (Amendt 2004, S. 13) oder die Müdigkeitsgesellschaft proklamieren (Han 2010, S. 61), dann scheinen Überlegungen zur Lebensführung doch nicht abwegig.

Medizinische Konzepte zur gesunden Lebensführung finden sich in unterschiedlichen Kulturkreisen und Epochen. Anhand der zeitlichen Attribuierungen, wie z.B. antike Diätetik, mittelalterliche Regiminen Sanitatis Salernitanum[14] und neuzeitliche Hygieneregeln, wird für uns retrospektiv zwar nicht der jeweilige Entstehungskontext mit seinen kulturell und zeithistorisch prägenden Rahmenbedingungen deutlich, aber wir erkennen, dass der Mensch sich immer wieder mit der Frage des Lebensstils beschäftigt hat. Von der griechischen Antike bis in die Neuzeit taucht dabei unverkennbar der Kanon von den „six res non naturales" auf. Diese sechs (nicht natürlichen[15]) Dinge, die es demnach zu beachten gilt um die Gesunderhaltung zu unterstützen, umfassen frei übersetzt: Umweltbedingungen, Bewegung, Ernährung, Stoffwechselvorgänge, Ruhe und Anregung des Geistes (Melzer 2003, S. 41 f., Steger 2004, S. 152). Aus heutiger Sicht also alles bekannte und bewährte Komponenten für einen ausgewogenen Lebensstil.

In einer globalisierten Weltgesellschaft bieten sich dem Interessierten aktuell eine Fülle an Angeboten aus vielen traditionellen Medizinsystemen und Kulturen, die in ihren Heilsversprechen, eine Verbesserung des Lebens in Aussicht stellen. Oft werden einzelne Methoden aus dem breiten Spektrum der Komplementärmedizin beworben und angewandt, um eine einseitige Lebensführung durch zukünftige Beachtung von psychischer Entspannung/Spiritualität (z.B. Meditation), physische Entspannung (z.B. Yoga), körperliche Aktivität (z.B. medizinische Trainingstherapie, Tai Chi), Ernährung (z.B. Vollwerternährung) oder manuelle Techniken (z.B. Massage, Osteopathie) auszugleichen. Zweifelsohne fördert dies

[14] Gesundheitsanweisungen der Medizinschule von Salerno im 12.-14. Jahrhundert.

[15] Die Diskussion zur Übersetzung von ‚non naturales' als ‚nicht natürlich' und die Interpretation als Dinge, die sich „nicht von selbst verstehen, sondern vom Menschen in seinem alltäglichen Leben gestaltet werden müssen" scheint noch nicht abgeschlossen (Siefert 1994, S. 218).

den Pluralismus in unserem Medizinsystem und vor dem Hintergrund vielfacher Forschungen auch eine wohlbegründete Diversität an Methoden (Kaptchuk 2001, S. 189). Man kann dennoch sinnieren, ob die aussereuropäischen, traditionellen Medizinsysteme wirklich die besseren Methoden bieten oder dem überlasteten Menschen per „romantischer Idealisierung des Exotischen als traditionell und ganzheitlich" nur eher die Möglichkeit bieten „verlorene Werte wie Harmonie und Gemeinschaft“ zu antizipieren (Kirmayer 2004, S. 45), gar wieder herzustellen oder einfach mit den Lebensanforderungen besser zurecht zu kommen.

Vor dem Hintergrund von Leistungsanforderungen im Berufs- und Alltagsleben einerseits und der globalen Vielfalt der verfügbaren Coping-Strategien andererseits fragt man sich, ob europäische Konzepte wie beispielsweise die so genannte Ordnungstherapie, ausgedient haben. Der Begriff ruft vielleicht eher Assoziationen an den bekannten gesellschaftlichen Reflex nach law-and-order in Zeiten der Orientierungslosigkeit hervor. Ordnungstherapie war aber ursprünglich der Überbegriff für ein umfassendes naturheilkundliches Behandlungskonzept, bestehend aus unterschiedlichen Somato- und Psychotherapiemethoden (siehe Abbildung 1). Der Begriff wurde erstmals 1935 vom Schweizer Arzt Maximilian Bircher-Benner (1867-1939) definiert (Melzer 2004, S. 298, Kaba 2010, S. 84, 87). Das Innovative daran war, dass er aus der Vielzahl der damals bekannten Methoden der Naturheilkunde die ihm erfolgversprechendsten aussuchte, unter dem Begriff der Somatotherapie zusammenfasste und das bisher tradierte, naturheilkundliche Konzept für die stationäre Behandlung durch die Einführung von Psychotherapiemethoden entscheidend erweiterte. So finden sich bei ihm in diesem Kontext auch Ausführungen zur „Leib-Seele-Geist-Einheit“ (Bircher-Benner 1935, S. 24).

Sicher war Bircher-Benners Behandlungsverständnis im ersten Drittel des 20. Jahrhunderts eher ein patriarchalisches, und dementsprechend bekommt die Ord-nung in seiner Therapie aus heutiger, kritischer Sicht einen anachronistischen Beigeschmack. Man kann diesem altertümlich anmutenden Begriff jedoch mehr abgewinnen, wenn man sich sowohl die naturheilkundliche Intention Bircher-Benners als auch den Bezug zu schulmedizinischen Behandlungsmodellen verdeutlicht (vgl. Melzer 2004, S. 294, 296) Daher geht es im Folgenden darum, Zusammenhänge zwischen Bircher-Benners Ordnungstherapie zum Zürcher reformpsychiatrischen Umfeld seiner Zeit aufzuzeigen. Ausgehend davon wird die Rezeption der Ordnungstherapie reflektiert und die Frage zu beantworten sein, ob das Ziel der Ordnungstherapie heute noch zeitgemäss sein kann und wie dieses historische Konzept dazu vor dem Hintergrund neuerer physiologischer sowie epigenetischer Forschungserkenntnisse interpretiert werden müsste. Dies ist sicherlich ein Aspekt der gerade im Spannungsfeld zwischen traditionellen Medizinsystemen einerseits und der modernen Hochleistungsmedizin andererseits von heutigen Vertretern der Naturheilkunde zu oft vernachlässigt wird.

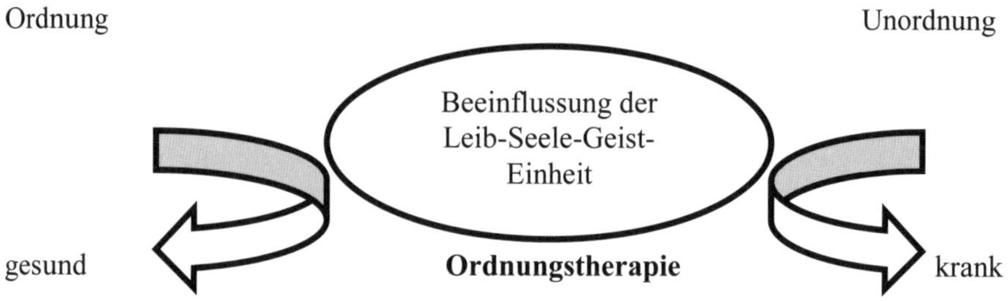

Therapierichtung

Somatotherapie:
- Ernährungslehre
- Sonnen- und Lichttherapie
- Hydrotherapie
- Bewegungstherapie
- Atmungstechnik
- Ordnung des Lebensrhythmus

Psychotherapie:
- Seelenbehandlung

Einzelne Heilmittel

1. Heil- und Schutzernährung
2. Luft-, Sonnen-, Licht- und Hydrotherapie
3. Sorge für Ruhe, Sorge für zweckmäßige Heilarbeit (z.B. Gymnastik, Massage, Atemschulung)
4. Milieu- und Psychotherapie: intra- und interpsychische Aspekte
5. Beseitigung der Herdinfektion
6. Entgiftung und Arznei-Entwöhnung
7. Heilkräuter, nur wenn unbedingt nötig
8. Elektrotherapie
9. kleine Chirurgie

Abb. 1: Konzept der Ordnungstherapie nach Bircher-Benner (Abb. modifiziert nach Melzer 2006)

1. Ordnungstherapie, Psychiatrie und Psychotherapie

Bircher-Benner hat zeitweise als Doktorand des Psychiaters August Forel (1848-1931) einen direkten Bezug zur Zürcher reformpsychiatrischen Entwicklung zu Beginn des 20. Jahrhunderts, auch wenn er erst in einem zweiten Anlauf promovieren wird. Sein ärztliches Denken und Handeln scheinen durch Forel, der die psychiatrische Universitätsklinik Burghölzli von 1879-1896 leitete und Arbeitstherapie, Milieutherapie, Hypnose sowie Psychotherapie einsetzte (Schott 2006, S. 135) beeinflusst. Zum einen wird er durch Forel schon während seiner Studienzeit zum überzeugten Abstinenzler und beschreibt später auch seine Probleme, sich mit diesem Lebensstil seinen Kommilitonen gegenüber behauptet zu haben (Melzer 2003, S. 114). Während seiner ersten Praxistätigkeit im Industriequartier von Zürich sieht er sich später direkt mit sozialmedizinischen Fragestellungen im Rahmen der Alkoholabhängigkeit konfrontiert, was ihn in seiner Haltung zu bestärken scheint. Zum anderen kommt er durch Forel zur Hypnose und steht mit ihm diesbezüglich im Austausch über Fortschritte und Probleme während der Anwendung der Hypnosetherapie an Familienmitgliedern und seinen Patienten.

Die kritisch zu betrachtenden eugenischen Aspekte, sowohl bei Bircher-Benner als auch Forel im Rah men der rassenhygienischen Ideologie Anfang des 20. Jahrhunderts, wurden an anderer Stelle bereits behandelt (Melzer 2003, S. 135 f.). Auch auf dem Gebiet von Bircher-Benners Psychotherapie wäre eine Analyse notwendig (z.B. Bircher-Benner 1933, S. 249).

Am deutlichsten wird die Verzahnung zwischen psychiatrischen und naturheilkundlichen Methoden bei Bircher-Benner aber Jahrzehnte später vor dem Hintergrund der Milieutherapie. Grundlegend ist hierfür sein pathognomisches Verständnis „die Ursachen der Erkrankung, (würden) in der unhygienischen Lebensführung des Kranken ... und aus einer Unwissenheit über ihre Wirkungen" entstehen (Bircher-Benner 1935, S. 8). Ordnung in den Lebensbereichen Ernährung, Bewegung, Atmung, Lebensrhythmus und Umweltfaktoren wie Licht, Luft, Wasser bewirke aus präventiver oder therapeutischer Sicht Gesundheit und bei Missachtung Krankheit. Dementsprechend sei ein „zielbewusster Wandel der Lebensführung" notwendig (ebd.). Seine kleine programmatische Monographie „Vom Sinn einer therapeutischen Organisation", die nicht wie die meisten seiner Publikationen im Selbstverlag, sondern im Hippokrates Verlag erscheint, belegt den Zusammenhang mit dem in der damaligen Psychiatrie neuen milieutherapeutischen Ansatz. Er beschreibt, wie bei ihm „das Bild einer Lebensorganisation, eines Milieus, einer Heilstätte, in der eine ärztliche optimale Lebensordnung den Kranken die Gesundheit wiederbringen würde" entstanden sei (ebd., S. 5). Die „therapeutische Organisation" im Sinne einer Institution, die für die Patienten einerseits einen Rückzugs- und Therapieort und andererseits durch ärztliches und pflegerisches Personal das Lernen am Modell ermöglicht, ist für Bircher-Benner sowohl bei der Somatotherapie mit dem Schwerpunkt vollwertige Ernährung als auch bei der Psychotherapie wichtig (ebd., S. 19, 30). „Die Heilung verlangt eine andere Umwelt, eine zum Heilzwecke organisierte Umwelt ... in der neue Gewohnheiten entstehen und die Beziehungspotentiale heilsame Realisationsbahnen finden können. ... Die Organisation einer solchen Umwelt ist eine ärztliche Tat, ... in der der ganze Stab der Mitarbeiter einheitlich und zielbewusst zusammenarbeitet." (ebd., S. 28). Den milieutherapeutischen Gedanken verwirklicht er sukzessive in seiner 1904 gegründeten Privatklinik, dem „Sanatorium Lebendige Kraft" in Zürich und gipfelt in dem Plan für das benachbarte, aber erst nach seinem Tod eröffnete „Volkssanatorium für Ordnungstherapie“ (Melzer 2004, S. 299). Im Rahmen der Milieutherapie setzte Bircher-Benner auch die ebenfalls in der Psychiatrie bekannte Arbeitstherapie, als zielgerichtete und produktive Beschäftigungstherapie, in seinem Sanatorium um (Abbildung 2).

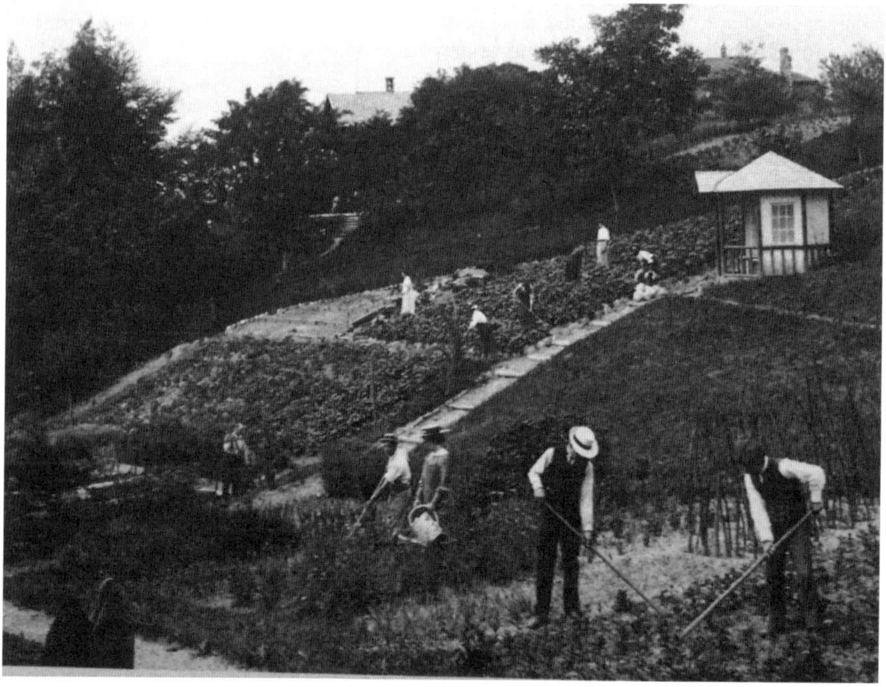

Abb. 2: Arbeitstherapie in der Grünanlage von Bircher-Benners Sanatorium „Lebendige Kraft“ (Anonym, ca. 1910).

Bircher-Benner ist in seinem therapeutischen Denken und Handeln aber auch durch den Internisten Martin Sihle inspiriert, der sich für die Kombination von Somato- und Psychotherapie ausspricht und den er immer wieder zitiert. Bei Bircher-Benners Ausführungen über Psychotherapie formuliert er schliesslich Gedanken, die psychosomatische Überlegungen erkennen lassen: „In jeder Krankheit sind Körperliches und Seelisches gemischt erkrankt, wobei die Anteile von sehr unterschiedlicher Grösse sein können.“ (Bircher-Benner, 1935, S. 24). Daher seien bei der Diagnose die „krankhaften Veränderungen festzustellen, die funktionell und organisch am Körper und an den Organen vorhanden sind“ (ebd. S. 25). Die „pathologisch-anatomische Diagnose erfasse nur das Sichtbare" und sei durch die „psychischen Symptome, Angstzustände, Zwangs- und Wahnvorstellungen" zu ergänzen. Der Patient müsse im Verlauf der Therapie dann lernen, dass er „die Heilung nicht vom Arzt, nicht von einem chemischen Zaubermittel ... sondern von seinem eigenen Verhalten gegenüber einem inneren Ordnungsgesetz des Lebens zu erwarten habe" (ebd. S. 26). Hinsichtlich der „psychischen Symptome" bemerkt Bircher-Benner, dass nur „eine analytische Erforschung des Seelenlebens und die Aufdeckung seelischer Traumen" für die richtige Diagnose nötig sei und der Arzt, nach der ursächlichen Klärung, die „zur Heilung noch verfügbaren Potentiale" des Patienten erkennen müsse, womit sich eine „Wegweisung für die Therapie" ergebe. Schliesslich sei es auch nötig, „in die Vorstellungen und Gedanken des Kranken über seine Krankheit Klarheit, Ordnung und Zielrichtung zu bringen." (ebd. S. 27). Durch „Erleben, Erleiden, Erfahrung, Erkenntnis" könne der Mensch Ordnung wiederfinden, wobei Bircher-Benner der „heilsamen Induktion durch die Arztpersönlichkeit" einen hohen Wert beimisst (ebd., S. 29). Aus diesem Grund hält er zweierlei, die Therapie in der Sprechstunde und die Aufklärung „in Form von leichtfasslichen Übersichtsvorträgen, die über das Wesen der Krankheits- und Gesundungsprozesse" informieren, für unerlässlich (ebd., S. 31). Damit impliziert Bircher-Benner genau das, was wir heute in der Psychiatrie als Psychoedukation bezeichnen und bei einer Vielzahl psychiatrischer Erkrankungen, vor allem auch den somatoformen Störungen anwenden (Henningsen 2008).

Vor dem Hintergrund dieser Ausführungen erscheint der Titel der naturheilkundlichen Zeitschrift Bircher-Benners „Der Wendepunkt" besonders programmatisch und verweist letztlich in einem Wort auf den teleologischen Aspekt seines naturheilkundlichen bzw. ordnungstherapeutischen Denkens. Diese Ausfüh-rungen zeigen, wie Bircher-Benners psychotherapeutisches Verständnis bei weitem nicht auf die suggestiven und körperbezogenen Psychotherapieform der Hypnose beschränkt sind, sondern auch verhaltenstherapeutische und analytische Komponenten enthalten. Dies mündet schliesslich in seinem zweibändigen Werk „Der Menschenseele Not", in dem er die Initiation seines seelenheilkundlichen Interesses durch Forel benennt und Bezüge zu vielfältigen Lehren, wie Freuds Trieblehre, Semons Lehre von der Mneme, Nietzsches und Lao-Tses Philosophieren über das Ich, Koelschs Theorie zum Lebensgefühl, Adlers Individualpsychologie oder Bergsons Gedanken über den Instinkt eklektizistisch zusammenfasst (Bircher-Benner 1927, S. V, 64; 1933, S. 6, 10, 34, 41, 198, 264). Damit dürfte er einer der ersten ärztlichen Naturheilkundler sein, der expressis verbis Psychotherapieformen mit der Naturheilkunde in einem übergeordneten Therapiekonzept, das er Ordnungstherapie nennt, verbindet.

2. Ordnungstherapie und Naturheilkraft

Mit seiner pathognomischen Auffassung, von Gesundheit als Ordnung und Krankheit als Unordnung in der somatischen wie auch psychischen Organisation des Menschen gliedert Bircher-Benner sein Konzept in die Reihe von Erklärungsmodellen ein, wie sie von der pytagoreischen Diätetik an (Gesundheit sei Form, Krankheit die Vernichtung dieser) über die hippokratische Vier-Säftelehre

(Gesundheit beruhe auf der richtigen Mischung der vier Körpersäfte), bis zur Humoralpathologie Galens (somatische Gesundheit beruhe auf der richtigen Mischung der vier Säfte und beeinflusse so das Temperament/die psychische Verfassung) entwickelt wurden (Melzer 2003, S. 21, 31, 39). Diese Analogieschlüsse für die Erklärung von Gesundheit und Krankheit hielten sich vor allem im naturheilkundlichen Denken und stützten das Postulat einer nicht fassbaren „Naturheilkraft", die, wenn die Regeln einer geordneten Lebensweise befolgt würden, zumindest bei nicht-traumatischen Erkrankungen die Gesundheit wieder herstelle. Parallel zu diesem Jahrhunderte altem Dogma entwickelt sich im 18. und 19. Jahrhundert durch anatomische, physiologische, chemische und physikalische Erkenntnisse ein naturwissenschaftliches Medizinmodell, das die Hypothese einer „Naturheilkraft" als agens movens an den Rand mehrheitlich eher belächelter naturromantischer Sichtweisen drängt.

Bircher-Benner ist einer der ärztlichen Naturheilkundler, der in der Ordnungstherapie multimodal verschiedene somatische und psychotherapeutische Interventionen zusammenfasst und versucht, sie mit aktuellen Erkenntnissen seiner Zeit wie Vitaminlehre, Quantenphysik oder Psychoanalyse zu begründen. Dennoch finden sich auch bei ihm immer wieder Anleihen an die traditionelle Metapher von der Selbst- bzw. Naturheilkraft, die über Jahrhunderte hinweg in der Medizin Verwendung fand, da eine genauere Begründung der Wirksamkeit einzelner therapeutischer Methoden noch nicht möglich war. „Ist auf allen Gebieten die Ordnung hergestellt, so setzen die Selbstheilungskräfte des Organismus mit allmählich erstarkender Kraft ein und verhelfen der Gesundheitsordnung im Innern wieder zur Herrschaft." (Bircher-Benner 1937, S. 124; siehe auch 1935, S. 7, Melzer 2004, S. 298).

Dem Rückzug auf Begriffe wie Naturheilkraft oder Selbstheilkraft hängt bis heute noch ein ideologischer Beigeschmack mit erheblichem Begründungsdefizit an. Gleichwohl drückt der Begriff den Wunsch nach einer dem Organismus innewohnenden Potenz aus, dass dem menschlichen Organismus die Möglichkeit nach einer physischen und psychischen Besserung oder Genesung aus sich heraus gegeben sei. Immer wieder gibt es Versuche, dieses Theoriedefizit durch die jeweils modernen und dominanten Erkenntnislehren zu überbrücken. Im Dritten Reich etwa beschreibt der Hygieniker Kollath, mit dem Bircher-Benner in fachlichem Austausch über vollwertige Ernährung steht, die Naturheilkunde als eine „unspezifische Therapie". Seiner Auffassung nach würde die Naturheilkunde unspezifisch als Stimulus wirken, und „erbbedingte Zellfunktionen, die durch die Erkrankung oder andere ursächliche Schädigungen vorher herabgesetzt und einseitig geworden" seien, wieder steigern (Kollath 1942, S. 161)[16]. Andere Protagonisten der Naturheilkunde, wie der Lehrstuhlinhaber für Biologische Medizin an der Universität Jena, Karl Kötschau, führen

[16] Für Nähreres zu Kollaths "Ordnung der Nahrung" und Entwicklung der Lehre von der Vollwerternährung sowie eugenisch-rassenhygienisches Denken siehe Melzer 2002, S. 11 f.; 2003, S. 209 f., 250,; 2010, S. 37.

diese genetisch-eugenischen Gedanken in dieser Epoche der Naturheilkunde weiter bis zur Rassenhygiene und fordern fürsorglich-karitative Aspekte der Medizin radikal durch eine „kämpferische Vorsorge“ zu ersetzen (Melzer 2003, S. 372; 2005, S. 31). Damit pervertieren sie Empfehlungen für einen gesunden Lebensstil zum Wohl des Einzelnen hin zu einem völkischen Dogma.

In den 1950er Jahren treten kämpferische Auffassungen zu Sinn und Zweck der Naturheilkunde wieder in den Hintergrund und es findet eine Konzentration auf einen therapeutischen Kanon im Sinne der nun immer populärer werdenden und sich breiter organisierenden Kneippbewegung statt. Dabei wird vielfach versucht, sowohl neue definitorische Ausrichtungen als auch theoretische Modelle zur Klärung der Wirksamkeit einzelner naturheilkundlicher Therapien zu finden. Es wird nur noch vereinzelt auf Bircher-Benners Ordnungstherapie verwiesen. Nun findet der Begriff „Lebensordnungstherapie" gelegentlich als übergeordnetes naturheilkundliches Therapiekonzept Verwendung und neue physiologische Erkenntnisse z.B. über das vegetative Nervensystem dienen als Erklärungsansatz für die Wirkung mancher naturheilkundlicher Therapien im Sinne der Stimulierung durch elementare Reize, wie warme oder kalte Wasseranwendungen in der Hydrotherapie. (Angelé 1952, S. 136 f. ; Hoff 1963, S. 153 f.).

Andere Autoren wie der ehemalige Ordninarius für physikalische und diätische Therapie in Frankfurt am Main, Pirlet, versuchen mit einem molekular-biologischen Erklärungsansatz die Entmythologisierung der Metapher von der Naturheil- oder Selbstheilkraft. So beschreibt er die Proteinsynthese und den enormen Proteinturnover im menschlichen Organismus, der die sich immer wieder vollziehende zelluläre Erneuerung der Proteine ermöglicht, als molekulares Erklärungsäquivalent für die „Naturheilkraft“. (Pirlet 2004, S. 10) Seine Anleihen an die Evolutionsbiologie, v. a. des Biologen Ernst Mayr, sind dabei unverkennbar. Aber die Verknüpfung mit dem Darwin'schen Prinzip, d.h. mit dem Vokabular wie „Auslese“, „leistungstüchtige Proteine“ und dem Postulat, dass „keine Evolution ohne genetische Auslese, aber auch keine Evolution ohne Auslese auf protein-molekularer Ebene“ möglich sei, machen die Rezeption diese Erklärungsansatzes bisher wenig attraktiv (ebd. S. 20, 54, 34). Inhaltlich spricht jedoch einiges dafür, dass naturheilkundliche Interventionen auch durch Stimulation von molekularen Prozessen wie dem Proteinturnover die physiologische Funktion von Zell- und Organsystemen anregen oder unterstützen. Ebenso scheint die Hypothese der Bedeutung der Proteinerneuerung im Sinne der Sicherung einer molekularen „Strukturqualität“, der Proteine für eine „optimale Funktionsqualität“ der zellulären Regulationsmechanismen als plausibel (ebd., S. 66). Aber Pirlets singuläre Sichtweise und apodiktische Sprache klammern weitere Erklärungsmodelle weitgehend aus. Somit bleibt seine Hypothese molekularbiologisch ein sinnvoller neuer Ansatz, der aber nicht, wie suggeriert, die ganze Komplexität der Gesunderhaltung des menschlichen Organismus erklären kann.

3. Ordnungstherapie und klinische Forschung

Neben dem oben wiedergegebenen Abriss über einzelne generelle Erklärungsansätze zur Wirkung von Naturheilverfahren darf natürlich nicht vergessen werden, dass sich die Hochschulforschung seit den 1960er Jahren auf den Wirksamkeitsnachweis einzelner therapeutischer Interventionen konzentriert. Für die Naturheilkunde bedeutet dies, dass kein allgemeines Erklärungsprinzip, wie etwa ein komplexes naturheilkundliches Setting z.B. die Ordnungstherapie wirken könnte, wichtig ist, um eine Anschlussfähigkeit ans Wissenschaftssystem zu erhalten. Vielmehr werden die einzelnen somatischen Therapien getrennt und en détail in klinischen Studien untersucht. Dies mag ein Grund sein, warum das Konzept der Ordnungstherapie ins Hintertreffen gerät, auch wenn es vereinzelt genannt (Bircher 1940; Kaiser 1955, S. 2; Koeppen 1959, S. 885; Liechti von Brasch 1970, S. 181; Schlegel 1958, S. 33), oder als "Lebensordnungstherapie" (Angelé 1952, S. 138;) erwähnt wird.

Ein anderer Aspekt mag aber auch am ideologisch belasteten Image der Naturheilkunde durch die Irrwege als biologische Medizin oder Neue Deutsche Heilkunde liegen. Am Orientierungsvakuum mag auch das Fehlen von Lehrstühlen für Naturheilkunde nach 1945 beigetragen haben, die eine systematische Beforschung hätten ermöglichen können. Daher bleiben Laienorganisationen in Form von Naturheilkundevereinen und später Ärzteorganisationen als wichtige gesellschaftliche Verankerungen. Die Kneippbewegung mit ihren Kneippärzten, Kneippbädern und Kneippsanatorien avanciert so beinahe zu einer Überlebenshilfe für das Fach und dann zu einer Marke. Die Kneipptherapie bietet nun das Konzept zu einer „umfassenden naturgemässen Lebens- und Heilweise", die vorübergehend als „Ganzheitsbehandlung" bezeichnet wird (Hoff 1963, S. 704) und plötzlich sprechen Naturheilkundler von den vier, später den „fünf Säulen der Kneipptherapie“: Hydrotherapie, Bewegungstherapie, Ernährungstherapie, Phytotherapie und nur noch nebenbei von der Ordnungstherapie als fünftem Element (Schumacher-Wandersleb 1977, S. 365). Als übergeordneter Begriff wird seither fast unisono nicht mehr von Ordnungstherapie gesprochen, sondern von den fünf klassischen Naturheilverfahren oder den Säulen der Kneipptherapie.

In der Folge konzentrieren sich viele Forschungsvorhaben wie etwa in der Hydrotherapie auf physiologische Fragestellungen oder auf pharmakologische Wirkungen bei pflanzlichen Heil- und später Arzneimitteln. Dieses Vorgehen wird vor dem Hintergrund der Entwicklung und Vereinheitlichung der Kur- und Rehabilitationseinrichtungen in deutschsprachigen Ländern und der Notwendigkeit des Wirksamkeitsnachweises zur Legitimierung der Kostenerstattung durch die Kranken- und Rentenversicherer verständlich.

Interessanterweise finden sich auch Überlegungen zum Verhältnis von Naturheilkunde und der neu entstehenden Psychosomatik (Schlegel 1958, S. 33). Beide Fächer konkurrieren lange um den Begriff der Ganzheitsmedizin. Mitunter wird Psychotherapie zur vierten Säule der Kneipptherapie, worunter einschränkend allerdings mehr eine "seelische Betreuung" im Sinne einer "psychische Hygiene" zu verstehen ist (Kaiser 1955, S. 6; Schlegel 1958, S. 34). Auffallend ist, wie die Kneipptherapie (u. a. wohl aufgrund der anderen „Säulen“) als umfassender angesehen wird als die Psychosomatik, die sich „nur“ auf spezifische Psychotherapie und psychosoziale Faktoren begrenze (Kaiser 1955, S. 7). Damit stellt sich die Naturheilkunde damals in direkte Konkurrenz zur Psychosomatik, ohne das Potential für mögliche gemeinsame Forschungsfragen zu erkennen. Diese etwas unglückliche Positionierung zur

Psychosomatik mag dazu beigetragen haben, dass der Begriff Ordnungstherapie in der Naturheilkunde bald ein wechselndes Schattendasein führt. Mal werden darunter mehr Elemente der "psychischen Führung" und „Erziehung" (Koeppen 1959, S. 885; Hoff 1963, S. 703) verstanden, und auf „Prävention, Information, Motivation, Gesundheitsbildung“ und „Gesundheitstraining“ fokussiert (Schumacher 1977, S. 365 Melchart 2002, S. 7). Mal propagierten die wenigen Fachvertreter der Naturheilkunde die Ordnungstherapie innerhalb der klassischen Naturheilverfahren als körperbezogene Psychotherapieform (Bühring 1993, S. 3; Dogs 1996, S. 300).

Vielleicht besteht eine der Hauptschwierigkeiten des komplexen Modells der Ordnungstherapie nach Bircher-Benner wirklich darin, dass für die im 20. Jahrhundert modern werdende klinische Forschung der spezifische Wirksamkeitsnachweis einer einzelnen Intervention in einer klinischen Studie gefordert ist. Erst in den letzten Jahren beschäftigen sich einzelne Forschungsgruppen mit Fragen der sogenannten Outcomeforschung. Hierbei tritt die Frage nach der spezifischen Wirksamkeit einer Intervention in den Hintergrund und die Forschungsfrage fokussiert auf die Wirksamkeit eines komplexen therapeutischen Settings (Eisenberg 2010).

4. Ordnungstherapie und aktuelle Grundlagenforschung

Die traditionelle Ordnungstherapie nach Bircher-Benner umfasst, wie oben dargelegt, eine Vielzahl an unspezifischen somatischen und psychotherapeutischen Interventionen. An dieser Stelle soll nun exemplarisch anhand des Schlafs, dem er in der Somatotherapie unter dem Aspekt der „Ordnung des Lebensrhythmus“ neben tages- und jahreszeitlichen Periodiken eine zentrale Rolle beimass, ein Einblick in die Schlafphysiologie gegeben werden. Bircher-Benner war ein Anhänger der Nutzung der von T. Stöckmann als besonders effektiv propagierten „Naturschlafzeit“ vor 24:00 Uhr (d.h. 19:30-24:00 Uhr). Aus heutiger lebenspraktischer und hedonistischer Sicht ist ein so frühes zu-Bett-Gehen kaum praktikabel, nur um möglichst viel von dieser als wertvoll deklarierten Zeitperiode schlafend zu verbringen. Aber der Sinn des ausreichenden Nachtschlafs, der allzu oft zu Gunsten der Bewältigung der Arbeitsbelastungen gekürzt wird, zeigt sich aufgrund vielfältiger Ergebnisse klinischer Forschung.

So weiss man heute um den Zusammenhang zwischen Gehirn, Immunsystem und Hormonsystem des menschlichen Organismus. Eindrücklich zeigt sich das Zusammenspiel zwischen den im Hirn freigesetzten Hormonen und dem Immunsystem an der Hypothalamus-Hypophysen-Nebennierenrinden-Achse. So wird durch eine unspezifische Stressreaktion, wie sie auch der Schlafentzug darstellt, im Hypothalamus das Corticotropin-releasing-Hormon (CRH) freigesetzt, welches in der Hypophyse die Freisetzung des Adrenocorticotropinhormons (ACTH) bewirkt. Dies löst in der Nebennierenrinde die Produktion von Cortisol aus (Lanfumey 2008, S. 1175). Im Rahmen einer akuten Stressreaktion bewirken diese hormonellen Mechanismen die Stimulierung physiologischer Reaktionen, die den Stoffwechsel zur unmittelbaren Stressbewältigung anregen (z.B. Blutdruckanstieg, Glukosebereitstellung). Klingt die akute Stressreaktion aber nicht ab und wird chronisch, treten die negativen Wirkungen eines erhöhten Cortisolspiegels in den Vordergrund (z.B. Begünstigung eines anhaltend hohen Bluthochdrucks und einer diabetischen Stoffwechsellage). Neben diesem sehr kursorisch wiedergegebenen Sachverhalt, weiß man nun auch, dass Zytokine des Immunsystems, wie Interleukin-6 oder -beta (IL-6, IL-β), auch einen regulierenden Einfluss auf den Schlaf haben. So wird IL-6 einerseits bei Schlafentzug vermehrt produziert und andererseits befinden sich erhöhte Spiegel auch bei Schlafstörungen, die mit einem erhöhten Schlafbedürfnis am Tag einhergehen. Dies könnte auch eine Erklärung dafür sein, dass wir bei Infektionen, mit natürlicherweise verstärkt ablaufenden immunologischer Reaktion, ein erhöhtes Schlafbedürfnis haben. Ebenso erhöht sich der Plasmaspiegel des Zytokin IL-β allein durch Schlafentzug. Somit ergeben sich bereits auf dieser Ebene des Immunsystems Hinweise, dass dauerhafter Schlafentzug eine negative Auswirkung auf das Immunsystem hat (Zisapel 2007, S. 1179). Ebenso ergab sich für Interleukin IL-7, welches eine wichtige Funktion für das immunologische Gedächtnis von T-Zellen hat, dass Schlaf die Serumkonzentration von IL-7 erhöht und somit die Funktion des Immunsystems fördert (Benedikt 2007, S. 1058 ff.). Neben diesen Ergebnissen zum Effekt von Schlaf auf die Produktion von Cytokinen als Mediatoren im Immunsystem gibt es auch Erkenntnisse zum Zusammenhang von Schlaf und der Produktion von Immunglobulinen. So ist das Ergebnis einer experimentellen Studie an gesunden Männern, dass das Ergebnis der Influenzaimpfung vom Schlaf abhängig ist. Schlafreduktion auf vier Stunden über sechs Nächte hinweg verzögerte akut die Produktion des gewünschten anti-Influenza IgA Antikörpers um weniger als die Hälfte im Vergleich zu den Probanden mit ausreichendem Schlaf. Die signifikant reduzierte Immunisierung war erst nach weiteren vier Wochen ohne Schlafentzug ausgeglichen. Die Autoren schlussfolgern, dass eine ausreichende Schlafdauer zur optimalen Immunabwehr notwendig sei (Spiegel 2004, S. 1472).

Aber nicht nur allein die umfangreiche Literatur zu vorteilhaften immunologischen Aspekten des ausreichenden Schlafs ist bemerkenswert. Auch der kognitive Einfluss des Schlafes auf Festigung von Erinnerungsvermögen und Lernen ist gut untersucht (Zisapel 2007, S. 1176). Es zeigte sich sogar, dass acht Stunden Nachtschlaf die Fähigkeit von Probanden im Vergleich zur Kontrollgruppe mit Schlafentzug verdoppelten, Einsicht in eine versteckte Regel beim Lösen einer sich wiederholenden Kombinationsaufgabe zu finden. Sie erklärten dies mit dem Konzept, dass Schlaf nicht nur bestehendes Wissen verfestigt, sondern durch hippocampal-neocorticale Wiederholungen eine mentale Restrukturierung beschleunige und so die Grundlage für die Einsicht in neue Zusammenhänge bahne. Durch die Kontrollanordnungen des Experiments konnte ausgeschlossen werden, dass nicht-spezifische Effekte wie Ver-besserung der Reaktionsgeschwindigkeit, Schlafentzug an sich und veränderte zirkadiane Rhythmik für den Gruppenunterschied verantwortlich waren (Wagner 2004, S. 354).

Andererseits weisen epidemiologische Daten auf eine Korrelation zwischen regelmässig exzessivem Schlaf über 8 Stunden und der Zunahme der Erkrankungs-rate hin (Youngstedt 2004, S. 160). Ein kausaler Zusammenhang konnte zwar nicht nachgewiesen werden, aber das Ergebnis kann als Hinweis auf die oft so unattraktiv erscheinende diätetische Regel des Masshaltens angesehen werden. Aufgrund von Studienergebnissen dieser Art ist ein Plädoyer für ausreichend langen Schlaf, der individuell zwischen 7-8 Stunden liegen kann, ein wichtiger Aspekt für einen gesunden Lebensstil.

5. Überlegungen zu Ordnungstherapie und Epigenetik im 21. Jahrhundert

Nun zeigt das zunehmend an Aufmerksamkeit gewinnende Gebiet der Epigenetik,[17]

[17] Das Wort „epigenetisch" bezieht sich historisch darauf, dass der vererbbare Phänotyp nicht nur durch die DNA selbst, sondern auch durch zelluläre Mechanismen oberhalb der Genomebene codiert ist (Renthal 2008, S. 2). Zum einfacheren Verständnis epigenetischer Mechanismen hier eine kurze Erinnerung: Die DNA ist lang und wird daher quasi in der Zelle gefaltet verpackt. Das Chromatin besteht aus

wie möglicherweise Umweltfaktoren die Expression von Genen beeinflussen können. Damit wird auf paradoxe Weise deutlich, dass Gene nicht alles sind, weil die Genetik viel komplexer funktioniert, als viele Genetiker in der Folge der Entdeckung der DNA uns dies in einseitig deterministischer Manier über Jahrzehnte Glauben machen wollten. Wenn es stimmt, was Amendt (2004) postuliert, dann kann Drogenkonsum als quasi dysfunktionales Coping-Phänomen der Leistungsgesellschaft bezeichnet werden und die Erkenntnisse über die Auswirkungen von erhöhtem Genussmittel- und Drogenkonsum müssen nachdenklich stimmen. Die Hypothese, die Wirkung einer Vielzahl von legalen und illegalen Drogen habe Auswirkungen auf das sogenannte Belohnungssystem des Hirns (z.B. dem Nucleus accumbens als Teil des limbischen Systems oder dem Präfrontalcortex), ist heute allgemein anerkannt (Köhler 2008, S. 15, 23). Im Rahmen epigenetischer Forschung konnte nun gezeigt werden, dass der Konsum von Drogen wie Alkohol oder Kokain zu epigenetischen Veränderungen in Teilen des Belohnungssystems führt.

Im Nucleus accumbens finden sich innerhalb von 30 min. bis 3 Stunden nach einmaligem Konsum von Kokain z.B. Histonacethylierungen. Wiederholter Kokainkonsum führt zu Geninduktion, die Tage und Wochen anhalten kann. Selbst 2 Wochen nach Kokainentzug fand sich noch eine stabile Histonacethylierung. Acetylgruppen am Histon können durch das Enzym Histondeacethylase entfernt werden, wodurch die Aktivierung zurückgeht. Hyperacethylierung führt also zu Genaktivierung und Hypoacethylierung zu einer reduzierten Genexpression. (Renthal 2008, S. 3). Aktuell wird vermutet, dass solche epigenetischen Veränderung mit Verhaltensänderungen durch Drogenkonsum verbunden sind und Genuss- bzw. Suchtverhalten ebenso erklären könnten wie Rückfälligkeit nach Abstinenz. Dysfunktionaler Drogenkonsum als frustraner Coping-Versuch angesichts von anhaltendem Stress kann somit zu weitreichenden Veränderungen führen, die nahelegen, dass Verhaltens- und Lebensstiländerungen anhaltend durchgeführt und professionell unterstützt werden müssen damit die Veränderungen wieder rückgängig gemacht werden können.

Neben Kokain konnte zum Beispiel ein vergleichbarer Effekt durch Alkohol in der Amygdala gezeigt werden. Alkoholkonsum reduzierte die Aktivität der Histon-deacetylase und Alkoholentzug aktivierte sie (ebd., S. 9). Neben den oben genannten epigenetischen Veränderungen zur Genaktivierung durch Modifikationen wie beispielsweise Acethylierungen, gibt es einen anderen viel beschriebenen epigenetischen Mechanismus, der die Stabilität der Telomerebetritt, die zur Replikation der DNA notwendig sind. Hierbei ist u.a. die Länge der Telomere vorteilhaft. Das Enzym Telomerase nun kann die Verkürzung der Telomere reduzieren (Ornish, 2008, S. 1048).

---

der DNA und den Histonproteinen um die sie gewickelt ist. Die erste Verpackungsstufe der DNA höhe rer Zellen ist das Nukleosom, ein Komplex aus DNA und Histonen. Chromatin ist das Material, aus dem Chromosomen bestehen. Die Struktur des Chromatins wird durch posttranslationale Modifikation der Histone durch Acetylierung, Phosphorilierung und Methylisierung bestimmt. Dabei sind Enzyme wie z.B. die Histon-Acetyltransferase (HAT) beteiligt. Histonacethylierung etwa reduziere die elektrostatische Interaktion zwischen Histonproteinen und der DNA, wodurch sich die Chromatinstruktur lockert und die DNA zugänglich wird. Solche Modifikationen führen dazu, dass die Genexpression aktiviert oder deaktiviert wird.

In einer Studie mit 30 gesunden Frauen wurde erkennbar, dass chronischer Stress die Aktivität der Telomerase reduziert und zur Verkürzung der Telomere führt (Epel 2004). Im Gegensatz dazu konnte nun in einer Pilotstudie an Männern gezeigt werden, dass eine Änderung des Lebensstils (vegetarisch betonte Ernährung, 6 x wöchentlich 30 min. körperliche Aktivität, 6 x wöchentlich 60 min. Psychoedukation zum Stressmanagement, 1 x wöchentlich 60 min. Gruppentherapie) kardiovaskuläre Risikofaktoren reduzierte und die Telomeraseaktivität wieder erhöhte (Ornish 2008, S. 1052).

Epigenetische Modifikationen spielen auch in der Pathophysiologie der Depression eine Rolle und erklären über diesen Mechanismus, dass Umwelterfahrungen die genetische Prädisposition für Depression durch Modifikation der Genfunktion beeinflussen können (Krishnan 2008, S. 899).

Auch bei komplexer Fragestellung, wie der Korrelation von Risikofaktoren für koronare Herzerkrankungen und Depression, die mittlerweile gut untersucht sind, zeigten sich vergleichbare Ergebnisse. Eine Beobachtungsstudie ergab, dass eine komplexe Lebensstiländerung (Ernährung, körperliche Aktivität von 3 Stunden pro Woche, Stressmanagement 7 Stunden pro Woche) eine Reduktion von Depression und Risikofaktoren bewirkte (Pischke 2010, S. 1083).

Somit ergeben epigenetische Forschungsergebnisse ein noch viel kom-plexeres Bild, da sie nahelegen, dass nicht nur genetische Prädispositionen die Entwicklung von Erkrankungen begünstigen können, sondern auf zellulärer Ebene durch soziale Stressoren, traumatische Erlebnisse, mangelhafte Ernährung und Bewegung biochemische Prozesse aktiviert werden, die die Expression der Gene beeinflussen.

Natürlich wird bei der Epigenetik wie bei vielen Leitwissenschaften zuvor (z.B. Genetik) zu beachten sein, dass nicht auch sie zu einem einseitigen Determinismus in der Rezeption führt. Momentan muss auch noch viel Potential im Konjunktiv formuliert werden. Aber das Beeindruckende scheint, dass sie basierend auf dem momentanen Kenntnisstand durch Erklärungsansätze für die Auswirkungen von biologischen, sozialen und psychischen Faktoren sowie deren gegenseitigen Interaktionen erstmals einen umfassenden Erklärungsansatz für die sonst eher differenziert betrachtete Komplexität menschlichen Lebens bietet.

6. Ordnungstherapie

An dieser Stelle soll noch einmal die Beschreibung des gesellschaftlichen Wandels Ende des 20. Jahrhundert durch Han in Erinnerung gerufen werden: Han führt aus, dass der Paradigmenwechsel von der Disziplinar- zur Leistungsgesellschaft erfolgt sei, da die Disziplinartechnik bzw. das Negativschema des Verbots ab einem gewissen Punkt an eine Grenze gestossen sei und weitere Leistungssteigerung nur durch das Paradigma der Leistung, also ein Positivschema des Könnens gesteigert werden konnte (Han 2010. S. 18 f.). Unsere heutige "spätmoderne Arbeits-gesellschaft", sei somit geprägt vom „Imperativ der Leistung als neuem Gebot" (ebd., S. 21). Die Folgen, die dies mit sich bringt, sieht er einerseits in der „Atomisierung des Sozialen" und andererseits in der Zunahme psychischer Erkrankungen (ebd., S. 20, 23). Nun verdeutlichen nur die wenigen zuvor genannten Forschungsergebnisse, wie unsere vergeblichen Versuche, den Leistungsanforderungen gerecht zu werden, uns selbst überlasten (z.B. Kürzung des Schlafs, Reduktion körperlicher Aktivität, Fastfood) und zu eindrücklichen Auswirkungen auf unsere Gesundheit führen.

Eine der größten Herausforderungen wird daher weiterhin sein, wie ein gesunder Lebensstil ohne Anleihen an einen apodiktischen Gesundheitsimperialismus erreicht werden kann. Dies würde u. a. beinhalten, dass sich nicht nur jeder Einzelne, sondern auch Politik und Gesellschaft hinterfragen müssten, welchen Wertvorstellungen sie oberste Priorität beimessen und unter Akzeptanz welcher kurz- und langfristigen Konsequenzen. Ist es weiterhin ein Status-Denken in übertriebenen Leistungs-, Luxus- und Karrierevorstellungen, oder ein komplexes Konstrukt an persönlicher Lebensqualität (je individuell determiniert z.B. durch physische, psychische, soziale und spirituelle Faktoren)? Das Dasein in einer Leistungsgesellschaft, die vom positiven Topos der Leistung determiniert ist, lässt die entscheidende Frage nach den persönlichen Lebenswünschen vor dem scheinbar unhinterfragbaren Sog des Mitmachens verblassen. Dann ist es aber systemimmanent utilitaristisch und vielleicht nur partiell sinnvoll, eine geordnete Lebensführung zu verwirklichen. Sie dient bloß dazu, den Leistungsanforderungen mit relativ guter physischer Gesundheit gerecht zu werden. Psychisches Ausgebranntsein lässt sich so auf Dauer aber nicht verhindern; die Komplexität biologischer Mechanismen und Zusammenhänge im menschlichen Organismus bedingen, dass irgendwann und verständlicherweise die Energie fehlt und nach psychischen Beeinträchtigungen dann soziale und physische Störungen folgen.

Ist die Ordnungstherapie nun „veraltet“? Vielleicht ist sie aufgrund des Begriffs selbst, angesichts der Vielzahl anderer Methoden zur körperlichen und geistigen Entspannung unattraktiv. Sowohl das Wort „Ordnung“ als auch das Wort „Therapie“ weisen auf einen Mangel hin. Es mag ein allzu deutlicher Verweis auf das Negative sein. Der Mensch braucht Therapie und Ordnung, was man sich in einer leistungsorientierten Gesellschaft aber nicht gerne nachsagen lässt. Wie viel einladender klingt da die Rettung durch „Mind-Body-Intervention“ (einem unspezifischen Sammelbegriff für verschiedene Interventionen wie Ernährung, Tai Chi oder Meditation). Wir lernen vielleicht erst allmählich ihre Bedeutung kennen, aber selbst dann erkennen wir eher das Potential zur Harmonisierung und zum Erlangen von Energie um im bestehenden System zu funktionieren. Das verweist auf unsere Potenz und scheint verlockender, als ein Defizit zu überwinden.

Neben all den genannten historischen und wissenschaftstechnischen Gründen könnte die Ordnungstherapie auch deshalb ein Schattendasein fristen, weil ihr allmählich ein noch sinnstiftender Geist jenseits des imperativen „Lebe gesund!“ fehlt. Zwar enthalten die Traditionell Chinesische oder Tibetische Medizin wie auch die Naturheilkunde Ernährungs-, Phyto- und Bewegungstherapien, bieten aber potentiell vor allem auch Aspekte anderer Kulturen, Wertvorstellungen und Spiritualität, wie sie der weitgehend naturwissenschaftlich domestizierten Naturheilkunde zunehmend abhanden kommen. Damit soll und kann keiner Abkehr von Wissenschaftlichkeit das Wort geredet werden. Aber einseitige Vertreter der nur auf das Naturwissenschaftliche begrenzten Wissenschaft brauchen sich nicht zu wundern, wenn der Einzelne mitunter daraus folgende einseitige richtliniengestützte Empfehlungen zur Lebensgestaltung als zu rigide, lebensfern und wenig ansprechend empfindet. Denn subjektive Sinnzusammenhänge, die eventuell dysfunktionales Verhalten stützen, sowie die zu hinterfragenden Lebensumstände werden damit nicht berücksichtigt. Die Ordnungstherapie könnte vor diesem Hintergrund quasi zu einem bloßen Herrschaftsinstrument verkommen. Es sei denn, Naturheilkundler schaffen es, in ihr wieder Raum und Zeit für die Brüchigkeit menschlicher Bestrebungen und Bedürfnisse einzubauen, - jenseits der anderen somatischen, die Naturheilkunde konstituierenden Therapien. Dann nähern wir uns zumindest dem Bereich, den wir heute als unspezifische Psychotherapie bezeichnen. Dazu gehören dann selbstverständlich Gespräche über Schlafhygiene, Ernährung und Bewegungsverhalten, Arbeitsbedingungen, soziale Beziehungen, Wertvorstellungen, Lebensplanung, individuelle Vorstellungen von physischer und psychischer Gesundheit. Je nach Situation in jedem dieser Bereiche sind gezielte psychoedukative Elemente zur Aufklärung und Information möglich. Sicherlich ist mit diesem dringend notwendigen unspezifischen psychotherapeutischen Ansatz eine Basis für eine gelingende Patienten-Arzt-Kommunikation gegeben, da die Komplexität des Lebens anhand des bio-psycho-sozialen Modells aufgegriffen und die Grundhaltung von Empathie geprägt wird. Gegebenenfalls ergeben sich Anhaltspunkte für einen Behandlungsanlass mit spezifisch psychotherapeutischer Behandlung, der dann delegiert werden kann. Wenn es gelingt, unserer Assoziationskette zur ordnungstherapeutischen Beratung und Betreuung von Patienten jenseits der in der Lifestyle- oder Ratgeber-Literatur und zu Werbezwecken inflationär betriebenen „Tyrannei der Entspannung", die quasi als „Teil des Terminkalenders" nur als weiteres Element der Leistungsgesellschaft erfüllt werden muss, zu verankern (Ilies 2010), sind wir davor geschützt, nur eine weitere Möglichkeit des Scheiterns zu eröffnen. Wir würden nicht „Entspannung zur Leistungssteigerung" utilarisieren, nur um den bisherigen Trott unreflektiert weiter zu gehen. Eine wirkliche zeitliche und emotionale Distanz zum Leistungsmantra ist notwendig, um tatsächlich individuelle Alternativen zu denken, Veränderungen zu bewirken und eine radikale Infragestellung des Status quo unserer Leistungsorientierung zu erreichen. Soziale Protestbewegungen (z.B. Lebensreform, Umweltbewegung) wie auch medizinische Bewegungen (z.B. Naturheilkunde, Psychosomatik) haben immer wieder einen wichtigen Anteil an Gesellschaftskritik und bieten Verbesserungsvorschläge. Das Konzept der Ordnungstherapie wird verstaubt bleiben, wenn wir darin nur ein semitraditionelles Therapiekonzept sehen (Schmiedel 1997, S. 153 ff.; 2003, S. 429 ff.; Psychrembel 2000, S. 276) oder hauptsächlich gesundheitspädagogische Aspekte aufgreifen (Melchart 2002, S. 55). Dies war zur Tradierung hilfreich, wird heute aber der Komplexität nicht gerecht. Ein entsprechender Gegenvorschlag mit gleichwertiger Benennung der physischen, psychischen und sozialen Ebenen ordnungstherapeutischer Interventionen liegt vor (Hörning 1999, S. 612). Daran zeigt sich, dass eine erweiterte systemtheoretische Perspektive nötig ist, die die in der westeuropäischen Kultur vorhandenen medizinischen Erkenntnisse, sozialen und ethischen Werte sowie ökologischen Standards berücksichtigt, wie dies etwa bei der Vollwert-ernährung umgesetzt wurde. Für ein modernes und umfassendes Konzept der Naturheilkunde ist allerdings eine vermehrt auf die Sichtweise und Anliegen des Patienten orientierte Grundhaltung notwendig. An dieser mangelt es in der einseitigen, nur auf Forschungsevidenz basierenden Medizin. Dahinter aber dürfen sich Ärzte nicht verstecken, sondern müssen klinische Erfahrung miteinbringen und die Bedürfnisse der Patienten, ihre Nöte, Ängste, Sichtweisen und Wertvorstellungen mit berücksichtigen, wenn ihre Therapie nachhaltig helfen soll (Sacket 2000, S. 1, Melzer 2006, S. 216 f.). Die Bezeichnung für eine solche ärztliche Grundhaltung ist sekundär, sie muss aber gelebt werden. Traditionell wurde sie in der Naturheilkunde als Ordnungstherapie bezeichnet, heute umfasst sie inhaltlich eine unspezifische Psychotherapie. Nie waren die Zeiten günstiger als jetzt, mit all den physiologischen Erkenntnissen und epigenetischen Grundlagen, dieses vernachlässigte Gebiet der Naturheilkunde wiederzubeleben. Das setzt allerdings voraus, dass dies inhaltlich in den Aus- und Weiterbildungsrichtlinien für Naturheilkunde verankert ist und entsprechend unterrichtet wird.

Zusammenfassung

Für die Naturheilkunde bieten sich mehrere Herausforderungen mit der traditionellen Ordnungstherapie als umfassendes Konzept von Bircher-Benner (naturheilkundliche Somato- und Psychotherapien) an: 1. Der Begriff klingt eher nach Zucht und Ordnung, als dass man das schützenswerte Wohl des Einzelnen im Spannungsfeld zwischen Anforderungen der Leistungsgesellschaft und hedonistischen Bestrebungen assoziiert. 2. Die Rezeption der Ordnungstherapie war zurückhaltend und wurde durch die Kneippbewegung oder das Konstrukt von den fünf klassischen Naturheilverfahren als Oberbegriff abgelöst. 3. Die medizinische Forschung förderte die Partikularisierung komplexer Therapiesettings zwecks Wirksamkeitsnachweis für Einzelmethoden. 4. Dadurch wurde die somit erfolgende naturwissenschaftliche Domestizierung der Naturheilkunde begünstigt, so dass ihr sozial- und geisteswissenschaftliche Haltung und kulturelles Assoziationspotential abhanden kamen. 5. Daher scheinen angesichts anhaltender Leistungsanforderungen in den westlichen Gesellschaften traditionelle Konzepte aus anderen Medizinsystemen attraktiver, die kulturelle Wert- und Neuorientierung jenseits der Leistungsgesellschaft bieten. 6. Der Begriff der Ordnungstherapie mag antiquiert wirken, aber neue physiologische und epigenetische Forschungsergebnisse zeigen, dass Gesundheit durch einen physisch und psychisch gesund erhaltenden Lebensstil beeinflussbar ist. Daher gilt es, jenseits der gut erforschten naturheilkundlichen Somatotherapien wieder durch unspezifisch psychotherapeutische Lebensberatung den subjektiven Zugang zu Lebensstiländerungen der Patienten zu wahren.

Literatur

Amendt, G. (2004). No drugs, no future. Drogen im Zeitalter der Globalisierung. Frankfurt: Zweitausendeins

Angelé, K. (1952). Die Kneippkur als ein Weg zur Behandlung der vegetativen Dystonie. *Psychiatrie, Neurologie und medizinische Psychologie*, 4, 135-139

Anonym. (ca. 1910). Le Sanatorium du Dr. Bircher-Benner. Lebendige Kraft. Traitement énergétique et psychique des maladies internes et des psychonévroses, Zürich: Fretz (Prospekt im Besitz des Medi zinhistorischen Instituts der Universität Zürich, Bircher-Benner Archiv)

Benedict, C., Dimitrov, S., Marshall, L., Born J. (2007). Sleep enhances serum interleukin-7 concentrations in humans. *Brain Behaviour and Immunity*, 21, 1058-1062

Bircher, F. (1940). Diät und Behandlung im Volkssanatorium für Ordnungstherapie. Zürich: Ostheim

Bircher-Benner, M. (1927). Der Menschenseele Not. 1. Teil. Zürich: Wendepunkt

Bircher-Benner, M. (1933). Der Menschenseele Not. 2. Teil. Zürich: Wendepunkt.

Bircher-Benner, M. (1935). Vom Sinn einer therapeutischen Organisation. Leipzig: Hippokrates.

Bircher-Benner, M. (1937). Fragen des Lebens und der Gesundheit. Zürich: Wendepunkt.

Bühring, M. (2003). Naturheilmittel, Naturheilverfahren, Naturheilkunde – eine Einführung. In: Bühring, M. (Hrsg.): Naturheilverfahren und unkonventionelle Medizinische Richtungen. 32. Aufl. Berlin: Springer, 1-29

Dogs, W. (1996). Ordnungstherapie. In: Hentschel, H.D. (Hrsg.): Naturheilverfahren in der ärztlichen Praxis. 2. Aufl. Köln: Deutscher Ärzte Verlag, 296-317

Eisenberg, D.M. (2010). Trends in integrative medicine: A U.S. perspective. *European Journal of Integrative Medicine*, 2, 160

Epel, E.S., Blackburn, E.H., Lin, J., Dhabhar, F.S., Adler, N.E., Morrow, J.D., et al. (2004). Accelerated telomere shortening in response to life stress. *Proceedings of the National Academy of Sciences of the United States of America*, 101, 17312-17315

Han, B.C. (2010). Müdigkeitsgesellschaft. Berlin: Matthes & Seitz

Henningsen, P., Zipfel, S., Herzog, W. (2007). Management of functional somatic syndromes. *Lancet*, 369, 946-55

Hoff, A. (1963). Der Kneipparzt. *Hippokrates*, 34, 702-706

Ilies, F. (2010). Mach dir keinen Stress. Nichts wird sozial so genau kontrolliert wie die Erholung: Ein Plädoyer wider der Tyrannei der Entspannung. *Die Zeit*, 30.12.2010, 45

Kaiser J. (1955). Gesichtspunkte für die Durchführung der Kneipptherapie in Klinik und Praxis. *Hydrotherapie-Physiotherapie*, 1, 2-7

Kaba, M. (2010). Les premières dècennies du sanatorium Bircher de Zurich à la lumière des dossiers de patients. In: Wolff, E. (Hrsg.) Lebendige Kraft. Max Bircher-Benner und sein Sanatorium im historischen Kontext. Baden: hier + jetzt, 78-95

Kaptchuk, T.J., Eisenberg, D.M. (2001). Varieties of healing. 1: Medical pluralism in the United States. *Annales Internal Medicine*, 135, 189-195

Kirmayer, L.J.(2004). The cultural diversity of healing: meaning, metaphor and mechanism. *British Medical Bulletin*, 69, 33-48

Köhler, T. (2008). Rauschdrogen. München: Beck

Koeppen, S., Kostka, F. (1959). Die Kneipp-Therapie in der internen Klinik. *Hippokrates*, 30, 201-205

Kollath W. (1942). Zur Einheit der Heilkunde. Stuttgart: Hippokrates

Krishnan V., Nestler E.J. (2008). The molecular neurobiology of depression. *Nature*, 455, 894-902.

Lanfumey, L., Mongeau, R., Cohen-Salmon, C., Hamon, M. (2008). Corticosteroid-serotonin interactions in the neurobiological mechanisms of stress-related disorders. *Neuroscience and Biobehavioural Review*, 32, 1174-1184

Liechti von Brasch, D., Kunz-Bircher, A. (1970). 70 Jahre Erfahrungsgut der Bircher-Benner Ordnungstherapie. *Erfahrungsheilkunde*, 14, 181-186, 229-37, 62-73

Melchart, D. (2002). Gesundheitstraining als moderne Ordnungstherapie. In: Melchart, D., Brenke, R., Dobos, G., Gaisbauer, M., Saller, R. (Hrsg.): Naturheilverfahren Leitfaden für die ärztliche Aus-, Fort- und Weiterbildung Stuttgart: Schattauer, 55-63

Melzer, J. (2002). Werner Kollath 1933-1945. Dokumentensammlung und Kommentare. Werner-und-Elisabeth-Kollath-Stiftung (Hrsg.). Bad Soden: Werner-und-Elisabeth-Kollath-Stiftung

Melzer, J. (2003). Vollwerternährung: Diätetik, Nationalsozialismus, sozialer Anspruch. Stuttgart: Steiner

Melzer, J., Melchart, D., Saller, R. (2004). Entwicklung der Ordnungstherapie durch Bircher-Benner in der Naturheilkunde im 20. Jh. *Forschende Komplementärmedizin und klassische Naturheilkunde*, 11, 293-303

Melzer, J., Saller, R. (2005). Ausgewählte Aspekte der geschichtlichen Entwicklung von Naturheilkunde und Komplementärmedizin. In: Münstedt, K. (Hrsg.): Ratgeber Unkonventionelle Krebstherapie. 2. Aufl. Landsberg: ecomed, 26-35

Melzer, J, Saller, R. (2006). Gibt es ein bestimmtes Menschenbild in der Naturheilkunde / Komplementärmedizin? *Forschende Komplementärmedizin*,13, 210-219

Melzer, J. (2010). Naturheilkundliche Ernährungsempfehlungen im Kontext der Vollwerternährung. In: Werner-und-Elisabeth-Kollath-Stiftung (Hrsg.): Lasst unsere Nahrung so natürlich wie möglich: Zur Aktualität Kollaths. Bad Soden: Werner-und-Elisabeth-Kollath-Stiftung

Ornish, D., Lin, J., Daubenmier, J., Weidner, G., Epel, E., Kemp, C., et al. (2008). Increased telomerase activity and comprehensive lifestyle changes: a pilot study. *Lancet Oncology*, 9, 1048-1057

Pirlet, K. (2004). Naturheilkunde ist Naturwissenschaft. Basel: Karger

Pischke, C.R., Frenda, S., Ornish, D., Weidner, G. (2010). Lifestyle changes are related to reductions in depression in persons with elevated coronary risk factors. *Psychology & Health*, 25, 1077-1100

Psychrembel (2000). Ordnungstherapie. Wörterbuch Naturheilkunde. 2. Aufl. Berlin: de Gruyter.

Renthal, W., Nestler, E.J. (2008). Epigenetic mechanisms in drug addiction. *Trends in Molecular Medicine*, 14, 341-50

Sackett, D.L., Straus, S.E., Richardson, W.S., Rosenberg, W., Haynes, R.B. (2000). Evidene-Based Medicine. How to practice and teach EBM. 2. ed. Edinburgh, London: Churchill Livingstone.

Schlegel, L. (1958). Ordnungstherapie. *Hippokrates*, 29, 33-35

Schmiedel, V., Augustin, M. (1997). Handbuch Naturheilkunde. Heidelberg: Haug

Schmiedel, V. (2003). Ordnungstherapie. In: Augustin, M,. Schmiedel, V. (Hrsg.): Leitfaden Naturheilkunde. 4. Aufl. München: Urban & Fischer, 428-438

Schott, H., Tölle, R. (2006). Geschichte der Psychiatrie. Krankheitslehren, Irrwege, Behandlungsformen. München: Beck

Schumacher-Wandersleb, O. (1977). Möglichkeiten der modernen Kneipp-Therapie bei Erkrankungen des Herz- und Kreislauf-Systems. *Krankenpflege*, 31, 364-365

Siefert, H. (1994). Georg Groddeck – ein konservativer Rebell der Psychosomatik. In: Meyer, A.E., Lamparter U. (Hrsg.): Pioniere der Psychosomatik. Heidelberg: Asanger, 215-223

Spiegel, K., Sheridan, J.F., Van Cauter, E. (2002). Effect of sleep deprivation on response to immunization. *Journal of the American Medical Association*, 288, 1471-1472

Steger, F. (2004). Antike Diätetik - Lebensweise und Medizin. *Zeitschrift für Geschichte der Naturwissenschaften, Technik und Medizin*, 12, 146-60

Youngstedt, S.D., Kripke, D.F. (2004). Long sleep and mortality: rationale for sleep restriction. *Sleep Medicine Reviews*, 8, 159-174

Wagner, U., Gais, S., Haider, H., Verleger, R., Born, J. (2004). Sleep inspires insight. *Nature*, 427, 352-355

Willcox, B.J., Willcox, D.C., Todoriki, H., Fujiyoshi, A., Yano, K., He, Q.M., et al. (2007). Caloric restriction, the traditional Okinawan diet, and healthy aging - The diet of the world's longest-lived people and its potential impact on morbidity and life span. *Annales of the New York Academy of Sciences*, 1114, 434-455

Zisapel, N. (2007). Sleep and sleep disturbances: biological basis and clinical implications. *Cellular and Molecular Life Science*, 64, 1174-1186

Achtsamkeit und gesunde Lebensführung

Stefan Schmidt

Einleitung

Der Begriff der Achtsamkeit hat in den letzten Jahren eine enorme Popularität erfahren. Mittlerweile gehört es auf dem Gesundheitsmarkt zum guten Geschmack die unterschiedlichsten Angebote mittels des Zusatzvermerkes der Achtsamkeit zu bewerben. So gibt es neben der „Achtsamkeitsbasierten Stressbewältigung" nun auch die „Achtsame Gesprächsführung", „Achtsamkeit in der Tanztherapie" oder auch „Achtsamkeit für Kinder" um nur einige Beispiele zu nennen. Achtsamkeit scheint hier das Versprechen zu enthalten, dass das entsprechende Verfahren besonders bewusst und besonders sorgfältig zur Anwendung kommt. Und dies ist schließlich auch die ursprüngliche Bedeutung des Begriffes in unserer Sprache, schon lange vor der Ankunft der Achtsamkeitswelle. Die Neubesetzung des Begriffes im gesundheitlichen Kontext entstammt jedoch einer sehr spezifischen Bedeutung von Achtsamkeit, die sich von unserem umgangssprachlichen Gebrauch stark unterscheidet und erst im Zuge der zunehmenden Popularisierung von Achtsamkeitsangeboten eine Verwässerung erfahren hat.

Im ersten Abschnitt dieses Beitrags soll daher der Begriff der Achtsamkeit unter Berücksichtigung seiner historischen Herkunft (dem Buddhismus) erläutert, und so gut es geht, sprachlich umschrieben werden. In den nächsten Abschnitten wird dann im Rahmen einer „Bewusstseinskultur" gezeigt, welche fruchtbaren Auswirkungen das Konzept auf das Anliegen der Gesunden Lebensführung haben kann. Empirische Befunde und einige Randbemerkungen zum Thema Spiritualität schließen den Beitrag ab.

1. Das Konzept der Achtsamkeit

Achtsamkeit im Buddhismus

Die Praxis der Achtsamkeit und der dazugehörigen Achtsamkeitsmeditation (auch Einsichtsmeditation oder Vipassanameditation) ist einer der zentralen Bausteine des Buddhismus. Um das Konzept aus seiner Herkunft heraus zu verstehen, sollen daher kurz diese historischen Wurzeln angesprochen werden. Die erste Verschriftlichung der Lehren des Buddha fand im 1. Jh. vor Christus statt. Die bisher mündliche überlieferten Reden des Buddha wurden im sogenannten *Pali-Kanon* niedergelegt und hier findet sich auch umfangreiches Material zu *sati*, das in das Deutsche als Achtsamkeit übersetzt wird. *Sammā sati*, die rechte Achtsamkeit, ist dabei eines der acht Glieder des achtfachen Pfades, des buddhistischen spirituellen Weges zur Befreiung.

Somit handelt es sich bei *sati* (Achtsamkeit) ursprünglich um eine Praxis, die zentraler Bestandteil eines bewusst gesteuerten Selbsttransformationsprozesses in einem spirituellen Kontext ist. Diese Praxis ist übrigens so oder sehr ähnlich Bestandteil vieler spirituellen Traditionen (siehe z.B. Buchheld & Walach 2004). Das herausragende Merkmal in der frühbuddhistischen Konzeption (Theravada-Buddhismus) ist dabei, dass hier eine exakte Beschreibung in Form von Lehrreden und damit eine detaillierte Anleitung zur (Meditations-)Praxis zu finden ist, wie sie uns sonst in keiner anderen Tradition zugänglich ist. Die beiden zentralen Stellen sind dabei die *Lehrrede von der vierfachen Verankerung der Achtsamkeit* – Sati-paṭṭhāna Sutta[18] – und die *Lehrrede von der Vergegenwärtigung des Atems* – Ānāpānasati Sutta[19] –. Beide Lehrreden[20] sind, wie alle anderen frühbuddhistischen Texte in deutscher Übersetzung im Internet frei zugänglich[21]. Achtsamkeit wird in diesem speziellen Kontext als der direkte Weg (*ekāyano maggo*) zum letztendlichen Ziel des buddhistischen Weges, der Befreiung von Leiden und Abhängigkeit gesehen.

Was aber genau wird hier nun gelehrt und praktiziert? Es handelt sich bei diesem Vorgehen um die gezielte Einübung und Praxis eines bestimmten Geisteszustandes bzw. einer bestimmten mentalen Grundhaltung gegenüber der Welt. Diese Haltung wird in der Meditation eingeübt; der Geist macht sich dabei in einem geschützten Rahmen mit dieser Haltung vertraut, um sie anschließend auch außerhalb der Meditation leichter einnehmen zu können[22]. Der spirituelle Kontext ergibt sich dabei aus dem Anspruch, dass die hier gelehrte Geisteshaltung zu Einsichten und Erkenntnis und damit zur Weisheit führt. Es sind diese mittels unmittelbarer *Erfahrung* gewonnenen Einsichten in die Grundbedingungen des menschlichen Lebens und der menschlichen Existenz, die laut Buddhismus zur inneren Befreiung führen.

Die Geisteshaltung, die dafür notwendig ist, kann vielleicht am treffendsten als „nicht-wertendes Gewahrsein des gegenwärtigen Moments" beschrieben werden. Diese Definition von Achtsamkeit stammt von Jon Kabat-Zinn (2005). Grundsätzlich ist jedoch eine sprachliche Definition von Achtsamkeit nicht möglich[23]. Im Folgenden sollen trotzdem einige Schlüsselmerkmale mit dem Ziel einer Annäherung beschrieben werden.

---

18 www.palikanon.com/majjhima/zumwinkel/m010z.html

19 www.palikanon.com/majjhima/zumwinkel/m118z.html

20 Eine exzellente Ausarbeitung zur Satipaṭṭhāna Sutta findet sich bei Analayo (2004) eine praktisch orientierte Erarbeitung der Ānāpānasati Sutta bei Rosenberg (2002).

21 www.palikanon.com

22 Entsprechend lässt sich z.B. das im Tibetischen gebräuchliche Wort für Meditation *sgom* als „sich vertraut machen" übersetzen.

23 Prinzipiell handelt es sich bei der beschriebenen Geisteshaltung um einen *erfahrungsbezogenen* subjektiven Zugang. Nun sind aber subjektive Erfahrungen (erste Person Perspektive) prinzipiell nicht eindeutig in kommunizierbare sprachliche Inhalte überführbar (Fattah 2009, Metzinger 2009). Somit ist der Versuch, Achtsamkeit zu definieren bzw. darüber zu sprechen per se unmöglich.

1. Erfahrungsbezug

Fundamentale Grundlage der Achtsamkeitspraxis ist die Lenkung der Aufmerksamkeit auf konkrete Erfahrungsinhalte. Im Bereich der sozial-kognitiven Neurowissenschaften hat sich in den letzten Jahren das eindeutige Bild ergeben, das in unserem Gehirn zwischen zwei fundamentalen Orientierungen unterschieden werden kann. Zum einen das konkrete und sinnliche Erleben aller gegenwärtigen Wahrnehmungen (z.B. eine konkrete Berührung auf der Haut spüren) zum anderen die Orientierung hin zu mentalen und kognitiven Vorgängen, die nicht direkt an die gegenwärtige Erfahrung gekoppelt sind (z.B. das Nachdenken über ein Problem, während man gleichzeitig spazieren geht) (Farb et al. 2007, Lieberman 2007)[24]. Achtsamkeit lehrt uns so oft als möglich im direkten Erfahrungsbezug zu bleiben und, wenn die-ser verloren geht, immer wieder dorthin zurückzukehren. Dieser direkte Erfahrungsbezug schließt in der Lehre des Buddhismus im Unterschied zur westlichen Konzeption neben der sinnlichen Wahrnehmung auch die Wahrnehmung der eigenen mentalen Aktivität mit ein[25]. Diese Anweisung führt unmittelbar zum zweiten Element.

2. Gegenwart

Die Lenkung der Aufmerksamkeit hin zu konkret erlebten Wahrnehmungen führt automatisch zu einer Ausrichtung auf das Gegenwärtige. Der menschliche Verstand hat die Freiheit, sich zeitlich in die Zukunft oder auch in die Vergangenheit zu begeben. Man kann in Erinnerungen verweilen oder sich in der Vorstellung zukünftiger Ereignisse verlieren. Beides sind jedoch Zustände, die auf der Basis interner Prozesse entstehen und nicht mehr unmittelbar an das gegenwärtige Geschehen geknüpft sind. Bei der Praxis der Achtsamkeit erfolgt eine gezielte und willentliche Lenkung der Aufmerksamkeit auf das Gegenwärtige. Dies ist am einfachsten zu erreichen, indem man wie oben schon angedeutet, sich auf *sinnliche* Wahrnehmungen fokussiert. Eines der einfachsten Übungsobjekte ist dabei der Fokus auf den eigenen Atem oder das gezielte Hineinspüren in den eigenen Körper[26] (3). Aber auch für *soziale* Interaktionen ist der Gegenwartsbezug bedeutsam. Man merkt einem Gegenüber für gewöhnlich sehr schnell an, ob er oder sie „bei der Sache ist"

---

[24] Dabei wird das konkrete sinnliche Erleben als der phylogenetisch ältere Prozess angesehen.

[25] Damit ist lediglich die *Wahrnehmung* der Geistestätigkeit gemeint (z.B. die Wahrnehmung welcher Gedanke *gerade* im Bewusstseinsinhalt auftaucht), nicht aber die mentale Aktivität (also der Gedanke) selbst.

[26] Eine spezielle Übung dazu ist das sogenannte Körperauskehren (Bodyscan). Dabei wird der Körper systematisch von oben nach unten (oder auch umgekehrt) durchgegangen und man versucht gezielt, den jeweiligen Körperabschnitt (Zeh, Handfläche, Schulter etc.) zu spüren, bevor man zum nächsten weitergeht.

oder „gedanklich abwesend". Die Gabe eines Menschen, in der Interaktion mit seiner Aufmerksamkeit kontinuierlich bei der gegenwärtigen Interaktion zu sein, wird von anderen Interaktionspartnern als hohe „Präsenz" gewertet. „Präsenz" ist in diesem Sinne eine durchweg positive Zuschreibung für einen geistig wachen und stets aufmerksamen Interaktionspartner. In diesem Sinne ist Achtsamkeit auch für soziale Interaktionen relevant (vgl. auch Kramer 2009).

3. Gewahrsein, Weite des Bewusstseins

Ein weiteres Bestimmungsstück ist die Bewusstheit für sich selbst und die eigene Situation im gegenwärtigen Moment. Konkret heißt dies, dass man sich nicht nur der gegenwärtigen Erfahrungen bewusst ist, sondern sich darüber hinaus auch der Situation in der sich das Selbst, das diese Erfahrung macht, gerade befindet bewusst ist. Für diesen Zustand wird oft (neben dem doppeldeutigen *Selbstbewusstsein*) der Begriff des *Gewahrseins* verwendet.

Ein simples Beispiel soll dies erläutern. Wenn man im Kino sitzt und einen Film anschaut, kann es einem passieren, dass man von der Handlung des Filmes völlig gefangen genommen wird und „alles um einen herum vergisst". Man glaubt sich fast im Film selbst zu befinden und Teil der Handlung zu sein (Absorption). Dies ist zwar eine gegenwärtige Orientierung und auch erfahungsbezogen, aber es besteht kein Gewahrsein für die momentane Situation des Selbst („Ich sitze gerade im Kino und schaue einen Film").

Dieser Unterschied zwischen einer „Selbstvergessenheit" und Gewahrsein ist hinsichtlich der Achtsamkeit auch für das Erleben von Emotionen zentral. Es macht einen großen Unterschied, ob man zum Beispiel entweder vor lauter Ärger sozusagen blind und selbstvergessen agiert, oder ob man sich seiner emotionalen Lage bewusst ist („Ich ärgere mich gerade"). Ein solches Gewahrsein für sich selbst führt automatisch dazu, dass man sich in einem sehr weit aufgespannten Bewusstseinzustand befindet, der sich nicht in Details oder Emotionen verliert.

4. Beobachten

Die Grundhaltung des erlebten Selbst in diesem Bewusstseinsraum ist die eines Beobachters. Beobachten definiert sich dabei vor allem dadurch, dass man versucht, mit allen in das Bewusstsein kommenden Wahrnehmungsinhalten *nicht* zu interagieren. Dies ist ungewohnt, und der stets neue Versuch dieser Abstinenz ist es, der die Übung der Achtsamkeit unter anderem auszeichnet. Im Alltag sind wir gewohnt, auf innere und äußere Reize fortgesetzt zu reagieren. Klingelt das Telefon, heben wir es meist automatisch und reflexartig ab, spüren wir ein Jucken, kratzen wir uns, und kommt uns plötzlich der Gedanke, dass wir etwas Wichtiges vergessen haben, so denken wir sofort automatisch darüber nach, wie wir die dadurch entstandenen Situation wieder richten können. Beobachten im Sinne der Achtsamkeit heißt hier, sich zwar all dieser Reaktionstendenzen bewusst zu sein, aber sie nicht zu ergreifen, sondern mit der Aufmerksamkeit beim konkreten Wahrnehmungsinhalt, also beim Klingeln, Jucken oder jeweiligen Gedanken zu bleiben und dies in Gewahrsein des Selbst zu beobachten. Die Position des Beobachters ist hier von einer etwas distanzierten, aber aufgeschlossenen und auch liebevollen Neugier geprägt. Wichtig ist hier vor allem, sich auch aller vermeintlichen Vorannahmen so gut als möglich zu enthalten.

Eine hilfreiche Übung, um dies zu erreichen, ist es sich vorzustellen, man erlebe die momentane Situation zum ersten Mal. „Essen Sie diesen Apfel, als ob sie noch nie in ihrem Leben einen Apfel gegessen haben" lautet eine häufige Anleitung für ein achtsames Beobachten und man spricht in diesem Sinne auch oft von *Anfängergeist*. Der Aufmerksamkeitsfokus richtet sich dabei oft auf die sinnliche Vielfalt und die zahlreichen Details der Wahrnehmungsinhalte (Geruch, Geschmack, Aussehen, Form, Farbe, Oberflächenstruktur des Apfels). Wichtig ist dabei, dass man immer möglichst konzeptionsfrei am gegenwärtig Gegebenen bzw. Erlebten bleibt. Im Buddhismus hört man dabei oft die Redewendung, „die Dinge so zu sehen, wie sie sind" [27]. Dieses sorgfältige und zugewandte Beobachten unterstützt und verstärkt dabei die oben erwähnten Aspekte des Erfahungs- und Gegenwartsbezugs.

5. *Nicht werten, Akzeptanz*

Die Einnahme einer etwas distanzierten aber zugewandten Beobachterposition führt unmittelbar zum nächsten sehr zentralen Element, der *Akzeptanz*. Diese ergibt sich aus dem Gebot, sich beim achtsamen Beobachten in intellektueller Abstinenz zu üben. Damit ist gemeint, dass man sich bewusst direkten Bewertungen und vorgefassten Meinungen zu den Wahrnehmungsinhalten enthält. Die Akzeptanz entsteht dabei aus dem Aufgeben jeglichen inneren Widerstands oder Verlangens gegenüber dem, was man gerade erlebt. Denn wenn man Wahrnehmungsinhalte nicht mehr als positiv oder negativ, als gewollt oder ungewollt interpretiert, dann verhindert dies auch, dass man versucht sie abzuwehren oder zu leugnen, oder auch andersherum, sie zu verlängern oder zu intensivieren. Es geht also nicht nur darum die Dinge „so zu sehen, wie sie sind", sondern sie auch so zu akzeptieren und zur Kenntnis zu nehmen, wie sie sich ergeben.

Wird Achtsamkeit in diesem Sinne verstanden und praktiziert, so unterscheidet sie sich fundamental und radikal von unserem alltäglichen Umgang in unserer erlebten und erfahrenen Welt. Die schnellen, oft eingeübten und automatisierten Ketten der Prozesse Wahrnehmen-Bewerten-Reagieren werden in einem intentionalen und bewussten Akt unterbrochen. Es versteht sich von selbst, dass dies nicht einfach so geschehen kann, indem man quasi einen inneren Schalter umlegt, der die auto-matischen Bewertungs- und Reaktionsprozesse stoppt. Daher wird Achtsamkeit oft als eine *kontinuierliche* Übung verstanden. Ziel ist es, durch bewusste Entscheidungen und intentionale Aufmerksamkeitslenkung immer wieder in

[27] Aus der modernen Erkenntnistheorie wissen wir, dass dies ein unmögliches Unterfangen ist. Die menschliche Wahrnehmung ist kein passiver, sondern ein aktiver gestaltender und konstruierender Akt. Eine Einsicht in die *Dinge an sich* ist uns nicht möglich (Wallach 2005). Daher muss diese Idee als ein unerreichbares Ideal aufgefasst werden, der man sich nur bis zu einem gewissen Maße annähern kann, indem man versucht, den eigenen Konstruktionen soweit als möglich auf die Spur zu kommen.

diesen achtsamen Modus zurückzukehren und, wenn man diesen erreicht, zu versuchen, ihn so lange als möglich aufrechtzuerhalten. Der initiale Übungsrahmen für diese Haltung ist die Meditation.

Achtsamkeitsmeditation

Bei der Achtsamkeitsmeditation spricht man auch von der *formalen* Übung der Achtsamkeit im Unterschied zur *informellen* Praxis, wenn eine achtsame Haltung während der Ausführung von Alltagstätigkeiten praktiziert wird. Eine informelle Praxis setzt eine formale Praxis voraus. Die formale Meditation schafft dabei den Rahmen, um die ersten Gehversuche mit den Elementen der kontinuierlichen willentlichen Aufmerksamkeitslenkung, des Gewahrseins und des akzeptierenden Beobachtens zu ermöglichen. Es benötigt die bewusste Entscheidung, sich für eine bestimmte Zeit in eine Meditation zu begeben und in dieser Zeit keine äußeren Handlungen vorzunehmen. Dabei sucht man bewusst einen reizarmen Rahmen auf, um möglichst wenig Handlungsimpulse aufkommen zu lassen und somit die bewusste Aufmerksamkeitslenkung auf die inneren Vorgänge zu ermöglichen.

Achtsamkeit im westlichen Kontext – Wellness, Gesundheit und Spiritualität

Die Achtsamkeitsmeditation entspringt den buddhistischen Lehren und ist dort in den vielfältigen Kontext einer spirituellen Praxis eingebunden. Ziel dieses spirituellen Weges ist es, sich selbst zielgerichtet zu verändern (Transformation) um ein letztendliches Ziel zu erreichen. Viele Menschen in unserer modernen westlichen Kultur folgen heute dieser spirituellen Tradition und praktizieren daher Achtsamkeitsmeditation (Vipassana). Aber längst ist diese Meditationstechnik auch in säkularisierter Form populär geworden.

Es ist vor allem das Verdienst des Amerikaners Jon Kabat-Zinn (2001, 2006, 2009), dass die Achtsamkeitsmeditation heute ein weites Anwendungsfeld über den spirituellen buddhistischen Weg hinaus gefunden hat (Heidenreich & Michalak 2004). Kabat-Zinn hat vor ca. 30 Jahren ein verhaltensmedizinisches Programm entworfen, in dem die Techniken der Achtsamkeitspraxis *ohne* die zugrunde liegende buddhistische Lehre vermittelt werden. Das achtwöchige Programm nennt sich *Achtsamkeitsbasierte Stressbewältigung* (engl. Mindfulness Based Stress Reduction, MBSR) und richtet sich sowohl an gesunde als auch an kranke Menschen. Die Wirksamkeit des Programms ist mittlerweile gut gesichert (siehe unten). Spätestens seit dem Erfolg dieses Programms ist die Praxis der Achtsamkeit auch in nicht-spirituellen Kontexten weit verbreitet. Die Menschen meditieren nicht mehr ausschließlich, weil sie *spirituelle* Transformation suchen, sondern sind auch auf der Suche nach Entspannung, Gesundheit, Stressbewältigung, Ruhe oder einer Auszeit. Andere Motive sind Wünsche nach Introspektion und Selbstexploration. Die konkrete meditative Praxis ist dabei meist dieselbe, allein die unterschiedlichen Motivationen und dazugehörigen Kontexte (Schmerzklinik oder buddhistisches Kloster) definieren die Bedeutung und die Ergebnisse der jeweiligen Meditation. Da aber Motivation und Zielsetzung entscheidende Komponenten einer meditativen Praxis sind, führt dies dazu, dass durch die Säkularisierung und Einbet-tung der Achtsamkeitspraxis in unsere moderne westliche Welt eine neue und spezifische Kultur der Achtsamkeitspraxis entsteht, die es in dieser Form bisher nicht gab (Schmidt 2011).

2. Bewusstseinskultur

Betrachtet man die vielfältigen Anwendungen und Kontexte von Achtsamkeitspraktiken, so ist das gemeinsame Anliegen dabei unter anderem, das eigene Bewusstsein zu beobachten und willentlich zu entscheiden, wie man damit umgehen möchte. Dieser Aspekt ist der westlichen Psychologie bisher fremd, die sich bisher nur mit kognitiven Inhalten beschäftigt hat, aber nie mit dem Rahmen, in dem diese stattfinden. Der Mainzer Philosoph Thomas Metzinger (2008) hat in Rückgriff auf Cicero hier den Begriff der *Bewusstseinskultur* in die Diskussion um unsere gesellschaftliche Wandlung eingebracht.

Versteht man nun Achtsamkeit als eine Form der *Gesunden Lebensführung,* so setzt dies zentral an einer Ebene an, die vielleicht bisher in den Erkenntnissen in diesem Bereich noch nicht einbezogen wurde. Die Frage ist, wie gehe ich mit meinem Bewusstsein um? Oder anders formuliert, wie stelle ich mich der Welt gegenüber, in der ich lebe, so dass es mir dabei nachhaltig gut geht?

Wir sind in der Lage, unser Bewusstsein und damit unser Erleben der Welt absichtlich zu verändern. Augenscheinliche Beispiele sind bewusstseinsverändernde Drogen, man mag hier an Cannabis oder Alkohol denken, aber selbst alltägliche Stoffe wie das Koffein aus Kaffee und Tee machen uns wacher und reaktiver und oft auch optimistischer – wenn es in entsprechenden Maßen verwendet wird. Es gibt aber auch eine *nicht*-stoffliche Selbstregulation des Bewusstseins, z.B. wenn wir Sport treiben. Subtiler sind Bewusstseinsveränderungen durch Aufsuchen bestimm-ter Kontexte (auf einen Berg gehen, traurige Musik hören, einen bestimmten Film sehen), und vielleicht am wenigsten bedacht sind sehr grundlegende und oft auch stabilere Tendenzen, sich der Welt gegenüberzustellen. Man kann z.B. seine Umwelt als ein feindliches Land empfinden, demgegenüber man sich abwehrend oder auch stets kämpferisch verhält, oder als eine grandiose Spielwiese, in der man immer versucht, auf der Gewinnerseite zu sein. Die gezielte Reflektion und Veränderung dieser Grundhaltung kann als Bewusstseinskultur verstanden werden (siehe unten).

Nun ist dies aber nicht alleine eine solitäre und individuelle Angelegenheit. Unser Erleben ist stark von der Gesellschaft und der Kultur geprägt, in der wir leben. Im Kontext einer gewünschten gesunden Lebensführung macht es daher Sinn, sich diesem kulturellen Bewusstseinsrahmen zuzuwenden. Es stellt sich die dabei die Frage, inwieweit unsere moderne Gesellschaft eine gesunde Bewusstseinskultur fördert oder verhindert.

Leistung

Der gegenwärtige Zeitgeist ist unter anderem von den Grundthemen der *Schnelllebigkeit*, der *Leistungsorientierung* und eines *Informationsüberangebots* gekennzeichnet. Der Anspruch an eine stets steigende Wertschöpfung in einer modernen globalisierten kapitalistischen Kultur bringt es mit sich, dass der einzelne Mensch in der gleichen Arbeitszeit seine Leistung stets erhöhen muss. Das Maß, nach dem Menschen in unserer Gesellschaft bewertet werden, hat sich mittlerweile zentral auf die von dem jeweiligen Menschen erbrachte Leistung reduziert. An die Stelle des *Menschseins per se* tritt die *Leistung* des Menschen.

Dieses Prinzip taucht in allen gesellschaftlichen Diskursen auf. So wird z.B. unser Bildungssystem nicht danach bewertet, was es für Menschen heranbildet, sondern danach, welche Leistungen (gemessen in Schulnoten und PISA-Einheiten) die jeweiligen Abgänger erbringen. Ein anderes Beispiel ist die Diskussion um die notwendige Zuwanderung nach Deutschland. Auch hier wird ausschließlich Wert auf die wirtschaftliche Leistung der jeweiligen Migrantinnen und Migranten gelegt, und wer diese nicht in einem ausreichenden Maße erbringt, dem wird der Eintritt in unsere Gesellschaft gleich verwehrt.

Beschleunigung

Die stetige Steigerung der Leistung wird unter anderem dadurch erreicht, dass Verfahren und Prozesse *beschleunigt* werden, und so wird unsere Kultur immer schneller. Wo man früher einen Brief schrieb und vielleicht nach einer Woche eine Antwort bekam, schreibt man jetzt eine E-mail und die Antwort ist oft schon nach wenigen Stunden da. Interessanterweise erheben sich diese Beschleunigungen, die vor allem durch die elektronischen Medien (Internet, Mobiltelefone etc.) herbeigeführt werden, sehr schnell zum Standard. Es wird nun oft davon ausgegangen, E-mails innerhalb von kürzester Zeit zu beantworten oder auf dem Mobiltelefon jederzeit verfügbar zu sein. Der Vorteil, den man ursprünglich durch das beschleunigte Verfahren gewonnen hatte, hat sich alsbald dadurch verloren, dass alle dieses benutzen und den entsprechenden Zeitstandard voraussetzen. Damit diktieren die neuen schnelleren Prozesse nun im Gegenzug allen Beteiligten ihren erhöhten Zeittakt. Was ursprünglich als Erleichterung geplant war, ist damit zum Stressfaktor geworden.

Überinformation

Eng verbunden mit dieser Entwicklung ist das relativ neue Problem des Informations*über*angebotes. Während man über lange Jahre hinweg Schülerinnen und Schülern sowie Studierenden beigebracht hat, wie man an relevante Informationen herankommt, stellt sich momentan eine ganz neue Frage. Denn mit der Ankunft und Verbreitung des Internets und der assoziierten elektronischen Medien gibt es nun ein *Zuviel* an Informationen. Die Fertigkeiten, die seit dieser Wende gefordert sind, heißen jetzt: Wie *selektiere* ich aus der zur Verfügung stehenden Informationsmenge? Wie vermeide ich, von Informationen überflutet zu werden? Heute enthalten mehr als 90% aller E-mails unerwünschte und irrelevante Informationen (meist Werbung). Daher gibt es mittlerweile Ratgeber, wie man Emails schnell und effektiv bearbeiten kann, ohne von ihnen erdrückt zu werden[28]. Das Ziel dabei ist es, die

[28] Der neue Begriff des Medienfastens beschreibt die Praxis sich gezielt für eine gewisse Zeit den Medien zu enthalten (Eßwein 2010). Eine konträre Strategie besteht darin, mittels videospielähnlicher Simulationen die E-mail in einem vorgegeben Zeitrahmen zu bearbeiten, mit dem ultimatives Ziel: „Inbox Zero“ (www.heise.de/newsticker/meldung/E-Mail-als-Spiel-1148324.html).

wichtigen Informationen unter einem Berg von unwichtigen zu identifizieren. Es sind vor allem diese Aspekte der hohen Anforderungen, der Schnelligkeit und des Überangebots von Informationen, die dazu führen, die Idee einer Gesunden Lebensführung auch auf unsere Bewusstseinskultur anzuwenden. Denn Zeitdruck und hoher Informationsinput und der daraus resultierende Stress und negative Affekt sind Umstände, die uns dazu führen, in einen dekontextualisierten, analytischen und detailorientierten Bewusstseinszustand zu wechseln (Fuhrman & Kuhl 1998).

Dieser Vorgang wird aus dem *Modell der volitionalen Selbststeuerung* von Julius Kuhl ersichtlich (Fröhlich & Kuhl 2003). Demnach verringern sich in diesem Zustand der Einfluss eines überdauernden Selbstkonzeptes und die damit verbundenen langfristigen Ziele. So kann es zum Beispiel sein, dass man sich in der Schlussphase einer Abschlussarbeit völlig in die Aufgabe der Formatierung des Dokumentes verliert und das eigentliche Ziel (Diplom, inhaltliche Fragestellung) darüber längst aus den Augen verloren hat. Das Modell von Kuhl zeigt aber noch einen weiteren Effekt. In Phasen, in denen es zu häufigen Belohnungen und Anre-gungen kommt, verringert sich der Einfluss zielorientierten Planens. Dabei werden die übergeordneten Ziele aus den Augen verloren und es tritt eher ein von kurz-fristigen äußeren Reizen angeregtes intuitives Verhalten in den Vordergrund. Ein Beispiel dafür wäre die Schülerin, die Hausaufgaben machen möchte und erst am Ende der dafür zur Verfügung stehenden Zeit merkt, dass sie diese Zeit mit dem Schreiben von SMS verbracht hat. Die Ankunft der SMS hat hier die Rolle der kurzfristigen mit positivem Affekt besetzten Belohnung.

Es wird aus diesen Beispielen deutlich, dass die beiden hier formulierten Regulationsannahmen des Modells von Kuhl dazu führen, dass langfristige überge-ordnete Ziele in den Hintergrund treten und dadurch an Kraft verlieren. Gleichzeitig wird auch in beiden Fällen das Bewusstsein auf bestimmte Aspekte eingeengt, der Einfluss des Selbstkonzeptes reduziert sich.

Die Umsetzung einer gesunden Lebensführung, die ja umfassend und langfristig angelegt ist und über das Selbstkonzept vermittelt wird, ist daher auch von dieser Regulation betroffen. Es ergeben sich zwei interessante Anknüpfungspunkte aus dieser Analyse. Der erste ist, dass es eines bestimmten Bewusstseinszustandes bedarf, um das Ziel einer wie auch immer definierten Gesunden Lebensführung aktiv und damit auch handlungssteuernd zu halten. Der zweite daraus resultierende Punkt ist, dass die gezielte Steuerung von Bewusstseinszuständen, selbst eine Form der *Gesunden Lebensführung* - oder anders formuliert - einer gesundheitsförderlichen Bewusstseinskultur sein kann. Beide Aspekte sollen hier in Zusammenhang zum eingangs vorgestellten Achtsamkeitskonzept diskutiert werden.

3. Achtsamkeit und Gesunde Lebensführung

Die vorangestellten Überlegungen zur Bewusstseinskultur und zur willentlichen Selbststeuerung des eigenen Verhaltens ermöglichen nun, das Konzept der Achtsamkeit sinnvoll und gewinnbringend auf eine gesundheitliche Lebensführung anzuwenden.

Achtsamkeit als meta-kognitives Konzept zur Aufrechterhaltung gesundheitsförderlichen Verhaltens

Wie oben gezeigt wurde, können, gemäß dem Modell der volitionalen Selbststeuerung, langfristig angelegte Ziele, die im Zusammenhang zum Selbstkonzept stehen, vor allem durch zwei Arten von Ereignissen in den Hintergrund gedrängt werden. Zum einen durch negativen Affekt wie er z.B. aus Stress entsteht, zum anderen durch positiven Affekt, der z.B. von kurzfristigen Belohnungen herrühren kann. In diesen Fällen werden die übergeordneten Ziele aus dem Auge verloren. Interessant ist dabei die Frage, wie man trotzdem dafür sorgen kann, dass man immer wieder aus diesen Zuständen zu einer ganzheitlichen Selbstwahrnehmung und damit auch zu einer Selbstaktualisierung (Was tue ich gerade? Was wollte ich eigentlich? Worum geht es?) zurückkehren kann. Denn das Problem ist nicht unbedingt, dass man kurzfristig abgelenkt wird oder sich hin und wieder in Detail-betrachtungen verliert, sondern dass diese Zustände *vorherrschend* sind.

Die Grundhaltung der Achtsamkeit, wie sie oben dargestellt wurde, ist mit diesen Zuständen inkompatibel. Besonders das unter Punkt 3 beschriebene Moment des *Gewahrseins* umfasst eine ganzheitliche gegenwartsorientierte Betrachtung der momentanen Situation. Wird darüber hinaus das eigene Tun bei einer solchen achtsamkeitsbasierten Selbstaktualisierung bewusst wahrgenommen, kann dadurch zusätzlich den entsprechenden Verhaltenstendenzen auf einer Metaebene entgegengewirkt werden. Es kommt zu akzeptierenden Selbstreflexionen hinsichtlich dieser Verhaltenstendenzen (z.B. „Ah, das dauernde Lesen von SMS führt dazu, dass ich meine Hausaufgaben immer wieder aufschiebe und nicht schaffe.“), die allein durch die Bewusstwerdung sich handlungssteuernd auswirken können.

Die regelmäßige formale Übung der Achtsamkeit (in der Meditation) und die damit verbundene Übertragung der achtsamen Grundhaltung auf Alltagstätigkeiten führen dazu, dass sich die Wahrscheinlichkeit einer achtsamkeitsbasierten Selbstregulation auch in schwierigen Situationen (z.B. bei starkem Stress) erhöht. Anders ausgedrückt, ein Mensch der sich viel in Achtsamkeit übt, und dem es auch gelingt, dies immer wieder in den Alltag zu übertragen, wird sich in belastenden und anstrengenden Situationen vermehrt auf sich selbst besinnen. Er oder sie gewöhnt sich daran, Anspannungen und schwierige Emotionen zu erkennen und ist in der Lage, einen Schritt zurückzutreten und die Situation, in der er oder sie sich befindet, zu beobachten, anstatt sich in Emotionen oder Detailarbeiten zu verlieren.

Ein weiterer interessanter Aspekt für die langfristige Aufrechterhaltung von Zielen in Zusammenhang mit Achtsamkeit ergibt sich aus dem Umgang mit unerwünschten Gedanken. Die psychologische Forschung hat gezeigt, dass die aktive Unterdrückung von bestimmten Gedanken in der Regel dazu führt, dass diese sich paradoxerweise umso mehr unerwünscht aufdrängen und als unkontrollierbar empfunden werden (Abramowitz et al. 2001). Dies kann vor allem bei kurzfristig auftretenden Gedanken hinsichtlich bestimmter Handlungsimpulse („Jetzt Schokolade!“), die dem grundlegenden Ziel einer Gesunden Lebensführung widersprechen, von Bedeutung sein. Versucht man einen solchen Impuls aktiv zu verhindern, wird er in vielen Fällen erneut auftauchen. Basierend auf der Idee der Achtsamkeit ist hier vor allem die Bewertung des Impulses als „unerwünscht“ von Bedeutung. Der in der Praxis der Achtsamkeit erlernte alternative Umgang mit solchen - mit längerfristigen Zielen inkompatiblen Gedanken und Impulsen - ist es, diese wohlwollend akzeptierend zu betrachten („Ah, da taucht die Idee, Schokolode zu essen auf“), aber nicht aktiv zu unterdrücken. In diesem Zusammenhang wird immer wieder betont, dass im Bewusstsein auftauchende Gedanken lediglich mentale und damit hypothetische Ereignisse sind und nicht mit Realität verwechselt werden sollten. Ein solcher Umgang mit auftauchenden Gedanken reduziert sowohl die Tendenz, sich erneut aufzudrängen als auch das Gefühl, Handlungsimpulse nicht kontrollieren zu können. Darüber hinaus reduziert diese Herangehensweise mit mentalen Ereignissen auch die Tendenz zum Grübeln (Rumination) (Jain et al. 2007).

Von einem *Metakognitiven Konzept* wird hier gesprochen, da sich dieses Vorgehen nicht wie z.B. in der kognitiven Therapie mit den Gedanken*inhalten* beschäftigt, sondern auf die generellen Funktionsweisen (und die damit verbundenen Selbststeuerungsmöglichkeiten) der kognitiven Operationen bezieht. Es ist letztendlich eine der faszinierendsten Eigenschaften des menschlichen Bewusstseins, dass es Sich-selbst-Gewahrwerden und sich darüber hinaus sogar intentional verändern kann. Dies führt zum zweiten Aspekt des Zusammenhangs zwischen Achtsamkeit und Gesunder Lebensführung.

Achtsamkeit als eine eigene Form der Gesundheitsförderlichen Lebensführung

Hier soll argumentiert werden, dass die bewusste Beschäftigung des Bewusstseins mit sich selbst bereits schon als eine Form der Gesunden Lebensführung betrachtet werden kann. Wir sind es gewohnt, fast alle Aspekte unserer Lebensführung (Ernährung, Bewegung, Arbeit, etc.) unter einem gesundheitsförderlichen Aspekt zu bewerten und uns dann entsprechend zu verhalten (gesund ernähren, ausreichend bewegen, Gesundheitsschädigung am Arbeitsplatz vermeiden, etc.). Dafür sind wir bereit, regelmäßige Handlungen vorzunehmen, die einem solchen Zweck dienen (Obst essen, Joggen gehen, ausreichende Pausen machen, etc.). All diese Bemühungen schließen jedoch den bewussten Umgang mit dem eigenen Bewusstsein jenseits seiner Inhalte nicht mit ein. Dieser Umgang wird meist unreflektiert automatischen Handlungsimpulsen oder eben dem Zufall überlassen. Dabei ist es offensichtlich, dass dieser Umgang zentral dafür ist, wie wir die Welt sehen und erleben. Grund dafür mag sein, dass die meisten Menschen sich eigentlich nicht darüber im Klaren sind, dass das menschliche Bewusstsein in der Lage ist, sich seiner grundlegenden Bedingungen selbst gewahr zu werden. Wir haben nicht nur die Fähigkeit, uns unseres Selbsts und unserer mentalen Zustände bewusst zu werden, sondern können meist auch die zugrunde liegenden Qualitäten des Bewusstseins reflektierend erkennen. So können wir herausfinden, ob unser Bewusstsein in einem bestimmten Moment eng oder weit ist, konzentriert oder zerstreut, stet oder unbeständig, wach oder schläfrig. Diese Erkenntnis von Bewusstseinszuständen erlaubt uns die Reflektion darüber, welche Bewusstseinszustände und welche Bewusstseinsqualitäten wir denn in bestimmten Kontexten für wünschenswert und damit förderungswürdig halten und welche nicht. Und diese Reflektion kann dann zum nächsten Schritt führen, nämlich bewusst und intentional bestimmte Handlungen zu vollziehen, um ausgewählte Bewusstseinseigenschaften zu fördern oder noch weitergehend dafür zu sorgen, dass sich langfristig bestimmte Eigenschaften und Qualitäten entwickeln können.

Es wurde bereits oben angesprochen, dass wir dies mehr oder weniger bewusst in unserem Alltag ständig tun, sei es durch eine Tasse Kaffee, einen Spaziergang an der frischen Luft oder aber auch bei einigen Menschen durch die gezielte Einnahme psychoaktiver Medikamente (z.B. Ritalin). Der Unterschied hier ist, dass nun die *Zuwendung zum eigenen Bewusstsein* im Vordergrund steht. Diese zielt auf langfristige und grundlegende Ziele ab und stellt nicht die kurzfristigen Ereignisse in den Vordergrund. Mit Bewusstseinskultur ist also *nicht* gemeint, sich schnell mal mit einer Dosis Koffein fit zu machen, sondern zu reflektieren, was sich in der grundlegenden Herangehensweise an die Welt ändert, wenn man regelmäßig Koffein trinkt, jeden Tag hundert E-mails beantwortet oder täglich über acht Stunden unter Zeitdruck konzentriert arbeitet. In diesem Sinne kann der Begriff der Bewusstseinskultur auch als eine gezielte *Pflege* des eigenen Bewusstseins verstanden werden.

Das Aufsuchen von Stille, Auszeiten in der elektronischen Kommunikation, intentionaler Rückzug oder Meditation sind zum Beispiel einige Methoden, um das eigene Bewusstsein nachhaltig zu pflegen, so dass es den hohen Anforderungen unserer modernen Gesellschaft, wie sie zum Teil oben beschrieben wurden, standhalten kann. Da die Grundeigenschaften des Bewusstseins auf einer sehr basalen Ebene bestimmend und leitend für unser Erleben und Handeln sind, sollten alle Ansätze zu einer *Gesunden Lebensführung*, die ja immer auch eine *Bewusste Lebensführung* ist, auf dieser Ebene verankert sein. Nur so können sie nachhaltig und langfristig aktiv im Alltag verankert werden.

Achtsamkeit als umfassende Grundhaltung beschreibt einen möglichen Weg einer solchen Pflege des eigenen Bewusstseins, der sich auf jeden Moment des wachen Erlebens anwenden lässt. In diesem Kontext geht es bei der Praxis der Achtsamkeit darum, wie man sich auf einer sehr grundlegenden Ebene der Welt und sich selbst gegenüberstellt, um damit gleichzeitig bestimmte mentale Qualitäten zu erhalten oder zu entwickeln, die man sich selbst als langfristige Ziele setzt (z.B. Klarheit, innere Freiheit oder Gelassenheit). In diesem Sinne kann die Praxis der Achtsamkeit selbst als eine sehr zentrale Form der Gesunden Lebensführung betrachtet werden.

4. Ausgewählte empirische Befunde zu Achtsamkeit

Der beste Weg, mögliche Veränderungen durch die Praxis der Achtsamkeit empirisch zu untersuchen, besteht darin, einen standardisierten und auch manualiserten

Kurs zu evaluieren. Das achtwöchige MBSR-Programm von Jon Kabat-Zinn, das bereits eingangs kurz erwähnt wurde, eignet sich dazu ideal.

Das achtwöchige Gruppenprogramm umfasst unterschiedliche Übungen zum Erlernen der formalen Achtsamkeit (z.B. Bodyscan, stille Meditation, Gehmeditation) sowie Yoga-Übungen. Der praktische Teil wird durch Informationen zum Zusammenhang von Stress und Gesundheit ergänzt. Weiterhin wird großen Wert auf eine informelle Achtsamkeitspraxis gelegt und diese speziell auch an einem ganzen Tag der Acht-samkeit geübt. Als Unterstützung bei der Aufnahme einer regelmäßigen Medita-tionspraxis erhalten die Teilnehmer/innen tägliche Hausaufgaben mit Hilfe von CDs und anderen Übungsmaterialen. Dieser Kurs wurde in zahlreichen Studien auf seine Wirksamkeit überprüft und erbrachte sehr positive Effekte (Grossman et al. 2004, Hofmann et al. 2010). Er steigert die allgemeine und lebens-bezogeneLebensqualität und Lebenszufriedenheit (Majumdar et al. 2002), wirkt positiv bei chronischen Schmerz-erkrankungen (Grossman et al. 2007, Morone et al. 2009, Plews-Ogan et al. 2005, Schmidt et al. 2011), Suchterkrankungen (Bowen et al. 2006) und erhöht die Kompetenz in der Bewältigung von vielen chronischen Erkrankungen (Smith et al. 2005).

Interessant im Hinblick auf die *mentale* Gesundheit ist eine spezielle Variante dieses Programms. Auf der Basis von Jon Kabat-Zinns MBSR-Programm haben einige Vertreter der kognitiven Verhaltenstherapie einen speziellen Kurs zur Rückfallprophylaxe bei Depression entwickelt (Segal et al. 2008). Der Hintergrund dieses Programms ist, dass das Krankheitsbild der Depression meist in Episoden, also längeren Phasen depressiver Erkrankung, auftritt. Mit jeder neuen Episode erhöht sich dabei die Wahrscheinlichkeit, erneut an einer Depression zu erkranken. Die Autoren des MBCT-Programms führen dies darauf zurück, das während einer depressiven Episode vermehrt ungünstige kognitive Verknüpfungen gebahnt werden (z.B. Misserfolgserwartungen, Selbstabwertungen etc.). Diese sind auch außerhalb der depressiven Episode vorhanden und können in stressigen Situationen insbesondere bei negativen emotionalen Belastungen wieder aktiviert werden. Dadurch ergibt sich in bestimmten belastenden Situationen eine Abwärtsspirale im Denken und Empfinden, die nun auch noch zusätzlich von der Angst, erneut zu erkranken, genährt wird. Durch diesen negativen Rückkopplungsmechanismus können sich die Patienten selbst wieder in eine depressive Episode hineinmanövrieren. Das MBCT-Programm versucht nun mit Hilfe des Konzepts der Achtsamkeit diesem Prozess entgegenzuwirken. Dabei geht es unter anderem darum, sich nicht in seinen Emotionen zur verlieren, sondern diese lediglich als vorübergehende mentale Ereignisse zu begreifen, die weder von Bestand noch von Bedeutung sind. Im Kurs lernen die Patienten somit systematisch, adäquat mit aufkommenden Gedanken und Emotionen umzugehen, um so für den Krisenfall gerüstet zu sein und den Rückfall zu vermeiden (Williams et al. 2009). Tatsächlich zeigte sich in mehren klinischen Studien, dass die Rückfallwahrscheinlichkeit durch dieses Programm halbiert werden kann und dass diese Intervention besser wirkt als eine fortgesetzte Medika-tion mit Antidepressiva (Bondolfi et al. 2010, Kuyken et al. 2008, Ma & Teasdale 2004, Teasdale et al. 2000).

Hinsichtlich der Auswirkung der „Präsenz“ im der sozialen Interaktion gibt es zwei interessante Studien aus einer Psychosomatischen Klinik (Grepmair et al. 2007a, b). Hier wurden die Hälfte aller Psychotherapeutinnen gebeten, jeden Morgen eine Stunde gemeinsam zu meditieren, während die andere Hälfte dies nicht tat. Die Autoren haben daraufhin den Erfolg der Psychotherapien beider Therapie-Gruppen bewertet. Es zeigte sich, dass die Patienten/innen, die von einer meditierenden Therapeutin betreut wurden, signifikant größere Therapieerfolge zeigten, obwohl keiner der Patienten von dieser Studie wusste. Was es letztlich genau war, das dazu geführt hat, dass das morgendliche Meditieren die bessere Psychotherapie hervor-gerufen hat, kann aus diesen Daten nicht gefolgert werden. Man kann aber davon ausgehen, dass die Präsenz, Zugewandtheit und Offenheit, wie sie ja in der Achtsamkeitsmeditation gelehrt wird, ihren Anteil an diesem Erfolg hatte.

5. Ausblick: das Thema Spiritualität

Mit der gezielten Entwicklung von bestimmten geistigen Qualitäten bewegen wir uns zum Thema Spiritualität. Auch dieses Thema ist ähnlich wie Achtsamkeit gerade populär, wobei eine genauere Analyse zeigt, dass der Begriff der Spiritualität ähnlich wie der Begriff der Achtsamkeit im Rahmen dieses Diskurses eine starke Veränderung und vor allem Aufweitung erfährt. Eine sehr schöne Analyse der historischen Veränderung dessen, was unter Spiritualität gemeint ist, findet sich bei Koenig (2008). Hier soll nur in soweit der Bezug zur Gesunden Lebensführung hergestellt werden, dass z.B. der Religionswissenschaftler Michael von Brück die *Beschäftigung des Bewusstseins mit sich selbst* schon als Spiritualität definiert (v. Brück 2008). Nicht alle teilen eine solche weite Auffassung von Spiritualität, aber in der Tat wird in einigen Diskursen gerade debattiert, ob Spiritualität denn überhaupt einen *Transzendenz*bezug braucht bzw. ob es auch so etwas wie eine moderne säkulare Spiritualität geben kann, die sich als Bewusstseinskultur losgelöst von religiösen Traditionen versteht.

Unabhängig von dieser Diskussion zeigt sich aber in allen spirituellen Traditionen unabhängig von Kultur und Herkunft das gemeinsame Anliegen, bestimmte Geisteszustände intentional zu entwickeln und zu kultivieren. Spirituelle Wege sind davon gekennzeichnet, dass in einem Prozess der Selbsttransformation der Praktizierenden anstrebt, sich selbst in eine förderliche Richtung zu entwickeln. Und auch dafür werden, ähnlich wie oben beschrieben, bestimmte Bewusstseinstechniken verwendet, unter denen die Meditation eine zentrale Position einnimmt. Das unterscheidende Moment hinsichtlich der Praxis einer Bewusstseinskultur zur Gesunden Lebensführung ist, dass sich spirituelle Wege in den allermeisten Fällen auf ein Ziel, das über einen selbst hinaus reicht, gerichtet sind (Walach 2011). Die geistigen Qualitäten und Transformationen werden zum Wohle nicht nur von einem selbst, sondern auch zum Wohle anderer, nicht zuletzt zum Wohle des Ganzen entwickelt. Gesunde Lebensführung bleibt aber auf den einzelnen selbst bezogen und ist als solche auch ein sehr typisches Konzept unserer individualistisch geprägten westlichen Kultur.

Literatur

Abramowitz, J. S., Tolin, D. F. , Street, G. P. (2001). Paradoxical effects of thought suppression: A meta-analysis of controlled studies. *Clinical Psychology Review,* 21, 683-703

Analayo. (2004). Satipatthana: The Direct Path to Realization. Cambridge: Windhorse

Bondolfi, G., Jermann, F., Van der Linden, M., Gex-Fabry, M., Bizzini, L., Rouget, B. W., Myers-Arrazola, L., Gonzalez, C., Segal, Z., Aubry, J. M., Bertschy, G. (2010). Depression relapse prophylaxis with Mindfulness-Based Cognitive Therapy: Replication and extension in the Swiss health care system. *Journal of Affective Disorders,* 122, 224-231

Bowen, S., Witkiewitz, K., Dillworth, T. M., Chawla, N., Simpson, T. L., Ostafin, B. D., Larimer, M. E., Blume, A. W., Parks, G. A., Marlatt, G. A. (2006). Mindfulness Meditation and substance use in an incarcerated Population. *Psychology of Addictive Behaviors, 20,* 343-347

Buchheld, N., Walach, H. (2004). Die historischen Wurzeln der Achtsamkeitsmeditation - ein Exkurs in Buddhismus und christliche Mystik. In: Heidenreich, T, Michalak, J. (Hrsg.): Achtsamkeit und Akzeptanz in der Psychotherapie. Tübingen: DGVT-Verlag, 25-46

Eßwein, J. T. (2010). Achtsamkeitstraining. München: Gräfe und Unzer

Farb, N. A. S., Segal, Z. V., Mayberg, H., Bean, J., Mckeon, D., Fatima, Z., Anderson, A. K. (2007). Attending to the present: mindfulness meditation reveals distinct neural modes of self-reference. *Social Cognitive and Affective Neuroscience, 2,* 313-322

Fattah, S. (2009). Kommunikative Konstruktion von Achtsamkeit in Erzählinterviews. Qualitative Studie mit Teilnehmern eines MBSR-Kurses. Albert-Ludwigs-Universität Freiburg. Institut für Psychologie.

Fröhlich, S. M., Kuhl, J. (2003). Das Selbssteuerungsinventar: Dekomponierung volitionaler Funktionen. In: Stiensmeier-Pelster, J. (Hrsg.): Diagnostik von Motivation und Selbstkonzept (N.F.2). Göttingen: Hogrefe, 221-257

Fuhrman, A, Kuhl, J. (1998). Maintaining a healthy diet: Effects of personality and self-reward versus self punishment on commitment to and enactment of self-chosen and assigned goals. *Psychology and Health,* 13, 651-686

Grepmair, L., Mitterlehner, F., Loew, T., Bachler, E., Rother, W., Nickel, M. (2007a). Promoting mindfulness in psychotherapists in training influences the treatment results of their patients: a randomized, double-blind, controlled study. *Psychotherapy & Psychosomatics, 7,* 332-338

Grepmair, L., Mitterlehner, F., Loew, T., Nickel, M. (2007b). Promotion of mindfulness in psychotherapists in training: preliminary study. *European Psychiatry,* 22, 485-489

Grossman, P., Niemann, L., Schmidt, S., Walach, H. (2004). Ergebnisse einer Metaanalyse zur Achtsamkeit als klinischer Intervention. In: Heidenreich, T., Michalak, J. (Hrsg.): Achtsamkeit und Akzeptanz in der Psychotherapie.Tübingen: DGVT-Verlag, 701-725

Grossman, P., Tiefenthaler-Gilmer, U., Raysz, A., Kesper, U. (2007). Mindfulness training as an intervention for fibromyalgia: Evidence of postintervention and 3-year follow-up in wellbeing. *Psychotherapy and Psychosomatics,* 76, 226-233

Heidenreich, T., Michalak, J. (Hrsg.) (2004). Achtsamkeit und Akzeptanz in der Psychotherapie. Tübingen: DGVT-Verlag.

Hofmann, S. G., Sawyer, A. T., Witt, A. A., Oh, D. (2010). The effect of Mindfulness-Based Therapy on anxiety and depression: A meta-analytic review. *Journal of Consulting and Clinical Psychology, 78,* 169-183

Jain, S., Shapiro, S. L., Swanick, S., Roesch, S. C., Mills, P. J., Bell, I., Schwartz, G. E. (2007). A randomized controlled trial of mindfulness meditation versus relaxation training: effects on distress, positive states of mind, rumination, and distraction. *Annals of Behavioral Medicine,* 33, 11-21

Kabat-Zinn, J. (2001). Gesund durch Meditation (8. Aufl. der Sonderausgabe). München: O. W. Barth (Original: Full catastrophe living. 1990)

Kabat-Zinn, J. (2005). Coming to our senses. Healing ourselves and the world though mindfulness. New York: Hyperion

Kabat-Zinn, J. (2006). Zur Besinnung kommen: Die Weisheit der Sinne und der Sinn der Achtsamkeit in einer aus den Fugen geratenen Welt. Freiamt: Arbor

Kabat-Zinn, J. (2009). Im Alltag Ruhe finden. Frankfurt: Fischer

Koenig, H. G. M. (2008). Concerns about measuring "spirituality" in research. *The Journal of Nervous and Mental Disease,* 196, 349-355

Kramer, G. (2009). Einsichts-Dialog: Weisheit und Mitgefühl durch Meditation im Dialog. Freiamt: Arbor

Kuyken, W., Byford, S., Taylor, R. S., Watkins, E., Holden, E., White, K., Barrett, B., Byng, R., Evans, A., Mullan, E., Teasdale, J. D. (2008). Mindfulness-based cognitive therapy to prevent relapse in recurrent depression. *Journal of Consulting and Clinical Psychology,* 76, 966-978

Lieberman, M. D. (2007). Social cognitive neuroscience: A review of core processes. *Annual Review of Psychology,* 58, 259-289

Ma, S. H., Teasdale, J. D. (2004). Mindfulness-based cognitive therapy for depression: replication and exploration of differential relapse prevention effects. *Journal of Consulting & Clinical Psychology, 72,* 31-40

Majumdar, M., Grossman, P., Dietz-Waschkowski, B., Kersig, S. & Walach, H. (2002). Does Mindfulness Meditation contribute to health? Outcome evaluation of a German sample. *Journal of Alternative and Complementary Medicine,* 8, 719-730

Metzinger, T. (2008). Auf der Suche nach einem neuen Bild des Menschen. In: Spät, P. (Hrsg.): Zur Zukunft der Philosophie des Geistes. Paderborn: Mentis, 225-236

Metzinger, T. (2009). Der Ego-Tunnel: Eine neue Philosophie des Selbst: Von der Hirnforschung zur Bewusstseinsethik. Berlin: Berlin Verlag

Morone, N. E., Rollman, B. L., Moore, C. G., Qin, L., Weiner, D. K. (2009). A mind-body program for older adults with chronich low back pain: results of a pilot study. *Pain Medicine, 10,* 1395-1407

Plews-Ogan, M., Owens, J. E., Goodman, M., Wolfe, P., Schorling, J. (2005). A pilot study evaluating mindfulness-based stress reduction and massage for the management of chronic pain. *Journal of General Internal Medicine,* 20, 1136-1138

Rosenberg, L. (2002). Mit jedem Atemzug. Buddhas Weg zu Achtsamkeit und Einsicht. Freiamt: Arbor

Schmidt, S., Grossman, P., Schwarzer, B., Jena, S., Naumann, J., Walach, H. (2011). Treating fibromyalgia with mindfulness based stress reduction - results from a three-armed randomized controlled trial. *Pain,* 152, 361-369

Schmidt, S. (im Druck). Minfulness in east and west - is it the same ? In: Walach, H., Schmidt, S., Jonas, W.B. (Eds.): Neuroscience, Consciousness and Spirituality.

Segal, Z. V., Williams, J. M. & Teasdale, J. D. (2008). Die achtsamkeitsbasierte kognitive Therapie der Depression. Tübingen: DGVT-Verlag

Smith, J. E., Richardson, J., Hoffman, C., Pilkington, K. (2005). Mindfulness-based stress reduction as supportive therapy in cancer care: Systematic review. *Journal of Advanced Nursing,* 52, 315-327

Teasdale, J. D., Segal, Z. V., Williams, J. M. G., Ridgeway, V. A., Soulsby, J. M., Lau, M. A. (2000). Prevention of relaps/recurrence in Major Depression by Mindfulness-Based Cognitive Therapy. *Journal of Consulting and Clinical Psychology,* 68, 615-623

Von Brück, M. (2008). Spirituell leben in einer auf kurzfristige Effizienz ausgerichteten Welt. In: Roth, W., von Brück, M. (Hrsg.): Damit das Denken Sinn bekommt. Freiburg: Herder, 132-146

Walach, H. (2005). Psychologie - Wissenschaftstheorie, philosophische Grundlagen und Geschichte. Stuttgart: Kohlhammer

Walach, H. (im Druck). Neuroscience, Consciousness, Spirituality - Questions, Problems and Potential Solutions: An Introductory Essay. In: Walach, H., Schmidt, S., Jonas, W.B. (Eds.): Neuroscience, Consciousness and Spirituality.

Williams, M., Teasdale, J. D., Segal, Z. V., Kabat-Zinn, J. (2009). Der achtsame Weg durch die Depression. Freiamt: Arbor

Bedeutung subjektiver Gesundheits- und Krankheitstheorien für die Lebensführung

Hans-Wolfgang Hoefert

Vorbemerkung

Gesunde Lebensführung schließt immer die Möglichkeit ein, auch Krankheitsphasen durchzustehen und wieder zu gesunden, daneben aber auch die Möglichkeit, trotz einer chronischen Krankheit bei reduzierter Gesundheit physisch und psychisch stabil zu bleiben. Eine entscheidende Bedeutung für die Wiedergewinnung von Gesundheit oder den Umgang mit einer chronischen Krankheit hat die individuelle „Theorie" von Gesundheit im Allgemeinen und von einer aufgetretenen Krankheit im Besonderen, weil sie präventives Handeln ebenso bestimmt wie das Einhalten ärztlicher Ratschläge. Im Krankheitsfall bemühen sich Professionelle um die Behandlung der Symptomatik, weniger dagegen darum, die subjektiven Deutungsweisen der Krankheit durch den Patienten kennenzulernen, da Professionelle den „Laientheorien" nur eine begrenzte Bedeutung für den Umgang mit der Krankheit beigemessen wird. Ziel dieses Beitrags ist es, die Kenntnisnahme von Laienvorstellungen als professionelle Aufgabe zu unterstreichen.

1. Laienvorstellungen von Gesundheit und Krankheit

Laienvorstellungen von Gesundheit und Krankheit sind, sobald die Gesundheit bedroht erscheint oder bereits eine Krankheit aufgetreten ist, keine „luxurierenden Gedanken", sondern mehr oder weniger elaborierte Konzepte von der Entstehung, dem Verlauf und der Prognose einer Krankheit, die je nach konzeptueller Struktur unterschiedliche Auswirkungen auf die jeweilige aktive oder passive Bewältigungsstrategie, auf das Gesundheitsverhalten und auf die Compliance oder Adhärenz im Rahmen einer Behandlung (Hoefert 2011) haben, wobei sich die Effekte der Bewältigungsstrategien auch objektiv nachweisen lassen. Zunächst aber soll der Frage nachgegangen werden, wie solche Konzepte zustande kommen und inwieweit sie einer kulturspezifischen Überformung unterliegen.

Sozialisationsspezifische Einflüsse

Vorstellungen von Gesundheit und Krankheit sind Bestandteil des subjektiven Wissens über die Welt und die eigene Person. Dieses Wissen – assoziiert mit den jeweiligen Emotionen wie Stolz oder Angst wird – wie anderes Wissen auch – erworben im Laufe der persönlichen Sozialisation, wobei zu den sozialisationsspezifischen Einflüssen auch solche zählen, die sich in der alltäglichen Sprachvermittlung und jenseits einer rationalen Belehrung im Sinne des herrschenden Bildungskanons repräsentieren und damit den kollektiven Wissensstand einer Kultur oder Subkultur abbilden. Die *Alltagssprache* ist reich Bildern von affizierten *Organen* (Herz, Gehirn, Leber, Nieren usw.), vorherrschenden *Qualitäten* dieser Organe (banges Herz, dünne Nerven usw.) sowie von *Veränderungsprozessen*, die an diesen Organen stattfinden. In den sprachlichen Bildern oder Idiomen spiegeln sich sowohl popularisierte medizinische Vorstellungen der Vergangenheit als auch der jeweiligen Gegenwart wider: Wenn das Blut schwer ist, dann erinnert dies an die Vier-Säfte-Lehre des Altertums, wenn das „Nervenkostüm" versagt, dann verweist dies auf die Neurasthenie-Vorstellungen des beginnenden 19. Jahrhunderts, und wenn die Gene „nicht mitmachen", dann ist in etwa der rezente Wissensstand erreicht. Durch derartige – aus Sicht der Wissenschaft oft unangemessene – Bilder, welche kollektiv geteilt werden, findet auf der alltagssprachlichen Ebene eine rasche Verständigung statt, werden Diagnosen transportiert und Hilfsbedürfnisse artikuliert. In der Zweckmäßigkeit für die Alltagskommunikation mag ein Grund liegen, warum sich derartige Bilder – auch jenseits der Kenntnisnahme von Wissenschaft – über lange Zeit halten.

Parallel zu den eben skizzierten Prozessen finden solche statt, die mit der normalen kognitiven Entwicklung in Richtung Generalisierung, Abstrahierung und Komplexität einhergehen. Mit zunehmendem Alter und steigender Morbidität werden immer vielfältigere Kausalannahmen in die Erklärung von eigenen und fremden Krankheiten einbezogen, wobei noch im Kindesalter die Ursache „Ansteckung" dominiert, dann aber auch Aspekte des Lebensstils (Ernährung, Bewegung usw.), Umweltfaktoren (Kälte, Nässe, Verschmutzung usw.), Fehlfunktionen von Organen und Systemen in die eigenen Kausalüberlegungen einbezogen werden; zunehmend sind auch *psychologische* Argumentationen (z.B. psychischer Stress als Ursache) festzustellen (Ball & Lohaus 2010). Daneben scheinen sich die Vorstellungen von Krankheit und Gesundheit mit dem Alter zu polarisieren und sich dem medizinischen Wissen anzunähern, wobei das Verständnis bei Verletzungen größer ist als bei weniger sichtbaren Krankheitsprozessen (Myant & Williams 2009).

Gleichzeitig stellen die Laienvorstellungen ein Kürzel für die Verbundenheit mit den vorhergehenden Generationen dar. So werden beispielsweise im Erleben einer bereits aus Kindheitstagen bekannten Erkältungssymptomatik Erinnerungen wachgerufen an die – zumeist durch die weiblichen Personen des Haushalts artikulierten – Vorstellungen von der Herkunft, Schwere, Prognose und Kurierbarkeit der Krankheit, wobei diese Vorstellungen durchaus mit den gegenwärtigen Vorstellungen eines Erwachsenen kontrastieren mögen. Dennoch sind sie Bestandteil der eigenen Biografie und können – besonders im Fall von Deutungsunsicherheit – wieder aktualisiert werden. Die Beharrlichkeit, mit der sie im Krankheitsfall wie Intrusionen das Denken bestimmen, dürfte aus lernpsychologischer Sicht darauf zurückzuführen sein, dass mit diesen Erinnerungen sowohl eigene, in der Kindheit besonders intensiv erlebte Gefühle als auch die von den Pflegepersonen entgegen gebrachten Gefühle eng mit der Artikulation von Krankheitsvorstellungen durch jene Personen verbunden war. Anders dürfte es sich verhalten mit Vorstellungen, die erst später im Laufe der Sozialisation erworben wurden und für die eher ein *ärztlicher* als ein elterlicher Einfluss angenommen werden kann. Vorstellungen von *Gesundheit* sind lange Zeit vergleichsweise global, mit allgemei-nem Wohlgefühl und dem Fehlen von Schmerzen assoziiert. Differenzierungen fin-den erst durch eigene Krankheitserfahrungen und beobachtete Krankheitsverläufe bei Anderen statt, sofern nicht schon in der Kindheit eine lebensbedrohliche oder chronische Krankheit auftritt, die zur Bildung einer „Theorie" anregt. Gleichzeitig werden während dieser Entwicklung auch Fehlannahmen generiert, die prinzipiell im Kindesalter noch relativ leicht korrigierbar sind (Williams & Binnie 2002).

Schließlich besitzen solche Vorstellungen auch einen gewissen *Verallgemeinerungsgrad*: Manche davon sind bei Krankheiten indikationsspezifisch und damit wenig generell (im Extremfall bei einmalig erlebten Verletzungen), während andere, die sich auf häufiger erlebte Symptome beziehen, verschiedene Generalisierungen begünstigen, die sich auf die Ätiologie (z.B. externe Erreger), auf die Prognose (z.B. schnell vorübergehend) oder die probate Kuration (z.B. Abwarten oder zu einem bestimmten Medikament greifen) beziehen. Es ist anzunehmen, dass die im einzelnen Krankheitsfall jeweils für richtig gehaltene Ätiologie nicht ohne Auswirkungen bleibt auf die Bildung generalisierter Überzeugungen von der Externalität bzw. Internalität der Krankheitsverursachung (überwiegend durch äußere Kräfte, Erreger, Umweltnoxen bzw. Selbstschädigung, Stress, psychosoziale Prozesse hervorgerufen). Ebenso können Gesundheit und Gesundung auf hohem Generalitätsniveau mit „Robustheit", den eigenen „Selbstheilungskräften" oder der eigenen „Vitalität" auf der einen Seite und mit „Verletzlichkeit", „Schwäche" von Organen oder Nerven auf der anderen Seite assoziiert werden. Die moderne Resilienzforschung kommt solchen verallgemeinernden Annahmen entgegen.

Unter dem sozialisationsspezifischen Aspekt ist davon auszugehen, dass solche generellen Überzeugungen durch die jeweils relevanten Personen des sozialen und ggf. pflegerischen Umfeldes nahe gelegt und eventuell – nicht immer uneigennützig (Pflegebedürftigkeit schließt Bindung und Abhängigkeit ein) – auch verstärkt wurden. So nehmen Kinder und Jugendliche mit *Asthma* nach Goldbeck & Bundschuh (2007) – ebenso wie ihre Eltern – eher genetische, körperliche und externale Ursachenzuschreibungen vor, Eltern und Kinder mit *somatoformen Störungen* eher solche im psychosozialen Bereich; dies könnte ein Hinweis darauf sein, dass Krankheitstheorien auch zum Teil von den Eltern übernommen werden.

Zusammenfassend kann also erstens davon ausgegangen werden, dass sich Gesundheits- und Krankheitsvorstellungen in einem bestimmten sozialen Ambiente herausbilden, in dem auch Ursachen-Annahmen und Behandlungswissen über die Generationen weitergegeben werden, zweitens, dass Gesundheits- und Krankheitsvorstellungen in dem Maße differenziert werden, in dem die allgemeine kognitive

Entwicklung voranschreitet, und schließlich drittens, dass die „Theoriebildung" durch eigene Morbidität und zumeist mit dem Alter zunimmt.

Kulturspezifische Einflüsse

Vorstellungen von Gesundheit und Krankheit unterliegen auch kulturellen und subkulturellen Einflüssen. Im groben Vergleich der Kulturen werden als wesentliche Unterschiede immer wieder die jeweils stärkere Neigung zu einer internalen bzw. externalen Ursachenattribuierung sowie eine mehr oder weniger starke Trennung zwischen biologischen und psychosozialen Ursachen genannt. Je „traditioneller" eine Kultur ist, desto weniger wird differenziert zwischen psychischen und körperlichen Ursachen, wobei durch Akkulturationsprozesse z.B. im Rahmen von Migration eine tendenzielle Angleichung der Attributionsmuster an die der aufnehmenden Kultur stattzufinden scheint (Lujic 2008). Auch herrscht in sog. westlichen Kulturen eher die Überzeugung vor, den Verlauf von Gesundheit und Krankheit durch *eigenes* Verhalten beeinflussen zu können; entsprechend geringer ist das Vertrauen in Ärzte oder Medikamente.

- Da der *Körper* im Kulturvergleich eine unterschiedlich große Bedeutung als Krankheitsquelle hat, lassen sich auch unterschiedliche Prävalenzen von Somatisierungsstörungen im Kulturvergleich feststellen (Kirmayer & Young 1998). Die Fixierung auf den Körper schließt jedoch nicht aus, dass für wahrgenommene Störungen auch gelegentlich *übernatürliche* Ursachen angenommen werden. Derartige übernatürliche Ursachenzuschreibungen wurden auch zu einem unerwartet hohen Anteil bei bereits akkulturierten türkischen Einwanderern in Australien gefunden (Minas et al. 2007).

- Im einzelnen konnte Lujic (2008) im Vergleich zwischen türkischen und deutschen Patienten hierzulande eine „pessimistischere" subjektive Krankheitstheorie, eine stärkere Somatisierungsneigung, eine eher maladaptive Stressverarbeitung, eine geringere Zufriedenheit mit außerfamiliärer Unterstützung, höhere Neurotizismus-Werte und schlechtere Behandlungsergebnisse in der türkischen Gruppe feststellen. In die gleiche Richtung weisen die Befunde von Franz et al. (2007), die ebenfalls über pessimistischere Krankheitsvorstellungen und eine größere externale Attributionsneigung bei türkischen Patienten mit psychischen Störungen berichten. Bei deutschen und türkischen Patienten mit *psychotischen* Störungen wurden dagegen keine wesentlichen kulturspezifische Unterschiede gefunden (Haasen et al. 2006).

- Ursachenzuschreibungen und Kontrollüberzeugungen unterscheiden sich aber nicht nur zwischen größeren (etwa den deutschen und den türkischen) Kulturbereichen, sondern offenbar auch innerhalb der europäischen Kultur, wie dies Bermejo & Muthny (2009) anhand der Laienvorstellungen zu Krebs und Herzinfarkt von (gesunden) Deutschen und Spaniern zeigen konnten; danach ist ein biomedizinisches, naturwissenschaftliches Kausal- und Kontrollmodell eher in der deutschen als in der spanischen Bevölkerung verbreitet. Gemeinsam ist die Überzeugung, dass Krebs und Herzinfarkt zu einem wesentlichen Anteil auf psychosozialen Stress zurückzuführen sei; dabei scheinen höherer Bildungsstatus und internale Attributionsneigung positiv zu korrelieren. Jüngere Griechen scheinen eher von einer internalen und weniger schicksalsbestimmten Sichtweise auszugehen als ältere, wie bereits Sidiropoulos & Muthny (2000) an einer griechischen Stichprobe zeigen konnten.

2. Wissenschaftliche Betrachtung von Laientheorien zu Gesundheit und Krankheit

Die Untersuchung von Gesundheits- und Krankheitsvorstellungen von *Laien* hat Ende der 80er und während der 90er Jahre – nicht zuletzt durch die Expansion der Public-Health-Richtung – einen vorläufigen Höhepunkt erreicht. Diese Richtung konnte sich berufen auf umfassendere Konzepte der „subjektiven Theorie“, wie sie bereits bei Kelly (1955) in seiner Theorie der persönlichen Konstrukte, bei Bannister & Fransella (1977) im Konzept des „man-as-scientist“ und später bei Schütz & Luckmann (1975) in ihrem Konzept der „Alltagswirklichkeit“ formuliert worden sind. Gemeinsam ist diesen Theorien, dass sie sich der Sichtweise des Laien annehmen und dessen „Theorie“ von der Welt deshalb ernst nehmen, weil sie handlungswirksam ist.Während Kelly dem Alltagsmenschen durchaus die Qualitäten eines Wissenschaftlers zugesteht, der eine „Theorie“ über den Zustand der Welt ebenso wie über den Zustand der eigenen Person bildet, betont Schütz, dass der Alltagsmensch eine unter vielen Wirklichkeiten abbilde, die verschiedenen Wissenschaften jeweils eine andere. Deutungsrahmen für den Alltagsmenschen sei die Welt in der unmittelbaren Reichweite, für die Wissenschaften sei es die Welt außerhalb der je individuellen Reichweite. Auch Groeben & Scheele (1988) sehen solche subjektiven „Theorien“ als Aggregat von Kognitionen der Selbst- und Weltsicht und konzedieren eine Parallelität zur Struktur wissenschaftlicher Theorien (vgl. Flick 1998). Streng genommen handelt es sich bei den „subjektiven“ Theorien bestenfalls um „Proto-Theorien“ im Sinne Kuhns (1970): Es gibt kein allgemein akzeptiertes Paradigma, welches eine Forschung und damit ein „Rätsellösen“ (Kuhn) ermöglicht. Vielmehr bestünden interindividuell unterschiedliche Modelle nebeneinander, die eine unterschiedliche Struktur haben können: In Bezug auf die vermuteten Gründe einer Krankheit (Laienätiologie) findet man einfache monokausale und lineare Modelle ebenso wie komplexere multikausale Modelle mit zum Teil parallelen Argumentationslinien (z.B. genetische vs. psychosoziale Argumentationen), welche unvereinbar nebeneinander bestehen oder im Sinne einer Interaktionsvorstellung konvergieren können.

Im engeren Zusammenhang mit Gesundheit und Krankheit betonen Jacob et al. (1999), derartige Theorien enthielten Vorstellungen über Verursachung bzw. Entste-hung von Krankheiten, über ihren Verlauf sowie über mögliche Behandlungsformen und deren Effizienz. Im Gegensatz zu „wissenschaftlichen“ Theorien sei die Reichweite solcher Vorstellungen begrenzt und basierten nicht immer auf einer naturwissenschaftlichen Beobachtung und Interpretation, so dass auch „magische“ Interpretationen nicht auszuschließen seien. Die *Funktionen* solcher subjektiven Theorien bestehen nach Jacob et al. (1999) vor allem darin, dass

- sie eine Situationsdefinition erlauben und damit Orientierungsgewissheit entsteht
- sie eine nachträgliche Erklärung von Ereignissen liefern und damit auch eine Rechtfertigung ermöglichen
- sie zur Vorhersage künftiger Ereignisse beitragen
- sie die Ableitung von Handlungsempfehlungen gestatten
- sie zur Optimierung des Selbstwertes beitragen.

Im Gegensatz zu wissenschaftlichen Theorien, denen zuerst an einem möglichst verallgemeinerbaren und replizierbaren *Erkenntnisgewinn* gelegen ist, seien die subjektiven Theorien des Alltagsmenschen eher an ihrem *Gebrauchswert* orientiert und eng mit den jeweils persönlichen Interessen verknüpft. Gleichzeitig füllen subjektive Theorien bestimmte Lücken, welche die wissenschaftlichen Theorien hinterlassen: Jenen geht es in erster Linie und bezogen auf Gesundheit und Krankheit um eine möglichst wertfreie Beschreibung und Erklärung der biologischen Organisation des Menschen. Für den *Laien* bleiben damit Fragen der Sinns oder der moralischen Schuld unbeantwortet (Ärzte werden deshalb auch häufig nach einer *sinnhaften* Deutung von Krankheiten gefragt).

Da Laien bei der Suche nach „moralischen" Antworten bei naturwissenschaftlich orientierten Ärzten selten fündig werden, suchen sie entweder eine Antwort bei kollektiven Überzeugungen oder bei „Theorien" und „Heilern", die ihnen eine Antwort geben zu können scheinen. Dies erklärt zum Teil die nach wie vor ungebrochene Attraktivität der alternativ-komplementären Medizin (Hoefert & Uehleke 2009) sowie der mehr oder weniger seriösen „Heiler" (Straube 2011). Dabei ist zu berücksichtigen, dass solche Angebote nicht nur wahrgenommen werden aus Enttäuschung über die konventionelle Medizin, sondern auch, weil manche der in der Alternativ- und Komplementärmedizin vertretenen „Theorien" dem Laienverständnis entgegenkommen, weil darin historisch gewachsene kollektive Überzeugungen (sog. „folkmodels") repräsentiert sind und weil die „theoretische" Vermittlung im Rahmen der Alltagskommunikation erfolgen kann (viele „Heiler" sind nicht akademisch bzw. naturwissenschaftlich ausgebildet). Zu berücksichtigen ist schließlich, dass solche „Theorien" auch bei einem Teil der naturwissenschaftlich ausgebildeten Ärzte Anklang finden, - aus Überzeugung oder aus Opportunitätsgründen, sei dahingestellt.

Gesundheitsvorstellungen von Laien

Im Rahmen eines Public-Health-Projektes haben Faltermaier et al. (1998) die subjektiven Theorien von Gesundheit zu bestimmen versucht. Demnach wurde Gesundheit überwiegend *positiv* definiert (psychisches Wohlbefinden, Leistungsfähigkeit, körperliche Stärke) und nur selten negativ im Sinne der Abwesenheit von Krankheit. Als Einflussfaktoren auf die eigene Gesundheit wurden vor allem genannt:

- Konstitution und Disposition (genetisch-hereditäre Ausstattung)
- eigene Lebensweise (gesunde Ernährung, aber auch Umgangsweisen mit Stress und Ärger)
- soziale und ökologische Umwelt (harmonische Familienumwelt, wenig Umwelt-Schadstoffe)
- Alter und Schicksal.

Diesen – horizontal gedachten – Einflüssen stellen die Autoren *vertikale* Einflüsse gegenüber, welche die subjektive Bedeutung der einzelnen Dimensionen akzentuieren, das Gesundheitsverhalten (z.B. Risikowahrnehmung und Vermeidung, Stärkung der eigenen Ressourcen) ausrichten, die Kontrollierbarkeit einzelner Risiken bestimmen, den Stellenwert der Gesundheit in Abhängigkeit von eigenen Lebenszielen gewichten und durch die Verfügbarkeit über Unterstützungs- und Selbsthilfestrukturen modifizieren.

Ähnliche Studien haben Lamparter et al. (2009) bei „sich gesund fühlenden Menschen" durchgeführt: Im Vordergrund der qualitativen Interviews zeigte sich ein *funktionales* Verständnis von Gesundheit („das eigene Leben aus eigener Kraft gestalten"). Kolip (2000) befragte Jugendliche nach ihrem Verständnis von Gesundheit und konnte vier Dimensionen ermitteln, die nach der Nennungshäufigkeit wie folgt bezeichnet wurden: Subjektives Wohlbefinden, gesunde Ernährung, Gesundheit als Abwesenheit von Krankheit und Sport/Bewegung. Dabei zeigte sich, dass Mädchen über ein differenzierteres Gesundheitskonzept verfügten als Jungen. Ebenfalls Jugendliche wurden von Haller (2008) befragt: Sie fand eine ähnliche Diversität von Erklärungsmustern von Gesundheit und Krankheit, wie sie auch bei Erwachsenen anzutreffen sind; je jünger die Befragten waren, desto mehr wurden die Erklärungsmuster ihrer Eltern, insbesondere ihrer Mütter übernommen.

Die hier beispielhaft genannten Untersuchungen zeigen, wie sich Gesundheitskonzepte zum einen im Rahmen einer kognitiven Differenzierung mit dem Alter entwickeln und zum anderen in den jeweils alterstypischen sozialen Bezügen stehen. Hinzuzufügen ist, dass, solange noch keine einschneidenden Krankheitserfahrungen vorliegen, die *Gesundheits*konzepte recht allgemein sind und eher ein positives Lebensgefühl abbilden als eine differenzierte, an bestimmte Bedingungen gebundene Sichtweise. Sie sind damit vergleichsweise unschärfer als *Krankheits*konzepte (vgl. Faltermaier & Bengel 2000). Dadurch, dass sie weniger Merkmale einer *Theorie* mit den Bestimmungsgrößen von Gründen, Verläufen und geeigneten Methoden zur Herstellung von Gesundheit haben, dürften sie auch weniger geeignet sein als Handlungsgrundlage für ein *gesundheitsorientiertes Verhalten.* Die empirisch ermittelten Konzepte oder „Theorien" von Gesundheit lassen sich in der folgenden Tab. 1 zusammenfassen.

Krankheitsvorstellungen von Laien

Selbsterlebte Krankheiten oder Krankheiten im näheren sozialen Umfeld tragen zu einer Differenzierung von Krankheitskonzepten bei, die in ihren Merkmalen den Status einer subjektiven „Theorie" erreichen können. Durch die wiederholte Konfrontation mit Krankheiten entwickeln sich nicht nur differenzierte Subkonzepte von Krankheiten (chronische Krankheit bis hin zur leichten Erkältungskrankheit, beherrschbare bis hin zu nicht beherrschbaren Krankheiten, sozial akzeptierte bis hin zu sozial stigmatisierten Krankheiten usw.), sondern zunehmend wird auch die Frage nach *Sinn* einer Krankheit gestellt. So kann Krankheit begriffen werden als Destruktion, als Befreiung (von Alltagspflichten und -rollen) oder als Aufgabe (vgl. Herzlich 1973).

Tab. 1: Gesundheitskonzepte im Vergleich (nach Franzkowiak 2003)

Konzept	Kommentar
Gesundheit als Vakuum	Abwesenheit von Krankheit, Leben im „Schweigen der Organe"
Gesundheit als funktionale Fitness	Gesundheit als „Gebrauchsgut" für die Erfüllung von Aufgaben und Rollen des Alltagslebens
Gesundheit als Gleichgewicht	Persönliche Erfahrung der Balance und „Ganzheit" mit Überschuss an Energie, aktivem Selbstgefühl und befriedigenden sozialen Beziehungen
Gesundheit als Reservoir	Organisch-biologische Robustheit, körperliche Stärke, Widerstandspotential gegenüber Krankheit, Müdigkeit und äußere Einflüsse
Gesundheit als Selbstzwang	Versuch der Kontrolle über das Selbst und den Körper
Gesundheit als „Loslassen" Befreiung	Hedonistischer Versuch, das Leben zu genießen und und Entspannung zu erleben

- Ehe es zum *Eingeständnis* kommt, man sei krank und brauche eventuell Hilfe, finden verschiedene kognitive Entscheidungen statt, die sich anhand des Prozessmodells von Penebaker (1982) beschreiben lassen; danach durchläuft der – potentiell – Kranke folgende Stadien: Wahrnehmung körperlicher Signale (encod-ing), Bewusstwerden (awareness) und Mitteilung des Befindens an Andere (reporting). Bereits bei der *Wahrnehmung* von körperlichen Signalen dürfte es erhebliche interindividuelle Unterschiede geben: Personen mit einer bestimmten Sensitivität nehmen bestimmte Reize früher wahr als andere. Personen mit einer hypochondrischen Neigung interpretieren selbst harmlose Signale häufiger als krankheitsrelevant. Das Eingeständnis, dass es etwas „nicht stimmt", verlangt eine Reflektion des eigenen Verständnisses von gesundheitlicher Normalität bzw. Normabweichung, wobei die Normtoleranzen interindividuell unterschiedlich groß sein können.

- Und ehe es zur *Mitteilung* der Selbstdiagnose an Andere kommt, werden Erwägungen virulent, die sich als soziale Rücksichtnahme (z.B. Vermeidung einer Beunruhigung von Angehörigen), als Weigerung bzw. Bereitschaft, eine Krankenrolle zu übernehmen, oder als Interesse am Kranksein (Entlassung aus Verpflichtungen, Regressionsbedürfnis, eventuell sogar Rentenbegehren) klassifizieren lassen.

Die Bereitschaft, sich ein Kranksein einzugestehen und dies auch Anderen mitzuteilen bzw. den Arzt aufzusuchen, wird nicht nur durch Interessen mitbestimmt, sondern hängt auch von bestimmten Persönlichkeitsmerkmalen wie Optimismus, Pessimismus oder Fatalismus, Depressivität und Ängstlichkeit sowie Neurotizismus ab (Balck & Preuss 2008). Krankheit erscheint damit in der subjektiven Repräsentation nicht einfach als Zustand, der eintritt oder nicht, sondern als Prozess des Krank-*werdens,* der, falls er nicht ohnehin für die nähere Öffentlichkeit sichtbar ist, einer bewussten Annäherung an die Öffentlichkeit bedarf. Klaus Dörner hat diesen Prozess einmal mit der Abfolge der Sätze „Ich bin krank“, „Ich muss zum Arzt“, „Ich bin Patient“ und „Werde ich gesund ?“ beschrieben. Ausgehend vom ersten Satz, der bereits eine Reihe von Selbstreflektionen einschließt, sind die weiteren beiden Sätze geeignet, das eigene Verhältnis zu den Gesundheitsinstitutionen zu charakterisieren, das von naiver Gläubigkeit in den Hausarzt bis zum Misstrauen in bestimmte Hilfsangebote reichen kann. Es hängt sehr von dem ärztlichen Kommunikationsangebot und -verhalten ab, wieweit die Reflektionen des Patienten (einschließlich seiner Krankheitstheorie) zum Kriterium für gemeinsame medizinische Entscheidungen werden oder nur als medizinisch irrelevanter „Gesprächsballast“ bewertet werden (vgl. Birkner 2006, Hoefert 2010b).

3. Elemente von subjektiven Krankheitstheorien

An dieser Stelle soll darauf verzichtet werden, die Elemente von subjektiven Theorien zur *Gesundheit* näher zu untersuchen, weil diese oft nur den Status allgemeiner „Konzepte“ haben, in welche Erfahrungen, Überzeugungen und Allgemeinwissen einfließen, die hinsichtlich ihrer kognitiven Organisation noch nicht die Bezeichnung „Theorie“ verdienen (vgl. Faltermaier & Bengel 2000, Faltermaier 2005). In subjektiven Theorien zur *Krankheit* wird zunächst ein Erleben ausgedrückt, das der unmittelbaren „objektiven“ Beobachtung nicht zugänglich ist, nämlich das Krank*sein* - also die Erfahrung von Veränderungen im Leben und in den eigenen sozialen Funktionen. Daneben lassen sich zumeist, aber nicht immer *objektive* Anormalitäten in den körperlichen Strukturen und Funktionen feststellen (Unterscheidung zwischen „illness“ und „disease“). Insofern beschreibt die subjektive Krankheitstheorie einer Person den Zustand ihres Selbsts und dessen derzeitige Befindlichkeit.

Der „wissenschaftliche“ Charakter subjektiver Krankheitstheorien lässt sich am besten mit Hilfe des „common-sense“-Modells von Leventhal (grundlegend 1997) demonstrieren. Dieses Modell bietet zum einen den Vorteil, dass sich neue Informationen von außen ebenso integrieren lassen wie wahrgenommene Symptomveränderungen, welche zu einer Neueinschätzung der Befindlichkeit bzw. des Krankseins beitragen können (Petrie et al. 2007). Die fünf Dimensionen des Modells sollen kurz beschrieben werden:

- *Kausalattribuierung:* Wenn krankheitsverdächtige Symptome wahrgenommen werden, fragt die Person zunächst nach deren Herkunft bzw. nach den Gründen für die Symptome oder die Krankheit. Die vermuteten Gründe können *biologischer* Art sein (Immunsystem, Viren, organische Fehlfunktionen), *emotionaler* Art (Stress, Depression), *sozialer* Art (interpersonelle Spannungen und Ärger), *psychologischer* Art (mentale Einstellungen, Überarbeitung, Persönlichkeit) oder *ökologischer* Art (Gifte und Schadstoffe aus der Umwelt).

- *Identität:* Wird die wahrgenommene Anormalität erst einmal eingestanden, folgt die Suche nach einer passenden Bezeichnung für die Symptomatik oder Krankheit. Wenn diesbezüglich Unsicherheit besteht, wächst die Tendenz, einen Expertenrat einzuholen bzw. das Gesundheitssystem zu beanspruchen, wobei als „Experten“ nicht nur Ärzte, sondern auch diverse andere Personen in Frage kommen, denen man eine Diagnosekompetenz zutraut (in abstrakter Form wird zunehmend auch das Internet genutzt).

- *Zeitlicher Verlauf:* Eine weitere, nahe liegende Frage ist die des zeitlichen Verlaufs der Symptomatik. Hier kann unterschieden werden zwischen der Dauer (Kurz- bzw. Langfristigkeit des Andauerns), dem Verlaufstyp (progredierend, degredierend, regredierend, multiphasisch) und der Perspektive (absehbare Krankheitsepisode, Beginn oder Verschlechterung von Chronizität).

- *Konsequenzen:* Je nach Einschätzung der Ursachen, der Identität und des Zeitverlaufs werden unterschiedliche Konsequenzen erwartet für die Erhaltung bzw. dauerhafte Beeinträchtigung der Gesundheit und Lebensqualität, der sozialen Beziehungen, der Wahrnehmung einzelner Rollen (darunter auch der Arbeitsrolle) sowie der ökonomischen Verhältnisse, die sich während der Krankheitsfall und eventuell in deren Folge ändern können.

- *Kontrollierbarkeit:* Je nach vermuteter Krankheitsschwere wird eingeschätzt, ob die Symptomatik durch eigene Bemühungen (Diätetik, Schonung, Einnahme von im Haushalt verfügbaren Medikamenten) oder nur durch spezialisierte Experten, Medikamente oder Therapien (eventuell auch Operationen) zu beheben ist.

Diese fünf Dimensionen bilden ein *Rahmen*gerüst für eine subjektive Krankheitstheorie, wobei die *Abfolge* der gestellten Fragen nicht zwingend ist, sondern von der individuellen Prioritätensetzung abhängen dürfte (Berufstätige in einer verantwortungsvollen Position fragen vermutlich zunächst, ob ihre Arbeitsrolle beeinträchtigt werden könnte; Ähnliches gilt analog für Mütter von Kleinkindern oder pflegende Angehörige). Die Dimensionen sind auch nicht unabhängig voneinander; so scheinen z.B. wahrgenommene Krankheitsschwere und Einschätzung der Kontrollierbarkeit miteinander in Beziehung zu stehen (Hagger & Orbell 2003).

Auch bestehen Beziehungen zwischen der jeweiligen – biologischen oder psychosozialen – Kausalattribuierung und den Konsequenzen im Sinne von Arzt- oder Therapiewahl. Solange Unsicherheit bezüglich der Ursache, der Identität und des zeitlichen Verlaufs besteht, versuchen Menschen, die noch nicht Patienten sind oder sein wollen, Vergewisserung und Beruhigung aus verschiedenen Quellen zu schöpfen. Wenn sie auch von Ärzten keine klaren Auskünfte über Identität und zeitlichen Verlauf erhalten, sind sie mit der Beratung unzufriedener als im umgekehrten Fall. Die Inanspruchnahme von Experten und Gesundheitseinrichtungen wächst dabei in dem Maße, in dem die Krankheitsschwere (Zahl der wahrgenommenen Symptome) zunimmt, die Sorgen um eine womöglich lebensbedrohliche Krankheit andauern und die Zeitperspektive für das Andauern der Symptomatik nicht absehbar ist (Frostholm et al. 2005).

Sofern von den Betroffenen *psychosoziale* Gründe vermutet werden, wächst die Tendenz, entsprechende Experten bzw. Ärzte aufzusuchen, bei denen eine höhere Empathie vermutet wird. Werden dagegen eher *organische* Gründe vermutet, besteht eine höhere Bereitschaft, Medikamente zu akzeptieren (Lauber et al. 2005). Allerdings ist die Bereitschaft, die eigene *Psyche* für die Symptomatik verant-wortlich zu machen, bei den meisten Menschen eher gering, obwohl gerade diese Menschen – aus objektiv-medizinischer Sicht – eine stärkere emotionale Beteiligung am Krankheitsgeschehen aufweisen, vergleichsweise schwerere Symptome präsentieren und in ihren alltäglichen Lebensfunktionen stärker beeinträchtigt sind (Broadbent 2010).

Kausalattribuierung

Wie bereits betont wurde, zählen die Ursachenzuschreibungen zu den wichtigsten Bestandteilen einer subjektiven Krankheitstheorie. Als Rahmengerüst für die Klassifizierung von Kausalattributionen taugt nach wie vor das Modell von Weiner (vgl. dazu die Extensivierung bei Roesch & Weiner 2001), das von drei Dimensionen ausgeht:

- *Ort der Ursache (locus of causality):* Die Krankheitsursache kann eher external (Einwirkungen der Umwelt oder anderer Menschen, Schicksal, göttlicher Wille) oder internal (eigenes Verhalten, eigene Eigenschaften und Anstrengung) vermutet werden.

- *Stabilität (stability):* Die jeweilige Ursache kann als mehr oder weniger dauerhaft angenommen werden. Eine (ungünstige) genetische Ausstattung oder bestimmte Persönlichkeitseigenschaften gelten als dauerhaft, ein einmaliges gesundheitsschädliches Verhalten, mangelnde Aufmerksamkeit und Anstrengung als kurzfristig und variabel.

- *Kontrollierbarkeit (controllability):* Bestimmte Ursachen werden als veränderbar gehalten, andere als weder durch eigenen noch durch fremden Einfluss veränderbar.

Die persönliche Bevorzugung bestimmter Attributionsmuster hat sowohl Konsequenzen für die eigene Emotionalität als auch für das eigene Verhalten: Bei *internaler* Attribuierung fühlt man sich selbst für das Geschehen verantwortlich und gibt sich selbst die Schuld, und umgekehrt bei *externaler* Attribuierung. Wenn *stabile* externale und nicht kontrollierbare Ursachen angenommen werden, ist die Motivation, etwas zu verändern, eher gering (anders als bei der Annahme internaler und kontrollierbarer Ursachen). Wird eine Krankheitsursache als *vorübergehend* angesehen, ist auch die Bereitschaft, z.B. Medikamente dauerhaft zu nehmen, gering; die Bereitschaft wächst jedoch, wenn eine Chronifizierung vermutet wird (Petrie et al. 2007). Wo Patenten konkret die Herkunft von Krankheiten vermuten, wurde beispielsweise in den beiden folgenden Untersuchungen überprüft.

- In der schon oben erwähnten Studie von Jacob et al. (1999) machten 51 % der Befragten eigene moralische Verfehlungen (Vergnügungssucht, Ausschweifungen) für die Entstehung von Krankheiten verantwortlich, 22 % waren gegenteiliger Meinung, 13 % hatten religiös geprägte Strafvorstellungen. Mehr als 60 % meinten, Krankheitsgefahren würden „überall" lauern, 19 % sahen Ansteckungsgefahren vor allem durch „feuchte" Kontakte und Kontakte mit Fremden. Die Autoren unterscheiden auf dieser Grundlage zwischen zwei Arten von laienätiologischen Vorstellungen, nämlich *wissenschaftsnahen* Vorstellungen (Ablehnung moralischer Ursachen) und *wissenschaftsfernen* Vorstellungen (moralische Prägung, mit der Annahme, dass sich Beten als präventive Maßnahme eigne, Glauben an übernatürliche Kräfte, Bevorzugung von Heilpraktikern und natürlichen Heilmethoden, Erwartung an Ärzte nach Sinngebung und Trost).

- Rudolph et al. (2007) untersuchten die Auswirkungen von Attributionen auf die Lebenszufriedenheit und das Wohlbefinden bei Patienten mit chronischen Erkrankungen (Diabetes mellitus und koronare Herzerkrankungen) über den Zeitraum von 3 Jahren. Die Selbstzuschreibung von hoher Verantwortung am Anfang korrelierte mit geringerer Lebensqualität, „Stress" als Ursache mit geringerem physischem und psychischem Wohnbefinden, „Vererbung" als Ursache dagegen mit einem besseren subjektiven

Lebensgefühl. Im Einzelnen war in erster Linie „Vorbestimmung" als Ursache mit positiver Lebensqualität bei der Diabetes-Gruppe assoziiert, während dies „Vererbung" bei der Herz-Gruppe war. „Sinn" als Ursache korrelierte bei den Herz-Patienten negativ mit der Lebenszufriedenheit, anders als bei den Diabetes-Patienten.

Ursachenzuschreibungen sind vermutlich nicht bei *allen* Krankheitsbildern die Kernelemente der subjektiven Krankheitstheorie. So ist beispielsweise für die meisten Asthma-Patienten die Frage der *Kontrollierbarkeit* von größerer Bedeutung. Patienten, die glauben, ihr Asthma kontrollieren zu können, zeigen auch objektiv bessere Werte (Kapstein et al. 2010). Wenn jedoch die *Ursachen*klärung für einen Patienten das zentrale Element darstellt, muss gefragt werden, ob die jeweils bei einer bestimmten Krankheit favorisierte Annahme (z.B. internaler oder externaler Art) auch bei anderen, bisher erlittenen Krankheiten dominant war bzw. ob die spezielle Krankheitsattribution nicht Teil einer Welt- und Selbstsicht des Patienten ist, bei der er sich entweder als gestaltender Akteur in dieser Welt verortet, oder aber als Objekt, auf das stets äußere Kräfte einwirken und von denen es abhängig ist.

Bewältigungsstrategien

Je nach Einschätzung der Krankheitsursachen variieren die Konsequenzen im Sinne der für angemessen gehaltenen *Bewältigungsstrategien*, welche von aktiven, problemlösungsorientierten über emotionsorientierte bis hin zu passiv-regressiven Strategien reichen können.

- Hagger & Orbell (2003) haben hierzu eine Metaanalyse der jeweiligen Bewältigungsmuster im Rahmen des common-sense-Modells durchgeführt. Danach korrelieren Kontrollierbarkeit positiv mit problemzentrierter Bewältigung, kognitiver Neubewertung und Suche nach sozialer Unterstützung, aber nicht mit Vermeidung/Leugnung, Ausdruck von Emotionen und häufigen Arztbesuchen. Im Hinblick auf die „outcomes" zeigen sich negative Beziehungen zwischen den Krankheitsidentität und dem körperlichen und sozialen Funktionsstatus sowie mit Vitalität. Menschen, bei denen die Krankheitsidentität eher negativ besetzt ist und die Krankheit einen chronischen Verlauf anzunehmen scheint, verfügen über eher maladaptive Bewältigungsstrategien.

- Ähnlich diskutiert Broadbent (2010) die Effektivität verschiedener Bewältigungsstrategien, die im adaptiven Bereich von Neubewertung der Krankheit über mehr oder weniger erfolgreiche Strategien wie Suche nach medizinischer Beratung zum Zwecke der Selbstberuhigung, Setzung von Kontrasterfahrungen wie Entspannung, Emotionsmanagement (Unterdrückung oder Ausdruck von Emotionen) und im maladaptiven Bereich bis hin zu Hypervigilanz und Vermeidung vermeintlich gesundheitsgefährdender Situationen reichen können. Patienten, die ihr Gesundheitsproblem eher leugnen oder vorwiegend emotionszentriert vorgehen (z.B. durch Entspannungssuche), sehen ihren Gesundheitsstatus negativer (González-Freire et al. 2010), vermutlich deshalb, weil sie sich durch ihr Meidungsverhalten keinen Situationen aussetzen, in denen sie positive Erfahrungen in der Bewältigung eines krankheitsbedingten Problems sammeln und damit ihr Selbstvertrauen stärken könnten.

4. Indikationsspezifische subjektive Krankheitstheorien

Ausgehend vom Common-Sense-Modell (Leventhal) ist zu fragen, inwiefern sich die Komponenten des Modells unterschiedlich darstellen je nach Krankheit bzw. Symptomatik, Krankheitsschwere und Krankheitsverlauf. Bei der Einschätzung solcher Unterschiede beschränken wir uns zunächst auf Krebserkrankungen und Herz-Kreislauf-Erkrankungen, bei denen ein hoher Schweregrad und zumeist eine unsichere Zeitperspektive unterstellt werden kann. Zum Vergleich wird dann ein Blick geworfen auf Erkrankungen im psychischen und im gastroenterologischen Bereich.

Beispiel: Krebserkrankungen

Anders als z.B. bei einem Knochenbruch sind bei einer Krebserkrankung die Ursachen, der zeitliche Verlauf, die Konsequenzen und vor allem die Kontrollierbarkeit schwer einzuschätzen. Entsprechend groß ist das Spektrum an Spekulationen und „Theorien“ auch unter Fachleuten. Anzumerken ist zunächst, dass nicht alle Betroffenen bereits im *Diagnose*stadium über Kausalvorstellungen verfügen.

- So hatte die Hälfte der Brustkrebspatientinnen in der Untersuchung von Leist et al. (1998) im Diagnosestadium *keine* „Theorie“; diese Gruppe zeigte interessanterweise geringere körperliche Beschwerden und ein größeres Wohlbefinden als die Gruppe mit *psychosozialen* Attributionen und sah entsprechend keinen Anlass, ihren Lebensstil zu ändern. Demgegenüber zeigte die *psychosozial* attribuierende Gruppe ein stärkeres Bedürfnis nach Kontrolle, wollte mehr Veränderungen unternehmen, litt aber stärker unter den körperlichen und psychischen Belastungen der Krankheit.

- *Psychosoziale* Attributionen haben sich auch in anderen Studien als eher belastend für die Krankheitsbewältigung erwiesen, weil das eigene (frühere) Verhalten für die Entstehung der Krankheit mit verantwortlich gemacht wird und sich entsprechend *Schuldgefühle* einstellen (dazu auch Riehl-Emde et al. 1989, Muthny et al. 1992), welche nicht selten zu einer depressiven Verstimmung beitragen (oder durch eine bereits vorhandene Depression evoziert werden).

- Fragt man Krebserkrankte nach den vermuteten Gründen im Einzelnen, dann ergeben sich unterschiedliche Rangfolgen: In der o.e. Studie von Leist et al. (1998) wurden an erster Stelle psychosoziale Gründe, danach kritische Lebensereignisse und Vererbung genannt; sehr selten wurden auch „Erdstrahlen“ und „Gestirne“ verantwortlich gemacht. In einer anderen Studie mit Ovarialkarzinom-Patientinnen (Mueller et al. 2006) rangierten privater und beruflicher Stress auf den ersten beiden Plätzen (55 % bzw. 36 %), danach folgten Vererbung (34 %), Hormone (29 %), Genitalinfektionen (20 %), Ernährung (19 %), Umweltverschmutzung (12 %) und Nikotinkonsum (9 %); zu den selten genannten Gründen zählten etwa „Radioaktivität“, „Misshandlung“ oder „vergiftete Lebensmittel“. Riehl-Emde et al. (1989) fanden als Hauptursachen Umweltverschmutzung (80 %), Stress (70 %), seelische Probleme (68 %), Schicksal (58 %) und familiäre Belastungen (54 %).

- „Stress“ scheint bei *Brustkrebs*-Patientinnen nach der internationalen Literaturlage am häufigsten als Ursache genannt werden (Faller & Jelitte 2010). Bei Patientinnen mit einer *gynäkologischen* Krebserkrankung scheint dies eher die „Vererbung“ zu sein, und danach erst Stress, Gottes Wille, die Hormone oder Umweltfaktoren (Costanzo et al. 2005). Dabei ist zu fragen, ob „Stress“ eher als externale oder internale Bedingung eingeschätzt wird (external: man ist dem Stress quasi ausgeliefert, internal: man hat ihn durch eigenes Verhalten selbst erzeugt). In der Untersuchung von Setz (2008) schätzten die onkologischen Patienten ihre eigene Verantwortung und Schuld eher niedrig ein, obwohl „Stress“ als Hauptursache genannt wurde, wobei die Männer stärker das eigene Verhalten verantwortlich machten als die Frauen, - eine Tendenz, die auch in der Studie von Förster & Taubert (2006) bestätigt wurde .

Die Zahl der in Frage kommenden Ursachen scheint mit der Zeit zunächst zuzunehmen (Ausgangspunkt kann ein Stadium sein, in dem überhaupt noch keine Ursache vermutet wird, siehe oben), wobei die *Rangfolge* der favorisierten Ursachen gleich zu bleiben scheint: In der Studie, über die Förster & Taubert (2006) berichten, rangierte an erster Stelle das „Schicksal“, also eine externale, unveränderliche Ursache ähnlich wie „Vererbung“ oder „Gottes Wille“. Die Autoren vermuten, dass externale Ursachen davor schützen, eigene Verantwortung übernehmen und sich selbst dadurch Schuld zuzuweisen müssen.

Man sollte bei den von Patienten genannten Ursachen nicht übersehen, dass jene auch einem gewissen „Zeitgeist“ unterliegen. So verändern sich Ursachenannahmen langfristig mit dem Wissen der Bevölkerung von den „objektiv“ gefundenen Ursachen aus wissenschaftlicher Sicht, wie Steinmayr et al. (2008) vermuten. So glauben die Autoren eine Veränderung der noch in den 90er Jahren vorherrschenden „psychosozialen“ Sicht von Krebserkrankungen (prototypisch etwa die Auffassung, Krebs entstehe durch Unzufriedenheit am Arbeitsplatz und durch permanente Überforderung) hin zu einer „genetischen“ Sicht bemerken zu können. Andererseits wurde die Entstehung von Herz-Koronarerkrankungen auf das „Typ-A-Verhalten“ (Hetze und Zeitdruck, Konkurrenz, Feindseligkeit) zurückgeführt, wobei sich empirisch zeigte, dass nur die Komponente „Feindseligkeit“ des Typ-A-Verhaltens und zusätzlich ein „Typ-D-Verhalten“ (negative Affektivität), aber weniger die Genetik eine bedeutsame Rolle bei der Entstehung spielt. Eine ähnliche Favorisierungsgeschichte haben der Faktor „Umweltverschmutzung“ - in Abhängigkeit von der gestiegenen Sensibilität für Umweltprobleme in der Bevölkerung - oder der Faktor „Missbrauch“ - als Reflex einer in den 90er Jahren intensivierten Diskussion - genommen. Insofern ist es nicht erstaunlich, wenn in älteren Untersuchungen die eine Ursache und in neueren Untersuchungen eine andere Ursache an erster Stelle genannt wird.

Schließlich ist eine weitere interessante Frage, welchen Beitrag die *soziale Umwelt* (Angehörige, Freunde, eventuell auch Ärzte) zur Attribution leisten; mitunter wird das Verhalten des Patienten von Außenstehenden als internal, d.h. durch eigenes ungesundes Verhalten verursacht gesehen und damit nachträglich kritisiert, während der Betroffene selbst eher einer externalen Vorstellung (genetische oder schicksalshafte Attribution) anhängt und damit die unterschiedlichen Vorstellungen zu sozialen Konflikten führen können. „Selbstverantwortung“ wird auch häufig im Rahmen von sog. psychoedukativen Maßnahmen nahegelegt oder gar gefordert, was bei den Betroffenen Schuldgefühle erzeugt, wenn sie z.B. diätetische Veränderungen unterlassen, aber auch mehr Ängste bei denjenigen, die präventiv tätig werden (Costanzo et al. 2005).

Im Hinblick auf das *künftige* Verhalten legen diese unterschiedlichen Sichtweisen verschiedene Konsequenzen nahe: Eine Attributierung auf das *eigene* Verhalten hat den Vorteil, dass sie zu eigenen Anstrengungen motiviert und die Selbstwirk-samkeit fördert; der Nachteil besteht hingegen im Erleben eigener Schuld (Faller & Jelitte 2010), was die eigene Lebensqualität besonders stark beeinträchtigen kann, insbesondere dann, wenn auch die Bereitschaft fehlt, sich selbst zu verzeihen.

So konnten Friedman et al. (2010) feststellen, dass Brustkrebs-Patientinnen mit stärkerer Bereitschaft, sich selbst zu verzeihen, sowie mit stärkerer spiritueller Neigung weniger Befindlichkeitsstörungen und eine höhere Lebensqualität erlebten als Frauen mit einer diesbezüglich geringen Neigung. Möglicherweise hängt die die Bereitschaft, sich selbst zu verzeihen, auch von dem Ausmaß ab, in dem über die eigene Erkrankung nachgedacht wird (intrusive thinking) bzw. mit der eigenen Person gehadert wird und ein sozialer Rückzug stattfindet, - im Gegensatz zu einem eher fatalistischen Verständnis, nach dem sich ein längeres Nachdenken erübrigt (vgl. Bittner 2005).

Beispiel: Herz-Kreislauf-Erkrankungen

Eine der Vorläufer-Bedingungen für einen möglichen Herzinfarkt besteht in andauerndem Bluthochdruck (Hypertonie). Die entsprechenden Kenntnisse sind - ungeachtet der Syptomdauer und des Bildungsstands - in der Bevölkerung defizitiär und die Krankheitsvorstellungen auch sehr veränderungsresistent (Carvalho de Almeida Sedas 2009), weil die Ursachen häufig eher in der *Genetik* als im eigenen Verhalten vermutet werden und damit eine mangelnde Adhärenz bei (vorbeugender) Medikamenteneinnahme begünstigen (Ross et al. 2004).

Hunt et al. (2000) beklagen in diesem Zusammenhang eine zunehmende „Genetisierung“ des Denkens, die mit einem Gesundheits*fatalismus* einhergehe. Die vorherrschende Laientheorie hat Auswirkungen auf die Bedrohlichkeitseinschätzung, wenn erste Symptome eines Herzinfarkts auftreten, welche nicht unbedingt in Schmerzen bestehen müssen. Patienten, welche solche Symptome „übersehen“, weil sie nicht an die Möglichkeit glauben, selbst betroffen zu sein, werden als leistungsorientiert, offensiv und impulsiv charakteri-siert (Blum 2001).

Ist ein Herzfehler diagnostiziert worden oder ein Herzinfarkt aufgetreten, so setzt eine Ursachensuche ein. Nach Stafford et al. (2008) wird von Patienten am häufigsten eine *Erblichkeit* vermutet, in anderen Untersuchungen vermuten die Patienten vor allem psychosozialen *Stress* als Hauptursache, wobei die Stressquellen von Frauen eher im Haushalt und in der Familie, von Männern eher außerhalb des Hauses und im Beruf vermutet werden. Auch bei der Frage nach dem weiteren *Umgang* mit dem Herzproblem zeigen sich geschlechtsspezifische Unterschiede: Frauen sehen ihr Herzproblem eher als chronischer und unveränderbarer an als Männer, - eine Tendenz, die mit größerer Depressivität zunimmt (Grace et al. 2005).

Bei näherer Exploration der Ursache „Stress“ zeigt sich jedoch oft ein individuell unterschiedliches Verständnis: Stress kann als Ursache oder Begleiterscheinung des

Herzproblems wahrgenommen werden, als Persönlichkeitsmerkmal ebenso wie als „Antwort" auf kritische Lebensereignisse oder auf alltägliche Herausforderungen (Clark 2003).

Beispiel: Gastrointestinale Erkrankungen

In der Gastroenterologie wird allgemein zwischen entzündlichen und nicht-entzündlichen Darmerkrankungen unterschieden; zu den letzteren zählt der weit verbreitete Reizdarm (IBS = irritable bowel syndrome). Patienten mit einer IBS-spezifischen Krankheitstheorie zeigen eine geringere Lebensqualität und Gesundheitszufriedenheit, höhere Angst- und Depressionswerte und sind weniger überzeugt, die Krankheit kontrollieren zu können (Rutter & Rutter 2002). In anderen Studien hatten IBS-Patienten mehr Krankheitsängste und hypochondrische Neigungen als Patienten mit organischen gastrointestinalen Erkrankungen oder Gesunden. Riedl et al. (2009) konnten nun zeigen, dass vor allem eine *somatische* Ursachenannahme mit der Krankheitsschwere einherging; diese Patienten achten stärker auf körperliche Anzeichen, was ihre *somatischen* Krankheitsvermutungen (und damit eine hohe Vigilanz gegenüber körperlichen Vorgängen) zu verstärken scheint. Sobald Patienten „ernsthafte" Konsequenzen ihrer Erkrankung erwarten, erleben sie ihr IBS stärker.

Während in anderen Studien (u.a. auch bei Riedl et al. 2009) die Art der Krankheitsbewältigung (problem- oder emotionsfokussiertes coping) von untergeordneter Bedeutung für das Krankheitserleben war, erwies sich bei Rutter & Rutter (2007) lediglich ein *vermeidendes* coping-Verhalten als bedeutsam für die Kriterien Lebensqualität und Anpassung. In der Untersuchung von Pellissier et al. (2009) konnte ein Zusammenhang zwischen problemfokussiertem coping und positiver Anpassung bzw. zwischen emotionsfokussiertem coping und negativer Anpassung festgestellt werden. Demgegenüber hatte sich in der der Meta-Analyse von Hagger & Orbell (2003) nur ein schwacher Zusammenhang zwischen Krankheitswahrnehmung, coping und Anpassung an die Krankheit gezeigt. Dies mag daran liegen, dass auf Grund der Unvorhersehbarkeit von Schmerzattacken insbesondere bei den *entzündlichen* Formen (Colitis ulcerosa, Morbus Crohn) kaum die Überzeugung entsteht, das Krankheitsgeschehen auf die eine oder andere Art, d.h. mit Hilfe *irgendeiner* coping-Strategie kontrollieren zu können.

Die therapeutischen Konsequenzen dürften darin bestehen, Patienten frühzeitig darüber aufzuklären, welche Symptome krankheitsrelevant sind und welche nicht, da inkorrekte Interpretationen z.B. zu Krebsängsten und zu vermehrten Arztbesuchen führen. Eine solche Aufklärung erscheint auch sinnvoll, um einseitig *somatischen* Ursachensuchen vorzubeugen (Riedl et al. 2009), einem *Vermeidungs*verhalten entgegenzuwirken (Rutter & Rutter 2007) und insgesamt ein *kohärentes* Verständnis der Krankheit zu fördern.

Beispiel: Psychische Erkrankungen und psychosomatische Störungen

Bei *psychotischen* Erkrankungen (insbesondere Schizophrenie) ist davon auszugehen, dass ein großer Teil der Patienten *keine* Krankheitseinsicht hat und dementsprechend auch keine „Theorie" über die eigene Krankheit entwickelt. Wenn jedoch eine *internale* Ursachenzuschreibung erfolgt, ist die Ansprache auf Psychopharmaka geringer (Mizrahi et al. 2008). Auch trägt die Übernahme einer persönlichen Verantwortlichkeit bei Schizophrenie stärker zur Selbststigmatisierung bei (Mak & Wu 2006). Krankheitseinsicht ist bei *Depressiven* in höherem Maße als bei der Schizophrenie vorhanden (Solojenkina 2004), wobei Depressive häufig zur Selbstbeschuldigung neigen und ein vermeidendes Bewältigungsverhalten zeigen (Brown et al. 2007). Wenn Depressive *intra*individuelle Gründe für ihre Erkrankung verantwortlich machen, bevorzugen sie auch eher eine kognitive Verhaltenstherapie, bei der Attribution auf *biologische* Gründe dagegen eher eine Pharmakotherapie (Schweizer et al. 2010). Die jeweilige Attribution bestimmt also teilweise das weitere Bewältigungsverhalten und die weiteren Präferenzen für die eine oder andere Therapie mit.

Bei *psychosomatischen* Störungen scheint mit der Zahl der Symptome auch die Zahl der subjektiven Erklärungen zu wachsen, wobei besonders viele Symptome bei hoher subjektiver Vulneralibilität und organischen Krankheitsattributionen genannt werden und gleichzeitig eine höhere Komorbidität mit Angst und Depression zu bestehen scheint; bei einer *organischen* Attribution ist auch das Bedürfnis größer, entsprechende Untersuchungen durchführen zu lassen (Rief et al. 2004).

Dass Patienten mit *Somatisierungstendenzen* das Gesundheitssystem stärker beanspruchen als solche ohne diese Tendenzen, wird in dem Überblick von Duddu et al. (2006) bestätigt. Die empfundene Symptomstärke variiert mit dem Grad der erlebten sozialen Unterstützung und bei psychischer Attribution (Gerson et al. 2006). Schließlich wird auch die subjektive *Lebensqualität* je nach Attributionsneigung in unterschiedlicher Weise beeinträchtigt: Am Beispiel von Patienten mit Reizdarm konnten Riedl et al. (2009) zeigen, dass solche mit somatischer Attribution stärkere Symptome und eine geringere körperliche Lebensqualität angeben, während solche mit intrapsychischer Attribution über eine geringere mentale und über eine bessere körperliche Lebensqualität berichteten. Insgesamt scheinen *psychische* Attributionen mit einem höheren Grad an Depression einherzugehen, und umgekehrt ein geringerer Despressionsgrad mit körperlichen Attributionen. Somatoforme *Schmerz*-Patienten machen überwiegend *körperliche* Gründe für ihr Leiden verantwortlich, die im Laufe der Zeit geringer werden, während *psychische* Attributionen mit der Zeit zunehmen (Hiller et al. 2010).

5. Veränderung der subjektiven Theorien durch dramatische Gesundheitsereignisse

Subjektive Theorien von *Gesundheit* verändern sich spätestens dann, wenn eine Erkrankung eingetreten ist, welche die bisherigen Überzeugungen radikal in Frage stellt. Dies dürfte weniger der Fall sein bei absehbar vorübergehenden und minder schweren Erkrankungen, wohl aber bei solchen, deren Verlauf nicht abzusehen ist und die womöglich einen lebensbedrohlichen oder chronischen Charakter annehmen. „Dramatische" Beispiele sind Erkrankungen wie Krebs, Herzinfarkt oder HIV

Andere Erkrankungen sind nicht unmittelbar lebensbedrohlich (z.B. Diabetes), verändern jedoch auf eine nicht absehbare Zeit die Lebensperspektive. In solchen Fällen fragen Menschen nicht nur nach dem „Warum " (siehe oben), sondern auch nach dem „Wozu" und versuchen, ihr Leben auf die neue Situation einzustellen. Die erste Phase nach der Diagnose ist zunächst durch eine über die subjektive Theorie von Gesundheit hinausgehende *Verunsicherung* gekennzeichnet. Das bisherige Konzept, glücklich und gesund zu sein, wird tiefgreifend erschüttert und das Vertrauen in die Welt in Frage gestellt, - eine Erfahrung, die eine Neubestimmung des eigenen Ortes in der Welt verlangt, wie es Janoff-Bulman (1992) ausdrückt.

Krankheitsunsicherheit und Kontrollbedürfnis

Das Konzept der „Krankheitsunsicherheit" (illness uncertainty) beschreibt einen Zustand, der insbesondere bei abrupt auftretenden Krankheiten eintritt und den Verlauf chronischer Krankheiten begleitet. Dieser Zustand ist gekennzeichnet durch Ambiguität des Krankheitsstatus, Komplexität der möglichen Behandlungsalternativen, Fehlen von Informationen und Unvorhersagbarkeit des weiteren Krankverlaufs (Mishel 1981). Krankheitsunsicherheit kann bewertet werden als Bedrohung oder als Herausforderung in der Auseinandersetzung mit der jeweiligen Krankheit; je nach Bewertung bestehen die Folgen in maladaptiven Bewältigungsversuchen, die mit Angst und Depression, zumindest mit Verstimmung und Ärger einhergehen können, oder aber in adaptiven Versuchen unter Nutzung professioneller und privater Unterstützung (im Überblick Johnson-Wright et al. 2009).

Die zuletzt genannten Autoren referieren eine Reihe von Studien zu verschiedenen Indikationen, nach denen Krankheitsunsicherheit assoziiert ist mit subjektiv belastenden Krankenhaus-Aufenthalten und größerem emotionalen Stress, wobei sich die Unsicherheit im Laufe der Anpassung an eine Krankheit ändern kann. Ähnlich wie bei der Angst betrachten sie Krankheitsunsicherheit grundsätzlich als eine Art von Furcht vor der Zukunft und vor dem Unbekannten. Die Reaktionen auf Verunsicherung können individuell recht unterschiedlich ausfallen: Nach einer Phase der Suche nach Vergewisserung setzen Bemühungen ein, sich mit der Krankheit zu arrangieren, wobei einige Menschen die Krankheit recht schnell akzeptieren und mit ihr zu leben versuchen, während andere diese so lange wie möglich leugnen. Nach einer Zeit des Überlebens *mit* der Krankheit mehren sich die Fragen nach dem „Nutzen" der Krankheit für die eigene Lebensführung und für die eigene Weltsicht. Dieser, durch die Krankheit erzwungene oder nahegelegte Wandel wird im oben beschriebenen Modell der „subjektiven Theorien" nur am Rande the-matisiert und verdient eine zusätzliche Integration.

Unsicherheit und Verunsicherung führen nicht selten zu einem gesteigerten Wunsch nach Vergewisserung bzw. nach *Kontrolle* über das Krankheitsgeschehen. Dies gilt auch für Erkrankungen, die eine biologische Ursache haben oder einen biologisch bestimmten Verlauf nehmen (z.B. Krebs, Herz-Kreislauf-Erkrankungen, HIV) und die nur *von außen* (Operation, Chemotherapie usw.) beeinflusst werden können. Dennoch scheint mit dem Schweregrad der Erkrankung auch das Bedürfnis nach *persönlicher* Kontrolle zu wachsen, - sei es in Form einer gesunden Lebensführung, einer hohen Compliance oder auch durch Beten. Im Sinne der kognitiven Anpassungstheorie (Taylor 1983) wird dort persönliche Kontrolle – real oder illusionär – *hergestellt,* wo Kontrollverlust droht. Möglicherweise ist bei der Frage, ob ein Kontrollbedürfnis *adaptiv* im Sinne einer besseren Krankheitsbewältigung ist, die *Stärke* und die *Spezifität* dieses Bedürfnisses mitentscheidend: Bei einem sehr starken Bedürfnis, das sich auf das gesamte eigene Leben erstreckt, können auch Rückschläge offenbar besser verkraftet werden. Dies gilt auch für eine hohe Generalität, die sich also nicht nur auf das spezifische Leiden bezieht; bei einem sehr *spezifischen* Bedürfnis kann ein einzelner Rückschlag (Rezidiv, erfolglose Operation oder Therapie) schnell zur Entmutigung führen (im Überblick dazu Henselmans et al. 2010). Insofern scheint der populäre Appell an den „Kampfgeist" gerechtfertigt, und zwar selbst dann, wenn die Kontrolle nur *illusionär* ausgeübt werden kann.

Posttraumatic Growth

Falls die Krankheit überlebt wird, entsteht eine weitere Herausforderung – nämlich am Leben zu *bleiben* und möglicherweise sogar davon zu *profitieren.* Das in diesem Sinn umfassendste Konzept, mit dem ein „Profit" aus der Erkrankung beschrieben wird, ist das des „Wachstums" im Gefolge einer traumatischen Erfahrung (posttraumatic growth - PTG). Verwandte Konzepte sind „benefit finding", „adversarial growth" oder „thriving". Damit ist eine Bewusstseinsveränderung gemeint, die nicht Teil eines normalen Entwicklungsprozesses ist, nicht als bloße Reaktion wie bei (minderem) Stress zu verstehen ist und gegenüber dem vortraumatischen Stadium einen *Zuwachs* markiert. Der *Zuwachs* stellt eine Variante neben der des *Gleichbleibens* und der Variante des *Verlustes* – wie bei der posttraumatischen Belastungsstörung (PTSD) – dar (vgl. Zoellner & Maercker 2006), ausgelöst durch einen Impetus zur personalen Veränderung jenseits der Anpassung an die Erkrankung.

- Ein *Zuwachs* kann in fünf verschiedenen Bereichen stattfinden (vgl. Tedeschi & Calhoun 2004):
- größere Wertschätzung des Lebens und neue Prioritäten
- wärmere, intimere Beziehung zu Anderen
- größeres Gefühl persönlicher Stärke
- Erkennen neuer Möglichkeiten, das Leben zu führen
- spirituelle (gegebenenfalls auch ästhetische) Weiterentwicklung.

- Die Prävalenzraten von PTG bewegen sich zwischen 53 und 95 % (Bostock et al. 2009). Fragt man nach dem Zusammenhang zwischen PTG bzw. „Benefit Finding" und bekannten Konstrukten, dann kann man festhalten, dass sich diese – wenn auch in moderater Form – zu den „Big Five" nachweisen lassen, - am stärksten zum *Optimismus* (Helgeson et al. 2006), wobei Optimismus wiederum mit globalen Maßen wie Lebensqualität und Wohlbefinden korreliert und der Zusammenhang zum Optimismus enger ist, wenn der erlebte Stress als relativ kontrollierbar und andauernd erscheint. Zu *Neurotizismus* lässt sich empirisch häufig eine negative Beziehung finden, zu *Depressivität* dagegen keine Beziehung bzw. nur in dem Maße, wie sie auch bei Gesunden vorzufinden ist. Insgesamt muss also von nicht-linearen Zusammenhängen zwischen PTG und anderen Konstrukten ausgegangen werden (Bostock et al. 2009). Auch scheint PTG sich bei Langzeitbeobachtungen nicht in jedem posttraumatischen Stadium in gleicher Stärke zu zeigen:

In der ersten Phase nach Diagnosemitteilung und in der letzten beobachteten Phase (je nach Studie nach drei oder acht Jahren) scheint es stärker zu sein als im mittleren Stadium, was mit Rekurrenz-Furcht oder dem zeitweisen Überwiegen negativer Gefühle erklärt wird (vgl. Sumalla et al. 2009).

- Weitere positive Zusammenhänge zeigen sich zu bestimmten *Bewältigungsstrategien*, insbesondere zur kognitiven Neubewertung und zur religiösen Interpretation, weniger dagegen zum Ausmaß erfahrener sozialer Unterstützung und nur gering zum bloßen Akzeptieren der Verhältnisse (vgl. Prati & Pietrantoni 2009).

- *Soziodemografische* Variablen scheinen dabei eher von untergeordneter Bedeutung zu sein oder könnten auf eine Überrepräsentanz von Frauen (Brustkrebs-Patientinnen) zurückzuführen sein. Schließlich ist der Zusammenhang offenbar auch von der jeweiligen *Indikation* abhängig: Bei Herz-Kreislauf-Patienten ist er geringer als bei Patienten mit Krebs oder Multipler Sklerose, aber gleich hoch wie bei AIDS-Patienten (Leung et al. 2010). Möglicherweise hängen diese Unterschiede von dem erwarteten Grad der Kontrollierbarkeit der jeweiligen Erkrankung, der Beeinträchtigung des täglichen Lebens auf Grund von Schmerzen und Bewegungseinschränkungen und der Aussicht auf eine chronische degenerative Entwicklung ab.

-Wenn die Zusammenhänge zwischen PTG und anderen Persönlichkeitskonstrukten bzw. Bewältigungsstrategien nicht eindeutig ausfallen, dann kann dies nach Tedeschi & Calhoun (2004) daran liegen, dass diejenigen, die bereits schon *vor* dem traumatischen Ereignis über eine hohe Bewältigungskompetenz verfügten, weniger PTG erleben als solche, bei denen diese eher gering war. Auch solche Menschen, die sehr starke Aktivitätseinschränkungen erleben, dürften weniger PTG entwickeln. Zoellner & Maercker (2006) machen darauf aufmerksam, dass mit dem Einsetzen eines PTG keineswegs die negativen Gefühle schwinden oder sich das Ausmaß an erlebtem Stress vermindert. Vielmehr können beide Entwicklungsstränge – Wachstum und Stress – nebeneinander bestehen.

Kritische Einschätzung

Coyne & Tennen (2010) betrachten Konstrukte wie PTG oder Benefit Finding ebenso mit Skepsis wie die gesamte „Positive Psychologie“. Sie verweisen auf die relativ schwachen empirischen Befunde und meinen, dass sich die Wissenschaft hier zum Diener populistischer Annahmen mache. Vieles sei nichts weiter als ein *Wunschdenken,* das die Wissenschaft mit dem der Patienten teile. So könne man die Entstehung von Krebs kaum mit charakterlicher Stärke bzw. Coping-Kompetenz verhindern, nach der Entstehung eine Progression verlangsamen und auch die Folgen bewältigen. Ein „Sieg der Psyche über die Biologie“ – via Stressreduktion und Stärkung des Immunsystems – sei nicht in Sicht.

- Lechner et al. (2006) warnen in diesem Zusammenhang vor einer „Tyrranei des positiven Denkens“, die durch den Zwang, auch bei schweren gesundheitlichen Schicksalsschlägen immer noch „positiv“ gestimmt zu sein, ausgeübt werde, und bezweifeln, dass sich die Betroffenen noch korrekt an ihre Vergangenheit erinnern können, wenn sie Urteile über ihre derzeitige (posttraumatische) Befindlichkeit abgeben (z.B. dadurch, dass sie ihre Vergangenheit nachträglich abwerten). Das aktuell erlebte „Wachstum“ diene vielmehr der Erhaltung der Selbstintegrität, wobei die erlebten Besserungen in ihrer Bedeutung für den biologischen Krankheitsverlauf überschätzt würden.

- Ähnlich machen Frazier et al. (2009) geltend, dass das wahrgenommene „Wachstum" eine positive *Reinterpretation* darstelle, die nicht mit objektiv feststellbaren Wachstumswerten (z.B. Zuwachs an Kompetenzen oder Wachstum in allen Lebensbereichen) übereinstimme. Dieser Kritik gestehen Aspinwall & Tedeschi (2010) als Vertreter des PTG-Ansatzes zu, dass ein Wachstum nicht unbedingt in *allen* Lebensbereichen auftreten müsse und dass es auch von der (kognitiven) Aktivität abhänge, in welchem Ausmaß das Wachstum auftrete.

Fazit

Persönliche Gesundheits- und Krankheitsvorstellungen haben einen Einfluss auf das Gesundheitsverhalten und mehr noch auf das Verhalten im Krankheitsfall. Die entsprechenden „Theorien" von Laien haben die Funktion, den eigenen Zustand erklären zu können und Handlungssicherheit herzustellen. Das Common-Sense-Modell von Leventhal gibt einen allgemeinen Orientierungsrahmen für diejenigen Prozesse, die maßgeblich sind für Erklärung und Prognose von Krankheit. Zentral ist dabei die Rolle der jeweiligen Kausalattributionen, weil von ihnen die Motivation abhängt, sich aktiv mit der Krankheit auseinander zu setzen oder sie passiv zu erdulden. Attributionen auf das eigene Verhalten als Krankheitsursache stärken zwar das Bewusstsein von Selbstwirksamkeit, wirken sich aber nicht zuletzt wegen der impliziten Selbstbeschuldigungen negativ auf die Lebensqualität aus. Attributionen auf das Schicksal oder die Genetik sind diesbezüglich entlastender. In der Literatur wird häufig dazu geraten, das „positive" Denken der betroffenen Patienten zu fördern. Dieser Ansatz wird hier kritisch betrachtet, weil erstens „positive" Konzepte zu wenig operationalisiert sind, um daraus Handlungs-strategien abzuleiten und weil zweitens zu bezweifeln ist, dass sich etablierte und mitunter gesundheitsschädliche Verhaltensmuster lediglich durch Appelle oder „Aufklärungen" ändern lassen. Erfolgversprechender scheint es, die Überzeugungen des Patienten von dem, was gesund erhält und dem, was krank macht, zum Ausgangspunkt von Beratung zu machen und bestimmte Attributionstendenzen zu stärken. So sollte man Patienten mit *schweren* Erkrankungen im Hinblick auf die Erhaltung und Wiederherstellung von Wohlbefinden empfehlen, das „Schicksal" (mit allen Bedeutungsvarianten) und nicht die eigene Person für die Erkrankung verantwortlich zu machen, einen den Ressourcen angemessenen Optimismus zu entwickeln, bei dem Rückfallrisiken nicht übersehen werden, und sich generell nicht in Selbstbeschuldigungen und Grübeleien zu verstricken. Dies schließt jedoch nicht aus, für das *Bewältigungsverhalten* möglichst viel Selbstverantwortung zu über-nehmen. Professionelle können dabei helfen, depressive Selbstvorwürfe zu entkräften, realistische Ziele zu vereinbaren und Fortschritte in der Krankheitsbewältigung immer wieder sichtbar zu machen. Gesunde Lebensführung besteht insofern auch in der reflektierten Bewältigung von Phasen des Krankseins.

Literatur

Aspinwall, L.G., Tedeschi, R.G. (2010). The value of positive psychology for health psychology: Progress and pitfalls in examining the relation of positive phenomena to health. *Ann Behav Med,* 39, 4-15

Balck, F., Preuss, M. (2008). Die unterschiedliche Wahrnehmung und kognitive Repräsentation von Erkrankungen. *Wiss. Z. TU Dresden,* 57 (3-4), 81-84

Ball, J., Lohaus, A. (2010). Kindliche Krankheitskonzepte. Ein Überblick zur Forschungslage. *Z Gesundheitspsychologie,* 18 (1), 3-12

Bannister, D., Fransella, F. (1981). Der Mensch als Forscher (Inquiring Man). Die Psychologie der persönlichen Konstrukte. Münster: Aschendorff (engl. Original 1977)

Bermejo, I., Muthny, F.A. (2009). Laientheorien zu Krebs und Herzinfarkt - ein transkultureller Vergleich gesunder Deutscher und Spanier. In: Muthny, F.A., Bermejo, I. (Hg.): Interkulturelle Medizin. Köln (Dt. Ärzte-Verlag), 15-26

Birkner, K. (2006). Subjektive Krankheitstheorien im Gespräch. *Gesprächsforschung,* 7, 152-183

Bittner, U.M. (2005). Subjektive Krankheitstheorie, Krankheitsverarbeitung und emotionales Befinden bei Patienten mit lymphatischer Leukämie. Diss. Univ. Würzburg

Blum, N. (2001). Die subjektive Wahrnehmung der Prodromalsymptomatik bei akutem Myokardinfarkt. Diss. Univ. Giessen

Bostock, L., Sheikh, A.I., Barton, S. (2009). Posttraumatic growth and optimism in health-related trauma: A systematic review. *J Clin Psychol Med Settings,* 16, 281-296

Broadbent, E. (2010). Illness perceptions and health: Innovations and clinical applications. *Soc Pers Psychol Compass,* 4 (4), 256-266

Brown, C., Battista, D.R., Sereika, S.M., Bruehlman, R.D., Dunbar-Jacob, J., Thase, M.E. (2007). Primary care patients' personal illness models for depression: Relationship to coping behavior and functional disability. *Gen Hosp Psychiatry,* 29 (6), 492-500

Carvalho de Almeida Sedas, G. (2009). Krankheitskonzepte von Hypertonikern. Diss. Univ. Hamburg

Clark, A.M. (2003). ‚It's like an explosion in your life…': Lay perspectives on stress and myocardial infarction. *J Clin Nurs,* 12, 544-53

Costanzo, E.S., Lutgendorf, K., Bradley, S.L., Rose, S.L., Anderson, B. (2005). Cancer attributions, distress, and health practices among gynecologic cancer survivors. *Psychosomat Med,* 67, 972-980

Coyne, J.C., Tennen, H. (2010). Positive psychology in cancer care: Bad science, exaggerated claims, and unproven medicine. *Ann Behav Med,* 39 (1), 16-26

Duddu, V., Isaac, M.K., Chaturvedi, S.K. (2006). Somatization, somatosensory amplification , attribution styles and illness behavior: a review. *Int Rev Psychiatry,* 18 (1), 25-33

Faller, H., Jelitte, M. (2010). Was denken Krebspatienten über ihre Erkrankung ? Subjektive Krankheitstheorien und ihre Bedeutung für die Krankheitsverarbeitung. *Psychoonkologie,* 11 (2), 155-158

Faltermaier, T., Kühnlein, I., Burda-Viering, M. (1998). Subjektive Gesundheitstheorien: Inhalt, Dynamik und ihre Bedeutung für das Gesundheitshandeln im Alltag. *Z Gesundheitspsychologie,* 6 (4), 309-326

Faltermaier, T., Bengel, J. (Hg.) (2000). Subjektive Konzepte und Vorstellungen von Gesundheit. *Z Gesundheitspsychologie,* 8 (4), Themenheft

Faltermaier, T. (2005). Gesundheitspsychologie. Stuttgart (Kohlhammer)

Flick, U. (1998). Subjektive Vorstellungen von Gesundheit und Krankheit. Überblick und Einleitung. In: Flick, U. (Hg.): Wann fühlen wir uns gesund ? Subjektive Vorstellungen von Gesundheit und Krankheit. Weinheim (Juventa), 7-30

Förster, C., Taubert, S. (2006). Subjektive Krankheitstheorien und Selbstregulation von Tumorpatienten. *Z Med Psychol,* 15, 117-127

Franz, M., Lujic, C., Koch, E., Wüsten, B., Yürük, N., Gallhofer, B. (2007). Subjektive Krankheitskonzepte türkischer Migranten mit psychischen Störungen - Besonderheiten im Vergleich zu deutschen Patienten. *Psychiat Praxis,* 34 (7), 332-338

Franzkowiak, P. (2003). Subjektive Gesundheit/Alltagskonzeptionen von Gesundheit. In: Bundeszentrale für gesundheitliche Aufklärung (Hg.): Leitbegriffe der Gesundheitsförderung. Schwabenheim (Sabo)

Frazier, P., Tennen, H., Gavian, M., Park, C., Tomich, P., Tashiro, T. (2009). Does self-reported posttraumatic growth reflect genuine positive change ? *Psychol Sci,* 20 (7), 912-919

Friedman, L.C., Barber, C.R., Chang, J., Tham, Y.L., Kalidas, M., Rimawi, M.F., Dulay, M.F., Elledge, R. (2010). Self-blame, self-forgiveness, and spirituality in breast cancer survivors in a public sector setting. *J Cancer Educ,* 25 (3), 343-348

Frostholm, L., Fink, P., Christensen, K.S., Toft, T., Oernboel, E., Olesen, F., Weinman, J. (2005). The patients' illness perceptions and the use of primary health care. *Psychosom Med,* 67, 997-1005

Gerson, M.J., Gerson, C.D., Awad, R.A., Dancey, C., Poitras, P., Porcelli, P., Sperber, A.D. (2006). An international study of irritable bowel syndrome: family relationships and mind-body attributions. *Soc Sci Med,* 62 (11), 2838-2847

Goldbeck, L., Bundschuh, S. (2007). Subjektive Krankheitstheorien bei Kindern und Jugendlichen mit somatoformen Störungen oder Asthma bronchiale und ihren Eltern. *Praxis Kinderpsychol Kinder-psychiat,* 56 (1), 3-18

González-Freire, B., Vázquez-Rodríguez, I., Marcos-Verlázquez, P., de la Cuesta, C.G. (2010). Repression and coping styles in asthmatic patients. *J Clin Psychol Med Settings,* 17 (3), 220-229

Grace, S.L., Krepostman, S., Brooks, D., Arthur, H., Scholely, P., Suskin, N., Jagial, S., Abramson, B.L., Stewart, D.E. (2005). Illness perceptions among cardiac patients: Relation to depressive symptomatology and sex. *J Psychosom Res,* 59 (3), 153-160

Groeben, N., Scheele, B. (1977). Argumente für eine Psychologie des reflexiven Subjekts. Darmstadt: Steinkopff

Haasen, C., Blätter, A., Yagdiran, O., Reimer, J. (2006). Subjektive Krankheitsursachen bei Patienten mit einer psychotischen Erkrankung. Ein Vergleich zwischen türkischen und deutschen Patienten. *Psychiat Praxis,* 33 (1), 30-33

Hagger, M.S., Orbell, S. (2003). A meta-analytic review of the common-sense model of illness representations. *Psychology and Health,* 18 (2), 141-184

Haller, D.M., Sanci, L.A., Sawyer, S.M., Patton, G. (2008). Do young people's illness beliefs affect healthcare ? A systematic review. *J Adolescent Health,* 42, 436-449

Helgeson, V.S., Reynolds, K.A., Tomich, P.L. (2006). A meta-analytic review of benefit finding and growth. *J Consult Clin Psychol,* 74 (5), 797-816

Henselmans, I., Sandeman, R., Helgeson, V.S., de Vries, J., Smink, A., Ranchor, A.V. (2010). Personal control over the cure of brast cancer: adaptiveness, underlying beliefs and correlates. *Psycho-Oncol,* 19, 525-534

Herzlich, C. (1973). Health and Illness. A Social Psychological Analysis. London (Academic Press)

Hiller, W., Cebulla, M., Korn, H.J., Leibbrand, R., Röers, B., Nilges, P. (2010). Causal attributions in somatoform disorder and chronic pain. *J Psychosom Res,* 68, 9-19

Hoefert, H.-W. (2010a). Ausländische Patienten im Krankenhaus. In: Hoefert, H.-W., Härter, M. (Hrsg.): Patientenorientierung im Krankenhaus. Göttingen: Hogrefe, 127-160

Hoefert, H.-W. (2010b). Psychologie in der Arztpraxis. Göttingen: Hogrefe

Hoefert, H.-W. (2011). Das Ringen um Compliance und Adhärenz. In: Hoefert, H.-W., Klotter, C. (Hrsg.): Wandel der Patientenrolle. Göttingen: Hogrefe, 191-214

Hoefert, H.-W., Uehleke, B. (2009). Komplementäre Heilverfahren im Gesundheitswesen. Bern: Huber

Hoffman, K.E., McCarthy, E.P., Recklitis, C.J., Ng, A.K. (2009). Psychological distress in long-term survivors of adult-onset cancer. *Arch Intern Med,* 169 (14), 1274-1281

Hunt, K., Davison, C., Emslie, C., Ford, G. (2000). Are perceptions of a family history of heart disease related to health-related attitudes and behaviour ? *Health Educ Res,* 15 (2), 131-143

Jacob, R., Eirmbter, W.H., Hahn, A. (1999). Laienvorstellungen von Krankheit und Therapie. Ergebnisse einer bundesweiten Repräsentativbefragung. *Z Gesundheitspsychologie,* 7 (3), 105-119)

Janoff-Bulman, R. (1992). Shattered assumptions: Towards a new psychology of trauma. New York: Free Press

Johnson Wright, L., Afari, N., Zautra, A. (2009). The illness uncertainty concept: A review. *Curr Pain Headache Rep,* 13 (2), 133-138

Kapstein, A.A., Klok, T., Moss-Morris, R., Brand, P.L. (2010). Illness perceptions: Impact on self-management and control in asthma. *Curr Opin Allergy Clin Immunol,* 10 (3), 194-199

Kelly, G.A. (1955). The Psychology of Personal Constructs. New York: Norton

Kirmaier, L.J., Young, A. (1998). Culture and somatization: clinical, epidemiological, and ethnographic perspectives. *Psychosom Med,* 60, 420-430
Kolip, P. (2000). Subjektive Gesundheitsdefinitionen im Jugendalter: Geschlechtsunterschiede und Zusammenhänge zum gesundheitsrelevanten Verhalten. *Z Gesundheitspsychologie,* 8 (4), 180-189
Kuhn, T.S. (1970). Die Struktur wissenschaftlicher Revolutionen. Frankfurt: Suhrkamp
Lamparter, U., Stuhr, U., Deneke, F.-W. (2009). Das zentrale Selbstkonzept von Gesunden. *Forum Psychoanal,* 25,363-377
Lauber, C., Falcato, L., Nordt, C., Rössler, W. (2003). Lay beliefs about causes of depression. *Acta Psychiatrica Scand,* 108, 96-99
Lechner, S.C., Carver, C.S., Antoni, M.H., Weaver, K.E., Philips, K.M. (2006). Curvlinear associations between benefit finding and psychological adjustment to breast cancer. *J Couns Clin Psychol,* 74 (5), 828-840
Leist, R., Schanzer, K., Grigelat, A., Jänicke, F., Graeff, H. (1998). Subjektive Krankheitstheorie und Inanspruchnahme psychosozialer Unterstützung durch Patientinnen mit Brustkrebs. *Geburtsh Frauenheilk,* 58, 27-32
Leung, Y.W., Gravely-Witte, S., MacPherson, A., Irvine, J. (2010). Post-traumatic growth among cardiac outpatients. Degree comparison with other chronic illness samples and correlates. *J Health Psychol,* 20 (10), 1-15
Leventhal, H., Benyamini, Y., Brownlee, S., Diefenbach, M., Leventhal, E.A., Patrik-Miller, L., Robitaille, C. (1997). Illness representations: Theoretical foundations. In: Petrie, K.J., Weinman, J.A. (Eds.): Perceptions of health and illness. Amsterdam: Harwood, 19-46
Lujic, C. (2009). Krankheits- und behandlungsrelevante Besonderheiten türkischer Migranten mit Gesundheitsstörungen: Anregungen zur Optimierung der Versorgung. Diss. Univ. Gießen
Mak, W.W., Wu, C.F. (2006). Cognitive insight and causal attribution in the development of self-stigma among individuals with schizophrenia. *Psychiatr Serv,* 57 (12), 1800-1802
Minas, H., Klimidis, S., Tuncer, C. (2007.: Illness causal beliefs in Turkish immigrants. *BMC Psychiatry,* 7:34. www.biomedcentral.com/1471-244X/7/34
Mishel, M.H. (1981). Measurement of uncertainty in illness. *Nurse Res,* 30, 258-263
Mizrahi, R., Addington, J., Remington, G., Kapur, S. (2008). Attribution style as a factor in psychosis and symptom resolution. *Schizophr Res,* 104 (1-3), 220-227
Mueller, S., Katsares, I., Klapp, C., Lichtenegger, W., Sehouli, J. (2006). Laienätiologische Vorstellungen bei Patientinnen mit Ovarialkarzinom. Ergebnisse einer monozentrischen Untersuchung. *Geburtsh Frauenheilk,* 66 (4), 359-364
Muthny, F.A., Behtel, M., Spaete, M. (1992). Laienätiologien und Krankheitsverarbeitung bei schweren körperlichen Erkrankungen. *Psychother Psychosomat Med Psychol,* 42, 41-53
Myant, K.A., Williams, J.M. (2009). Children's concepts of health and illness: Understanding of contagious illnesses, non-contagious illnesses and injuries. *J Health Psychol,* 10, 805-819
Pennebaker, J.W. (1982). The psychology of physical symptoms. New York: Springer
Petrie, K.J., Jago, L.A., Devcich, D.A. (2007). The role of illness perceptions in patients with medical conditions. *Curr Opinion Psychiatry,* 20, 163-167
Prati, G., Pietrantoni, L. (2009). Optimism, social support, and coping strategies as factors contributing to posttraumatic growth: a meta-analysis. *J Loss Trauma,* 14, 364-388
Pressman, S.D., Cohen, S. (2005). Does positive affect influence health ? *Psychol Bull,* 131 (6), 925-971
Riedl, A., Maass, J., Fliege, H., Stengel, A., Schmidtmann, M., Klapp, B.F., Mönnikes, H. (2009). Subjective theories of illness and clinical and psychological outcomes in patients with irritable bowel syndrome. *J Psychosom Res,* 67 (5), 449-455
Rief, W., Nanke, A., Emmerich, J., Bender, A., Zech, T. (2004). Causal illness attributions in somatoform disorders: associations with comorbidity and illness behavior. *J Psychosom Res,* 57 (4), 367-371
Riehl-Emde, A., Buddeberg, C., Muthny, F.A., Landolt-Ritter, C., Steiner, R., Richter, D. (1989). Ursachenattribution und Krankheitsbewältigung bei Patientinnen mit Mammakarzinom. *Psychother Med Psychol,* 39, 232-238

Roesch, S.C., Weiner, B. (2001). A meta-analytic review of coping with illness. Do causal attributions matter ? *J Psychosom Res,* 50, 205-219

Ross, S., Walker, A., MacLeod, M.J. (2004). Patient compliance in hypertension: Role of illness perceptions and treatment beliefs. *J Hum Hypertension,* 18, 607-613

Rudolph, U., Reimer, S., Scharschmidt, T., Fittig, E., Schweizer, J., Kühlfluck, T., Schulz, K., Müller, A. (2007). Der Einfluss von Ursachenzuschreibungen auf die Lebensqualität und Lebenszufriedenheit bei chronischen Erkrankungen: Ergebnisse einer Längsschnittuntersuchung. In: Kirch, W., Badura, B., Pfaff, H. (Hrsg.): Prävention und Versorgungsforschung. Heidelberg: Springer, 113-131

Rutter, C.L., Rutter, D.R. (2002). Illness representation, coping and outcome in irritable bowel syndrome (IBS). *Br J Health Psychol,* 7, 377-391

Rutter, C.L., Rutter, D.R. (2007). Longitudinal analysis of the illness representation model in patients with irritable bowel syndrome (IBS). *J Health Psychol,* 12 (1), 141-148

Schütz, A., Luckmann, T. (1975). Strukturen der Lebenswelt. Neuwied (Luchterhand)

Schweizer, S., Peeters, F., Huibers, M., Roelofs, J., van Os, J., Arntz, A. (2010). Does illness attribution affect treatment assignment in depression ? *Clin Psychol Psychother,* 17 (5), 418-426

Setz, J. (2008). Subjektive Krankheitstheorien, Krankheitsbewältigung und Lebensqualität onkologischer Patienten - eine Online-Studie unter Berücksichtigung von Einstellungen zu gesundheitsbezogener Internetnutzung. Diplom-Arbeit Univ. Wien

Sidiropoulos, A., Muthny, F.A. (2000). Subjektive Krankheitstheorien in der griechischen Kultur. *Das Gesundheitswesen,* 62 (11), 577-582

Solojenkina, K. (2004). Subjektive Krankheitstheorien von schizophrenen und depressiven Patienten. Diss. Univ. Heidelberg

Stafford, L., Jackson, H.J., Berk, M. (2008). Illness beliefs about heart disease and adherence to secondary prevention regimes. *Psychosom Med,* 70 (8), 942-948

Steinmayr, R., Stürmer, T., Amelang, M. (2008). Psychosoziale Risikofaktoren als Ursachenzuschreibungen für die Entstehung von Krebs- und Herzkreislauferkrankungen. *Z Gesundheitspsychologie,* 16 (2), 73-82

Straube, E. (2011). Der Zulauf zu Heilern - ein Versuch, Umfang und Gründe zu erfassen. In: Hoefert, H.-W., Klotter, C. (Hg.). Wandel der Patientenrolle. Göttingen: Hogrefe, 255-263

Sumalla, E.C., Ochoa, C., Blanco, I. (2009). Posttraumatic growth in cancer: Reality or illusion ? *Clin Psychol Rev,* 29, 24-33

Taylor, S.E. (1983). Adjustment to threatening events: a theory of cognitive adaption. *Am Psychol,* 38 (11), 1161-1173

Tedeschi, R.G., Calhoun, L.G. (2004). Posttraumatic growth: Conceptual foundations and empirical evidence. *Psychol Inq,* 15 (1), 1-18

Williams, J.M., Binnie, L.M. (2002). Children's concepts of illness: An intervention to improve knowledge. *Br J Health Psychol,* 7, 129-147

Zoellner, T., Maercker, A. (2006). Posttraumatic growth in clinical psychology - a critical review and introduction of a two component model. *Clin Psychol Rev,* 26, 626-653

Essenszwänge und Orthorexia nervosa

Christoph Klotter und Julia Depa

Einleitung

Wir leben in einer Epoche, in der Gesundheit und damit auch das Essverhalten zur Pflicht geworden ist. Gesundheit hat sich zu einer Art von Zwangssystem entwickelt. Theoretische Erklärungsmodelle liefern hierzu Elias, Foucault und Weber. Die im Folgenden zu beschreibende neue Essstörung, die *Orthorexia nervosa*, veranschaulicht, wie fundamental eine Dimension des Gesundheitsverhaltens, nämlich das Essverhalten, von Pflicht und Zwang durchdrungen sein kann. Das pedantische orthorektische Essverhalten erscheint dann wie eine von Subjekten inszenierte Karikatur des Zwangskorsetts des Aufgeklärten Absolutismus, der mitnichten nur eine vergangene Epoche darstellt, vielmehr das Gesundheitswesen unserer Tage immer noch zentral bestimmt. Wenn Pflicht und Zwang zunehmen, dann werden damit gleichsam automatisch anarchische Gegenkräfte mobilisiert. Jungs Konzept der Individuation gehört zu diesen Gegenkräften. Bei Klotter (in diesem Buch) und mit der Skizzierung der gesundheitspolitischen Dimension des Aufgeklärten Absolutismus werden bedeutsame Wurzeln von Essen als Pflicht und Zwang erläutert, - was aber noch fehlt, ist eine historische Rekonstruktion.

1. Orthorexia nervosa

Das sich im geschichtlichen Verlauf stets verändernde Krankheitspanorama reagiert mit der Produktion neuer Erkrankungen auf gesellschaftliche Veränderungen. Ist Gesundheit Pflicht, stellt *Schlankheit* eine rigide soziale Norm dar, dann bereitet eine Gesellschaft den Boden für die Orthorexia nervosa, einer neuen Essstörung, die darin besteht, sich übermäßig und zwanghaft gesund zu ernähren.

Orthorexia nervosa wurde erstmals vom amerikanischen Arzt Steven Bratman beschrieben (Bratman 2000). Seitdem existiert eine rege Diskussion über dieses Krankheitsbild, vor allem, weil es sich bei Bratman‘s Ausführungen um einen Erfahrungsbericht handelt, und diesem fehlende Wissenschaftlichkeit vorgeworfen wird. Aus diesem Grund halten einige Orthorexia nervosa (ON) für eine Erfindung, mit der Menschen stigmatisiert würden, die auf ihre Ernährung achten. Einige Experten sind der Meinung, ON sei kein neues Phänomen, sondern eine Begleiterscheinung (vorher, parallel oder nachher) einer schweren Essstörung (Bär 2008, Mader 2004). Auch werden vereinzelt die Rolle der Ernährungswissenschaft und ihre Normen und Werte kritisch hinterfragt.

Einige Studien haben versucht, die Prävalenz zu erfassen, die je nach Studie zwischen 6,9% und 45,5% liegt (Donini et al. 2004, Kinzl et al. 2005, Bağci Bosi et al. 2007). Allerdings sind diese Ergebnisse als kritisch einzuschätzen. All diese Studien bezogen sich zur Erfassung von ON auf den von Bratman konzipierten Selbsttest, der auf die klassischen psychometrischen Testkriterien wie Validität nicht überprüft wurde. Ebenso konnte in einigen Studien, die ebenfalls den Bratman-Selbsttest nutzten, gezeigt werden, dass die als eher orthorektisch eingestuften Probanden in den Bereichen zwanghaftes Verhalten, gestörte Essgewohnheiten und Körpergefühl höhere Werte aufwiesen als nicht-orthorektisch eingestuften Pro-banden (Arusoğlu et al. 2008, Eriksson et al. 2008).

Das Phänomen Orthorexia nervosa ist nach Bratman eine eigenständige diagnostische Zwangsstörung (Bratmann 2000). Jedoch ist nicht von der Hand zu weisen, dass sich die Diagnose ON mit anderen Diagnosen überschneidet. Wenn dem so ist, dann werden einige Gesundheitsexperten das Phänomen der ON anderen Diagnosen zuordnen.

Ein Vergleich von Orthorexia nervosa mit den diagnostischen Kriterien einer Zwangsstörung nach ICD 10 und DSM-IV-TR zeigt, dass durchaus Parallelen zwischen diesem Phänomen und *Zwangsstörungen* bestehen (Dilling et al 2008, Saß et al. 2003). So fühlt sich der an ON Leidende dazu gezwungen, sein Essverhalten nach strengen Regeln zu befolgen. Eine Abweichung verursacht schwere Schuld-gefühle. Das Verhalten ist außerdem sehr zeitaufwendig und beeinträchtigend, da der Betroffene seinen Alltag ganz nach seiner rigiden Ernährung gestaltet (Bratman 2000).

Dem orthorektischen Verhalten werden unterschiedliche Konsequenzen zugeschrieben. Einige erfahren ein Wohlbefinden (eine eigene Identität kreieren) und andere versuchen allgemeines Unwohlsein zu verhindern oder zu reduzieren. Oft fühlt sich der Orthorektiker den „Normal“-Essenden überlegen, weshalb es ihm an Krankheitseinsicht fehlt (Bratman 2000). Folglich erfüllt es wegen der mangelnden Krankheitseinsicht nicht ganz die Kriterien für eine Zwangsstörung.

Bratman (2000) nannte als eine mögliche Ursache für Orthorexia nervosa den verborgenen Wunsch, einem Schlankheitsideal entsprechen und nicht zunehmen zu wollen. Dies ließe sich so verstehen, dass die Orthorexia nervosa gemäß den dia-gnostischen Kriterien für Anorexia Nervosa nach ICD 10 und DSM-IV-TR (Dilling et al. 2008, Saß et al. 2003) eine spezielle Variante der Anorexia nervosa wäre. Allerdings liegen bei der Orthorexia nervosa üblicherweise keine Unterernährung, sondern eher eine Mangelernährung und kein Untergewicht vor. Auch sind Essan-fälle, die teilweise zu den Symptomen der Anorexia nervosa gehören, für die ON sehr untypisch (Bratman 2000).

Bei anorektischen und bulimischen Menschen hängt das Selbstwertgefühl von der Figur und dem Körpergewicht ab (Dilling et al. 2008, Saß et al. 2003). Bei der Orthorexia nervosa verhält es sich etwas anders: Die Einhaltung der selbst auferlegten Essensregeln ist für Orthorektiker der wesentliche Beurteilungsmaßstab für das eigene Selbst (Bratman 2000). Somit kann geschlussfolgert werden, dass bei der Orthorexia nervosa die *Qualität* und nicht die Quantität des Essens das ausschlaggebende Kennzeichen darstellt.

2. Aufgeklärter Absolutismus

Gesundheit ist ein Wert, der auf den ersten Blick nichts an Eindeutigkeit zu wünschen übrig lässt. Schließlich scheint es so zu sein, dass alle geradezu für immer gesund bleiben wollen. Und nichts scheint gegen Gesundheit zu sprechen. Bei einem zweiten Blick geht diese Eindeutigkeit brachial verloren. Gesundheit gehört dann zu einem Zwangssystem, das eng mit der Epoche der Moderne verbunden ist. Gesundheit erscheint dann als *Pflicht*, die dem einzelnen ohne Wenn und Aber abverlangt wird. Diese Pflicht, die eng mit der Realisierung des Aufgeklärten Absolutismus verbunden ist, widerspricht im Grunde eine andere Anforderung der Moderne: die der *Individualisierung*.

Individualisierung bedeutet, dass jeder Mensch seine eigenen Anliegen, Wünsche und Ziele verwirklichen soll. Demnach könnte jeder und jede wählen, ob er oder sie welches Ausmaß an Gesundheit haben will. Eine junge Frau könnte dann entscheiden, eine Profi-Fußballerin werden zu wollen – mit dem Risiko, ein Leben lang Kniebeschwerden zu haben. C. G. Jung hat das Konzept der Individualisierung radikalisiert. Seine Idee der Individuation, die ab der Lebensmitte greifen soll, macht Schluss mit der Idee der Pflicht. Individuation soll greifen, wenn das Haus gebaut, der berufliche Erfolg stabil vorhanden ist und die Kinder aus dem Haus gegangen sind. Ab der Lebensmitte ist der Mensch nach Jung nicht mehr der Gesellschaft verpflichtet, sondern nur sich selbst. Individuation ist im Prinzip antisozial, weil sie darauf drängt, das eigene Unbewusste zu realisieren. Gesundheit ist dann eine Option genauso wie ein ungesunder Lebenswandel: Gemütlich vor dem Aufstehen im Bett eine Zigarette rauchen, ein Glas Sekt zum Frühstück, mittags zur Schweins-haxe ein Weizenbier schlürfen, zum Einkaufen das Auto benutzen, obwohl der Weg kürzer als ein Kilometer ist, mit der leer gegessenen Tüte Chips vor dem Fernseher einschlafen.

Was ist *Aufgeklärter Absolutismus*? Der preußische Staat Friedrich II. wird als Aufgeklärter Absolutismus begriffen, weil er einerseits freie Religionswahl und philosophische Aufklärung wie die von Kant zuließ, weil er andererseits die staatliche Willkür, wie sie z. B. noch Ludwig XIV geherrscht hatte, einschränkte. Im Aufgeklärten Absolutismus wurde auch die Leibeigenschaft aufgehoben. Aufgeklärter Absolutismus meint aber auch, dass der Staat die Bevölkerung im Wesentlichen unter dem Gesichtspunkt des staatlichen Nutzens betrachtet, und die Würde und Integrität des Individuums weniger im Blick hat. Die Bevölkerung hatte dem Wohle des Staates zu dienen und diesen zu stärken. Kant bringt es bei seiner Diskussion, was denn nun Aufklärung sei, auf den Punkt: Es stehe jedem Menschen frei zu denken, was er will, aber als Bürger habe er seine ihm auferlegten Pflichten zu erfüllen. Da gebe es keine Wahl. Und diesen Pflichten könne er nur nachgehen, wenn er hinreichend gesund sei. Also gehöre es auch zu den Pflichten jedes einzelnen, für den Staat gesund zu bleiben. Kant selbst hat dies paradigmatisch vorgelebt. Er lebte das, was er schrieb.

Der Geist des Aufgeklärten Absolutismus erklärt heute Nikotin und Adipositas zu den Feinden individueller und gesellschaftlicher Gesundheit, und nicht nur das: Sie erscheinen als die schlimmsten Feinde unserer Gesellschaft insgesamt, sieht man einmal vom islamischen Terrorismus ab. Dieser Geist sorgt sich hingegen nicht um die Schlafdauer, um die Arbeitsdauer, auch nicht intensiv um das Problem der Arbeitslosigkeit. All die genannten Faktoren können Gesundheit beeinträchtigen und das Leben verkürzen. Umgekehrt ist die Sexualität nicht zu vernachlässigen, die über die Maßen gesundheitsförderlich zu sein scheint. Aber keine Krankenversicherung denkt daran, Bonus-Punkte denjenigen zuzu-sprechen, die hinreichend gut belegen können, dreimal in der Woche 30 Minuten lang Sex zu haben. Ganz offenkundig ist das Programm des Aufgeklärten Abso-lutismus löchrig. Diese Löchrigkeit hat System. Der Geist des Aufgeklärten Absolutismus ahndet nur das, was historisch Sinn macht.

Der vom Geist des Aufgeklärten Absolutismus durchdrungene Kampf gegen die Adipositas stützt sich auf die abendländische Geschichte. Er greift sich die Adipositas als Angriffsziel heraus, weil Adipositas all das repräsentiert, was das Abendland, um sich selbst zu konstituieren, ablehnt: Maßlosigkeit und Sünde, Müßiggang und Laster. Er pickt sich potenzielle Gesundheitsprobleme wie Schlaflosigkeit oder maßloses Arbeiten deshalb nicht heraus, weil viel Arbeiten und wenig Schlafen nahezu perfekt zur protestantischen Ethik und ihren Vorläufern passen. Die den Geist des Aufgeklärten Absolutismus verkörpernde Schlankheits-norm ist in der Moderne ein Bollwerk gegen die Moderne, gegen die Pluralisierung von Lebenswelten, gegen die Individualisierung. Von wegen, jeder und jede solle sich selbst verwirklichen und seinen oder ihren eigenen Weg gehen. Die Schlankheitsnorm versucht, alle gleich zu machen. Sie braucht dennoch die Abweichung von der Norm, um als Norm überhaupt zu existieren. Die von der Norm Abweichenden bekommen eine spezifische Identität, weil sie sich fragen, warum sie von der Norm abweichen, und sich anschließend z. B. als Anorektikerinnen oder Adipöse definieren. Aber diese Identität ist nicht Resultat von Individualisierung, sondern Effekt einer Norm, – einer Norm, die zwar höchst variabel sein kann, aber in ihrem Kern traditionelle abendländische Werte verkörpert. Von wegen Werteverfall. Die Werte haben sich nur *verkörpert*. Selbst das liberale Antlitz des Aufgeklärten Absolutismus, jeder möge nach seiner Facon glücklich werden, rückt in die Nähe zur Illusion. Die Möglichkeit zum Glück wird in unserer Gesellschaft nur dem zugesprochen, der dem vorherrschenden Schlankheitsideal entspricht. Es gibt nur *eine* Facon.

Mit zunehmendem Alter steigt der BMI und die körperliche Aktivität lässt nach. Vor dem Hintergrund des bisher Beschriebenen ließe sich das so interpretieren: Die Menschen werden mit zunehmendem Alter den Zwang zur Gesundheit *überdrüssig*. Sie rebellieren gegen die Pflicht zur Gesundheit, wenn sie allmählich auf die Berentung zugehen. Und: Unsere Gesellschaft lässt dies im Prinzip zu. Der antizipierte Tod ist ein Ereignis, das sich durch Vernunft nur wenig kontrollieren lässt. Auch ein gesunder Lebenswandel endet mit dem Tod – und zuweilen völlig unerwartet, etwa bei einem Autounfall. Der Tod hat etwas Anarchisches an sich. Deshalb dürfen Menschen, die sich diesem Ereignis annähern, etwas anarchisch werden.

3. Die Kosten zurückerstatten

Die gesellschaftliche Pflicht zur Gesundheit wird mit zunehmendem Alter zurück geschraubt, wobei ein gewisser Druck niemals aufhört. Parsons (1951) führt aus, dass unsere Gesellschaft quasi aus Überlebensgründen daran interessiert ist, dass jeder Mensch möglichst wenig krank ist, nicht allzu früh stirbt, damit er quasi die von ihm verursachten Kosten wieder einspielt: „From a variety of points of view, the birth and rearing of a child constitute a 'cost' to the society, through pregnancy, child care, socialization, formal training and many other channels. Premature death, before the individual has had the opportunity to play out his full quota of social roles, means that only partial 'return' for this cost has been received." (S. 430). Naheliegenderweise erscheint im Lichte des Ansatzes von Parsons eine behandlungsbedürftige Erkrankung als ein für die Gesellschaft unerwünschter Zustand, droht sie doch die Wahrscheinlichkeit zu senken, dass ein Mitglied der Gesellschaft seine Kosten wieder einspielt.

Parsons führt weiter aus, dass Krankheit nicht nur somatisch fundiert ist sondern auch psychosomatisch oder motivational. Wer etwa nicht arbeiten will, kann so beim Arzt angeben, depressiv zu sein, und wird anschließend krankgeschrie-ben. Damit die Gesellschaft nicht die Kontrolle über Krankheiten und kranke Men-schen verliert, muss sie nach Parsons eine Rolle des Kranken definieren: Der Kranke ist vorübergehend von den Erwartungen, die an ihn als Nichtkranken gerichtet sind, befreit. Er ist verpflichtet, ärztliche Hilfe anzunehmen und den Anweisungen des Arztes zu folgen. Er muss bereit sein, wieder gesund zu werden. Die Gesellschaft muss wiederum alles dafür tun, dass der sekundäre Krankheitsgewinn nicht allzu groß wird. Das Vergnügen am Kranksein darf nicht größer sein als der Wunsch, wieder gesund zu werden. Kranksein muss demnach mit erheblichen Unannehmlichkeiten verbunden sein.

C. G. Jung steht mit seinem Ansatz im diametralen Gegensatz zu Parsons. Jung definiert mit seinem Konzept der Individuation die Befreiung des älter werdenden Individuums aus der gesellschaftlichen Pflicht. Nicht mehr die Gesellschaft diktiert, was jede und jeder machen soll. Vielmehr ist es der *Einzelne*, der darüber befinden soll. Folge nicht der Gesellschaft, sondern folge Deinem Unbewussten, was es will, wohin es strebt. Es gilt, sich von weltlichem Ballast zu befreien, auch wenn dies der Gesellschaft nicht passen sollte. Für Jung wäre damit Gesundheit im Alter keine Pflicht, sondern eine Option, die zu wählen oder auch abzuwählen ist: Mein Leben gehört mir und niemand anderem, will Jung sagen. Dies ist dann nicht nur Freiheit, sondern Verantwortung für sich selbst. Niemand kann dann mehr sagen: Ich lebe mein Leben für die Eltern, für die Kinder, für das Haus. Vielmehr muss ich mein eigenes Leben selbst verantworten: Ich lebe ungesund, weil ich gerne rauche. Dies ist mein Leben und vielleicht muss ich dafür auch bezahlen. Aber es ist *mein* Leben. Jung plädiert für Anarchismus für älter Werdende. Nichts mehr soll sie halten und aufhalten, weil das Unbewusste selbst anarchisch ist. Das Unbewusste ist der Wunsch zu wünschen. Es kennt kein Nein und keine Realität. Vielmehr soll sich die Realität dem Unbewussten annäherungsweise fügen, auch wenn es hierbei krachen kann. Das Krachen ist von Jung erwünscht. Sein Bild vom Alter ist nicht dies: ein schlechtes Gewissen haben, immer noch zu leben, nicht zu arbeiten, nichts beizutragen, die Kostenlawine im Gesundheitswesen mit zu verursachen, unauffällig gekleidet in grau und beige, als wäre der Tod bereits eingetreten. Der alte Mensch soll ein stolzer Mensch in der Revolte sein, der sich endlich um seine (unbewussten) Wünsche kümmern kann, der zu sich finden kann. Das Alter entlässt aus dem Aufgeklärten Absolutismus, befreit von Selbstkontrolle und Pastoralmacht. Im Angesicht des Todes zählt all das nicht mehr. So ist es die Antizipation des Todes, die befreiend wirken kann.

4. Historische Wurzeln von Essenszwängen

Einer der zentralen Werte des Abendlandes stellt seit 2500 Jahren die Idee der *Mäßigung* dar. Somit erscheint Schlankheit als Manifestation dieser Tugend. Schlankheit ist in der Regel, wenn überhaupt, erreichbar über einen restriktiven Essensstil. Daher ist das Essen von zwanghaften Strukturen gleichsam natürlich umstellt. Wie diese zwanghaften Strukturen sich historisch herausbilden, soll im Folgenden umrissen werden.

Unser Blick des 20. und 21. Jahrhunderts scheidet nicht mehr eher global - wie bis in das 19. Jahrhundert hinein - zwischen Dicken und Dünnen, sondern differenziert höchst akribisch zwischen einem Normgewicht und dessen Abweichungen (Klotter 1990). Es ist ein gleichsam minutiöser Blick, der auf den Körper des Menschen geworfen wird. Seit dem 20. Jahrhundert ist man in der Fremd- und Selbstwahrnehmung nicht mehr wohlbeleibt oder nicht wohlbeleibt, sondern in den kleinsten Differenzen normal-, ideal-, unter- oder übergewichtig. Jeder Mensch besetzt, ob er will oder nicht, einen Platz auf einer Rangskala von z.B. 15% über Broca-Normalgewicht. Aus einer eher groben Dichotomie ist ein feingliedriges Netz kleinster Differenzen erwachsen, das nicht nur mit dem präzisen, unerbittlich taxierenden Blick verbunden ist, sondern auch dazu führt, dass die Menschen ihr subjektives *Selbstwertgefühl* darüber regulieren, ob sie nun gering oder ein bisschen stärker übergewichtig sind. Man ist unglücklich darüber, das Normalgewicht um 3% zu verfehlen, und beginnt eine Frühjahrsdiät.

Also: Das Normalgewicht und seine jeweiligen Abweichungen bilden ein Raster, anhand dessen jedem einzelnen ein Rangplatz zugewiesen wird: *Du liegst um 7% über dem Normalgewicht, tue etwas gegen Dein Übergewicht. Deine Partnerin oder Dein Partner sagt zwar noch nichts wegen Deiner wachsenden Speckschwarten, aber sie oder er schläft schon nicht mehr so gerne mit Dir, überlege, warum Du in letzter Zeit so viel isst, wenn das so weiter geht, wirst Du bald ganz fett sein, dann kann Dich niemand mehr leiden!* Diese innere Stimme, die dies sagt und die das Ergebnis davon ist, dass eine Normierung internalisiert worden ist, ist das Organ des in der europäischen Moderne vollendeten Über-Ichs (Kittsteiner 1995), das hoch wirksam die Nahrungsaufnahme begleitet und kontrolliert.

Das Normalgewicht wird seit ca. 100 Jahren in den westlichen Industrienationen aus (vermeintlich) gesundheitlichen und ästhetischen Gründen propagiert und verbreitet. Es ist nicht unproblematisch, wissenschaftlich festzulegen, welches durchschnittliche Gewicht nun mit der geringsten Morbiditätsrate und der höchsten Lebenserwartung einhergeht. Üblicherweise werden bestimmte, gruppenstatistisch ermittelte Normwerte und hiervon mehr oder weniger tolerable Spannbreiten von Abweichungen angegeben. Festzuhalten bleibt allerdings diesbezüglich, dass einerseits die Normwerte historisch höchst variabel sind, und im 20. Jahrhundert das sogenannte Normalgewicht permanent nach unten korrigiert worden ist, dass sich andererseits ganz offensichtlich die Normwerte im 20. Jahrhundert weniger nach *gesundheitlichen* Kriterien als nach *ästhetischen* Kriterien orientiert haben.

Die Experten im Gesundheitswesen des 20. Jahrhunderts haben, und das geben sie teilweise offen zu, ein Gewichtsideal ihrem Patientenklientel gleichsam angedient, das medizinisch nicht hinreichend zu begründen ist. So wurde vom Ende der 50er Jahre bis in die 90er Jahre des letzten Jahrhunderts das sogenannte Idealgewicht propagiert (Broca-Normalgewicht minus 10% für Männer und minus 15% für Frauen), das nur vermeintlich mit der höchsten Lebenserwartung korreliert, dessen Propagierung aber ungeachtet dessen dazu führte, dass Millionen von Menschen, vor allem Frauen, damit anfingen, intensiv und extensiv zu „diäten" (Klotter 1990).

In dieser allseitigen Verkündung des Normalgewichts durch Experten (dem Ärztestand, der Ernährungswissenschaft) sowie durch die Mode und Ästhetik liegt nicht nur ein perfider Zwang, dem man sich einerseits wegen des eben erwähnten modernen Über-Ichs, andererseits aber auch aufgrund des medialen Overkills hinsichtlich der allerorten dargebotenen vollkommener Körper kaum entziehen kann. In dieser allseitigen Verkündigung der eben erwähnten Kräfte liegt nicht nur Hang zur Perfektion (noch ein Kilo runter, und Dein Bauch besteht nur noch aus Muskeln), es liegt hierin auch eine Glücksverheißung: *Wenn Du das Normalgewicht erreichst, dann ist alles gut. Dann bist Du attraktiv, jung, erfolgreich und glücklich.* Ist zu Beginn der Neuzeit die Mäßigung ein Zeichen von Gottgefälligkeit (Labisch 1992), dann ist heute der dünne Bauch das Synonym von Glück, zumindest der Potentialität von Glück.

5. Rituale der Nahrungskontrolle

Ein *Zwang* ist in der Regel nicht nur etwas Ideelles, sondern mit bestimmten Handlungen verknüpft. Die kulturell vorgegebene restriktive Nahrungsaufnahme erweist sich als ein unerschöpfliches Fass von Maßnahmen, wie denn die Ernährung zu kontrollieren sei. So wird im Allgemeinen empfohlen, drei Haupt- und zwei Nebenmahlzeiten täglich zu bestimmten Zeitpunkten zu sich zu nehmen. Natürlich soll die Nahrung vollwertig und ausgewogen sein. Man achte darauf, ein- bis zwei-mal pro Woche Fisch zu sich zu nehmen (wegen den wertvollen ungesättigten Fett-säuren). Sind in der Ernährung genug Vitamine, Mineral- und Ballaststoffe? Fehlt Jod? Und nicht zuletzt: Wie der Teufel das Weihwasser solle man Zucker und zu viel Fett meiden.

In der üblicherweise zur symptomzentrierten Behandlung der Adipositas empfohlenen Verhaltenstherapie wird, wenn die alltäglichen Maßnahmen zur Kontrolle des Ernährungsverhaltens nicht geriffen haben, der Zwang intensiviert: Man schreibe auf, was man wann in welchen Mengen esse (Ernährungsprotokolle), man berechne, wie viele Kalorien man zu sich nehmen darf, um ein Pfund Körpergewicht in der Woche zu verlieren, man gehe nur unter bestimmten Bedingungen einkaufen (nicht hungrig, mit verbindlicher Einkaufsliste), man horte auch nicht allzu viele Lebensmittel zu Hause, da diese eine Gefahr darstellten (in Versuchung geraten), man achte darauf, nur unter spezifischen Bedingungen die Nahrung zu sich zu nehmen (nicht zwischen Tür und Angel, am Tisch sitzend, ohne Ablenkung, ohne TV-Genuss, ohne schnell und hastig zu essen). Sicherlich sind diese Empfehlungen nicht falsch, aber sie eignen sich dazu, die Nahrungsaufnahme perfekter in das Korsett des *Zwangs* zu pressen.

Ein wehmütiger Blick mag da auf die Kostregimes im 19. Jahrhundert fallen, - einer Zeit, in der sich zwar die Diäten allmählich durchsetzten, aber noch anders konzipiert waren als heute. Vogel (1889) kritisiert eine der ersten, von Banting (1864) entwickelten Diät, diese sei zu „streng". Aber immerhin sieht die Banting-Diät sechs Gläser Rotwein pro Tag vor. Diese Diät erinnert an christliche Mäßigungs-Order gegen den Alkoholmissbrauch in der frühen Neuzeit, die gelobten, nicht mehr als sieben Ordensbecher Wein am Tag zu trinken. Der Bierkonsum fiel nicht unter das Gelübde (Fischer 1933, Bd. 1, S. 265). Auch die Ebstein-Kur (1904) gehört aus heutiger Sicht eher in einen Gourmet-Tempel. Ebstein empfahl als Getränk zu dem offenbar vorzüglichen Essen zwei bis drei Gläser Wein zum Mittagessen. Heute dagegen herrscht Restriktion total: Die zahllos angebotenen Diäten überbieten sich darin, ein möglichst rigoroses Nahrungsregime einzuführen. Im Gegensatz zu den 60er, 70er und 80er Jahren des letzten Jahrhunderts sind sie zwar unter ernährungsphysiologischen Gesichtspunkten überwiegend nicht mehr als gesundheitsschädigend zu begreifen. Dennoch schreiben sie – das liegt in der Natur der Sache – vor, möglichst auf all das zu verzichten, was gemeinhin als genussvoll angesehen wird: auf Fette, Zucker und Alkohol.

6. Der Kampf um das Gewicht

Nun werden sich die Gesundheitsexperten in ihrem Kampf gegen das Übergewicht nicht durch die Ansicht beirren lassen, mit der restriktiven Nahrungsaufnahme werde der Genuss am Essen suspendiert und durch ein asketisches Zwangskorsett ersetzt. Schließlich geht es ihnen um Gesundheit, niedrige Morbiditätsraten und durchschnittliche hohe Lebenserwartung. Aber: Selbst mit den immanenten Kriterien der Gesundheitsexperten wird offensichtlich, dass restriktive Nahrungsaufnahme zur Bekämpfung des Übergewichts *nicht* effektiv ist. Seit Jahrzehnten ist klar, dass jede Form von Intervention gegen das Übergewicht langfristig nicht wirkt (vgl. z.B. Apfelbaum 1993, Klotter 2007). Alle internationalem Survey-Studien kommen zu etwa dem gleichen Schluss: Drei Jahre nach Interventionsende ist, wenn alles gut geht, das durchschnittliche Ausgangsgewicht wieder erreicht. Selbst denjenigen unter den Übergewichtigen, die es wider Erwarten schaffen, ihr Übergewicht zu senken, selbst denen winkt keine höhere Lebenserwartung. Keine Frage: Starkes Übergewicht ist gesundheitsabträglich. Aber Abnehmen führt nicht zu erhöhter Lebenserwartung.

Dann gibt es noch diejenigen, die gleichsam lebenslänglich der Diät verfallen sind, jedes Frühjahr also Gewicht verringern, nach Ende der Diät wieder zunehmen, dann wieder „diäten“, Gewicht reduzieren etc. Auch dieses permanente Auf und Ab der Gewichtskurve gilt mittlerweile eher als gesundheitsabträglich denn als gesund-heitsförderlich. Die sogenannten Betroffenen lassen sich von diesen Hiobs-botschaften aber nicht beeindrucken. „Diäten“ ist nach wie vor Volkssport Nr. 1. Und so ist zu vermuten, dass das „Diäten“ nicht nur betrieben wird, um abzunehmen, sondern dass mehr oder minder unbewusst andere Intentionen hiermit verbunden sind. Das „Diäten“ ist möglicherweise Teil eines Spiels, das zwischen Normverehrung und Normübertretung pendelt. Jeder Diätbeflissene strebt, wie oben erwähnt, danach, ein einigermaßen fiktives, sprich: wissenschaftlich nicht hinrei-chend begründbares Normal- oder Idealgewicht zu erlangen. Die Verehrung kommt insofern ins Spiel, als mit der Idee, die Norm zu erfüllen, eine Paradiesaussicht verbunden wird: *Wenn ich die Norm erreicht habe, passe ich wieder in meinen kleinen Bikini, kann ich wieder mich am Strand zeigen, sind alle Blicke auf mich gelenkt, fühle ich mich leicht, attraktiv und wohl* etc. In der Erreichung der Norm liegt also ein definitives Glücksversprechen, das eine zarte religiöse Aura mit besitzt – als würde sich der dünne Körper einem himmlischen Astralleib annähern. Als würde mit der kulturell vorgegebenen radikalen Schlankheitskultur eine unbewusste Idee verbunden sein, sich bereits im Diesseits nahezu verflüchtigen zu können. Als würde im aktuellen Schlankheitswahn eine heimliche Todessehnsucht stecken. Der Schlankheitswahn würde sich so in sein eigenes Gegenteil kehren: nicht mehr Verehrung des Körpers, sondern Körper*auslöschung.*

Augustinus (vgl. z.B. in Heckmann1979) hätte möglicherweise mit Begeisterung an heutigen Modenschauen teilgenommen, natürlich nicht wegen des nahezu hüllenlosen dargebotenen Fleisches, das ihn selbstredend nicht gerührt hätte, sondern wegen des sichtbaren überwältigenden Erfolgs seiner Kampagne zur Ausradierung leiblicher Genüsse.

Mit der approximativen, aber letztlich aussichtslosen Annäherung an das ideale Gewicht ist das Spiel für die Diätbeflissenen nicht erschöpft. Offenbar haftet an der Paradiesnähe des idealen dünnen Körpers auch etwas Fades und Unerfreuliches. Anders formuliert: Die restriktive Nahrungsaufnahme provoziert ihr Gegenteil - den *Exzess*. Für Nicht-Diätbeflissene vermag der Blick in die Vitrinen des Bäckers den Appetit anzuregen. Diätbeflissene dagegen schauen in den Abgrund der Ekstase, wenn sie nur von weitem den Bäckerladen sehen. Nicht-Diätbeflissene können sich nicht einmal vorstellen, welche dionysischen Gelüste auf die Diätbeflissenen warten. Die Askese gebiert den Exzess. So sind die Diätbeflissenen gefangen in einem lebenslänglichen „Spiel“ zwischen Nahrungskontrolle – sie können sich hierbei versichern, sich unter Kontrolle zu haben – und Übertretung, dem Kontrollverlust. Diese Spiel kann dermaßen präokkupieren, dass für andere Lebensthemen wenig Platz bleibt. Das Leben erschöpft sich in dem Versuch, die Norm zu erreichen, um sie dann zu übertreten, um sie dann zu erreichen, um sie dann ...

7. Wozu restriktive Nahrungsaufnahme?

Im Folgenden sollen verschiedene Möglichkeiten durchgespielt werden, welche impliziten Ziele mit dem allumfassenden Programm der restriktiven Nahrungsaufnahme verbunden sein können. Für Marx war Religion das Opium für das Volk. Foucault spricht in einem Interview, das Levy mit ihm geführt hat (Foucault 1978), darüber, dass heute der Sex eine vergleichbare Funktion habe: Indem sich das Volk auf die Spielwiese des Sexes zurückzieht, darüber räsoniert, wie der totale Orgasmus zu erzielen ist, sich den Kopf darüber zerbricht, warum man ausgerechnet schwul, lesbisch, etc. ist, bleibt wenig Aufmerksamkeit für *politisches* Handeln. Man definiert sich über den Körper, über körperliche Beziehungen zu anderen Menschen, aber nicht über sich als öffentlichen, politisch handelnden Bürger. Ähnliches lässt sich über die restriktive Nahrungsaufnahme sagen. Das damit verbundene Zwangskorsett erstickt den Citoyen. Insofern hätte die restriktive Nahrungsaufnahme einen machtpolitischen Kern: Die Bevölkerung an etwas zu fesseln, womit sie gehindert ist, politisch tätig zu werden und sich zu artikulieren. Mit der Schlankheitskultur erschöpft sich die Reflexion gleichsam darin, sich zu befragen, warum man zu viel isst und das Essen nicht in den Griff bekommt. Das menschliche Gegenüber ist dann letztlich nicht mehr der andere Mensch, sondern der Spiegel, der unbarmherzig die Speckfalten offenbart. Der Spiegel hat die Agora ersetzt. Ebenfalls mit Foucault (1977) ließe sich die restriktive Nahrungsaufnahme auch als Teil der modernen Disziplinarmacht verstehen, die den präzise abgerichteten dressierten Körper herstellt, der im modernen Massenheer und in der industriellen Produktion benötigt wird.

Natürlich darf nicht übersehen werden, dass der kollektive Schlankheitswahn einen rationalen Kern in sich zu tragen vermag, ein gewisses Kalkül: Die Diätlawine ist just in dem Augenblick über den Industrienationen hereingebrochen, als wieder ausreichend Nahrungsmittel für die gesamte Bevölkerung zur Verfügung standen. Bis zum Ende des 19. Jahrhunderts stand etwa im Mittelpunkt des sozialmedizinischen Interesses eher Hunger und Unterernährung als Übergewicht. Erst das 20. Jahrhundert schenkt der Bevölkerung, abgesehen von den Kriegs- und Nachkriegsjahren, eine hinreichend gute Versorgungslage. Möglicherweise resultiert die Kultur des „Diätens" aus der mehr oder minder unbewussten kollektiven Befürchtung, im Angesicht einer ausreichenden Ernährungslage exzessiv zu schlemmen und zu völlern. So wie im Europa des Mittelalters oder der Neuzeit sich die meisten Menschen fast bis zum Erbrechen die Bäuche vollschlugen, wenn es genug zu essen gab – aus Angst vor dem absehbaren kommenden Hungerszeit (Montanari 1993) – so ähnlich hätte dies auch im 20. Jahrhundert passieren können. Die Menschen hören nicht auf zu essen, weil sie immer noch fürchten, dass der nächste Hunger bestimmt kommt. Das Programm der restriktiven Nahrungsaufnahme wäre so ein kollektives Zwangssystem, nicht um, wie bei Zwängen sonst üblich, die unbewussten aggressiven Impulse oder unbewusste Beschmutzungsphantasien im Zaume zu halten, sondern um die oralen Impulse zu hemmen, zumindest denen ein Hindernis in den Weg zu stellen: mittels der Doktrin des schlanken Leibes. Anders als bei anderen Zwangshandlungen wären hinsichtlich des Essens die abgewehrten Impulse in gewisser Weise bewussterer Natur. Beim „Diäten" weiß man ja, dass man eigentlich mehr essen will, als man „darf". Das aber, was überwiegend unbewusster Natur sein könnte, wären die atavistischen Impulse zu einer endlosen, jedes Maß sprengenden Nahrungsaufnahme, zu einem Delir des Essens, zu einer Essensorgie, die heute, wenn sie sich realisiert, als *pathologisches* Verhalten begriffen wird – etwa mittels der Krankheitskategorie der *Bulimia nervosa.*

Ein kursorischer Blick auf die noch nicht allzu lange zurück liegende Geschichte verrät dagegen, dass z.B. noch im 19. Jahrhundert Nahrungsexzesse (das wäre die heutige Wahrnehmung) möglich waren. Aron (1993) berichtet vom General Valen-tigny, dem es beliebte, „zwei gebratene Hühner, ein Filet vom Reh in Tomatensauce, Schinken und fünf Teller Nachspeise" (S. 192f.) zu sich zu nehmen. Der Vicomte von Viel-Castel verzehrte im Rahmen einer Wette zwölf Dutzend Austern, eine Suppe aus Schwalbennestern, ein Beefsteak mit Kartoffeln, ein Felchen, einen mit Trüffeln gefüllten Fasan, ein Ragout aus zehn Fettammern, eine Ananas und Erdbeeren. Dazu trank er vier Flaschen Wein. Nach Beendigung der Mahlzeit schritt er „leicht wie eine Feder" von dannen (Aron 1993, S. 195f.). Eine derartige Nahrungsaufnahme erscheint uns heute unvorstellbar. Der Gedanke an und der Wunsch nach solchen „Exzessen" wird offenbar erfolgreich verdrängt.

Mit dem Zwangssystem der restriktiven Nahrungsaufnahme wird also der Wunsch nach exzessiven Essen verdrängt. Wer sich beim Abendbrot an einem hübsch hergerichteten Tisch, auf dem als einziges Getränk ein Glas Mineralwasser steht, überlegt, ob es entsprechend den Kalorienberechnungen zu verkraften ist, dem ersten Knäckebrot mit grünem Salatblatt ein zweites, mit frischen Radieschen belegt, folgen zu lassen, dem ist General Valentigny oder der Vicomte von Viel-Castel eine Sagengestalt, eine Figur aus einem Märchen. Deren Konsumverhalten sprengt gleichsam die kortikale Informationsverarbeitungsmöglichkeit des Menschen des 20. und 21. Jahrhunderts. Nur noch das Unbewusste darf vom Exzess träumen.

Wenn ein Kind, das beim Hüpfen nur die schwarzen Fließen mit den Schuhen berührt, einem magischen System folgt, wonach es Glück verheißt, das magische System einzuhalten, dann müsste die Frage erlaubt sein, welches Glück zu gewinnen und vor allem herstellbar ist, wenn man den strikten Diätregeln folgt. Es scheint sich hierbei nicht nur um das Glück zu handeln, den atavistischen Fressgelüsten entkommen zu sein, sondern um ein verbrämt *christliches* Glück. Das Befolgen der Diätvorschriften erscheint in dieser Perspektive als magischer Zauber, um der Sünde zu entkommen und Buße zu leisten. Und was ist heute die zentrale Chiffre für Sünde? Das Essen. Der Umgang mit der Sexualität hat sich, ob vermeintlich oder nicht vermeintlich, liberalisiert. Beim Sex kann man keine Sünden mehr begehen, es sei denn, man spricht nicht mit dem Partner darüber. Davor und danach. Dagegen ist das Essen heute zum Sündenpfuhl schlechthin geronnen: Nicht nur, dass man die *schlechten* Nahrungsmittel (Zucker, Fett etc.) überreichlich und unausgewogen zu sich nehmen kann, nicht nur, dass man damit seine Gesundheit ruinieren kann, vielmehr schadet man hiermit auch der Solidargemeinschaft der Krankenversicherten, die für die Folgekosten der individuellen Fehlernährung aufzukommen hat.

Wenn also heute die Sünden des Fleisches weniger im Vollzug der Sexualität aufgespürt werden, vielmehr die Nahrungsaufnahme im Zentrum der potentiellen Sünde steht, dann bedeutet das Diäten nicht nur ein direkter Kampf gegen die Sünde, sondern im Ergebnis des „Diätens“; dem schlanken Körper, offenbart sich der gute Mensch schlechthin. Den schlanken Menschen vermag man von allen Sünden frei zu sprechen. Zumindest erscheint er als *tugendhaft*. Der schlanke Mensch wird so selbst zum Heiligenbild, um das Böse in der Welt abzuschrecken und zu vertreiben. Der schlanke Körper ist der *exorzierte* Körper. Bezüglich des Einflusses des Christentums auf unsere Zeit ließe sich deshalb sagen, dass jenes zwar manifest an Bedeutung verloren hat, dass es aber latent umso erfolgreicher sein Modell der Sünde und der Buße, seine Vorstellung vom Bösen und dessen Bekämpfung verbreitet und durchgesetzt hat. Die in allen Talk-Shows in aller Öffentlichkeit verbreiteten freimütigen Geständnisse zu allen Arten menschlicher Sexualität sind demnach nicht – christlich gesprochen – Indikatoren für den Sieg des Bösen, sondern Indikatoren dafür, dass sich die christliche Botschaft viel subtiler durchgesetzt hat. Wenn alle Welt fastet und „diätet“, dann spielt es letztlich keine Rolle mehr, dass jemand nach zwölf Stunden akribisch eingehaltener restriktiver Nahrungsaufnahme in den S/M-Club geht. Herauszustreichen ist hierbei noch einmal, dass die Sünde des Essens heute nicht mittels *reifer* bewusster Entsagung, nicht mittels bewussten reflektierten Verzichts, sondern mittels magischer Rituale – dem „Diäten“ und anderen Formen restriktiver Nahrungsaufnahme – bekämpft wird, die Bekämpfung der Sünde also auf einem relativ primitiven Entwicklungsniveau vonstattengeht. Die Diätbeflissenen gehen gleich kleinen Kindern davon aus, dass sie mittels fest vorgeschriebener Praktiken sich und die Welt steuern und kontrollieren können. Wenn, wie gleich noch ausführlicher gezeigt werden wird, Freud das kindliche magische Denken und das Denken sogenannter primitiver Völker analogisiert, dann ließe sich bezüglich des „Diätens" Folgendes sagen: Auch wenn es dem Priester eines sogenannten primitiven Stammes immer wieder nicht gelingt, durch das spielerische Imitieren des Regens den herbeiersehnten Regen tatsächlich fallen zu machen, so glaubt er dennoch noch daran, dass das magische Ritual funktionieren müsste. Ähnlich verhält es sich mit den Diätenbeflissenen unserer Tage: Trotz unzureichender Erfolge geben sie das Diäten nicht auf.

8. Freud: Die Kultur und der Zwang

Freuds kulturtheoretischen Schriften sind durchzogen von der Thematisierung des Zwangs als *kultureller* Notwendigkeit .In „Die Zukunft einer Illusion" (1927/1989) beschreibt Freud, dass Kultur auf Zwang und Triebunterdrückung aufbaut. Ohne dieses würde niemand freiwillig arbeiten: „... es sind zwei weitverbreitete Eigenschaften der Menschen, die es verschulden, dass die kulturellen Einrichtungen nur durch ein gewisses Maß von Zwang eingehalten werden können, nämlich, dass sie spontan nicht arbeitslustig sind und dass Argumente nichts gegen ihre Leidenschaften vermögen." (1927/1989, S. 142). In derselben Schrift argumentiert Freud weiter: Hinsichtlich vieler Verbote werde der äußere Zwang per Etablierung des Über-Ichs verinnerlicht, welches „ein höchst wertvoller psychologischer Kulturbesitz" (S. 145) sei. Diese Verinnerlichung funktioniere, abgesehen von der Gruppe der Neurotiker hinsichtlich der archaischen Kulturforderungen nach Verbot des Inzests, Kannibalismus und der Mordlust in der Regel, recht gut. Aber „andere Triebanforderungen" (S. 145) bedürften nach wie vor des äußeren Zwangs, um hierauf notgedrungen Verzicht leisten zu können. Der Verzicht werde darüber erleichtert, dass er mit einer narzisstischen Gratifikation verbunden sei. Man ist stolz, entweder den Anforderungen des Über-Ichs oder dem Kultur-Ideal entsprochen zu haben.

Wie lässt sich das bislang über Freud Mitgeteilte auf die restriktive Nahrungsaufnahme beziehen? Sie erscheint in den Augen Freuds als notwendig, da sich ansonsten große Teile der Bevölkerung ihren regressiven Tendenzen hingeben würden und die für Arbeit und Kultur sublimierte Triebenergie nicht hinreichend zur Verfügung stehen würde. Freud legitimiert auch den äußeren Zwang hinsichtlich des „Diätens", obwohl eine Verinnerlichung des Verbots der übermäßigen Nahrungsaufnahme per Über-Ich sicherlich auch anteilig stattgefunden hat (aber offensichtlich nicht in ausreichendem Umfang), damit, dass es sich beim Essen nicht um ein *archaisches* Kulturverbot handele und daher immer auch äußerer Zwang greifen müsse. Freud macht auch verständlich, welches Triumphgefühl mit dem Erreichen des Idealgewichts verbunden sein könnte. Es handelt sich hierbei um ein Teil der narzisstischen Gratifikation. *Wenn ich dünn bin, dann verkörpere ich die Tugenden des modernen Menschen auf die vollkommenste Weise.*

Literatur

Apfelbaum, M. (1993). Treatment of Obesity: Are we wrong? *Summaries of International Congress on Obesity Management*. Antwerpe.

Arusoğlu, G., Kabakci, E., Köksal, G., Kutluay Merdol, T. (2008). Orthorexia nervosa and Adaptation of ORTO-11 into Turkish. *Turkish Journal of Psychiatry*, 19, 283-291

Aron. J. P. (1993). Der Club der Bäuche. Stuttgart: Klett-Cotta

Bağci B., A., Tülay, A., Camur, D., Güler, C. (2007). Prevalence of orthorexia nervosa in resident medical doctors in the faculty of medicine (Ankara, Turkey). *Appetite*, 49, 661-666

Banting, W. (1864). Letter on Corpulence. London: Harrison

Bratman, S. (2000). Orthorexia nervosa: Overcoming the obsession with healthful eating. New York: Broadway Books

Dilling, H., Freyberge, H. J. (2008): Taschenführer zur ICD-10-Klassifikation psychischer Störungen. 4. Aufl. unt Berücksichtigung der German Modification (GM) der ICD-10. Bern: Huber

Donini, L.M., Marsili, D., Graziani, M.P.,Imbriale, M., Cannella, C. (2004). Orthorexia nervosa: A preliminary study with a proposal for diagnosis and an attempt to measure the dimension of the phenomenon. *Eating and Weight Disorders*, 9, 151-157

Ebstein, W. (1904). Die Fettleibigkeit (Korpulenz) und ihre Behandlung nach physiologischen Grundsätzen. Wiesbaden: Bergmann

Eriksson, L., Baigi, A., Marklund, B,; Lindgren, E. C. (2008). Social Physique anxiety and sociocultural attitudes toward appearance impact on orthorexia test in fitness participants. *Scandinavian Journal of Medicine & Science in Sports*, 18, 389-394

Fischer, A. (1933). Geschichte des deutschen Gesundheitswesens. Bd. 1 und 2. Berlin: F. A. Herbig

Foucault, M. (1977). Überwachen und Strafen. Frankfurt: Suhrkamp.

Foucault, M. (1978). Nein zum König Sex. In: Foucault, M.:. Dispositive der Macht. Berlin: Merve

Freud, S. (1927/1989). Die Zukunft einer Illusion. Studienausgabe. Frankfurt/M.: Fischer.

Heckmann, H. (1979). Die Freud des Essens. München: Hanser

Kinzl, J.F., Hauer, K., Traweger, C., Kiefer, I. (2005). Orthorexia nervosa: Eine häufige Essstörung bei Diätassistentinnen? *Ernährungs-Umschau*, 52 (11), 436-439

Kittsteiner, H. D. (1995). Die Entstehung des modernen Gewissens. Frankfurt/M.: Suhrkamp.

Klotter, C. (1990). Adipositas als wissenschaftliches und politisches Problem. Heidelberg: Asanger

Klotter, C. (2000). Die Thematisierung der Lebenskunst in der Psychologie. *Journal für Psychologie*, 8 (2), 50-62

Klotter, C. (2007). Einführung Ernährungspsychologie. München: UTB

Labisch, A. (1992). Homo hygienicus. Frankfurt/M.: Campus.

Mader, U. (2004): Orthorexie – die Sucht, sich "gesund" zu ernähren. *Deutsche medizinische Wochenschrift*, 14, 728

Montanari, M. (1993). Der Hunger und der Überfluss. München: Beck

Parsons, T. (1951). The social system. New York: Free Press

Saß, H., Wittchen, H.-U., Zaudig, M., Houben, I. (2003). Diagnostisches und Statistisches Manual Psychischer Störungen – Textrevision – DSM-IV-TR. Göttingen: Hogrefe

Vogel, J. (1889). Korpulenz. Ihre Ursachen, Verhütung und Heilung. Berlin: Hampel

Wadd, W. (1829). Die Corpulenz (Fettleibigkeit) als Krankheit, ihre Ursachen, Verhütung und Heilung. Weimar.

Optimismus und gesunde Lebensführung

Christel Salewski und Manja Vollmann

Einleitung

Ein Blick in die Regale mit Selbsthilfeliteratur in Buchhandlungen, auf einschlägige Internetseiten und auch in die Broschüren von Krankenkassen macht klar: Optimisten leben länger, sie leben gesünder, sind erfolgreicher und glücklicher. Und: Optimismus ist erlernbar. Wenn man nur ausreichend motiviert ist und stetig trainiert, die Welt durch eine rosarote Brille zu sehen, dann kann man bald die Vorteile des Optimismus am eigenen Leib erfahren. Warum sind angesichts dieser scheinbar klaren Befundlage trotzdem nicht alle Menschen in der Lage, eine gesunde Lebensführung zu praktizieren, lange zu leben, erfolgreich und glücklich zu sein? Scheuen sie vielleicht die Mühe, ihren Optimismus entsprechend zu optimieren?

Wirft man eine Reihe von Blicken in die umfangreiche wissenschaftliche Forschungsliteratur zum Thema „Optimismus und Gesundheit“, dann wird jedoch bald deutlich, dass die Zusammenhänge zwischen Optimismus und gesunder Lebensführung bedeutend vielschichtiger sind. Die einfache Gleichung Optimismus = Gesundheit lässt erstens eine Reihe von wichtigen Differenzierungen außer Acht, ohne die das komplexe Zusammenspiel zwischen der Persönlichkeit eines Menschen und seiner Gesundheit nicht verständlich ist, ignoriert zweitens Befunde, die zeigen, dass Optimismus eine durchaus zwiespältige Wirkung im Kontext von Gesundheit und Krankheit haben kann, und suggeriert drittens eine eindeutigere Befundlage, als sie zur Zeit besteht.

1. Differenzierung: Optimismus ist nicht gleich Optimismus

Hinter dem Begriff Optimismus verbergen sich in der gegenwärtigen Forschung verschiedene Konstrukte, die zumeist als überdauernde Merkmale einer Person angesehen werden und sich darauf beziehen, die eigene Person, die Welt und die Zukunft *positiv* zu betrachten und bewerten. Einige der wichtigsten Spielarten des Optimismus sind der dispositionale Optimismus, der optimistische (vs. pessimistische) Attributionsstil sowie positive Illusionen und unrealistischer Optimismus. Diese verschiedenen Formen von Optimismus sind durchaus unterschiedlich angelegt und können dementsprechend auch unterschiedliche Bezüge zu Gesundheit und Krankheit haben (vgl. Renner & Weber 2005).

Dispositionaler Optimismus

Im Kontext ihres Selbstregulationsmodells definieren Scheier & Carver (1985) dispositionalen Optimismus als eine generalisierte positive Zukunftserwartung. Optimisten glauben, dass sich auch schwierige Situationen zum Guten entwickeln werden, unabhängig davon, ob dies aufgrund von Glück, Zufall oder von eigener Anstrengung geschieht. Diese subjektive Gewissheit über einen positiven Ausgang von stresshaften Situationen geht den Autoren zufolge mit einem erhöhten Engagement für Ziele und einem vermehrten Erleben positiver Emotionen einher: Wer sehr zuversichtlich ist, seine Ziele erreichen zu können, wird sich auch durch Barrieren bei der Zielerreichung nicht beirren lassen. *Pessimismus* hingegen zeichnet sich durch negative Erwartungen hinsichtlich zukünftiger Ergebnisse aus, was ein schnelleres Aufgeben von Zielen und eine Reihe von negativen Gefühlen zur Folge hat. Weiterhin konnte gezeigt werden, dass es Zusammenhänge zwischen dem dispositionalen Optimismus und der Verfügbarkeit von Ressourcen gibt, wie etwa Bildung und Einkommen (Segerstrom 2007) oder unterstützenden sozialen Netzwerken (MacLeod & Conway 2005). Diese Ressourcen können helfen, gesund zu bleiben (z.B. durch Wissen über und Verfügbarkeit von gesunden Nahrungsmitteln) oder im Falle einer Erkrankung einen funktionalen Umgang mit der Situation zu erleichtern (z.B. durch den Zugang zu Heilmethoden oder durch praktische Unterstützung durch Freunde und Bekannte).

Optimistischer (vs. pessimistischer) Attributionsstil

Der optimistische bzw. pessimistische Attributionsstil bezieht sich auf die gewohnheitsmäßige Zuschreibung von Ursachen für bereits eingetretene Ereignisse (Abramson et al. 1978). Im Gegensatz zum dispositionalen Optimismus liegt hier der Fokus nicht auf der positiven *Zukunfts*erwartung, sondern auf der Erklärung der *Vergangenheit*. Die Ursachenzuschreibungen können dabei in Bezug auf drei Dimensionen variieren: Internalität vs. Externalität (die Ursache für den Situationsausgang liegt in der eigenen Person oder außerhalb der eigenen Person), Stabilität vs. Variabilität (die Ursache ist zeitlich überdauernd oder zeitlich begrenzt) sowie Globalität vs. Spezifität (die Ursache ist in verschiedenen Situationen wirksam oder nur in einer spezifischen Situation) (Gillham et al. 2001).

Ein optimistischer Attributionsstil ist gekennzeichnet durch *externale, variable und spezifische* Ursachenzuschreibungen für *negative* Ereignisse (z.B.: dass ich eine Erkältung bekam lag daran, dass mich mein Sitznachbar im Zug letzte Woche ständig angeniest hat) sowie die Zuschrei-bung *internaler, stabiler und globaler* Ursachen für *positive* Ereignisse (z.B.: dass ich nur so selten erkältet bin liegt daran, dass ich immer gut auf mich achte).

Menschen mit einem *optimistischen* Attributionsstil führen also Misserfolge auf äußere Umstände oder situationale Bedingungen zurück, die zeitlich begrenzt und beschränkt auf einzelne Lebensbereiche sind. Erfolge hingegen werden den eigenen Fähigkeiten und Fertigkeiten zugeschrieben, die auch auf andere Lebensbereiche ausstrahlen und zeitlich überdauern. Der *pessimistische* Attributionsstil zeichnet sich durch das entgegengesetzte Interpretationsmuster aus: Misserfolge werden in der eigenen Person begründet, in Faktoren also, die zeitlich überdauern und auch für andere Lebensbereiche relevant sind (z.B.: ich habe die Prüfung nicht bestanden, weil ich nicht über die nötigen Fähigkeiten verfüge). Erfolge werden von Menschen mit einem pessimistischen Attributionsstil eher anderen Personen oder äußeren Umständen zugeschrieben und die Ursachen werden als wenig beeinflussbar sowie als situationsübergreifend wahrgenommen (z.B.: ich habe die Prüfung nur bestanden, weil die Prüferin immer sehr leichte Fragen stellt).

Positive Illusionen und unrealistischer Optimismus

Taylor & Brown (1988, 1994) und Taylor & Armor (1996) postulieren in ihrem Modell der mentalen Gesundheit, dass Menschen typischerweise drei Arten von positiven Illusionen aufweisen: eine unrealistisch positive Selbstbewertung, eine überhöhte Wahrnehmung von persönlicher Kontrolle sowie übermäßig positive Erwartungen bezüglich der eigenen Zukunft. Positive Illusionen im Bereich der Selbstbewertung, auch Überdurchschnittlichkeits-Syndrom genannt, äußern sich beispielsweise in einem überhöhten Selbstkonzept und in selbstwertdienlichen Kausalattributionen. Demnach neigen die meisten Menschen dazu, sich im Vergleich zu Anderen mehr günstige Eigenschaften und mehr Kompetenzen zuzuschreiben sowie sich selbst in einem positiveren Licht zu sehen, als Andere dies tun. Weiterhin hegen Personen positive Illusionen in Bezug auf die Kontrollierbarkeit von Ereignissen, indem sie das Ausmaß an persönlicher Kontrolle systematisch überschätzen. Menschen tendieren dazu, mehr persönliche Kontrolle über Situationen wahrzunehmen, als objektiv gegeben ist, und selbst zufallsbedingten Ereignissen ein gewisses Maß an Kontrollierbarkeit zuzuschreiben. Letztlich bestehen positive Illusionen hinsichtlich der eigenen Zukunft, die von Taylor & Brown (1988) auch „unrealistischer Optimismus" genannt werden (vgl. Weinstein 1980). Diese äußern sich vor allem in der Unterschätzung der persönlichen Anfälligkeit gegenüber negativen Erlebnissen wie Krankheit oder kritischen Lebens-ereignissen, während die Auftretenswahrscheinlichkeit positiver Ereignisse über-schätzt wird. Demnach wird im Vergleich zu Anderen der Eintritt negativer Ereignisse als unwahrscheinlicher und der Eintritt positiver Ereignisse als wahrscheinlicher für die eigene Person wahrgenommen.

2. Differenzierung: Optimismus und Pessimismus schließen sich (vielleicht) nicht aus

Vor allem *dispositionaler* Optimismus und Pessimismus wurden ursprünglich als die beiden Endpunkte eines Kontinuums, also als *ein*dimensionales Persönlichkeitsmerkmal konzipiert (Scheier & Carver 1985, Scheier et al. 1994). Eine Person kann demnach entweder optimistisch oder pessimistisch, aber nicht beides sein. Empirisch hat sich diese intuitiv eingängige Konzeptualisierung allerdings nicht eindeutig bewährt, denn eine Reihe von Studien legt aufgrund von faktorenanalytischen Befunden ein *zwei*dimensionales Modell nahe. In diesem Modell werden Optimismus und Pessimismus als zwei verschiedene, wenngleich negativ korrelierte Eigenschaften gesehen (z.B. Chang & McBride-Chang 1996, Herzberg et al. 2006).

Demnach könnte eine Person eine hohe bzw. niedrige Ausprägung sowohl in Bezug auf Optimismus als auch auf Pessimismus besitzen. Einen anderen Beleg für die Zweidimensionalität des Konstruktes liefern Studien, in denen gefunden wurde, dass dispositionaler Optimismus und Pessimismus unterschiedliche Zusammenhänge zu weiteren globalen Dimensionen von Persönlichkeit und Stimmung aufweisen (z.B. Marshall et al. 1992). Den Befunden zufolge ist Optimismus vorrangig mit Extraversion (dem Bedürfnis nach Stimulation und vielfältigen zwischenmenschlichen Interaktionen) und einer generell positiven Gefühlslage assoziiert, während Pessimismus vornehmlich mit psychischer Labilität und einer allgemein negativen Gefühlslage verbunden ist. Insgesamt sind die Befunde jedoch inkonsistent und eine zufriedenstellende Konzeptualisierung liegt bislang nicht vor (Kubzansky et al. 2004).

Während der Frage nach der Dimensionalität von dispositionalem Optimismus und Pessimismus intensiv nachgegangen wurde, gab es bisher weniger Diskussionen darüber, ob auch ein optimistischer und pessimistischer Attributionsstil *gleichzeitig* bei einer Person wirksam sein kann. Es ist jedoch sehr plausibel, dass eine generalisierte Art, die Welt zu erklären, nicht in jedem Lebensbereich wirksam werden muss. Ein Mensch mit einem generalisierten optimistischen Attributionsstil könnte also durchaus das Versagen in einem Lebensbereich internal, stabil und global erklären („Für regelmäßiges Joggen am Morgen bin ich einfach zu träge"), was für die Fähigkeit spräche, konkrete Erfahrungen realitätsangemessen in das eigene Selbstbild zu integrieren. Ein indirekter Hinweis für die unterschiedliche Wirkung generalisierter vs. bereichsspezifischer Attributionen findet sich in einigen Studien, bei denen Outcomes wie etwa Krankheitssymptome besser durch *bereichsspezifische* als durch generalisierte Ursachenzuschreibungen vorhergesagt werden konnten (Gray et al. 2003).

Zusammenfassend lässt sich somit sagen, dass die sprachliche Konvention, von *den* Optimisten und *den* Pessimisten zu sprechen, zumindest für den dispositionalen Optimismus und den positiven Attributionsstil eine Vereinfachung darstellt, die aufgrund der unklaren empirische Befundlage derzeit nicht gerechtfertigt scheint.

3. Differenzierung: Es gibt verschiedene Wirkwege zwischen Optimismus und Gesundheit

Die gesundheitsförderliche Wirkung von dispositionalem Optimismus und einem optimistischen Attributionsstil ist in zahlreichen Untersuchungen geprüft worden, auf die weiter unten eingegangen wird. Eine damit zusammen hängende wesentliche, aber letztlich noch nicht ausreichend geklärte Frage betrifft die *Mechanismen*, durch die kognitiv-emotionale Persönlichkeitsmerkmale mit körperlichen Parametern verknüpft sein können. In der Literatur werden im Wesentlichen vier Wirkungswege diskutiert, über die Optimismus und Gesundheit miteinander verbunden sein könnten (im Überblick Hoyer 2000, Peterson & Bossio 2001). In Abbildung 1 sind die verschiedenen Wirkungswege grafisch dargestellt, wobei grundsätzlich davon ausgegangen wird, dass die einzelnen Wirkmechanismen nicht unabhängig voneinander wirken, sondern sich vielmehr zu einem komplexen Wirkgefüge verbinden (vgl. Weber 2005).

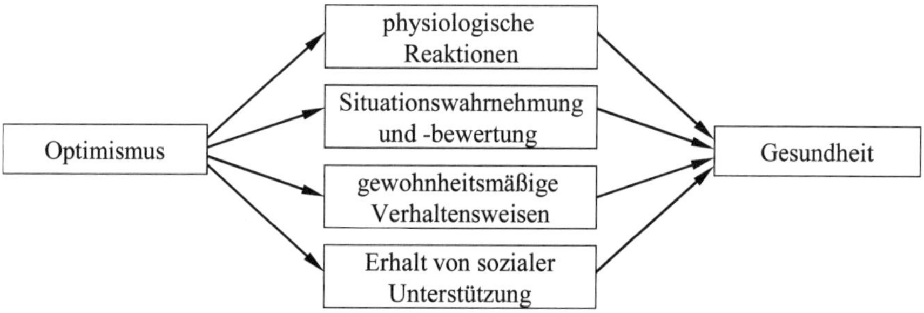

Abb. 1: Wirkungswege vom Optimismus zur Gesundheit

Physiologische Reaktionen

Zum einen kann Optimismus über physiologische und immunologische Reaktionen auf die Gesundheit wirken. Es konnten einige Belege dafür gefunden werden, dass Optimismus mit einer höheren Widerstandsfähigkeit gegenüber Stress einhergeht, was sich in einer verminderten Ausschüttung von Stresshormonen sowie einer geringen Erhöhung des Blutdruckes zeigt (Lai et al. 2005, Williams et al. 1990). Bei der Konfrontation mit belastenden Ereignissen zeigen optimistische Personen demnach weniger starke körperliche Reaktionen als pessimistische Personen. Weiterhin wurden bedeutsame Zusammenhänge zwischen Optimismus und einer besseren Funktionstüchtigkeit des Immunsystems gefunden. Pessimistische Personen verfügen im Vergleich zu optimistischen Personen beispielsweise über weniger T-Helferzellen und Immunglobuline, Zellen also, die für die Immunabwehr des Körpers verantwortlich sind (Brennan & Charnetski 2000, Segerstrom et al. 1998).

Situationswahrnehmung und -bewertung

Optimistische und pessimistische Erwartungen bzw. Ursachenzuschreibungen sind keine isolierten Kognitionen, sondern Teil eines komplexen Systems von Annahmen, Überzeugungen, Einstellungen und Wünschen. Daher stellen Kognitionen, vor allem solche, die sich auf die Wahrnehmung und Interpretation von Situationen beziehen, einen weiteren Mechanismus dar, über den die gesundheitsförderlichen Wirkungen von Optimismus vermittelt werden können. So zeigten sich etwa Zusammenhänge zwischen Optimismus und verschiedenen kognitiven Strategien zur Stressbewältigung, wie z.B. positive Uminterpretation der Situation, Finden von Sinn und positiven Aspekten in einem kritischen Lebensereignis sowie Anwenden von Humor (Luszczynska et al. 2005, Carver et al., 1993). Weiterhin legen Studienergebnisse nahe, dass Optimismus zu höheren Einschätzungen der Kontrollierbarkeit von Situationen sowie zu günstigeren Bewertungen der eigenen Kompetenz, schwierige Situationen zu meistern, führt (z.B. Chang 1998a, Fontaine et al. 1993, Vollmann et al. 2005). Diese kognitiven Prozesse gehen nachweislich mit einem niedrigen Stresserleben einher, was sich wiederum positiv auf die Gesundheit auswirken kann.

Gewohnheitsmäßige Verhaltensweisen

Als dritter Wirkmechanismus für den Zusammenhang zwischen Optimismus und Gesundheit werden habituelle, also gewohnheitsmäßige Verhaltensweisen diskutiert. Zahlreichen Studienergebnissen zufolge ist Optimismus mit Verhaltensweisen assoziiert, die direkt oder indirekt positive Auswirkungen auf die Gesundheit haben können.

Optimistische im Vergleich zu pessimistischen Personen zeigen zum Beispiel mehr Gesundheitsverhaltensweisen wie gesunde Ernährung und physische Aktivität sowie weniger Risikoverhaltensweisen wie Alkohol- und Zigarettenkonsum (Kelloniemi et al. 2005, Milam et al. 2004). Ferner kann Optimismus mit einem größeren Interesse an Informationen über bestehende Gesundheitsrisiken einhergehen (z.B. Aspinwall & Brunhart 1996). Des Weiteren wurde gefunden, dass Optimismus mit einem effektiven und angemessenen Stressbewältigungsverhalten im Zusammen-hang steht. So ist Optimismus positiv mit aktiver Problemlösung, Suche nach sozialer Unterstützung sowie Verhaltensplanung und negativ mit sozialem Rückzug, Alkoholkonsum sowie Situationsvermeidung verbunden (Chang 1998a, Scheier et al.1986, Scheier et al. 1994).

Erhalt von sozialer Unterstützung

Letztlich wird ein sozialer Mechanismus postuliert, der den Zusammenhang zwischen Optimismus und Gesundheit vermitteln kann. In diesem Wirkungsmodell wird angenommen, dass Optimisten im Vergleich zu Pessimisten im stärkeren Maße von anderen akzeptiert werden und dass sie demzufolge besser sozial integriert sind und mehr soziale Unterstützung erhalten, was wiederum positive Auswirkungen auf die Gesundheit hat. Ergebnisse verschiedener Studien zeigen, dass Optimismus in der Tat mit einer höheren sozialen Akzeptanz sowie einem größeren sozialen Netzwerk assoziiert ist (Brissette et al. 2002, Carver et al. 1994, Vollmann et al. 2007). Zudem geht Optimismus mit einer erhöhten Wahrnehmung von sozialer Unterstützung sowie einer größeren Zufriedenheit mit der erhaltenen Unterstützung einher (Boland & Cappeliez 1997, Fontaine & Seal 1997, Vollmann et al. 2011). Interessanterweise konnte eine gesundheitsförderliche Wirkung vor allem für die von den Optimisten *selbst* berichtete erhaltene Unterstützung nachgewiesen werden, die jedoch nicht zwangsläufig mit dem *tatsächlichen* Unterstützungsverhalten des sozialen Umfeldes übereinstimmt.

4. Differenzierung: Optimismus ist oft, aber nicht immer gut für die Gesundheit

Wie wirkt sich nun Optimismus in seinen verschiedenen Spielarten auf die Gesundheit aus? Sind dispositionaler Optimismus, ein optimistischer Attributionsstil und positive Illusionen tatsächlich wesentliche Voraussetzungen für mehr Wohlbefinden sowie eine gute psychische und physische Gesundheit, weil sie anhand der gerade beschriebenen Wirkwege direkt und indirekt auf das Befinden einwirken? Ein Überblick über die Forschungslage ergibt, dass vielfältige Befunde existieren, die für einen solchen Zusammenhang sprechen, aber auch eine Reihe von Studienergebnissen, die einen weniger eindeutigen Zusammenhang zwischen Optimismus und Gesundheit nahe legen.

Dispositionaler Optimismus

In vielen, häufig auch längsschnittlich angelegten Studien wurde der Zusammenhang zwischen Optimismus und psychischem Befinden für verschiedene Personengruppen im Umgang mit unterschiedlichsten Stresssituationen untersucht (im Überblick: Scheier et al. 2001). Insbesondere im Kontext der Krankheitsverarbeitung konnte eine fast durchgängig positive Wirkung von Optimismus auf das emotionale Wohlbefinden nachgewiesen werden.

In verschiedenen Studien mit Krebspatienten zeigte sich beispielsweise, dass Optimismus mit weniger Leidensdruck und Erschöpfung, geringerer Ängstlichkeit und Depressivität sowie einer höheren Lebensqualität und positiveren Stimmung einhergeht (Carver et al. 2003, Schou et al. 2005, Steginga & Occhipinti 2006). Auch im Umgang mit alltäglichen, weniger schwerwiegenden Stresssituationen scheint Optimismus eine bedeutende personale Ressource darzustellen. So zeigten sich beispielsweise in Untersuchungen mit Studienanfängern negative Zusammenhänge zwischen Optimismus und dem Erleben von Einsamkeit und Stress, während positive Korrelationen zur Anpassungsfähigkeit und zum Selbstwertgefühl gefunden wurden (Aspinwall & Taylor 1992, Chang 1998b, Montgomery et al. 2003, Scheier & Carver 1992).

Dispositionaler Optimismus erweist sich jedoch nicht nur für das *psychische* Wohlbefinden als ein wichtiger Prädiktor, sondern auch für subjektive und objektive Indikatoren der *physischen* Gesundheit ergeben sich positive, wenngleich schwächere Zusammenhänge (im Überblick Rasmussen et al. 2009).

- Hinsichtlich des Herz-Kreislauf-Systems beispielsweise wurde in verschiedenen Studien gefunden, dass Optimismus bzw. niedriger Pessimismus mit günstigeren Blutdruckwerten, einem geringeren Risiko für die Sterblichkeit an kardiovaskulären Erkrankungen sowie einer schnelleren Genesung nach einer Bypassoperation einhergeht (Giltay et al. 2006, Räikkönen et al. 1999, Scheier et al. 1989).

- Zahlenmäßig überwiegen die Studien, die einen *positiven* Zusammenhang zwischen dispositionalem Optimismus und Gesundheit zeigten. Es gibt jedoch auch andere Ergebnisse, die weniger eindeutig sind. Bezogen auf die Beharrlichkeit bei der Verfolgung von persönlichen Zielen, die ein wesentliches Merkmal des disposi-tionalen Optimismus ist, zeigte sich beispielsweise, dass optimistische Personen bei einem Konflikt aufgrund der Unvereinbarkeit mehrerer wichtiger Ziele zumindest kurzfristig negativere Immunparameter aufwiesen als pessimistische Personen (Segerstrom 2001).

- Es gibt weiterhin Hinweise darauf, dass im Gegensatz zu der Studie von Aspinwall & Brunhart (1996) ein hoher dispositionaler Optimismus auch mit einer geringeren Bereitschaft einhergehen könnte, sich mit unangenehmen gesundheitsbezogenen Informationen (wie etwa Bildern von Hautkrebs) auseinanderzusetzen (Luo & Isaacowitz 2007), was durch mögliche systematische Wahrnehmungsverzerrungen erklärt werden könnte.

- In eine ähnliche Richtung deuten die Ergebnisse von Goodman et al. (1995), die bei jugendlichen Mädchen untersuchten, wie dispositionaler Optimismus mit der Bereitschaft zur Informationssuche über HIV-Testung und der Durchführung eines HIV-Tests zusammenhing. Es zeigte sich, dass ein hoher dispositionaler Optimismus mit einer *geringeren* Informationssuche und Test-bereitschaft einherging. Für die *langfristigen* positiven Folgen von Optimismus für die Gesundheit gibt es neben bestätigenden Befunden auch andere, die einen gegenteiligen Effekt möglich erscheinen lassen.

- Friedman et al. (1993) untersuchten die Zusammenhänge zwischen Persönlichkeitsmerkmalen, die in der Kindheit erfasst wurden, und der Überlebenswahrscheinlichkeit 70 Jahre später. Hierbei ergab sich erwartungswidrig, dass ein hoch ausgeprägter Optimismus und Sinn für Humor in der Kindheit mit einer *geringeren* Überlebenswahrscheinlichkeit zusammenhing.

Welche Wirkungen ein hoher dispositionaler Optimismus angesichts von Situationen hat, die immer wieder negativ verlaufen (wie etwa unkontrollierbare, schwere Rezidive einer Erkrankung) ist ebenfalls noch nicht erschöpfend untersucht worden. Allgemein ist in Bezug auf die Auswirkungen des dispositionalen Optimismus angemahnt worden, dass bisher zu wenig geklärt ist, auf welche Aspekte der Handlungsplanung und -durchführung sich die positiven Erwartungen konkret beziehen (Schwarzer 1994) und dass somit auch im Kontext von Gesundheit und Krankheit bisher zwar beeindruckende, aber bisher nur eher allgemein gehaltene Aussagen über das Zusammenspiel von Optimismus und Gesundheit möglich sind.

Optimistischer Attributionsstil

In einer anderen Forschungslinie wurde der Zusammenhang zwischen dem Attributionsstil und der psychischen sowie physischen Gesundheit untersucht (im Überblick Gillham et al. 2001). Der optimistische Attributionsstil erwies sich dabei als ein Prädiktor für Fröhlichkeit und ein hohes Selbstwertgefühl (Cheng & Furnham 2003), während der pessimistische Attributionsstil einen bedeutsamen Risikofaktor zum Beispiel für das Auftreten depressiver Symptome insbesondere nach der Konfrontation mit stresshaften Ereignissen darstellt (z.B. Metalsky 1982, Peterson et al. 1982). Auch in Bezug auf die *physische* Gesundheit wurden in einer ganzen Reihe von Arbeiten Zusammenhänge mit dem Attributionsstil gefunden (im Überblick Peterson & Bossio 1991).

In verschiedenen Untersuchungen mit Studierenden zeigte sich beispielsweise, dass der pessimistische Attributionsstil mit einer schlechteren selbst eingeschätzten Gesundheit, mehr Krankheitstagen und mehr Arztbesuchen einhergeht (Lin & Peterson 1990, Peterson 1988). Weiterhin scheint der optimistische Attributionsstil mit günstigeren Immunparametern sowie einem besseren vom Arzt eingeschätzten Gesundheitszustand korreliert zu sein (Brennan & Charnetski 2000, Peterson et al. 1988). In zwei umfangreichen längsschnittlichen Studien wurde zudem aufgezeigt, dass ein optimistischer Attributionsstil das Risiko der Morbidität und Mortalität bei koronaren Herzerkrankungen senkt (Kubzansky et. al. 2001) und dass *Katastrophisieren*, d.h. die Zuschreibung globaler Ursachen für negative Ereignisse, einen Risikofaktor für eine frühere Sterblichkeit darstellt (Peterson et al. 1998).

Die Bezüge zwischen einem optimistischen (häufig aber auch einem wenig pessimistischen) Attributionsstil und Gesundheit/Krankheit sind jedoch in den entsprechenden Studien nicht immer durchgängig und eindeutig.

So fanden etwa Lin & Peterson (1990) in der oben bereits erwähnten Untersuchung nicht die erwarteten Zusammenhänge zwischen dem Attributionsstil von gesunden College-Studierenden und der Effektivität der Bewältigung einer konkreten Krankheit wie etwa einer Erkältung. Affleck et al. (1987) betrachteten die Vorhersagekraft von (negativen) Attributionen hinsichtlich des ersten Herzinfarkts auf die Reinfarktwahrscheinlichkeit bei Herzpatienten. Nicht nur internale Attributionen, die im Sinne der Attributionstheorie negativ in Bezug auf ein aversives Ereignis sind, sondern ebenfalls externale Attributionen (andere Menschen waren die Ursache) erhöhten dabei die Wahrscheinlichkeit eines erneuten Infarkts.

Insgesamt lässt sich auch in Bezug auf den optimistischen Attributionsstil wieder die Frage stellen, ob seine Wirkungen angesichts unlösbarer und real nicht kontrollierbarer Situationen (wie bei manchen Formen chronischer Erkrankungen) tatsächlich immer positiv sein können, oder nicht gerade dann zu gesundheitsschädlichem

Stress führen (Peterson & Bossio 2001). Diese Argumentation wird von Kritikern der „Positiven Psychologie“ weiter ausgeführt, die zum einen die nicht einheitliche Erkenntnislage zum Zusammenhang zwischen Optimismus und Gesundheit betonen und zum anderen auf die Gefahren hinweisen, wenn im Umkehrschluss Optimismus zum *Dogma* im Kontext von Krankheit und Gesundheit gemacht wird.

So beschreibt die amerikanische Journalistin Barbara Ehrenreich in ihrem Buch „Smile or Die. How positive thinking fooled America & the World“ (2009) sehr eindrücklich, wie im amerikanischen Gesundheitswesen und der Öffentlichkeit suggeriert wird, dass von Krankheit betroffene Personen durch ihre positive oder negative Haltung den entscheidenden Wirkfaktor für Genesung und gutes Befinden *selbst* in den Händen haben und sie damit *verantwortlich* sind für ihren Gesundheitszustand. Wer krank bleibt oder gar stirbt, habe sich nicht genug um eine optimistische Sicht der Dinge bemüht. Dass ein solcher Anspruch der Umwelt für Kranke eine erhebliche Belastung darstellen kann, liegt auf der Hand.

Positive Illusionen und unrealistischer Optimismus

Taylor & Brown (1988, 1994) sowie Armor & Taylor (1996) erachten die von ihnen beschriebenen Arten positiver Illusionen als normal und adaptiv, da sie einer Vielzahl von Studien zufolge mit Kriterien der mentalen Gesundheit assoziiert sind, wie z.B. der Fähigkeit, sich selbst gegenüber positive Einstellungen zu haben, der Fähigkeit, sich um Andere zu kümmern und der Fähigkeit, sich angesichts stresshafter Ereignisse weiter zu entwickeln (vgl. Jahoda 1958). Auch von Anderen können Personen mit einem Überdurchschnittlichkeits-Syndrom durchaus positiver bewertet werden (Taylor et al. 2003). In Bezug auf die physische Gesundheit legen Befunde verschiedener Studien nahe, dass positive Illusionen mit besseren Immunparametern sowie einer besseren physischen Funktionstüchtigkeit einhergehen können (z.B. Fournier et al. 2002, Fournier et al. 2003, Segerstrom et al. 1998).

Allerdings wird besonders eine Facette der positiven Illusionen, der *unrealistische* Optimismus oder auch optimistische Fehlschluss, im Kontext der Risikoforschung eher kritisch hinsichtlich seines Einflusses auf gesundheitsbezogenes Verhalten betrachtet (Renner & Schupp 2005). Die Tendenz, die eigene Anfälligkeit für Krankheiten zu unterschätzen, scheint universell, d.h. unabhängig von Alter, Ge-schlecht oder Bildung (Weinstein 1987) und in seiner Ausprägung unabhängig vom dispositionalen Optimismus zu sein. Während diese motivational verzerrten Wahrnehmungsstrategien es auf der einen Seite ermöglichen, eine positive Sicht-weise des Selbsts und der eigenen Gesundheit aufrecht zu erhalten, könnten sie auf der anderen Seite präventive Maßnahmen (wie etwa Impfungen), das Aufsuchen medizinischer Hilfe und das Aufgeben von gesundheitsschädigendem halten behindern, weil die Angst vor der Gefahr einer Gesundheitsschädigung nicht verhaltenswirksam werden kann. In der Tat führt eine hohe Risikoeinschätzung zu stärkerem Engagement in Bezug auf präventive Maßnahmen (z.B. Brewer et al. 2004). Entgegen der Plausibilität dieser Annahme steht ein Nachweis, dass ein stark ausgeprägter unrealistischer Optimismus in analoger Weise gesundheitsschädigendes Verhalten befördert, jedoch noch aus. Ein möglicher Grund dafür ist das mangelnde Wissen über die genaue Natur der Bezüge zwischen unrealistischem Optimismus und dem gesundheitsbezogenen Verhalten (Renner & Schwarzer 2003).

5. Differenzierung: Es gibt Grenzen für die Erlernbarkeit von Optimismus

Die zu Beginn des Kapitels erwähnte Selbsthilfeliteratur zum Thema „Optimismus und Gesundheit/Erfolg" legt nahe, dass Optimismus *erlernbar* und damit optimierbar ist. Martin Seligman, einer der Begründer der Positiven Psychologie und ein bedeutender Forscher im Kontext optimistischer und pessimistischer Attributionsstile, postuliert einen „gelernten Optimismus".

In seinem Buch „Learned Optimism: How to change your mind and your life" (2006) zählt er auf, dass das Erlernen eines optimistischen Erklärungsstils Depres-sionen lindert beziehungsweise ihnen vorbeugt, das Immunsystem verbessert, zu einer besseren Ausschöpfung des eigenen Entwicklungspotentials und einem stärkeren Erleben von Glück führt. Als Methode empfiehlt er, ebenso wie andere Forscher in diesem Bereich, multimodale kognitive Therapiemethoden, vor allem die Identifizierung negativer kognitiver Schemata und das Ersetzen solcher negativen Gedanken durch positive oder zumindest weniger negative Kognitionen. Seligman legt nahe, dass solche Veränderungen auch im Alleingang gelingen können, während andere Forscher strukturierte Einzel- und Gruppeninterventionen entwickelten und evaluierten (z.B. Freres & Gillham 2006).

Doch in Bezug auf die Erlernbarkeit von Optimismus, im Sinne eines optimistischen Attributionsstils, ist Zurückhaltung geboten. So gibt es auch immer wieder Stimmen aus den Reihen der Optimismus-Forscher, die anmerken, dass Interventionen wie die oben skizzierten in erster Linie darauf abzielen, negative Kognitionen zu reduzieren und zur Prävention oder Linderung von Depressionen entwickelt wurden (Pretzer & Walsh 2001). Die Verringerung negativer Gedanken ist jedoch nicht gleichbedeutend mit einer Steigerung *positiver* Kognitionen und dem dadurch erhofften Zugewinn an Wohlbefinden und Gesundheit (Peterson & Steen 2002); letzteres erfordert möglicherweise andere Arten von Interventionen.

Der Veränderbarkeit des dispositionalen Optimismus sind nach Meinung der Vertreter dieser Forschungsrichtung noch engere Grenzen gesetzt. In einem der neueren Übersichtsartikel in diesem Bereich nehmen Carver et al. (2010) eine klare Position ein: Erstens sei der dispositionale Optimismus von der Konzeption her ein Wesenszug, der genetisch (mit-)determiniert ist und eine relative Stabilität über die Zeit und Situationen hinweg aufweist. Daher sei es fraglich, wie stark und dauerhaft eine Veränderung überhaupt sein kann und auch, ob eine durch Interventionen induzierte Erhöhung des dispositionalen Optimismus die gleichen förderlichen Wirkungen nach sich zieht wie eine von Natur aus hohe Ausprägung.

Fazit

Was lässt sich nun abschließend zum Thema „Optimismus und gesunde Lebensführung“ feststellen? Zunächst einmal, dass es viele Befunde gibt, die deutlich machen, dass die verschiedenen Arten von Optimismus in der Tat förderlich für die Gesundheit sein können. Die Trivialisierung und zusammenfassende Vereinfachung solcher Ergebnisse haben jedoch zu der nicht gerechtfertigten Übergeneralisierung geführt, dass Optimismus immer gesundheitsförderlich ist und dass ein stetes Arbeiten an der eigenen positiven Haltung der Welt gegenüber der Königsweg zu Glück und Gesundheit ist. Optimismus ist in vielen Situationen eine wertvolle persönliche Ressource, die es ermöglicht, angenehmer und unbeschwerter zu leben als ein Mensch mit einer negativen Lebenseinstellung. Die Möglichkeiten, aber auch Grenzen von Optimismus in Bezug auf die Gesundheit weiter auszuloten und konkreter zu machen, ist daher eine lohnende und spannende Aufgabe zukünftiger Forschungsarbeiten.

Literatur

Abramson, L. Y., Seligman, M. E., Teasdale, J. D. (1978). Learned helplessness in humans: Critique and reformulation. *Journal of Abnormal Psychology,* 87, 49-74

Affleck, G., Tennen, H., Croog, S., Levine, S. (1987). Causal attribution, perceived benefits, and morbidity after a heart attack: An 8-year study. *Journal of Consulting and Clinical Psychology,* 55, 29-35

Aspinwall, L. G., Brunhart, S. M. (1996). Distinguishing optimism from denial: Optimistic beliefs predict attention to health threats. *Personality and Social Psychology Bulletin,* 22, 993-1003

Aspinwall, L. G., Taylor, S. E. (1992). Modeling cognitive adaptation: A longitudinal investigation of the impact of individual differences and coping on college adjustment and performance. *Journal of Personality and Social Psychology,* 63, 989-1003

Boland, A., Cappeliez, P. (1997). Optimism and neuroticism as predictors of coping and adaptation in older women. *Personality and Individual Differences,* 22, 909-919

Brennan, F. X., Charnetski, C. J. (2000). Explanatory style and Immunoglobulin A (IgA). *Integrative Physiological and Behavioral Science,* 35, 251-255

Brewer, N.T., Weinstein, N.D., Cuite, C.L., Herrington, J.E. (2004). Risk perceptions and their relation to risk behaviour. *Annals of Behavioral Medicine, 27,* 125-130

Brissette, I., Scheier, M. F., Carver, C. S. (2002). The role of optimism in social network development, coping, and psychological adjustment during a life transition. *Journal of Personality and Social Psychology,* 82, 102-111

Carver, C. S., Kus, L. A., Scheier, M. F. (1994). Effects of good versus bad mood and optimistic versus pessimistic outlook on social acceptance versus rejection. *Journal of Social and Clinical Psychology,* 13, 138-151

Carver, C. S., Lehman, J. M., Antoni, M. H. (2003). Dispositional pessimism predicts illness-related disruption of social and recreational activities among breast cancer patients. *Journal of Personality and Social Psychology,* 84, 813-821

Carver, C. S., Pozo, C., Harris, S. D., Noriega, V., Scheier, M. F., Robinson, D. S., et al. (1993). How coping mediates the effect of optimism on distress: A study of women with early stage breast cancer. *Journal of Personality and Social Psychology,* 65, 375-390

Carver, C. S., Scheier, M. F., Segerstrom, S. C. (2010). Optimism. *Clinical Psychology Review,* 30, 879-889

Chang, E. C. (1998a). Dispositional optimism and primary and secondary appraisal of a stressor: Controlling for confounding influences and relations to coping and psychological and physical adjustment. *Journal of Personality and Social Psychology,* 74, 1109-1120

Chang, E. C. (1998b). Does dispositional optimism moderate the relation between perceived stress and psychological well-being?: A preliminary investigation. *Personality and Individual Differences,* 25, 233-240

Chang, L., McBride-Chang, C. (1996). The factor structure of the Life Orientation Test. *Educational and Psychological Measurement,* 56, 325-329

Cheng, H., Furnham, A. (2003). Attributional style and self-esteem as predictors of psychological well-being. *Counselling Psychology Quarterly,* 16, 121-130

Ehrenreich, B. (2009). *Smile or die. How positive thinking fooled America & the World.* London: Granta Books

Fontaine, K. R., Manstead, A. S., Wagner, H. (1993). Optimism, perceived control over stress, and coping. *European Journal of Personality,* 7, 267-281

Fontaine, K. R., Seal, A. (1997). Optimism, social support, and premenstrual dysphoria. *Journal of Clinical Psychology,* 53, 243-247

Fournier, M., de Ridder, D., Bensing, J. (2002). Optimism and adaptation to chronic disease: The role of optimism in relation to self-care options of type 1 diabetes mellitus, rheumatoid arthritis and multiple sclerosis. *British Journal of Health Psychology,* 7, 409-432

Fournier, M., de Ridder, D., Bensing, J. (2003). Is optimism sensitive to the stressors of chronic disease? The impact of Type 1 diabetes mellitus and multiple sclerosis on optimistic beliefs. *Psychology and Health,* 18, 277-294

Freres, D. R., Gillham, J. E. (2006). The promotion of optimism and health. In M. E. Vollrath (Hrsg.), Handbook of personality and health. Chichester: Wiley, 315-335

Friedman, H. S., Tucker, J. S., Tomlinson-Keasey, C., Schwartz, J. E. (1993). Does childhood personality predict longevity? *Journal of Personality and Social Psychology,* 65, 176-185

Gillham, J. E., Shatte, A. J., Reivich, K. J., Seligman, M. E. P. (2001). Optimism, pessimism, and explanatory style. In: Chang, E.C. (Ed.): Optimism & pessimism: Implications for theory, research, and practice. Washington: American Psychological Association, 53-75

Giltay, E. J., Kamphuis, M. H., Kalmijn, S., Zitman, F. G. & Kromhout, D. (2006). Dispositional optimism and the risk of cardiovascular death: The Zutphen Elderly Study. *Archives of Internal Medicine,* 166, 431-436

Goodman, E., A., C. M., Tipton, A. C. (1995). Relationship of optimism, knowledge, attitudes, and beliefs to use of HIV antibody test by at-risk female adolescents. *Psychosomatic Medicine,* 57, 541-546

Gray, M. J., Pumphrey, J. E., Lombardo, T. W. (2003). The relationship between dispositional pessimistic attributional style versus trauma-specific attributions and PTSD symptoms. *Journal of Anxiety Disorders,* 17, 289-303

Herzberg, P. Y., Glaesmer, H., Hoyer, J. (2006). Separating optimism and pessimism: A robust psychometric analysis of the revised Life Orientation Test (LOT-R). *Psychological Assessment,* 18, 433-438

Hoyer, J. (2000). Optimismus und Gesundheit: Überblick, Kritik und Forschungsperspektiven. *Zeitschrift für Gesundheitspsychologie,* 8, 111-122

Jahoda, M. (1958). Current concepts of positive mental health. New York: Basic Books

Kelloniemi, H., Ek, E., Laitinen, J. (2005). Optimism, dietary habits, body mass index and smoking among young Finnish adults. *Appetite,* 45, 169-176

Kubzansky, L. D., Kubzansky, P. E., Maselko, J. (2004). Optimism and pessimism in the context of health: Bipolar opposites or separate constructs? *Personality and Social Psychology Bulletin,* 30, 943-956

Kubzansky, L. D., Sparrow, D., Vokonas, P., Kawachi, I. (2001). Is the glass half empty or half full? A prospective study of optimism and coronary heart disease in the normative aging study. *Psychosomatic Medicine,* 63, 910-916

Lai, J. C., Evans, P. D., Ng, S. H., Chong, A. M., Siu, O. T., Chan, C. L., et al. (2005). Optimism, positive affectivity, and salivary cortisol. *British Journal of Health Psychology,* 10, 467-484

Lin, E. H., Peterson, C. (1990). Pessimistic explanatory style and response to illness. *Behaviour Research and Therapy,* 28, 243-248

Luo, J., Isaacowitz, D. M. (2007). How optimists face skin cancer information: Risk assessment, attention, memory, and behavior. *Psychology and Health,* 22, 963-984

Luszczynska, A., Mohamed, N., Schwarzer, R. (2005). Self-efficacy and social support predict benefit finding 12 months after cancer surgery: The mediating role of coping strategies. *Psychology, Health & Medicine,* 10, 365-375

MacLeod, A. K., Conway, C. (2005). Well-being and the anticipation of future positive experiences: The role of income, social networks, and planning ability. *Cognition and Emotion,* 19, 357-374

Marshall, G. N., Wortman, C. B., Kusulas, J. W., Hervig, L. K., Vickers, R. R. (1992). Distinguishing optimism from pessimism: Relations to fundamental dimensions of mood and personality. *Journal of Personality and Social Psychology,* 62, 1067-1074

Metalsky, G. I., Abramson, L. Y., Seligman, M. E., Semmel, A, Peterson, C. (1982). Attributional styles and life events in the classroom: Vulnerability and invulnerability to depressive mood reactions. *Journal of Personality and Social Psychology,* 43, 612-617

Milam, J. E., Richardson, J. L., Marks, G., Kemper, C. A., McCutchan, A. J. (2004). The roles of dispositional optimism and pessimism in HIV disease progression. *Psychology and Health,* 19, 167-181

Montgomery, R. L., Haemmerlie, F. M., Ray, D. M. (2003). Psychological correlates of optimism in college students. *Psychological Reports,* 92, 545-547

Peterson, C. (1988). Explanatory style as a risk factor for illness. *Cognitive Therapy and Research,* 12, 119-132

Peterson, C., Bossio, L. M. (2001). Optimism and physical well-being. In: Chang, E.C. (Ed.): Optimism & pessimism: Implications for theory, research, and practice). Washington, DC: American Psychological Association, 127-145

Peterson, C., Seligman, M. E. P.,Vaillant, G. E. (1988). Pessimistic explanatory style is a risk factor for physical illness: A thirty-five-year longitudinal study. *Journal of Personality and Social Psychology,* 55, 23-27

Peterson, C., Seligman, M. E. P., Yurko, K. H., Martin, L. R., Friedman, H. S. (1998). Catastrophizing and untimely death. *Psychological Science,* 9, 127-130

Peterson, C., Semmel, A., von Baeyer, C., Abramson, L. Y., Metalsky, G. I., Seligman, M. E. P. (1982). The Attributional Style Questionnaire. *Cognitive Therapy and Research,* 6, 287-300

Peterson, C., Steen, T. A. (2002). Optimistic explanatory style. In: Snyder, C.R., Lopez, S.J. (Eds.): Handbook of positive psychology. Oxford: Oxford Univ. Press, 244-256

Pretzer, J. L,Walsh, C. A. (2001). Optimism, pessimism, and psychotherapy: Implications for clinical practice. In: Chang, E.C. (Ed.): Optimism & pessimism: Implications for theory, research, and practice. Washington, DC, US: American Psychological Association, 321-346

Räikkönen, K., Matthews, K. A., Flory, J. D., Owens, J. F., Gump, B. B. (1999). Effects of optimism, pessimism, and trait anxiety on ambulatory blood pressure and mood during everyday life. *Journal of Personality and Social Psychology,* 76, 104-113

Rasmussen, H. N., Scheier, M. F.,Greenhouse, J. B. (2009). Optimism and physical health: A meta-analytic review. *Annals of Behavioral Medicine,* 37, 239-256

Renner, B. & Schupp, H. (2005). Gesundheitliche Risiken: Wahrnehmung und Verarbeitung. In: Schwarzer, R. (Hrsg.): Enzyklopädie der Psychologie. Göttingen: Hogrefe, 173-193

Renner, B., Schwarzer, R. (2003). Risikostereotype, Risikowahrnehmung und Risikoverhalten im Zusammenhang mit HIV. *Zeitschrift für Gesundheitspsychologie,* 11, 112-121

Renner, B., Weber, H. (2005). Optimismus. In: WeberH., Rammsayer,T. (Hrsg.): Handbuch der Persönlichkeitspsychologie und Differentiellen Psychologie. Göttingen: Hogrefe, 446-453

Scheier, M. F., Carver, C. S. (1985). Optimism, coping, and health: Assessment and implications of generalized outcome expectancies. *Health Psychology,* 4, 219-247

Scheier, M. F., Carver, C. S. (1992). Effects of optimism on psychological and physical well-being: Theoretical overview and empirical update. *Cognitive Therapy and Research,* 16, 201-228

Scheier, M. F., Carver, C. S., Bridges, M. W. (1994). Distinguishing optimism from neuroticism (and trait anxiety, self-mastery, and self-esteem): A reevaluation of the Life Orientation Test. *Journal of Personality and Social Psychology,* 67, 1063-1078

Scheier, M. F., Carver, C. S., Bridges, M. W. (2001). Optimism, pessimism, and psychological well-being. In: Chang, E.C. (Ed.): Optimism & pessimism: Implications for theory, research, and practice. Washington, DC: American Psychological Association, 189-216

Scheier, M. F., Matthews, K. A., Owens, J. F., Magovern, G. J., Lefebvre, R. C., Abbott, R. A., et al. (1989). Dispositional optimism and recovery from coronary artery bypass surgery: The beneficial effects on physical and psychological well-being. *Journal of Personality and Social Psychology,* 57, 1024-1040

Scheier, M. F., Weintraub, J. K., Carver, C. S. (1986). Coping with stress: Divergent strategies of optimists and pessimists. *Journal of Personality and Social Psychology,* 51, 1257-1264

Schou, I., Ekeberg, O., Ruland, C. M. (2005). The mediating role of appraisal and coping in the relationship between optimism-pessimism and quality of life. *Psycho-Oncology,* 14, 718-727

Schwarzer, R. (1994). Optimism, vulnerability, and self-beliefs as health-related cognitions: A systematic overview. *Psychology and Health,* 9, 161-180

Segerstrom, S. C. (2001). Optimism, goal conflict, and stressor-related immune change. *Journal of Behavioral Medicine,* 24, 441-467

Segerstrom, S. C. (2007). Optimism and resources: Effects on each other and on health over 10 years. *Journal of Research in Personality,* 41, 772-786

Segerstrom, S. C., Taylor, S. E., Kemeny, M. E., Fahey, J. L. (1998). Optimism is associated with mood, coping and immune change in response to stress. *Journal of Personality and Social Psychology,* 74, 1646-1655

Seligman, M. E. P. (2006). Learned optimism. How to change your mind and your life. New York: Vintage Books

Steginga, S. K., Occhipinti, S. (2006). Dispositional optimism as a predictor of men's decision-related distress after localized prostate cancer. *Health Psychology,* 25, 135-143

Taylor, S. E., Armor, D. A. (1996). Positive illusions and coping with adversity. *Journal of Personality,* 64, 873-898

Taylor, S. E., Brown, J. D. (1988). Illusion and well-being: A social psychological perspective on mental health. *Psychological Bulletin,* 103, 193-210

Taylor, S. E., Brown, J. D. (1994). Positive illusions and well-being revisited: Separating fact from fiction. *Psychological Bulletin,* 116, 21-27

Taylor, S. E., Lerner, J. S., Sherman, D. K., Sage, R. M., McDowell, N. K. (2003). Portrait of the self-enhancer: Well adjusted and well liked or maladjusted and friendless? *Journal of Personality and Social Psychology,* 84, 165-176

Vollmann, M., Antoniw, K., Hartung, F.-M., Renner, B. (2011). Social support as mediator of the stress buffering effect of optimism: The importance of differentiating the recipients' and providers' perspective. *European Journal of Personality,* 25, 146-154

Vollmann, M., Brunat, S., Matiba, K., Ehlert, H. (2005). Der Einfluss von Optimismus auf die Wahrnehmung von Situationen. Poster auf der 8. Arbeitstagung der Fachgruppe Differentielle Psychologie, Persönlichkeitspsychologie und Psychologische Diagnostik der Deutschen Gesellschaft für Psychologie, Marburg

Vollmann, M., Renner, B., Weber, H. (2007). Optimism and social support: The providers' perspective. *The Journal of Positive Psychology,* 2, 205-215

Weber, H. (2005). Persönlichkeit und Gesundheit. In: Schwarzer,R. (Hrsg.): Enzyklopädie der Psychologie. Gesundheitspsychologie. Göttingen: Hogrefe, 129-147

Weinstein, N. D. (1980). Unrealistic optimism about future life events. *Journal of Personality and Social Psychology,* 39, 806-820

Weinstein, N. D. (1987). Unrealistic optimism about susceptibility to health-problems - conclusions from a community-wide sample. *Journal of Behavioral Medicine,* 10, 481-500

Williams, R. D., Riels, A. G., Roper, K. A. (1990). Optimism and distractibility in cardiovascular reactivity. *Psychological Record,* 40, 451-457

Gesunde Lebensführung in Kindheit und Jugend

Horst Hackauf

Einleitung

Die Diskussion um eine „Gesunde Lebensführung" von Kindern und Jugendlichen ist in letzter Zeit aktueller geworden, da sich in den Medien Schlagzeilen über den bundesweit angestiegenen exzessiven Alkoholkonsum von Jugendlichen („Komasaufen") häufen, der meist mit einer Einweisung in die Klinik endet. Vermehrte Aufmerksamkeit finden auch Themen zur Gesundheit von Kindern und Jugendlichen, die über psychosoziale und gesundheitliche Probleme bereits in einer Lebensphase berichten (z. B. „Generation XXL"), in der sich häufig erst gesundheitsrelevante Verhaltensweisen und jugendspezifische Lebensstile verfestigen (Piegot & Ahrens 2010, S. 641).

Jugendliche Lebensführung ist neuen psychosozialen Belastungen ausgesetzt, wie sie sich u.a. aus Überforderung, Leistungsstress, Exklusionsängsten oder auch Gewalterfahrungen in Familie, Peergroup und Schule ergeben und ganz unterschiedliche Reaktionen hervorrufen können (Oertel 2010, Mansel 2010). Gleichzeitig hat sich die soziale Ungleichheit vertieft und beeinflusst nachhaltig die Lebenslagen von Kindern und Jugendlichen durch zunehmende Armut (Elkeles 2010). So gerät die kritische Statuspassage vom Jugendlichen zum Erwachsenen zunehmend unter verstärkten Druck und wirkt sich auf die gesunde Lebensführung von Jugendlichen aus (Hackauf & Ohlbrecht 2010, S. 10).

Neben den durch Elterneinflüsse geprägten Verhaltensmustern (u. a. Nikotin- und Alkoholkonsum, Ernährung, Hygiene, Bewegung) kommen unvermeidliche Peereinflüsse im Jugendalter hinzu, die eingebettet sind in spezifische Formen der Vergemeinschaftung sowie begleitet werden von Jugendkulturen und -stilen. Hierzu werden z. B. Körperstilisierungen und -inszenierungen eingebracht, Geschlechterrollen beeinflusst und Verhaltensweisen in Subgruppen praktiziert. In dieser für Jugendliche wichtigen Entwicklungsphase spielt die Kontaktaufnahme zu Gleichaltrigen, der Aufbau von Freundschaften eine vorrangige Rolle, die begleitet wird vom individuellen und sozialen Umgang mit Alkohol-, Nikotin- und Drogenkonsum. Ebenfalls wird mit Lebensstilelementen experimentiert; neu zu erprobende Muster des Freizeitverhaltens, des Outfits, der Leiblichkeit und Körperstilisierung, finden ihre Ausdrucksform. Vermittelt über die „Schlüsselrolle des Gesundheitsverhaltens" bilden sich gesundheitsbezogene Lebensstile in einer „Abfolge von individuellen Entscheidungen über das persönliche Gesundheitsverhalten in der jeweils gegebenen sozialen und physischen Umwelt" (Abel, 1997, zit. nach Hurrelmann 2006, S. 25). Diese Entscheidungen stehen im Zusammenhang mit sozialen Einflüssen von „außen" auf die „subjektive Auseinandersetzung" mit Körper und Psyche (ebd., S. 25), wobei der Konsum von Suchtmitteln häufig zu Spannungsregulierung und Stressbewältigung eingesetzt wird. Die im Folgenden erörterten Überlegungen zu einer gesunden Lebensführung Jugendlicher werden sich deshalb auf eine Auswahl gesundheitsrelevanter Verhaltensweisen wie Nikotin-, Alkohol- und Drogenkonsum konzentrieren. Andere Verhaltensweisen wie ungesunde Ernährung werden hierzu nicht näher behandelt.

1. Jugendgesundheitsforschung

Für die jugendsoziologisch inspirierte Gesundheitsforschung ist zunächst die Frage von Bedeutung, wie sich Gesundheitsverhaltensweisen im Jugendalter herausbilden können und wie diese von Gleichaltrigengruppen (hier 11- bis 25jährige) beeinflusst werden. Danach stellt sich die Frage, welche Chancen Jugendliche unter Peereinflüssen haben, eine gesunde Lebensführung zu entwickeln.

Ein empirisch abgesichertes Datenmaterial bietet die WHO-Jugendgesundheits-studie, die sich mit Fragen der sozialen Ungleichheit sowie ihren gesundheits-relevanten Auswirkungen befasst (Richter et al. 2008, S. 227). In der WHO-Studie wird ein breites Spektrum gesundheitsrelevanter Verhaltensweisen untersucht, das auch Fragen zu den Einflüssen von Gleichaltrigengruppen auf das jugendliche Gesundheitsverhalten berücksichtigt (Settertobulte 2008a, S. 222).

Die Gleichaltrigengruppe hat neben den Elterneinflüssen in der Jugendforschung eine maßgebliche Bedeutung für die Aufnahme des Konsums von Suchtmitteln. Dazu wird in der Literatur die These vertreten, dass es einen Zusammen-hang zwischen der Integration in Peer-Gruppen, der Gruppenunterstützung und einem möglicherweise höheren Alkoholkonsum gibt. Hierbei spielen die engeren Freunde eine besonders bedeutsame Rolle, die durch Gruppendruck zustande kommen kann. (Leppin 2000, S. 70). Ein protektiver Einfluss von Elterneffekten kann bei der „Auswahl von weniger riskanten Peer-Beziehungen“, der Fähigkeit sich negativen Einflüssen von Peers fernzuhalten sowie Konsequenzen daraus zu ziehen, festgestellt werden (ebd., S. 71).

Ein allgemeines Verständnis zum Gesundheitsverhalten erschließt sich über den Lebensstil- bzw. Lebensweisen-Ansatz der WHO. Dieser wurde Anfang der 1980er Jahre als Bezugsrahmen für die Erfassung der “Gesamtheit der alltäglichen Lebensvollzüge” in die Gesundheitsförderung eingeführt. Lebensstile bzw. Lebensweisen sind danach durchweg historisch kulturell geprägt und Bestandteil einer “Praxis gruppenspezifischer und individueller Lebensplanung und -gestaltung”.

Verschiedene Studien der WHO zu Fragen der Gesundheitserziehung von Jugendlichen haben den Lebensstil- bzw. Lebensweisen-Ansatz herangezogen, um individuelles (gesundheitsförderliches bzw. -schädliches) Verhalten sowie zivilisationsbedingte Konsumverhaltensweisen (z. B. Rauchen, Trinken, Kiffen) zu erklären (Nutbeam et al. 1991). In Studien der 1960er und 1970er Jahre wurde zeitweilig die These vertreten, dass die Aufklärung durch simple Botschaften über Suchtgefahren bei Jugendlichen ausreichen könnte, das Gesundheitsverhalten zu ändern. Dieser Ansatz ist allerdings überholt. Die Integration der Gesundheitsverhältnisse erweist sich als ein weiterführender Ansatz, der zur Unterscheidung in eine Verhaltens- und eine Verhältnisebene geführt hat (vgl. Hurrelmann 2006, S. 19ff.). Die aktuelleren Konzepte gehen nunmehr davon aus, dass Gesundheitsförderung "nicht ausschließlich im Verantwortungsbereich des Einzelnen" liegen sollte, sondern dessen soziale Settings (Familie, Peergroups, Schule) und somit wichtige gesellschaftliche Verhältnisfaktoren einbeziehen muss (Lohaus 1993, Hurrelmann 2006). In den letzten 10 Jahren hat die Berücksichtigung sozialer Ungleichheit in der Präventionsforschung zu der Annahme geführt, dass bestimmte Lebensstile Jugendlicher durch „die Verkettung negativer Lebensbedingungen" auf der Verhaltensebene zu „deprivierten Lebensstilen mit schlechtem Erziehungsverhalten der Eltern führen...die ökonomische Deprivation insbesondere Wirkung auf den Gesundheitszustand der Kinder" zeigt (Hurrelmann 2006, S. 75). Sozial verunsichernde und verwahrlosende Verhaltensweisen fördern „deprivierte" Lebensstile, die in der sozialen Umgebung der Familie und Gleichaltrigengruppe des Jugendlichen zu weiteren Risiken im Lebenslauf führen und das Gesundheitsverhalten sowie den Gesundheitsstatus beeinträchtigen können (ebd., S. 76). In der Adoleszenz werden gesellschaftlich und kulturell bedingte gesundheitliche Einstellungen und Verhaltensweisen, die den Umgang mit dem eigenen Körper und Geschlecht sowie Ernährung und Pflege betreffen, anhand von „sozialen Vorbildern" durch „Lernen am Modell" übernommen (Bandura 1986, zit. nach Hurrelmann 2006, S. 98). Dabei "greifen die meisten Lifestyle-Komponenten der Erwachsenen unvermittelt in das Leben der Kinder und Jugendlichen ein und werden dann mit eigenkulturellen Elementen des jugendlichen Konsums vermischt" (Ettischer & Hübner-Funk 1999, S. 6). Weil Lebensstile verschiedene Lebensbereiche umfassen, "erschwert [dies] ihre spätere Veränderbarkeit noch weiter, da Interdependenzen zwischen den einzelnen Lebensbereichen bestehen durch die Veränderungen in der Regel schnell wieder an Bedeutung verlieren, solange es nicht zu übergreifenden Lebensstiländerungen kommt, die nach Möglichkeit eine Veränderung der Umgebung einschließen" (Hackauf 2002, S. 877).

Der soziologische Begriff „Lebensstil" (auch „Milieu") beschreibt für ähnliche Lebensweisen ein „relativ, stabiles, regelmäßig, wiederkehrendes Muster der alltäglichen Lebensführung" (Geißler 2011, S. 106). Dieses Muster ist auf (jugendliche) Identitätsbildung und Identitätsabgrenzung angewiesen (Bourdieu, zit. nach Kardorff 2010). In der Jugendforschung wird unter „Lebensstil" eine bestimmte Lebensweise von Individuen und Gruppen verstanden, "die sowohl allgemeine Werthaltungen und Einstellungen als auch Verhaltensmuster (z. B. zum Freizeitverhalten) von Jugendlichen umfasst" (Bergler et al. 1995, Spellerberg 1996, Hradil 2001).

Jugendliche erwerben in Peergroups durch das Experimentieren mit Suchtmitteln Kompetenzen, die zu einem unterschiedlich verantwortlichen Umgang mit Gesundheitsgefahren führen, Muster der alltäglichen Lebensführung (Lebensstile) beeinflussen und sich im Gesundheitsverhalten verfestigen. Dabei spielen

Peerbeziehungen, Freizeit und Medienkonsum eine große Rolle, wie die Ergebnisse der aktuellen 16. Shell-Jugendstudie zeigen, die unterschiedliche empirisch vorgefunden Freizeittypen zusammenfasst, zu denen „kreative Freizeiteliten“, „gesellige“, „medienfixierte“ sowie „engagierte“ Jugendliche gehören (Albert et al. 2010, S. 98). Die Beziehung zur Peergroup ist dabei ein wichtiges Übungsfeld für „Selbstlernprogramme“ und soziales Lernen (Ohlbrecht 2010, S. 153), um die Zugehörigkeit zu Lebensstilgruppierungen wie z. B. Musik-, Fußball-, Funsport-, New Media-Szenen u. a. sicherzustellen und um Rückhalt, Orientierung, Anschluss sowie Lebenskom-petenzen für die alltägliche Lebenspraxis zu erlangen.

Das Jugendalter ist heute durch eine Spannung zwischen gestiegenen Freiheitsgraden, neuen Entfaltungs- und Kreativitätschancen, veränderter Identitätsarbeit und zugleich neuen Belastungen (Entscheidungszwang, Leistungsverdichtung) gekennzeichnet, die die Bewältigungskapazität von Jugendlichen und damit auch die Voraussetzungen für eine gesunde Entwicklung gefährden können. Das gesundheitliche Risikopotential, das von verschiedenen Studien festgestellt wurde (beispielsweise riskanter Alkoholkonsum, zunehmende Befindlichkeitsstörungen, zunehmende Bewegungsarmut, steigender Medienkonsum, Essstörungen, Fehlernährung und Übergewicht, vgl. Ravens-Sieberer & Erhart 2008, Nickel et al. 2008), deutet auf eine Wechselwirkung von körperlichen und psychischen Anforderungen einerseits und sozialer sowie physischer Umwelt andererseits hin. Jugendgesundheitsforschung ist daher nur interdisziplinär zu betreiben, wobei der Rückgriff auf die soziologische Jugendforschung wichtige Einsichten über riskante Verhaltenspraktiken, d. h. unsicherheitsbezogene Verhaltensweisen und Bestimmungselemente der jugendlichen Entwicklungsphase erschließt. Diese dienen der Unterscheidung in gesundheitsförderliches und gesundheitsriskantes Verhalten (Raithel 2010, S. 160).

Die wissenschaftliche Diskussion um den Gesundheitszustand junger Menschen, um die sozialen Gründe von Beeinträchtigungen des Wohlbefindens sowie um gesundheitsgefährdende Verhaltensweisen im Jugendalter wird seit Ende der 80er Jahre (u.a. Sonderforschungsbereich 227 der Universität Bielefeld) geführt. In den letzten 10 Jahren hat der Bereich Jugendgesundheitsforschung aber einen entschei-denden – empirisch abgesicherten – großen Schritt nach vorn gemacht: Beispiele sind der Kinder- und Jugendgesundheitssurvey KiGGS (Bundesgesundheitsblatt 2007, Lampert 2010), Die WHO-Jugendgesundheitsstudie (das Projekt „Health Behavior in School-aged Children“, HBSC) (Richter et al. 2008) und der 13. Kinder- und Jugendbericht (Deutscher Bundestag 30.04. 2009). Die Forschungsergebnisse liefern wichtige Bezugsdaten für den Gesundheitszustand von Jugendlichen und nehmen relevante Ursachenkonstellationen und Auswirkungen sozialer Ungleichheit für den sich verändernden Gesundheitsstatus im Jugendalter in den Blick.

2. Rauchen

Kinder bzw. Jugendliche beginnen in der Regel ab dem 11. Lebensjahr versuchsweise mit dem Zigarettenrauchen (Abb. 1). Wer bis zum 20. Lebensjahr nicht mit dem Rauchen begonnen hat, besitzt durchaus gute Chancen, lebenslang Nichtraucher zu bleiben, doch die Frühbeginner/innen werden meist dauerhaft abhängig (Hackauf & Winzen 2004, S. 118). Die Studie der Bundeszentrale für Gesundheitliche Aufklärung (BZgA 2008, S. 29) lässt in großen Zeitreihen erkennen, dass beim Rauchverhalten Jugendlicher rückblickend über die Zeit ein abnehmender Trend vorliegt.

Danach ist von 1979 bis 2008 der Rauchkonsum bei den 12- bis 17 Jährigen deutlich abgesunken und erreicht nach früheren 27,5% nur noch 15,4% (Abb. 2). Diese Durchschnittswerte lassen sich bei jungen Männern auf 14,7% und bei jungen Frauen auf 16,2% aufschlüsseln. Im Zeitraum von 2003 bis 2008 hat sich demgemäß der Anteil der starken Raucher und Raucherinnen mit täglich mehr als 10 Zigaretten von 5,1% auf 3,7% bzw. von 4,2% auf 3,2% reduziert.

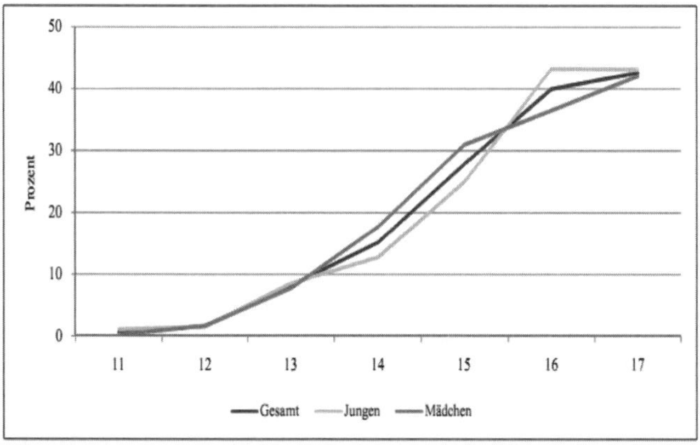

Quelle: RKI 2008a, S. 55

Abb. 1: Aktueller Tabakkonsum der 11- bis 17-Jährigen (Prävalenzen in Prozent) (Deutscher Bundestag 30.04.2009, 123)

An der Entstehung, Aufrechterhaltung und auch an der Aufgabe des Rauchens wirken vielfältige biologische, soziale und psychische Faktoren mit. Hier ist insbesondere für den Beginn die Rolle der Gleichaltrigengruppen hervorzuheben, weil sie ihre eigenen diesbezüglichen Rituale und Normen erzeugt. In diesem Kontext werden die Einstellungen und Verhaltensweisen der Jugendlichen durch offenen oder verdeckten Gruppendruck geformt (Kracke 1993, S. 25). Das Rauchen stellt einen Aspekt des Sozialverhaltens dar, das mit der körperlichen Entwicklung eng verbunden ist. Denn das Rauchen verspricht den Jugendlichen in der frühen Adoleszenz besonders positive „body images“: Coolness, Unabhängigkeit und Dazugehörigkeit. Wer nicht raucht, dokumentiert also indirekt, dass er/sie „uncool“, „abhängig“ (vom Elternhaus) und nicht in „echten“ Peergroups ist.

Die Motive von Jugendlichen, mit dem Rauchen zu beginnen, sind Aufbesserung der eigenen Stimmung, Förderung der eigenen Konzentration, Vermeidung von Nervosität, Freundschaftspflege und die ferner bei Mädchen verbreitete Sorge um das eigene Gewicht bzw. die Figur, wie eine Studie des Instituts für Therapieforschung IFT im Jahre 2007 ermittelte.

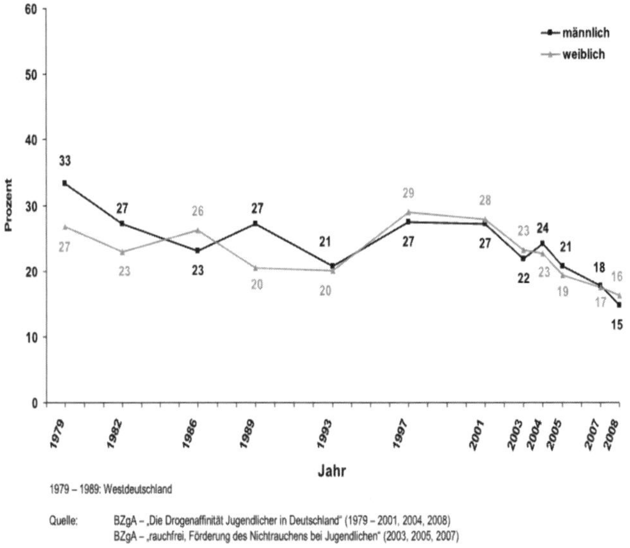

Abb. 2: Raucherinnen und Raucher nach Geschlecht, 12- bis 17-Jährige, 1979 bis 2008 (BZgA 2008, 29)

So machen sich Mädchen um ihr Gewicht zunehmend mehr Sorgen als Jungen (Morgenstern et al. 2007, S. 8ff.). Gleichzeitig zeigt die IFT-Studie, dass Konsumreduktion und Aufhören zu den verbreiteten Wünschen von jugendlichen Rauchern gehört. So wurde eine hohe Zahl sog. „dissonanter“ Raucherinnen und Raucher, deren Veränderungswünsche zwischen reduziertem Konsum und soforti-gem Aufhören liegen, ausgemacht. Die Autoren der Studie entdeckten recht hohe Erwartungen an die eigene Selbstwirksamkeit: Danach glauben 48% von sich selbst, „ganz sicher“ mit dem Rauchen aufhören zu können, weitere 34% glauben, dass sie es „vermutlich“ schaffen könnten. Die Autoren machen die Feststellung, dass die verzerrte Selbstwahrnehmung der eigenen Nikotinabhängigkeit wie schon in anderen Studien „Kontrollillusionen“ suggeriert und unter Raucherinnen und Rauchern einen weitverbreiteten Mythos darstellt. Auch nimmt der Wunsch der Konsumreduktion bzw. die „Kontrollillusion“ mit dem Ausmaß der körperlichen Abhängigkeit ab.

Wird ein genauer Blick auf das soziale Verhalten von jungen Rauchern und jungen Raucherinnen geworfen, so zeigt sich, dass diese häufig über eine enge Gruppe von rauchenden Freunden verfügen. Dieses Phänomen war in früheren Studien (z. B.

BZgA 2002, S. 18) weniger präsent; zwischen 1997 und 2001 hat allerdings eine Zunahme der rauchenden Freunde um 10% stattgefunden. Wie die Ergebnisse des KiGGS-Studie inzwischen zeigen, stieg der Anteil der rauchenden Freundesgruppe bei den 14- bis 17-jährigen Jungen auf fast 45% und bei den Mädchen auf fast 43% (Lampert & Thamm 2007, S. 604). Dies unterstreicht wiederum, dass die Peerbeziehungen, die den Rauchbeginn auslösen können, immer einflussreicher werden (Steinebach & Steinebach 2010, S. 308).

Aber auch das Rauchverhalten der *Eltern* hat einen deutlichen Einfluss auf das Rauchen der eigenen Kinder. Die KiGGS-Studie belegt bei den 14- bis 17-Jährigen einen höheren Raucheranteil bei denjenigen, deren Eltern ebenfalls Raucher sind. Der Raucheranteil bei Jungen steigt dann auf 46,3% und bei Mädchen auf 45,7% an. Sind die Eltern hingegen Nichtraucher, so liegt der Anteil der männlichen bzw. weiblichen Raucher in der entsprechenden Altersgruppe bei nur 20,8% (Jungen) bzw. 20,9% (Mädchen) (Lampert &Thamm 2007, S. 604).

Die Untersuchung des Rauchverhaltens zeigt auch, dass *Mädchen* durch einen geringeren Nikotinkonsum als Jungen auffallen. Die Gründe für das Rauchen deuten auf geschlechtsspezifische Unterschiede hin. Bei den Mädchen werden häufiger psychische Gründe für das Rauchen angegeben (z. B. Unzufriedenheit mit der eigenen Figur, ständige Sorgen um das Gewicht, Unterdrückung von Hungergefühlen durch das Rauchen), die Jungen reklamieren die Beeinflussung der Konzentrations-fähigkeit bzw. Nervosität.

3. Alkohol

Im Hinblick auf den Alkohol gilt Ähnliches wie für das Rauchen. Der Einfluss des sozialen Umfelds (Elternvorbilder, Freunde, Peergroup, Schule, Medien) ist auch hier bedeutend. Ebenfalls ist die psychosoziale Entwicklung von Jugendlichen zu berücksichtigen, da häufig der Erstkonsum von Alkohol mit mangelndem Selbstwertgefühl einhergeht (Hackauf & Winzen 2004, S. 130, Hurrelmann 1990, S. 44).

Der Blick auf die Trendentwicklungen des jugendlichen Alkoholkonsums zeigt zunächst einen allgemeinen Rückgang. So nahm bei den 12- bis 17-jährigen Jugendlichen, die wöchentlich mindestens ein alkoholisches Getränk konsumiert haben, die Konsumrate von annähernd 21% (2004) auf etwa 17% (2008) ab (BZgA-Studie 2008, S. 4). Eine Aufschlüsselung nach Geschlecht zeigt, dass 22% der jungen Männer wöchentlich mindestens ein alkoholisches Getränk zu sich nahmen, währenddessen jungen Frauen mit nur etwa 12% viel niedriger lagen (Abb. 3).

Die Daten der BZgA-Studie (2008) verdeutlichen darüber hinaus, dass sich zwi-schen 2004 und 2008 bei Jugendlichen mit regelmäßigen Alkoholkonsum ein bundesweiter Konsumrückgang vollzogen hat (Abb. 3). Aktuelle Konsumveränderungen wie z. B. die Absenkung des Einstiegsalters für den ersten alkoholischen Drink, oder geänderte Geschmackspräferenzen können nicht dafür verantwortlich gemacht werden. Diese entgegengesetzten Trendentwicklungen überlagern die Abnahmetrends (Settertobulte 2008b, S. 5).

Die BZgA-Studie (2008) kann bestimmte Konsumtypen unterscheiden, so gibt es viele „Gewohnheitstrinker“ mit mindestens einem alkoholischen Getränk pro Woche und einige Trinker mit „riskanten Konsummustern“, die bis zu fünf Gläser alkoholischer Getränke pro Tag konsumieren (Referenzzeitraum 30 Tage) (BZgA 2008). Aus dieser Gruppe rekrutieren sich möglicherweise diejenigen Jugendlichen, die

„Bingedrinking" oder „Komasaufen" betreiben. Ihr Anteil wird bei 12- bis 17-Jährigen auf 20- bis 25% geschätzt (Abb. 4). Im Zeitvergleich lassen sich keine geschlechtsspezifischen Unterschiede erkennen. Die Konsummuster des „Bingedrinking" stehen für ein peerbezogenes nächtliches Trinkgelage mit möglicherweise alkoholbedingten Einweisungen ins Krankenhaus. Ein neues Bundesmodellprojekts „HaLT" (Hart am Limit Drogen und Sucht) ist hierzu entstanden, da sich die Zahl der Krankenhauseinweisungen in den vergangenen fünf Jahren verdoppelt hat und mit aufsuchenden Maßnahmen bei den betroffenen Jugendlichen interveniert werden soll.

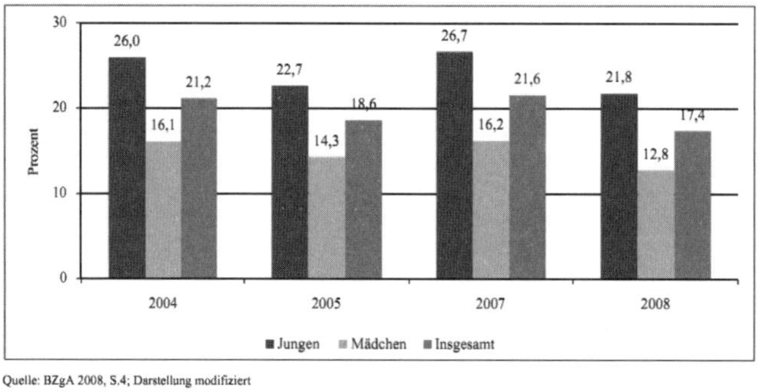

Abb. 3: Regelmäßiger Alkoholkonsum bei 12- bis 17-jährigen Jugendlichen nach Geschlecht (Deutscher Bundestag 30.04.2009, S. 126)

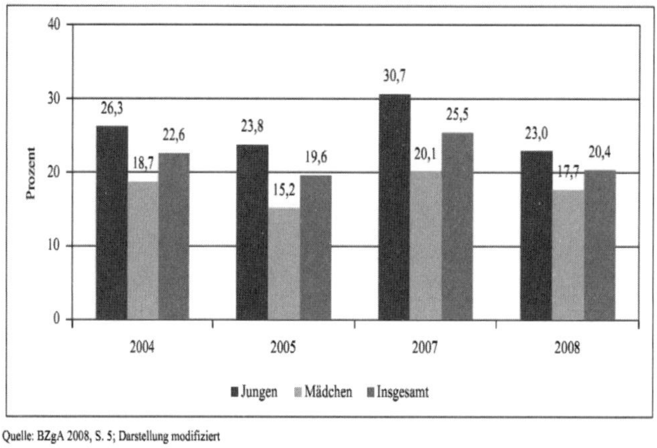

Abb. 4: Riskanter Alkoholkonsum bei 12- bis 17-jährigen Jugendlichen nach Geschlecht im Zeitraum 2004 bis 2008 (Angaben in Prozent) (Deutscher Bundestag 30.04.2009, S. 126)

Elternvorbilder, die Gleichaltrigengruppen (der Freunde und Klassenkameraden) sowie die Medien bilden soziale Einflussfaktoren, die zu unterschiedlichen Zeitpunkten in der Jugendphase den Konsum von Nikotin sowie alkoholischen Getränken fördern können. Auf der Mikroebene wird das Trinken von Alkohol in der Gleichaltrigengruppe als das Erlenen sozialer Verhaltensweisen und als Teil kultureller Prägung verstanden (Settertobulte 2008b, S. 6). Mit anderen Peers auf Parties und Festen den Umgang mit Alkohol zu lernen, kann als *Entwicklungsaufgabe* (z. B. zur Aufnahme von Kontakten zum anderen Geschlecht) verstanden werden. Der isolierte Konsum von alkoholischen Getränken, um z. B. negative Erlebnisse und Unsicherheiten zu überspielen und eigene Probleme zu vergessen, wird hingegen als Problemtrinken charakterisiert (Kracke 1993, S. 9).

Die psychosoziale Entwicklung der Jugendlichen kann allerdings von Fall zu Fall durch den gewohnheitsmäßigen Konsum von Alkohol gefährdet werden, weil das Erlernen von angemessenen sozialen Verhaltensweisen beeinträchtigt werden kann. Alkohol kann Jugendliche z. B. dazu verleiten, sich den Anforderungen der sozialen Umwelt zu entziehen und sich täuschenden Gefühlen von Stress- und Gefühlsbewältigung (z. B. beim Motorrad- und Autofahren unter Alkoholeinfluss) hinzugeben. Überdies wird durch erhöhten Alkoholkonsum die Aggressivität und Gewaltbereitschaft (bei Einzelnen und ihrer Peer-Gruppe) gesteigert und abhängiges und regressives Verhalten gefördert, d.h. die Ausbildung eines stabilen, konfliktfähigen Selbstkonzeptes gefährdet (Leppin 2000, S. 64).

Wie bereits festgestellt beeinflussen in der Jugendphase Freunde und Peer-Gruppen den Beginn und die Aufrechterhaltung des Zigaretten- und Alkoholkonsums. Weil es eine wichtige Entwicklungsaufgabe für Jugendliche ist, sich in der Adoleszenz ein eigenes Netzwerk von Freunden und vertrauten Gleichaltrigen aufzubauen, d. h. sich in eine (oder mehrere) Peer-Gruppen zu integrieren, werden auch die speziellen Lebensstile dieser selbst gewählten Bezugspersonen (z. B. Mode, Musik, Sport, Tanz, Suchtmittelkonsum u. a.) nachgeahmt und im Gruppenkontext praktiziert.

Die sozialwissenschaftliche Jugendforschung hat bezüglich des jugendlichen Alkoholkonsums wiederholt die Frage zu klären versucht, ob die Jugendlichen durch ihre bereits konsumierenden Freunde zum Alkoholkonsum angeregt werden oder ob sich umgekehrt junge Alkoholkonsumenten gezielt solche Freunde aussuchen, die ebenfalls gern Alkohol trinken.

Sieving et al. (2000) haben beide Fragen in einer Alkoholpräventionsstudie an 12- bis 15-jährigen amerikanischen Schülerinnen und Schülern untersucht. Sie kam zu dem Ergebnis, dass der Alkoholkonsum in der Peergroup eindeutig das Trinkverhalten der Jugendlichen beeinflusst, die zu dieser Gruppe hinzukommen. Wenn in der Peergroup mehr getrunken wurde, stieg der Alkoholkonsum der einzelnen jugendlichen Gruppenmitglieder ebenfalls an. Ein einzelner alkoholtrinkender Jugendlicher hatte hingegen keinen Einfluss auf das allgemeine Trinkverhalten der Peergroup – ein Ergebnis, das für Präventionsmaßnahmen einen wichtigen Hinweis liefert.

Jugendliche sind vor allem darin zu bestärken, dem alkohol-bezogenen Einfluss der Peer-Group zu widerstehen, auch wenn dies „vor Ort“ – angesichts der vom Alkohol beeinflussten Gruppendynamik – ausgesprochen schwierig ist. Dies erfordert daher einen Präventionsansatz, der z. B. die sozialen Kompetenzen von Jugendlichen stärkt, sich in emotional aufgeladenen Situationen gegenüber Gleichaltrigen eigenständig und distanziert zu verhalten.

4. Drogen

Die Risiken im Umgang mit Drogen beginnen im Kindes- und Jugendalter oftmals schon mit dem Erstkonsum von legalen Drogen wie Alkohol und Nikotin. Viele Jugendliche begrenzen ihren Drogenkonsum zunächst auf diese Suchtmittel. Eine wechselnd große Gruppe experimentiert mit leichten illegalen Drogen, wie z. B. Cannabis (Hackauf & Winzen 2004, S. 147).

Viele Jugendliche verbinden den Erstkonsum von Cannabis oder Marihuana mit Neugierde (15%), neuen aufregenden Erfahrungen (9%), der Suche nach Glücks-gefühlen und Abstand zum Alltag (4%-6%) (Bayerisches Staatsministerium für Gesundheit, Ernährung und Verbraucherschutz 2006, S. 16). Der anfängliche Reiz des Probierens scheint sich nach einiger Zeit zu verflüchtigen und es kommt für viele zum Verzicht auf weiteren Konsum. Diese Erfahrung wird häufig von der Einstellung begleitet „es hat nichts gebracht“ (52% aller Jugendlichen mit Drogen-erfahrung). Auch erleben jugendliche Konsumenten Ängste vor gesundheitlichen Schäden (33%), Ängste vor den Gefahren einer Sucht (24%) und der unangenehmen Wirkung der Drogen (17%); diese veranlassen sie häufig dazu, aus dem Erstkonsum auszusteigen. Infolge unterschiedlicher Erfahrungen scheint es unterschiedliche Reaktionen zu geben, wobei eine Gruppe als risikofreudigen Cannabis- bzw. Marihuana-Konsumenten (ebd., S. 17 ff.) auszumachen ist, die ihren Konsum beibehält.

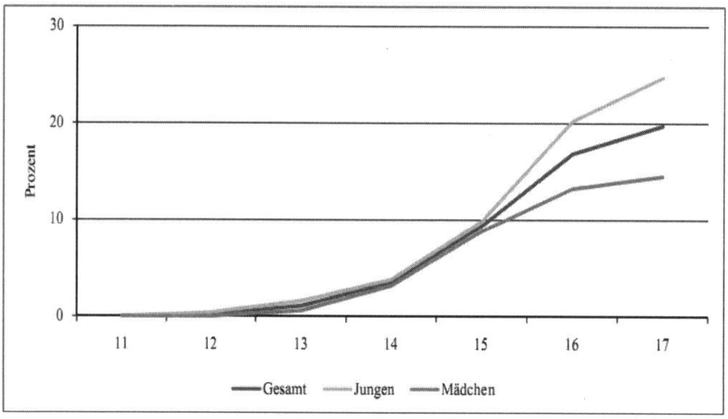

Quelle: RKI 2008a, S. 57

Abb. 5: Haschischkonsum der 11- bis 17- Jährigen (Lebenszeitprävalenzen in Prozent) (Deutscher Bundestag 30.04.2009, S. 128)

Der Beginn der Probierphase liegt relativ früh und fängt für Jungen und Mädchen mit 13 Jahren an. Der Konsum von Mädchen liegt allerdings auf einem niedrigeren Niveau als derjenige von Jungen und erreicht 15% gegenüber 25% (Abb. 5). Die Lebenszeitprävalenz des Cannabiskonsums scheint sich zwischen den beiden Geschlechtern bis zum 15. Lebensjahr anzugleichen. Danach steigt der Konsum bei männlichen Jugendlichen an und erreicht bei 17-Jährigen einen Anteil von 25%. Bei Mädchen flacht die Konsumrate ab und pendelt sich bei 15% ein. Der Sozialstatus, der Migrationshintergrund, die Wohnregion haben wenig Einfluss auf das Konsumverhalten (Lampert & Thamm 2007).

Die Erfassung anderer illegaler Drogen ergibt in der KiGGS-Studie, dass nur von wenigen Jugendlichen konsumiert werden. Im Referenzzeitraum der letzten 12 Monate wurde Ecstasy von nur 0,5% der 14- bis 17-jährigen Jungen sowie von nur 0,6% der gleichaltrigen Mädchen genommen. Speed und Amphetamine haben lediglich 0,6% der Jungen und 0,8% der Mädchen eingenommen. Medikamente oder Lösungsmittel etwa 0,2% vs. 1,0%, Leim etwa 1,0% vs. 1,6% um einen Rauschzustand zu erreichen (ebd., S. 605).

5. Jugendliche mit Risikokonsum von Suchtmitteln

Gleichaltrigengruppen können einen nicht vorhersagbaren Einfluss auf Jugendliche haben: Im Prinzip können sie soziale Kontaktmöglichkeiten und Freundschaften ermöglichen, Rückhalt und Orientierung geben, allerdings können sie auch Problemverhalten, Delinquenz und Statusverstöße fördern. In der Gleichaltrigengruppe können Attribute des Status der Erwachsenen erworben werden, nach denen sie streben, die ihnen aber verwehrt sind (z. B. Rauchen, Alkohol, Sexualität, Schwangerschaft) (Silbereisen 1996, zit. nach Steinebach & Steinebach 2010, 308). Spezifische Einflüsse können auch in Gleichaltrigengruppen mit hohen Konsummustern beobachtet werden, welche verschiedene Suchtmittel gleichzeitig und in unterschiedlicher Intensität konsumieren.

In einer repräsentativen bayerischen Studie zum Gesundheitsverhalten von Jugendlichen (2005) wurden unter den befragten 12- bis 24-jährigen Jugendlichen spezielle Gruppen ermittelt, die durch besonders gesundheitsgefährdende Verhal-tensweisen auffielen. Um einen besseren Überblick über diese Gruppen zu erhalten, wurden zunächst Merkmale verwendet, die das jugendliche Konsumverhalten unterscheiden. Das Ergebnis war nachfolgende „Risikotypologie" von Jugendlichen, die verschiedene riskante Konsummuster von Suchtmitteln (Zigaretten, Alkohol, illegale Drogen oder Medikamente) aufweist (Bayerisches Staatsministerium für Gesundheit, Ernährung und Verbraucherschutz 2006, S. 20):

- Jugendliche, die ganz auf Suchtmittel verzichten („risikolose")
- Jugendliche mit einem „geringem Risiko", die regelmäßig nur ein Suchtmittel konsumieren;Jugendliche mit „mittlerem Risiko", die zugleich zwei Suchtmittel verwenden
- Jugendliche, die „hochriskant" konsumieren und gleichzeitig bis auf vier verschiedene Suchtmittel zurückgreifen.

Die Mehrzahl der bayerischen Jugendlichen verzichtet auf Suchtmittel, ihre Zahl sie hat sich seit dem Jahr 2000 von 53% auf 58% erhöht. Die Gruppe der Suchtmittel-konsumenten bildet ein „Risikogruppe" von 42% mit unterschiedlichen Konsum-mustern. Darin dominiert das Rauchen an erster Stelle, gefolgt von Alkoholkonsum, Drogen- und Medikamentenkonsum. Diese „Risikogruppe“ wird in Jugendliche mit einem „geringen“ und einem „mittleren“ Risiko unterteilt und umfasst 38% der Jugendlichen demgegenüber praktiziert nur eine kleine Gruppe von 4% einen „hochriskanten“ Konsum. In der „Hochrisikogruppe“ ist fast jeder Raucher bzw. Raucherin, Alkoholkonsument, ferner Drogenkonsument (hauptsächlich Cannabis) sowie Konsument von Medikamenten (ebd., S. 20).

Der Konsum von Suchtmitteln nimmt in der Gruppe mit „geringem“ und „mittlerem“ Risiko sprunghaft mit dem Lebensalter zu. Bei den 12- bis 14-Jährigen gehören zunächst nur 10% der Jugendlichen zu diesen Risikogruppen, während diese Zahl bei den 18- bis 20-Jährigen sowie den 21- bis 24-Jährigen bereits auf 57% der Jugendlichen und jungen Erwachsenen ansteigt. Hingegen erreicht die Gruppe mit „hochriskantem“ Konsum in den letzten beiden Altersgruppen einen konstanten Anteil von nur 5%. Der stärkste Konsumanstieg nach Altersgruppen vollzieht sich in den Gruppen mit „geringerem“ und „mittlerem“ Risiko (ebd., S. 20). Bei Jugendlichen, deren Eltern sich am unteren bzw. am oberen Ende der Einkommensskala befinden, steigen die „Mehrfachgefährdungen“ durch Suchtmittel auf die jeweils höchsten Prozentwerte an (ebd., S. 21). Auffällig viele „mehrfach-gefährdete“ Jugendliche lassen sich unter denjenigen finden, die eine Berufsausbildung oder ein Studium abgebrochen haben, insbesondere wenn sie danach keinen neuen Zugang zu Ausbildung und Studium gefunden haben. Jugendliche mit „riskantem“ Konsum neigen kaum zu sportlichen Aktivitäten, sie bevorzugen häufiger den Besuch von Musikveranstaltungen, Rockkonzerten sowie „Raver“ und „Rapper“ Events. Schon jüngere Altersgruppen mit erhöhtem Suchtmittelkonsum besuchen häufiger Kneipen; dieser Trend ist von 1995 bis 2005 angestiegen (ebd., S. 22).

Insgesamt verdeutlicht die bayerische Studie (2005), die auch das Freizeitverhalten von Jugendlichen einbezieht, dass von 1995 bis 2005 die Freizeitorientierung von Jugendlichen – vor allem bei den 12- bis 17-Jährigen – deutlich zugenommen hat; der dominante Faktor besteht hier aus den Gleichaltrigen-gruppen und den Freunden. Die Gruppe mit „riskantem“ Konsum ist jedoch zu Freizeitbeschäftigungen weniger bereit und fällt auf durch passives Verhalten. Weitere Unterschiede zeigen ein Stadt-Land-Gefälle: Jugendliche auf dem Land rauchen und trinken mehr als Jugendliche in der Stadt. Regelmäßige Alkoholkonsumenten (23%) lassen sich eher auf dem Land als in der Großstadt (14%) finden. Entsprechend ist der wöchentliche Alkoholkonsum auf dem Land (mit 59 Gramm Alkohol) höher als in der Stadt (mit 46 Gramm). Dagegen ist der Drogenkonsum in Städten und Dörfern relativ gleich verteilt (ebd., S. 22).

Fazit

Risikoverhaltensweisen wie hoher und kombinierter Suchtmittelkonsum steigen in dem Alter an, in dem sich die Gleichaltrigengruppen (Peereinflüsse) bemerkbar machen und gleichzeitig wichtige Entwicklungsaufgaben der Jugendlichen bewältigt werden müssen. Parallel dazu werden bei Jugendlichen mangelnde körperliche Aktivität, chronische Stressbelastung, Fehlernährung festgestellt und mit erhöhten gesundheitlichen Beschwerden und Erkrankungsrisiken in Verbindung gebracht (Hurrelmann 2006, S. 76). In der Entwicklungsphase der Kontaktaufnahme zu

Gleichaltrigen und dem Aufbau von Freundschaften zum eigenen und zum anderen Geschlecht spielt der Umgang mit Alkohol und Nikotin eine wichtige Rolle und beeinflusst die Konsumraten (Settertobulte 2008a, S. 228). Dennoch verzichtet trotz zunehmender Peereinflüsse ein Großteil von Jugendlichen in dieser Phase auf den Konsum von Suchtmitteln. Jugendliche nehmen organisierte Freizeitaktivitäten unterschiedlich wahr; diejenigen mit riskanten Konsummustern sind auch in der Gruppe mit der geringsten Beteiligung zu finden. Umgekehrt sind viele Jugendliche, die am organisierten Freizeitverhalten aktiv teilnehmen, mit Peergroups zusammen, die weniger Suchtmittel konsumieren. Hierbei ist auch die Häufigkeit der abendlichen Treffen von Bedeutung, welche bei passiven Jugendlichen zu einer höheren Zahl riskanter Alkoholkonsummuster führt (Settertobulte, 2008a, ebd.). Die sich bildenden gesundheitsbezogenen Lebensstile werden zudem von Faktoren auf der Verhältnisebene beeinflusst (z. B. soziale Benachteiligung, „deprivierte" Lebensstile), die den Gesundheitsstatus von Kindern und Jugendlichen gefährden, wenn eine „Verkettung negativer Lebensbedingungen" (ebd., S. 75) vorliegt. Damit ist ein früher Einfluss zu vermuten, der durch negative Lebensereignisse (Schulabbruch, fehlende Ausbildungschancen) und Orientierungslosigkeit sowie passivem Freizeitverhalten zu sehr einseitigen gesundheitlichen Lebensweisen führen kann. Die Zugehörigkeit und der Einfluss von Lebensstilgruppen ist schwer einzuschätzen; zumindest zeigt sich bei Jugendlichen mit einseitiger gesundheitlicher Lebensweise und starkem Bezug zu Musikszenen ein erhöhtes Risiko für Suchtmittelkonsum (Bayerisches Staatsministerium für Gesundheit, Ernährung und Verbraucherschutz 2006, S. 22). Dieser Befund geht aus der Untersuchung von Settertobulte (2008a, S. 228) nicht hervor, da ein Peereinfluss über Musikvorlieben nicht nachgewiesen werden konnte und offenbar kein Zusammenhang zwischen Musikgeschmack und Konsummustern besteht. Hier fehlt es an längsschnittlichen Untersuchungen, die Peereinflüsse als zeitliche Prozesse in verschiedenen Lebensaltersstufen beobachten und den Einfluss auf das Gesundheitsverhalten berücksichtigen können. Das Phänomen der Lebensweisen/Lebensstilgruppen wäre hierzu auch einzubeziehen.

Das Gesundheitsverhalten (der Konsum von Suchtmitteln) wird im Jugendalter aus „Einflussfaktoren aus dem intra- und interpersonellen Bereich" (Leppin, 2000, S. 80) durch Elternvorbilder, Zugehörigkeit zu Gleichaltrigen-gruppen und durch organisiertes Freizeitverhalten beeinflusst; der Einfluss von Lebensstilgruppen kann hingegen kaum nachgewiesen werden. Eine große Bedeutung spielt dabei für Jugendliche die Rolle des Zusammenseins in einer geselligen Gruppensituation bzw. in einer zwangslosen Situation mit Alkohol (ebd., 2000, S. 81). Die Peergroups setzen dabei in der Persönlichkeitsentwicklung positive Impulse. Sie können die Bewältigung von Entwicklungsaufgaben, das Zurechtfinden in der sozialen Gemeinschaft, die Bildung einer Identität unterstützen und damit die Gefahr von Risikoverhaltensweisen im Suchtmittelkonsum reduzieren. Die positive Rolle von Peers ist für die gesundheitsförderliche Lebensweisen nicht zu unterschätzen. Peers stellen als Sozialisationsagenten in eigener Regie der Jugendlichen „Selbstlernprogramme“ dar und sind ein „Laboratorium für soziales Lernen“ (Ohlbrecht 2010, S. 153). Sie können also zu einem positiven Umgang mit Risiken führen.

Es wäre ein wichtiger Schritt, das Verhalten von Peergruppen z. B. beim Experimentieren mit Suchtmitteln in Richtung gesundheitsförderlicher Lebensstile zu beeinflussen und zum Ansatzpunkt gemäßigter Praktiken (z. B. zum verantwortlichen Umgang mit Alkohol, zur Verminderung des Nikotinkonsums) zu machen. Peerbeziehungen sollten deshalb unter den Gesichtspunkt der Herausbildung von gesunden Lebensstilen und der Empfänglichkeit für gesundheitsförderliche Praktiken sowie Förderung von Resilienz intensiver in den Focus der Gesundheitsförderung genommen werden. Die in verschiedenen Studien festgestellten Praktiken in Gleichaltrigengruppen mit „hochriskantem“ Konsum von Suchtmitteln führen langfristig zu schweren Beeinträchtigungen der körperlichen, psychischen und sozialen Gesundheit. Denkbar wäre es, hierzu Ansätze wie „Positive Peer Culture“ sowie weitere Programme der Resilienzförderung bereits frühzeitig anzuwenden (Steinbach & Steinbach 2010, S. 312; Häfeli 2010, S. 243ff). Die Gesundheitsförderung kann bei Jugendlichen nicht ansetzen, wenn sich ihre Lebensweisen bereits verfestigt haben, sondern muss auch die jeweiligen jugendspezifischen Lebensverhältnisse berücksichtigen – und dazu schon sehr frühzeitig (in Schule und Freizeiteinrichtungen) in Hinblick auf Gleichaltrigengruppen intervenieren.

Literatur

Abel, T. (1997). Gesundheitsverhaltensforschung und Public Health: Paradigmatische Anforderungen und ihre Umsetzung am Beispiel gesundheitsrelevanter Lebensstile. In: Weitkunat R., Haisch J., Kessler M. (Hrsg.). Public Health und Gesundheitspsychologie. Bern: Huber, 56-61

Albert, M., Hurrelmann, K., Quenzel, G. (2010). Jugend 2010. 16. Shell Jugendstudie. Frankfurt: Fischer

Bayerisches Staatsministerium für Gesundheit, Ernährung und Verbraucherschutz (Hrsg.) (2006). Gesundheitsverhalten von Jugendlichen in Bayern 2005. Die Ergebnisse der aktuellen repräsentativen bayerischen Gesundheitsstudie. München: Landeszentrale für Gesundheit in Bayern

Bayerisches Staatsministerium für Gesundheit, Ernährung und Verbraucherschutz (Hrsg.) (2000). Gesundheitsverhalten von Jugendlichen in Bayern. München: Landeszentrale für Gesundheit in Bayern

Bergler R., Haase D., Humburg, S., Steffens, M.(1995). Ursachen gesundheitlichen Fehlverhaltens im Jugendalter. Köln: Deutscher Instituts-Verlag

Bundesgesundheitsblatt (2007). Ergebnisse des Kinder- und Jugendgesundheitssurveys, Band 50, Heft 5/6

Bundesministerium für Familie, Senioren, Frauen und Jugend (BMFSFJ) (2009). 13. Kinder- und Jugendbericht. Berlin: BMFSFJ

Bundesmodellprojekt HaLT-Hart am Limit Drogen und Sucht
http://www.bmg.bund.de/SharedDocs/Standardartikel /DE/AZ/A/Glossar/Alkohol/Bundesmodellprojekt-HaLT-Hart-am-LimiT.html

Bundeszentrale für Gesundheitliche Aufklärung (Hrsg.) (2008). Die Drogenaffinität Jugendlicher in der Bundesrepublik Deutschland. Köln: BZgA

Bundeszentrale für Gesundheitliche Aufklärung (Hrsg.) (2002). Jugendliche Raucher. Köln: BZgA

Bundeszentrale für gesundheitliche Aufklärung (Hrsg.) (2001). Die Drogenaffinität Jugendlicher in der Bundesrepublik Deutschland. Köln: BZgA

Deutscher Bundestag (30.04.2009). Drucksache 16/12860. Bericht über die Lebenssituation junger Menschen und die Leistungen der Kinder- und Jugendhilfe in Deutschland – 13. Kinder- und Jugendbericht – und Stellungnahme der Bundesregierung

Elkeles, T. (2010). Armut und Gesundheit im Jugendalter. In: Hackauf, H., Ohlbrecht, H.(Hrsg.). Jugend und Gesundheit. Ein Forschungsüberblick. Weinheim: Juventa, 112-135

Ettischer, H., Hübner-Funk, S. (1999). Lifestyle-Risiken in der Konsumgesellschaft. *Diskurs,* 2, 6-7

Geißler, R. (2011). Die Sozialstruktur Deutschlands. Wiesbaden: VS Verlag, 6. Aufl.

Hackauf, H. (2002). Gesundheit und Lebensstile Jugendlicher. *Bundesgesundheitsblatt-Gesundheitsforschung-Gesundheitsschutz* 11, 2002, S. 879-884

Hackauf, H., Winzen, G. (2004). Gesundheit und soziale Lage von jungen Menschen in Europa. Wiesbaden: VS Verlag für Sozialwissenschaften

Hackauf, H., Ohlbrecht, H. (Hrsg.) (2010). Jugend und Gesundheit. Ein Forschungsüberblick. Weinheim: Juventa

Häfeli, K. (2010): Widrige Lebensumstände bei Jugendlichen und ihre Auswirkungen im Erwachsenenalter. In: Hackauf, H., Ohlbrecht, H. (Hrsg.) (Hrsg.). Jugend und Gesundheit. Ein Forschungsüberblick. Weinheim: Juventa, S. 232-251

Hradil, S. (2001). Soziale Ungleichheit in Deutschland. Opladen: Leske + Budrich, 8. Aufl.

Hurrelmann, K. (2006). Gesundheitssoziologie. Eine Einführung in sozialwissenschaftliche Theorien von Krankheitsprävention und Gesundheitsförderung. Weinheim: Juventa, 6. Aufl.

Hurrelmann, K. (2004). Familienstreß, Schulstreß, Freizeitstreß: Gesundheitsförderung für Kinder und Jugendliche. Weinheim: Beltz

von Kardoff, E. (2010). Lebensstil/Lebensweise. In: BZgA: Leitbegriffe der Gesundheitsförderung: Leitbegriffe A-Z. http://www.leitbegriffe.bzga.de

Kracke, B. (1993). Pubertät und Problemverhalten bei Jungen. Weinheim: Beltz

Lampert, T.: Gesundheitliche Ungleichheit: Welche Bedeutung kommt dem sozialen Status für die Gesundheit von Jugendlichen zu? In: Hackauf, H., Ohlbrecht, H. (Hrsg.): Jugend und Gesundheit. Ein Forschungsüberblick. Weinheim: Juventa, 44-65

Lampert, T., Thamm, M. (2007). Tabak-, Alkohol- und Drogenkonsum von Jugendlichen in Deutschland. Ergebnisse des Kinder- und Jugendgesundheitssurvey (KiGGS). *Bundesgesundheitsblatt*, 5/6, 600-608

Leppin, A. (2000). Alkoholkonsum und Alkoholmissbrauch bei Jugendlichen: Entwicklungsprozesse und Determinanten. In: Leppin, A., Hurrelmann, K., Petermann, H. (Hrsg.): Jugendliche und Alltagsdrogen. Neuwied: Luchterhand, 64-94

Lohaus, A. (1993). Gesundheitsförderung und Krankheitsprävention im Kindes- und Jugendalter. Göttingen: Hogrefe

Mansel, J. (2010). Gesundheitliche Folgen von Gewalterfahrungen im Jugendalter. In: Hackauf, H., Ohlbrecht, H. (Hrsg.). Jugend und Gesundheit. Ein Forschungsüberblick. Weinheim: Juventa, 194-213

Morgenstern, M., Wiborg, G., Hanewinkel, R. (2007). Rauchen im Jugendalter: Geschlechtsunterschiede, Rollen des sozialen Umfelds, Zusammenhänge mit an deren Risikoverhaltensweisen und Motivation zum Rauchstopp. Institut für Therapie- und Gesundheitsforschung (IFT-Nord)

Nickel, J., Ravens-Sieberer, U., Richter, M., Settertobulte, W. (2008). Gesundheitsrelevantes Verhalten und soziale Ungleichheit bei Kindern und Jugendlichen. In: Richter, M., Hurrelmann, K., Klocke, A., Melzer, W., Ravens-Sieberer, U. (Hrsg.). Gesundheit, Ungleichheit und jugendliche Lebenswelten. Weinheim: Juventa, 63-92

Nutbeam, D., Aaro, L., World, B. (1991). The lifestyle concept and health education with young people. *World Health Statistics Quarterly*, 44, 55-61

Oertel, L. (2010). Schulstress und Schulangst im Jugendalter. In: Hackauf, H., Ohlbrecht, H. (Hrsg.): Jugend und Gesundheit. Ein Forschungsüberblick, Weinheim: Juventa, 178-193

Ohlbrecht, H. (2010). Die Lebenswelten von Familie und Peers und ihre Auswirkungen auf die Gesundheit. In: Hackauf, H., Ohlbrecht, H. (Hrsg.). Jugend und Gesundheit. Ein Forschungsüberblick, Weinheim: Juventa, 136-159

Piegot, I., Ahrens, W. (2010). XXL – die neue Generation. *Bundesgesundheitsblatt*, 53, 641-642

Raithel, J. (2010). Gesundheitsrelevantes Risikoverhalten unter Jugendlichen. In: Hackauf, H., Ohlbrecht, H. (Hrsg.). Jugend und Gesundheit. Ein Forschungsüberblick, Weinheim: Juventa, 160-177

Ravens-Sieberer, U., Erhart, M. (2008). Die Beziehung zwischen sozialer Ungleichheit und Gesundheit im Kindes- und Jugendalter. In: Richter, M., Hurrelmann, K. Klocke, A., Melzer, W., Ravens-Sieberer, U. (Hrsg). Gesundheit, Ungleichheit und jugendliche Lebenswelten. Weinheim: Juventa, 38-62

Richter, M., Hurrelmann, K., Klocke, A., Melzer, W., Ravens-Sieberer, U. (2008). Gesundheit, Ungleichheit und jugendliche Lebenswelten. Ergebnisse der zweiten internationalen Vergleichsstudie im Auftrag der Weltgesundheitsorganisation WHO. Weinheim: Juventa

Robert Koch Institut (RKI) (2008a). Ergebnisse des Kinder- und Jugendgesundheitssurvey (KiGGS). Unveröffentlichte Sonderauswertung des RKI für den 13. Kinder- und Jugendbericht. Berlin

Settertobulte, W. (2008a). Alkoholkonsum Jugendlicher zwischen kultureller Anpassung und Risikoverhalten. *proJugend*, 3/2008

Settertobulte, W. (2008b). Der Einfluss der Gleichaltrigen auf das Risikoverhalten im Kontext gesundheitlicher Ungleichheit. In: Richter, M., Hurrelmann, K., Klocke, A., Melzer, W., Ravens-Sieberer, U. (Hrsg.). Gesundheit, Ungleichheit und jugendliche Lebenswelten. Weinheim: Juventa, 214-230

Spellerberg, A. (1996). Soziale Differenzierung durch Lebensstile. Eine empirische Untersuchung zur Lebensqualität in West- und Ostdeutschland. Berlin: edition sigma

Steinebach, C., Steinebach, U. (2010). Resilienzförderung im Jugendalter. Die Stärken der Peerbeziehungen nutzen. In: Hackauf, H., Ohlbrecht, H. (Hrsg.). Jugend und Gesundheit. Ein Forschungsüberblick, Weinheim: Juventa, 304-320

Sieving, R., Perry, C., Williams, C. (2000). Do friendships change behaviors, or do behaviors change friendships? Examining paths of influence in young adolescents' use. *Journal of Adolescent Health*, 26, 27-35

„Ich kann ja noch was aus meinem Leben machen und schlanker werden."

Gesunde Lebensführung und Moralisierung des Essens in der Kommunikation übergewichtiger Jugendlicher

Eva Barlösius und Alexandra von Garmissen

Einleitung

Sich gesund zu ernähren und ausreichend zu bewegen, um bis ins hohe Alter gesund zu bleiben, sind Appelle, die danach verlangen, die Folgen und Nebenfolgen des eigenen Tuns zu bedenken und daran sein Handeln auszurichten. Diese und einige weitere Aufforderungen wie Abstinenz bei Tabak und Alkohol sind in den Konzepten für eine gesunde Lebensführung systematisch zusammengefasst. Keineswegs beschränken sie sich auf Gesundheit, gedacht als körperliche Unversehrtheit. Vielmehr rekurrieren sie auf eine wesentlich umfassendere Auffassung von Gesundheit, die Hans-Georg Gadamer als „Da-Sein, In-der-Welt-Sein, Mit-den-Menschen-Sein, Von den eigenen Aufgaben des Lebens tätig oder freudig erfüllt sein" charakterisiert hat (Gadamer 1993, S. 144)[29].

Ebenso umfasst der Begriff Lebensführung weit mehr als ein Bündel von Anweisungen, wie der Alltag zu bewältigen ist. Er vergegen-wärtigt das „Urthema des Menschen, daß man sein Leben zu „führen" und sich zu fragen hat, wie man es führen soll" (Gadamer 1993, S. 134)[30] (2). Dieses Begriffs-verständnis von Gesundheit und Lebensführung macht deutlich, dass Konzepte gesunder Lebensführung nicht nur Wissen, Erfahrungen und Theorien darüber beinhalten, wie Krankheiten vermieden oder gemindert werden können. Vor allem kommunizieren sie Achtungen, Würdigungen und Anerkennungen dafür, wie Menschen ihr Leben führen, nämlich mit gesundheitlicher Voraussicht. Indirekt sprechen sie damit Missbilligungen, Empörungen und Schmähungen darüber aus, dass sich manche Menschen scheinbar passiv in ihr Dasein fügen und sich damit der Aufforderung zu einer eigenverantwortlichen Lebensführung entziehen.

Verknüpft mit der zeitlichen Perspektive, im Jetzt gesund zu leben, um in der Zukunft gesund zu sein, setzen die Konzepte für eine gesunde Lebensführung die Fähigkeit und die Bereitschaft voraus, den Orientierungsschwerpunkt seines Lebens in die Zukunft zu verlagern. Die Fähigkeit zu einem Leben mit Voraussicht, dies hat Hans Blumenberg betont, ist dem Menschen auf Grund „seiner mangelnden physiologischen Ausstattung" gegeben.

---

29 Das Ganzsein und das Heilsein sind für Gadamer auf das engste verknüpft, weshalb „wir (auch) sagen, wenn wir krank werden, daß uns etwas fehlt" (Gadamer 1993, S. 98).

30 Dabei handelt es sich vor allem um eine ethische Frage, weniger um eine anthropologische Herausforderung.

Sie macht ihn zu einem „präventiven Wesen". Prävention meint nach Blumenberg, dass der Mensch zu bewältigen sucht, „was noch gar nicht unmittelbar ansteht", „was noch nicht gegenwärtig ist, was noch keine akute Notwendigkeit besitzt" (Blumenberg 2007, S. 12 und 17). Präventiv handelt er, wenn er „nicht nur wirkliche, sondern auch mögliche Risiken" ausschaltet (Blumenberg 2007, S. 19). Dass der Mensch zur Voraussicht befähigt und deshalb in der Lage ist, seine Lebensführung auf die Zukunft hin auszurichten, ist ihm anthropologisch gegeben. Aber erst in modernen Gesellschaften wird diese anthropologische Anlage mit der an alle gerichteten Aufforderung zu einer selbstverantworteten und vorausschauenden Lebensführung beliehen. Gesellschaftlich wird die Befolgung dieses Gebots mit Achtungserweisen gewürdigt, dagegen zu verstoßen allerdings mit Missachtung vergolten. Eine gesellschaftliche Kommunikation, die vor allem Achtungserweise bzw. Missachtungen mitteilt, identifiziert Niklas Luhmann als „moralische Kommunikation" oder auch als „Achtungskommunikation"[31].

1. Moralische Kommunikation und die Moralisierung des Essens

Übergewicht – das Phänomen, mit dem wir uns im Nachfolgenden vertieft beschäftigen – wird als Verkörperung eines permanenten Verstoßes gegen die gesellschaftliche Aufforderung, eine gesunde Lebensführung zu praktizieren, wahrgenommen. Entsprechend sind übergewichte Personen besonders von moralischen Abwertungen betroffen (vgl. Barlösius & Philipps 2011, Puhl & Latner 2007). Die Kommunikation von Missachtungen referiert auf moralische Erwartungen und bezieht daraus die Legitimation, andere Menschen abwerten zu dürfen. Die Missbilligungen fußen auf dem Vorwurf, dass übergewichtige Personen kein Wissen über Konzepte gesunder Lebensführung haben oder es nicht in Handeln umsetzen (vgl. Barlösius & Rehaag 2006)[32]. Ob jedoch übergewichtigen Personen diese moralischen Gebote tatsächlich nicht geläufig sind oder sie gegen diese opponieren, ist ebenso wenig untersucht wie die Frage, in welcher Art und Weise sie sich zu der moralischen Kommunikation positionieren, an ihr teilnehmen und sich mit ihr auseinandersetzen.

Charakteristisch für moralische Kommunikation ist nach Luhmann ein „laufendes Abgleichen von Ego/Alter-Synthesen". Dies trägt wesentlich zum Gelingen von Interaktionen bei, weil es für ein gewisses Maß an Konvergenz in der Kommunikation bürgt (Luhmann 2008, S. 107). Die Konvergenz entsteht daraus, dass durch Achtungen und Missachtungen kommuniziert wird, wie beobachtbare Phänomene – z.B. übergewichtige Körper – zu bewerten sind. Die Aufforderung,

---

[31] Wir orientieren uns an Luhmanns Konzeption moralischer Kommunikation, spitzen sie aber für unsere Zwecke, nämlich Prozesse der Moralisierung des Essens zu untersuchen, zu.

[32] Dahinter verbirgt sich das moralische Grundverständnis, dass es eine Verpflichtung zu bewussten und selbst verantworteten Entscheidungen und Handlungen gibt und Wissen dafür die Basis ist. Daraus erwächst die Pflicht, sich zu informieren und sich als „mündiger Verbraucher" zu verstehen.

eine gesunde Lebensführung zu praktizieren, und das Gebot, die zukünftigen Folgen und Nebenfolgen des eigenen Handelns zu bedenken, gehören zur moralischen Kommunikation, weshalb sich ihnen zu unterwerfen „durch Achtung honoriert" wird (Luhmann 2008, S. 139).

Luhmann spricht von Moralisierung, um zu verdeutlichen, dass es sich bei den Achtungserweisen bzw. Missbilligungen nicht ausschließlich um moralische Bezeu-gungen handelt, sondern diese an Sinngehalte – etwa wissenschaftliches, politisches oder rechtliches Wissen – angelagert werden. Dies gilt auch für die Konzepte gesun-der Lebensführung, bei denen insbesondere medizinische, ernährungs- und präventionswissenschaftliche Sinngehalte mit moralisierenden Geboten verknüpft sind. Die wissenschaftlich begründete Aussage „Fett enthält viele Nahrungskalorien" wird dabei zum Appell, möglichst wenig Fett zu sich zu nehmen. Moralisierung „erleichtert es, über andere schlecht zu reden", zugleich bewirkt sie „eine Überschätzung moralischer Konformität", weil sie die „geltende Meinung des Guten bestätigt" (Luhmann 2008, S. 113). Wer jemanden beobachtet, der fetthaltige Lebensmitteln isst, fühlt sich moralisch legitimiert, „schlecht über ihn zu reden", kann auf diese Weise seine eigene moralische Konformität beteuern und Honorierungen entgegensehen[33].

Moralisierung denkt Luhmann als einen Prozess, der – je nach Komplexität der Gesellschaften – bis zu vier Stufen durchlaufen kann. Je höher die Stufe, umso mehr entfernen sich die Alter/Ego-Synthesen von konkreten Inhalten. Stattdessen werden die Abstimmungsprozesse zwischen Alter und Ego immer weiter in die Individuen hineinverlagert: Ihre Einstellungen und Haltungen werden moralisiert. Die Abstimmungsprozesse begreift Luhmann als Relationierungen, weil sie die für die Kommunikation einzunehmenden Positionen beinhalten. Die Erläuterung der vier Stufen stellen wir exemplarisch an der Moralisierung des Essens vor, da die Ernährung als Hauptursache für Übergewicht angesehen wird (vgl. Barlösius 2011, Kap. 11).

Auf der *ersten* Stufe der Moralisierung identifiziert Luhmann „Achtungskonserven", auf die man sich in standardisierten Situationen wie dem Tischgespräch beziehen kann. Zu dieser Stufe gehören die Unterscheidungen in gesunde und ungesunde Lebensmittel und Inhaltsstoffe.

Die *zweite* Stufe der Moralisierung erwartet eine „vorgeschaltete Selbstrelationierung", die darin besteht, dass „das Verhalten sich sozusagen zunächst zu sich selbst (verhält), bevor es sich zu einem Effekt verhält" (Luhmann 2008, S. 144). Wille, Gewissen, Vorsatz, Selbstverantwortlichkeit repräsentieren nach Luhmann Belege für eine moralfähige Semantik, auf die sich zu beziehen als Ausweis einer „vorgeschalteten Selbstrelationierung" betrachtet wird. Beim Essen beweist man eine solche moralische Selbstrelationierung, indem man kommuniziert, sich bewusst zu ernähren, sich der Folgen der Ernährung

[33] Dies gilt besonders für die Moralisierung des Essens. „Food moralist share the belief that there is a connection between eating and social problems, digestion and corruption: bad diets produce bad societies, and vice versa." (Belasco 1997, S. 186f.) Aus diesem Grund: „Good food had become 'moral imperative'" (Belasco 1997, S. 185).

zu vergewissern, bevor man zu den Speisen greift. Auf dieser Stufe sind moralisch verantwortete Entscheidungen für eine gesunde Ernährung zu bekunden.

Auf der *dritten* Stufe wird das Moralisieren selbst „zu einer moralischen Leistung, die Achtung und gegebe-nenfalls Missachtung erbringt" (Luhmann 2008, S. 148f.). Man hat eine moralisierende Haltung zu kommunizieren, die als Voraussetzung dafür gilt, sich für eine gesunde Ernährung, genereller: eine gesunde Lebensführung entscheiden zu können.

Die *vierte* Stufe impliziert die moralische Aufforderung, „mit Rücksicht auf die Folgen" und unter „Einbeziehung von Nebenfolgen" (Luhmann 2008, S. 160) zu entscheiden. Auf dieser Stufe wird die Zukunft zum Bezugspunkt der moralischen Kommunikation. Diese ist in den präventiven Konzepten gesunder Lebensführung gebündelt, die damit argumentieren, dass man sich in der Gegenwart gesund ernähren sollte, um mögliche zukünftige Krankheitsrisiken zu minimieren.

Ein Vorzug von Luhmanns Verständnis von Moralisierung als Kommunikationsgeschehen ist, dass es so möglich wird, aus den Prozessen der Moralisierung hinauszutreten und diese zum Gegenstand der Untersuchung zu machen. Üblicherweise wird untersucht, ob übergewichtige Personen über ausreichendes Ernährungswissen verfügen und was sie davon abhält, sich gesund zu ernähren. Diese Fragen schreiben die Prozesse der Moralisierung des Essens fort, statt sie zu untersuchen. Indem sie den Fokus darauf legen zu analysieren, warum nicht alle Menschen gleichermaßen die moralischen Gebote praktizieren, legitimieren sie diese zusätzlich mit (sozial-)wissenschaftlichem Wissen.

Wir möchten dagegen die Moralisierung des Essens als Kommunikation ins Zentrum rücken und fragen, wie diese übergewichtige Personen adressiert, wie übergewichtige Personen daran teilnehmen und wie sie über sich selbst und insbesondere über ihr Übergewicht sprechen. Erst auf dieser Grundlage kann eine Aussage darüber getroffen werden, ob übergewichtige Personen mit der Moralisierung des Essens vertraut sind, ob sie die moralische Kommunikation auf sich selbst beziehen, sie übernehmen oder dagegen opponieren. Ihr übergewichtiger Körper darf nicht – wie typisch für die Moralisierung des Essens – als Indiz für Unkenntnis oder Ablehnung der moralischen Anforderungen interpretiert werden. Geschieht dies, wird die moralische Kommunikation, ausgestattet mit vermeintlicher wissenschaftlicher Legitimität, um eine weitere Stufe der Moralisierung erhöht.

2. Empirisches Material und methodische Überlegungen

Wir untersuchen diese Fragen anhand von übergewichtigen Jugendlichen, weil davon auszugehen ist, dass diese in besonderer Weise mit der moralischen Kommunikation über Übergewicht konfrontiert sind. Das empirische Material für unsere Analyse sind acht voll transkribierte Gruppendiskussionen, die wir ausgewertet haben.

An den Gruppen nahmen insgesamt 60 übergewichtige Jugendliche teil[34]. Die Gruppen waren nach Alter (11-13 Jahre und 14-16 Jahre), Geschlecht und nach deutscher oder türkischer Herkunft differenziert zusammengesetzt (alle Jugendlichen stammten aus sozial benachteiligten Schichten). Für die Durchführung der Gruppendiskussionen wurde ein Leitfaden entwickelt, der unterschiedliche visuelle und akustische Stimuli wie Comiczeichnungen und Textsequenzen enthielt. Diese Stimuli sollten es den Jugendlichen ermöglichen, peinliche Erfahrungen (u.a. im Umgang mit dem Dicksein) oder tabuisierte bzw. unbewusste Einstellungen (u.a. in Hinsicht auf Ernährung und Aktivität) zu verbalisieren. Gruppendiskussionen wurden als Methode gewählt, weil sie sich in besonderer Weise dazu eignen, kollektive Orientierungs- und Erfahrungsmuster zu erheben (Bohnsack 1997). Auch Loos & Schäffer (2001) und Moscovici & Doise (1992) betonen in ihren methodischen Ausführungen zu Gruppendiskussionen, dass aus ihnen kollektive Orientierungen „sozusagen in statu nascendi heraus-gearbeitet" werden können.

Die Gesprächsverläufe der uns vorliegenden acht Gruppendiskussionen machen deutlich, dass sich die Jugendlichen über moralische Kommunikationen zum Thema Übergewicht ausgetauscht haben, was sich daran zeigte, dass sie sich auf Alter/Ego-Synthesen bezogen. Die Gruppendiskussionen waren so zusammengestellt, dass Unterschiede nach Alter, Geschlecht und Herkunft hätten klar und deutlich hervortreten können. Auffällig ist, dass Gesprächsstellen, in denen sich die Jugendlichen gegenseitig von erfahrenen Achtungserweisen bzw. Missbilligungen berichteten, eine erstaunlich hohe inhaltliche – insbesondere gender- und kulturübergreifende – Homogenität aufwiesen[35]. Dies trifft nicht nur für Themenkomplexe wie Essen und Übergewicht zu, sondern schließt auch schulische Leistungen, berufliche Perspektiven, Zukunftswünsche und Vorstellungen einer „Idealwelt" mit ein[36].

Dass die Jugendlichen in den Gruppendiskussionen an vielen Stellen moralische Überzeugungen geäußert haben, erklärt auch, weshalb sie, wenn sie davon abweichen wollten, dies oftmals explizit mit Formulierungen wie „Um die Wahrheit zu sagen" (JT 11-13), „In meiner Fantasie würde ich das schon gut finden können" (MD 14-16) oder „Ich würde auch glauben, das würde eigentlich jedem gefallen, wenn man ehrlich ist" (JD 14-16) ankündigten.

[34] Das Übergewicht wurde per Selbst- und Fremdeinschätzung ermittelt.

[35] Vermutlich haben die Jugendlichen mit türkischer Herkunft die Gruppendiskussion als eine Situation mit sozial symbolisierender Funktion aufgefasst, in der es ihnen besonders wichtig ist, überzeugend darzustellen, dass sie mit der moralischen Kommunikation der Mehrheitsgesellschaft vertraut sind und sich dazu konform verhalten. Angelehnt an die linguistische Theorie des „code-switching", könnte man dies als Indiz für ein „cultural switching" bezeichnen (vgl. Oksaar 2003).

[36] In anderen Passagen sind dagegen große Differenzen entlang von Alter, Geschlecht und Herkunft zu beobachten. Beispielsweise sprechen die Jugendlichen mit türkischer Herkunft sehr ausführlich über die Speisenzusammenstellungen und Küchentraditionen, die Mädchen thematisieren ausgiebig Bekleidungswünsche, während sich die Jungen für Muskelaufbau und Computerspiele interessieren. Die größte Altersdifferenz zeigt sich in Bezug auf die Berufswünsche, diese sind bei den jüngeren Jugendlichen noch kaum vorhanden.

Dies ist ein erster Beleg, dass es sich an vielen Stellen um *moralische* Kommunikationen handelte. Ein weiterer Anhaltspunkt ist, dass es in den Gesprächsverläufen auch unter den Teilnehmern zu Korrekturinterventionen kam, die sich an der Moralisierung des Essens orientierten.

So wurden Sprecher von anderen Teilnehmern darauf aufmerksam gemacht, dass sie sich anders als gewohnt präsentieren würden. „Hast du mir gestern noch gesagt, Junge (...): ‚Alter, ich habe mich voll fett gefressen zu Hause'" (JT 11-13) (3). Ein drittes Indiz ist, dass die Jugendlichen ihre Redebeiträge häufig mit Zitaten aus Alltagsgesprächen bebildern. Es handelt sich dabei aber eher um floskelhafte Formulierungen und abwertende Kommentare denn um autobiographische Schilderungen. Sie treffen damit bei anderen Teilnehmerinnen und Teilnehmern auf Zustimmung, die ihrerseits berichten, dass sie diese Sprüche sehr häufig hören und immer wieder damit konfrontiert würden.

Als Moralisierungen des Essens haben wir Gesprächsstellen identifiziert, in denen Achtungserweise bzw. Missbilligungen kommuniziert werden oder von solchen Kommunikationen berichtet wird und die sich auf eine der vier unterschiedenen Stufen beziehen: gute/gesunde und schlechte/ungesunde Lebensmittel, Einstellungen zum Essen, Haltungen zur Moralisierung des Essens und zu einer gesunden Lebensführung, gesundheitliche Prävention und Zukunftgerichtetheit des eigenen Lebens. Weiterhin haben wir jene Abschnitte markiert, in denen sich die Jugendlichen über eine „Moralerweiterung" verständigen, die sie für sich fordern, um die Abwertungen ihrer Person durch die Moralisierung des Essens abzumildern. Entsprechend haben wir fünf Kategorien gebildet: 1. „Achtungskonserven", 2. „moralische Selbstrelationierung", 3. „moralisierende Haltung", 4. „Zukunftgerichtetheit" und 5. „Moralerweiterung". Für die zweite und dritte Kategorie haben wir zweierlei zusammengefasst: einerseits Schilderungen, in denen die Jugendlichen sich selbst zu den moralischen Geboten positionieren, und andererseits Berichte darüber, welche moralischen Aufforderungen nachdrücklich an sie gerichtet werden.

3. Ergebnisse: Achtungserweise und Missbilligungen

Achtungskonserven

„Obst, Gemüse, was Gesundes halt"

Wenn die Jugendlichen über Lebensmittel oder Speisen sprechen, dann verbinden sie mit ihnen eindeutige Bewertungen, die der Unterscheidung in gesund oder ungesund, gut oder schlecht folgen.

Ein typisches Beispiel dafür: „Nicht fettige Sachen so, sondern so Obst und Gemüse, z. B. so Fleisch, das ist fettiger als Fisch" (MT 14-16). Die von ihnen als gesund bewerteten Lebensmittel und Speisen wie Obst, Gemüse, Salate oder frische Säfte nennen sie meistens zuerst, wenn sie von Speisen erzählen. Im Vergleich dazu erwähnen sie als ungesund gekennzeichnete Lebensmittel kaum. Eine Ausnahme bildet die Gruppendiskussion der Jungen deutscher Herkunft im Alter von 11-13 Jahren. Sie geben an, am liebsten Fast Food, Alkohol und Zigaretten zu konsu-mieren. Analysiert man die Passagen, in denen sie sich gegenseitig ihren präferierten Lebensstil ausmalen, dann zeigt sich, dass auch hier die Differenz von gesund und ungesund zugrunde liegt. Jugendlich provozierend kehren sie diese allerdings um und steigern die Verkehrung demonstrativ: „Erst mal Kühlschrank, Fernseher, BETT, damit ich mich ja nicht viel bewegen muss, dann … Fertiggerichte, am besten nur Cheeseburger und so, dann kartonweise Zigaretten ... Fernseher, Playstation, Playstation 3, Playstation 2, X-Box, Wii“ (JD 11-13).

Bei den Inhaltsstoffen unterscheiden die Jugendlichen vor allem in fettarm und fettreich. „Fettarmes Essen“ stellen sie als „richtige Ernährung“ dar (MD 14-16). „Richtiges Essen“ ist es, „wenn es nicht so fettig ist oder wo gesunde Sachen drin sind (...) Gemüse oder so“ (JT 14-16).

Die Jugendlichen erkennen die Unterscheidungen in gut und schlecht, gesund und ungesund als verbindlich an und klassifizieren die Lebensmittel und Speisen entsprechend. Wenn sie eher aus Versehen Sätze so beginnen, dass Zweifel über ihre Ansichten entstehen könnten, korrigieren sie sich sofort und beenden diese gemäß der moralischen Unterscheidung. Dafür zwei Beispiele: „… aber das Blöde ist … viele ungesunde Sachen … sind halt auch richtig lecker, aber es gibt auch genug gesunde Sachen, die lecker sind“ (MD 11-13). „Ich würde was reinbringen, das nur so schmeckt wie McDonalds, aber gar nichts drin ist, also keine Kalorien oder so“ (JD 14-16).

Charakteristisch für diese Stufe der Moralisierung des Essens ist, dass sich die Jugendlichen zu den Lebensmitteln und Speisen positionieren und moralisch eingeschliffene Bewertungen reproduzieren. Entsprechend referieren sie über gesund bewertete Lebensmittel ausführlicher und bekunden, diese grundsätzlich gerne zu essen. Über ungesunde Speisen sprechen sie dagegen wesentlich weniger und teilen mit, sich zu bemühen, von diesen nur selten zu essen oder sie zu meiden.

So erzählen sie von sich: „Davon esse ich jetzt eins als Abendbrot … halt ohne alles, und auch nicht in Fett gebraten“ (JD 11-13). „Ich trinke nur Wasser, ich mag keine Cola oder so was“ (JD11-13).

Moralische Selbstrelationierung

„… dass man besser, also dünner ist“

Gesund, mäßig und bewusst essen, sich bewegen und Sport treiben – diese Verhaltensvorgaben zitieren die Jugendlichen sogleich, wenn sie sich aufgefordert fühlen darzulegen, wie sie sich ernähren sollten und was sie tun könnten, um ihr Übergewicht zu reduzieren. Alle Jugendlichen äußern in den Gruppendiskussionen ohne Zögern eine hohe Bereitschaft zu Vorsätzen, Willen und Selbstkontrolle.

So ein türkischer Teilnehmer: „Dass man sich auch dafür einsetzt, also z. B. für das Abnehmen, dass man sehr viel Sport macht, dass man nicht sagt ‚ja, ich mache das jetzt‘ und dann dass man das nicht macht“ (JT 14-16).

Die Jugendlichen präsentieren sich als Personen, die prinzipiell bereit sind, die Verantwortung für ihre Ernährungsweise und ihr Gewicht zu übernehmen und diese Aufforderung nicht als Zumutung ablehnen. Allerdings führen sie einige Gründe an, warum es ihnen persönlich nicht möglich war, eine „vorgeschaltete Selbstrelationierung" konsequent zu praktizieren. Krankheiten, Schicksalsschläge und Stress hätten sie davon abgehalten. Dass sie sich aufgerufen fühlen, eigens zu begründen, weshalb sie bislang den moralischen Geboten nicht nachgekommen sind, markiert nochmals ihre prinzipielle Zustimmung. Im Gegensatz zur ersten Stufe der Moralisierung sprechen sie in diesen Passagen vorwiegend in der Ich- oder der Wir-Form. Sie berichten davon, wie sie sich selbst ermahnen, den moralischen Verhaltensanforderungen nachzukommen, oder darüber nachdenken, wie es ihnen besser gelingen könnte, diese zu befolgen. Dass sie abnehmen wollen, darüber lassen sie keinen Zweifel: „Wir (wollen) natürlich auch ALLE abnehmen" (MD 11-13).

Wie stark sie diese Stufe der Moralisierung verinnerlicht haben, wird daran deutlich, dass sie „dünn sein" mit „besser sein" assoziieren. Sie wiederholen die Achtungserweise, die Personen mit weniger Körpergewicht entgegengebracht werden. Aber sie wehren sich gegen die moralische Schlussfolgerung, dass sich im Körper(gewicht) die persönlichen Einstellungen und Überzeugungen dokumentieren und ein übergewichtiger Körper als Beweis für einen mangelnden Willen, sich selbst zu kontrollieren, herangezogen wird. Kurz: Die Behauptung der *Verkörperung* von Einstellungen lehnen sie ab. An vielen Gesprächsstellen weisen sie ausdrücklich darauf hin, dass es für sie nicht richtig sei, von ihrem Körper auf ihre Person, insbesondere ihre Bereitschaft zu einer moralischen Selbstrelationierung zu schließen.

Hier einige Beispiele: „Ich mag Süßigkeiten, aber ich bin eigentlich gar nicht so eine Person, die so viel isst" (MT 14-16). „Ich bin auch nicht so eine, die viel isst" (MT 14-16). „Ich mag sehr viel Obst essen; auch wenn man mir das nicht ansieht" (MT 14-16).

Die Jugendlichen nehmen diese Stufe der Moralisierung – die Bekundung von Selbstkontrolle, Willen und Gewissen – als gesellschaftlich erwartete Kommunikation für sich an und kritisieren jedoch, dass die Zustimmung dazu über den Körper zu verifizieren ist.

„Iss das nicht oder iss das nicht, du wirst dick"

An dieser Stelle geben wir Schilderungen der übergewichtigen Jugendlichen wieder, in denen sie berichten, mit welchen Kommentaren und Ermahnungen sie beim Essen konfrontiert sind. Aufschlussreich ist, dass sie diese Äußerungen als Zitate – also wortwörtlich – wiedergeben. Dies ist ein deutliches Indiz dafür, dass sie sich mit diesen Unterweisungen im Alltag tatsächlich auseinanderzusetzen haben. Durchweg handelt es sich um Belehrungen darüber, was sie *unterlassen* sollen. Dagegen referieren sie kaum Ratschläge oder Achtungserweise, die sie unterstützen oder bestärken. Bemerkenswert ist weiterhin, dass die Jugendlichen während der Gruppendiskussionen den Aussprüchen zustimmen und betonen, genau diese Sätze selbst oftmals zu hören.

Beispiele dafür sind: „Du darfst das nicht essen, also gib es her“ (MD 11-13), „Ja, dann nimm lieber nur die Hälfte davon“ (MD 14-16), „Oh, bist du immer noch nicht satt“ (MT 14-16), „Du isst zu viel, du wirst zu dick“ (JD 14-16). Die Sätze transportieren mehrheitlich eindeutige Abwertungen, speziell solche, die sich auf das Essverhalten beziehen. Sie adressieren ihr Gegenüber direkt. Mehrheitlich handelt es sich um vertraute Personen wie die Eltern und die Geschwister, die diese Miss-billigungen äußern.

Moralisierende Haltung

„Man müsste sich anstrengen“

Sich zusammenreißen, sich selber ändern, etwas aus seinem Leben machen, planvoll handeln – das zählen die Jugendlichen auf, wenn sie darüber sprechen, welche Voraussetzungen erfüllt sein müssten, damit sie ihre Wünsche verwirklichen können. Überwiegend nennen sie persönliche Voraussetzungen, keineswegs strukturelle Bedingungen, wie man vermuten könnte. Im Vergleich zur zweiten Stufe greifen sie bei der Formulierung der Voraussetzungen wesentlich häufiger auf Gemeinplätze und Floskeln zurück und sprechen kaum in der Ich- oder der Wir-Form. Vielmehr fassen sie die moralischen Gebote überwiegend unpersönlich ab: „Man sollte“. Unterstrichen wird die von ihrer Person abstrahierende Kommunikation durch die Verwendung des Konjunktivs.

Beispiele dafür sind: „Man sollte sich halt schon so ja mehr um die Gesundheit kümmern“ (MD 11-13); „Ich denke mir mal, da müsste man sich selbst so ein wenig ändern“(MD 14-16). Mehrfach findet sich die Formulierung „Dafür muss man selber was machen“.

Wenn die Jugendlichen über die Realisierung ihrer Wünsche und die dazu erforderlichen Voraussetzungen kommunizieren, dann tun sie dies nicht in ihrer „eigenen Sprache“, sondern nutzen vorwiegend moralisch anerkannte Formulierungen. Es scheint, dass sie das Einnehmen einer „moralisierenden Haltung“ nicht so nachdrücklich an sich selbst richten wie die Aufforderung zu einer „vorgeschalteten Selbstrelationierung“ beim Essen.

A: „Weißt du, das einzige, warum du es hasst, fett zu sein, ist, dass du dich vor anderen“ – B: „Schämst“

Die Jugendlichen erzählen über vielfältige Herabsetzungen und Missachtungen, die ihnen in den Interaktionen mit nicht übergewichtigen Personen widerfahren. Besonders Familienmitglieder werten sie ab[37]. Aber auch andere Jugendliche beleidigen sie mit Spöttereien und Schimpfworten wie „dicke Tonne“ oder „Fettsack“. Sie berichten, ausgegrenzt und als faul gescholten zu werden. Keineswegs nutzen die Jugendlichen die Gruppendiskussionen als Gelegenheit, sich Gegenbeschimpfungen oder -beleidigungen auszudenken. Vielmehr scheint es, dass sie den gegen sie gerichteten „Schimpfklatsch“ (Elias & Scotson 1992) und die darin enthaltenen Behauptungen zumindest teilweise in ihr Selbstbild übernehmen. Ihrer Erfahrung nach besteht die Welt aus zwei Sphären: die der Dünnen, denen im Leben alles gelingt, und die der Dicken, die das Nachsehen haben. Die „Dünnen bestimmen“ und „lachen die Dicken aus“. Diese Erfahrung ist so übermächtig, dass sie nicht anders können, als die negativen Zuschreibungen in ihre Selbstkonstitution zu übernehmen (Barlösius & Philipps 2011). Entsprechend titulieren sie die sie abwertenden Jugendlichen eher anerkennend denn wütend als die „coolen dünnen Alles-Checker“. Die Jugendlichen aus den Gruppendiskussionen zeigen eine erstaunliche Bereitschaft, sich in die Sichtweise der normalgewichtigen Jugendlichen hineinzuversetzen und darzulegen, warum diese unter sich bleiben möchten.

Ein Beispiel dafür ist die nachfolgende Bekundung: „Weil, möchte schon so sein, dass die anderen, dass wir zu einem passen, nicht dass wir jetzt so anders aussehen wie die anderen“ (MD 11-13). Ausgegrenzt würden sie von vielen, weil diese „gleich (vorneweg) so eine Haltung gegenüber Dicken haben“.

Die übergewichtigen Jugendlichen identifizieren in diesem Fall die Haltung gegenüber dem Übergewicht als Ursache dafür, dass sie moralisch abgewertet werden. Dies entspricht der dritten Stufe der Moralisierung, wie sie von Luhmann bestimmt wird: Es werden Haltungen moralisiert. Die Schmähungen, mit denen die übergewichtigen Jugendlichen konfrontiert sind, unterstellen ihnen, keine moralisierende Haltung zu besitzen, ansonsten wären sie nicht dick. Diese Unterstellung wird zum Anlass genommen, Beteiligung zu verweigern und Zugehörigkeit abzuspre-chen. Die übergewichtigen Jugendlichen erleben dies als „nicht dabei sein“ und „nicht mitmachen dürfen“. Sie sprechen deshalb in den Gruppendiskussionen von „Anders sein“ und „Ausgrenzung“.

Zukunftsgerichtetheit

„Man (kann) sich das ganze Leben dann auch verhauen, wenn man nichts macht, wenn man dicker ist und sich nichts traut“ (MD 11-13)

Die Jugendlichen sprechen über ihre Wünsche, was sie gerne verändern und erreichen möchten, größtenteils in Form von Gemeinplätzen. Ihre Wünsche, das wissen

[37] Die Abwertungen, von denen Mädchen türkischer Herkunft berichten, gehen insbesondere von männlichen Familienmitgliedern (Väter, Brüder) aus.

sie auch, sind für sie kaum einzulösen. Dies gilt besonders für die Schulabschlüsse und die angestrebten Berufe: Mehrheitlich möchten sie Abitur machen und einen akademischen Beruf ergreifen. Die meisten Teilnehmerinnen und Teilnehmer gingen zur Zeit der Erhebung auf die Hauptschule oder die Förderschule. Die Jugendlichen tauschen sich sehr ausgiebig über die Zukunft aus, verwenden dieses Wort überaus häufig und kreieren eigene Worte, um ihre Zukunftsgerichtetheit zu bekunden, beispielsweise „Erfolgs-wünsche". Ihre Wünsche beziehen sich hauptsächlich auf Gesundheit, Abnehmen, Schulabschluss, Beruf, Familie und bei den weiblichen Jugendlichen zusätzlich auf Schönheit und Liebe.

Gesund bleiben oder werden sei das Wichtigste, darüber sind sie sich einig. Weshalb man unbedingt auf seine Gesundheit achten müsste: „Gesundheit ist am wichtigsten ... weil man ohne die Gesundheit nicht viel anfangen kann" (MT 14-16).

Diese Äußerungen haben den Charakter von Sprechblasen, wie sie im Alltag kommuniziert werden. Die Jugendlichen geben ihnen jedoch eine besondere Färbung, indem sie diese einerseits mit Abnehmen und Übergewicht und anderseits mit den Chancen, erfolgreich zu sein, verbinden. Ihr Übergewicht nehmen sie nicht nur als gesundheitliches Risiko wahr – den professionellen Präventionsdiskurs beherrschen sie perfekt –, vor allem sehen sie darin ein Hindernis, ihre Wünsche, die beruflichen wie die familiären, realisieren zu können. So, wie sie den gesellschaftlichen Umgang mit Übergewicht erleben und die Kommunikation darüber erfahren – aber auch selbst mitgestalten –, schließen sie darauf, dass ihre persönlichen wie beruflichen Zukunftschancen begrenzt sind.

Dies wird in folgenden Zitaten besonders deutlich: „Wenn man gesund ist, kann man auch Erfolg im Leben haben" (MT 14-16), „In den meisten Berufen muss man halt so bestimmt aussehen, also (...) die meisten stellen sich halt so schlanke Leute vor in ihren Betrieben" (MD 14-16).

Um aus ihrem „Leben etwas machen zu können", davon sind die übergewichtigen Jugendlichen aus den Gruppendiskussionen überzeugt, müssen sie zunächst abnehmen. Offenbar haben sie mehrfach erfahren, dass ihre Zukunftschancen davon abhängen, wie Übergewicht gesellschaftlich bewertet wird. Deshalb steht für sie außer Zweifel, dass sie zuallererst abnehmen müssen, weil sich nur so ihren Wünschen gemäße Zukunftsperspektiven eröffnen würden.

Moralerweiterung

„Dick und dünn sind gleichberechtigt"

In sieben der acht Gruppendiskussionen stellen die Jugendlichen – in beinahe gleicher Weise – ein moralisches Gebot auf, dass aus ihrer Sicht allgemeingültig werden sollte: „Dick und dünn sind gleichberechtigt". Dem Gedanken nach berufen sie sich auf den „Gleichheitsgrundsatz" und das „Gleichstellungsgebot". Deutlich wird dies anhand der Vergleichsbeispiele, die sie anführen. Nach der Religion, Hautfarbe und Herkunft dürfte auch nicht diskriminiert werden. Sie fordern, dass alle Körper gleich bewertet werden; niemand dürfe verachtet oder benachteiligt werden, weil er einen dicken Körper habe.

Sie drücken dies folgendermaßen aus: „Man kann aussehen wie man will, und man wird dafür nicht geärgert" (JD 14-16), „Jeder Mensch ist halt so wie er ist, wir sind halt die etwas korpulenteren" (JD 14-16), „Respekt, also zwischen dick und dünn" (JD 14-16). „Jeder wird gleich behandelt" (JD 14-16), „Gleichberechtigung" (JT 14-16), „dass man gleichberechtigt ist" (JT 14-16) sind die Termini und Formu-lierungen, auf die sie sich beziehen, um zu begründen, warum „dicke Menschen" nicht moralisch geächtet werden dürfen.

Damit stellen sie sich gegen die moralische Kommunikation über Übergewicht, insbesondere gegen die Abwertungen und Missbilligungen übergewichtiger Körper und gegen die Ausgrenzungen und Benachteiligungen, die daraus folgen. Keineswegs sprechen sie sich grundsätzlich gegen die Moralisierungen des Essens aus. Sie widersprechen auch nicht dem Gebot einer gesunden und auf die Zukunft ausgerichteten Lebensführung. Wie die Darstellung der vier Moralisierungsstufen aus ihrer Perspektive gezeigt hat, stimmen sie prinzipiell mit ihnen überein, haben an ihr teil und beziehen sie auf sich selbst.

Aber übergewichtige Personen sollten gleichberechtigt sein und sich gegenseitig respektieren, diese moralische Forderung fassen sie im Kontext des „Gleichheitsgrundsatzes" und des „Gleichstellungsgebots" ab und stellen sie damit über die Moralisierung des Essens. Sie erhoffen sich davon, nicht jedes Mal, wenn sie essen, sogleich moralische Missbilligungen fürchten zu müssen. Eine Teilnehmerin bringt es auf den Punkt: „Hey, ich bin anders ... manchmal will ich da essen und essen" (MD 14-16).

4. Zustimmung und Kritik der Moralisierung des Essens – Diskussion der Ergebnisse

Wir haben für unsere Analyse der Gruppendiskussionen mit übergewichtigen Jugendlichen die Moralisierung des Essens als moralische Kommunikation aufgefasst. Damit haben wir uns von den üblichen ernährungswissenschaftlichen Forschungs- und Präventionskonzepten abgesetzt. Dort werden zumeist Ernährungswissen und -verhalten und körperliche Gesundheit (z. B. Gewicht) erhoben, um die Frage zu beantworten, ob die untersuchten Personen eine gesunde Lebensführung praktizieren und warum sie davon gegebenenfalls abweichen. Eine solche Forschungsperspektive bleibt der Moralisierung des Essens und der gesunden Lebensführung verfangen, weil sie auf moralischen Relationierungen – auf Ego/Alter-Synthesen – aufbaut. Dies schlägt sich auch in den Präventionskonzepten, die an diese Forschungen anschließen, nieder. Zwei Beispiele dazu aus der Ernährungsprävention: Im ersten Beispiel wird als Ziel der Ernährungs-beratung bestimmt, „die Selbstkontrolle zu verstärken", um „die Motive für die Speisen- und Lebensmittelauswahl" subjektiv zu optimieren (Pudel 2003, S. 135). Dieses Ziel entspricht der zweiten Stufe der Moralisierung, die eine „vorgeschaltete Selbstrelationierung" – wie Gewissen, Selbstkontrolle oder Vorsatz – erwartet. Das zweite Beispiel ist das Konzept von Food-Literacy, welches sich an dem pädagogischen Begriff von „Literacy" orientiert. „Food Literacy" wird definiert als „die Fähigkeit, den Ernährungsalltag selbstbestimmt, verantwortungsbewusst und genussvoll zu gestalten". Sie soll „zur Selbstbestimmung beim Ernährungshandeln befähigen, wozu eine angemessene Entscheidungskompe-tenz" gehört (Büning-Fesel 2008, S. 107). Hier wird eine bestimmte Haltung dem Alltag gegenüber erwartet, die als Voraussetzung dafür bestimmt wird, sich für eine gesunde Ernährung und Lebensführung entscheiden zu können. Dies entspricht der dritten Stufe der Moralisierung.

Um sich der Verstrickung mit der Moralisierung des Essens zu entwinden, ist es erforderlich, den Prozess der Moralisierung selbst zum Thema zu machen. Bei der Moralisierung handelt es sich zuallererst um eine spezielle Form der Kommunikation, deren Eigenart es ist, Achtungserweise bzw. Missbilligungen zu kommunizieren. Dies hat unsere Analyse der Gruppendiskussionen bestätigt. Die übergewichtigen Jugendlichen beherrschen die moralische Kommunikation über das Essen in allen Variationen. Sie nehmen aktiv an ihr teil, so sprechen sie Anerkennungen oder Missachtungen aus und beziehen die moralischen Aufforderungen auch auf sich selbst, beispielsweise wenn sie sich ermahnen, bewusster zu essen und sich in der Zukunft mehr anzustrengen. Keineswegs distanzieren sie sich oder opponieren gegen die Moralisierung des Essens. Allerdings – und hier zeigt sich der Vorzug einer Analyse der moralischen Kommunikation – ist es ihnen ein Anliegen, dass zwischen ihnen als Person, die die moralischen Aufforderungen teilt, und ihrem Körper, der scheinbar das Gegenteil ausdrückt, zu unterscheiden, und sie möchten, dass diese Unterscheidung Teil der moralischen Kommunikation wird. Damit wehren sie sich gegen die Beleidigungen und gegen die sozialen Benachteiligungen, die ihre moralische Legitimität daraus beziehen, dass überge-wichtigen Menschen unterstellt werden darf, keine Bereitschaft zur Selbstkontrolle zu besitzen, sich auch nicht darum zu bemühen und zudem keine Neigung zu einer moralisierenden Haltung zu zeigen, die sie zur Entscheidung für eine gesunde Ernährung und Lebensführung befähigen würde.

Die an diese Unterstellungen anschließenden sozialen Benachteiligungen erleben sie als Minderung ihrer Zukunftschancen, vor allem ihrer Berufschancen. Die Jugend-lichen berichten ausschließlich über moralische Abwertungen, mit denen sie insbe-sondere im familiären und alltäglichen Nahbereich konfrontiert sind. Achtungserweise oder andere Formen der Honorierung erfahren sie kaum. Diese Verdichtung der Moralisierung des Essens einzig auf Verachtungen und die daran geknüpften Ausgrenzungen und Minderungen von Zukunftschancen erleben sie als

Diskriminierung und Beschädigung ihrer Person. Wenn sie fordern, dass die Unterscheidung von Person und Körper Teil der moralischen Kommunikation werden soll, berufen sie sich auf den Gleichheitsgrundsatz und das Gleichstellungsgebot, die zum moralischen Grundkonsens moderner Gegenwartsgesellschaften gehören und deshalb als hochrangiger einzustufen seien als die Aufforderungen, sich gesund zu ernähren und eine gesunde Lebensführung zu praktizieren. Keineswegs wollen sich die Jugendlichen damit aus der Moralisierung des Essens – insbesondere dem Gebot, abzunehmen – herauswinden. Sie alle bekunden, etwas aus ihrem Leben machen zu wollen und dass es dafür wichtig sei, abzunehmen.

Literatur

Barlösius, E. (2011). Soziologie des Essens. Eine sozial- und kulturwissenschaftliche Einführung in die Ernährungsforschung. Soziologische Grundlagentexte. 2., völlig überarbeitete Auflage. Weinheim: Juventa

Barlösius, E., Philipps, A. (2011). Die Gesellschaft und das Selbst der „Dicken" – Wie Kinder und Jugendliche gesellschaftliche Haltungen und Erwartungen in ihre Selbstkonstitution hineinnehmen. In: Zwick, M., Deuschle, J., Renn, O. (Hrsg.): Übergewicht und Adipositas bei Kindern, Jugendlichen und jungen Erwachsenen. Wiesbaden: VS Verlag für Sozialwissenschaften

Barlösius, E., Rehaag, R. (Hrsg.) (2006). Anforderungen an eine öffentliche Ernährungskommunikation. WZB-Discussion Paper SP I 2006-306. Berlin: Wissenschaftszentrum Berlin für Sozialforschung (WZB)

Belasco, W. (1997). Food, Morality, and Social Reform. In: Brandt, A. M., Rozin, P. (Eds.): Morality and Health. New York: Routledge, 185-200

Blumenberg, H. (2007). Theorie der Unbegrifflichkeit. Frankfurt a. M.: Suhrkamp

Bohnsack, R. (1997). Gruppendiskussionsverfahren und Milieuforschung. In: Friebertshäuser, B., Prengel, A. (Hrsg.): Handbuch Qualitative Forschungsmethoden in der Erziehungswissenschaft. Weinheim/München: Juventa

Büning-Fesel, M. (2008). Food Literacy. *Ernährung,* 2, 107-109

Elias, N., Scotson, J.L. (1992). Etablierte und Außenseiter. Frankfurt/M.: Suhrkamp

Gadamer, H.-G. (1993). Über die Verborgenheit der Gesundheit. Frankfurt/M.: Suhrkamp

Loos, P., Schäffer, B. (2001). Das Gruppendiskussionsverfahren. Opladen: VS Verlag für Sozialwissenschaften.

Luhmann, N. (2008). Die Moral der Gesellschaft. Frankfurt/M.: Suhrkamp

Moscovici, S., Doise, W. (1992). Dissensions et consensus. Une théorie générale des décisions collectives. Paris: PUF

Oksaar, E. (2003). Zweitspracherwerb. Wege zur Mehrsprachigkeit und zur interkulturellen Verständigung. Stuttgart: Kohlhammer

Pudel, V. (2003). Psychologie des Essens. In: Escher, F., Buddeberg, C. (Hrsg.): Essen und Trinken zwischen Ernährung, Kult und Kultur. ETH Zürich: Hochschulverlag, 121-138

Puhl, R.M., Latner, J.D. (2007). Stigma, Obesity, and the Health of the Nation's Children. *Psychological Bulletin*, 133, 557-580

Gesundheit im Alter

Andreas Kruse

1. Einführung: Differenzierung zwischen Altern und Krankheit

Die Differenzierung zwischen Altern und Krankheit führt – bei der Suche nach ideengeschichtlichen Wurzeln – zu einem Werk aus der römisch-lateinischen Geschichte, nämlich zu der von Marcus Tullius Cicero (106 – 43 v. Chr.) verfassten Schrift *Cato maior de senectute* (Cicero, 1998). Diese Schrift, die Cicero im Alter von 62 Jahren verfasst hat, ist in Form einer *Anklage* gegen das Alter und einer *Verteidigung* des Alters angelegt. Eine *Anklage*, die gegen das Alter vorgebracht wird, bezieht sich auf die Tatsache, dass das Alter selbst zu Krankheiten und funktionellen Einbußen führe. In der *Verteidigungsrede* wird diese Gleichsetzung zurückgewiesen. Zunächst zu der Anklage: „Aber es gibt doch viele Greise, die so schwächlich sind, dass sie kein Geschäft des Berufs oder überhaupt des Lebens mehr zu verrichten im Stande sind.“. Nun zu der Verteidigung: „Allein, dies ist ein Fehler, der dem Greisenalter nicht eigentümlich zukommt; er liegt gewöhnlich in den Gesundheitsumständen.“ In der Verteidigungsrede steht die Notwendigkeit der Differenzierung zwischen Alternsprozessen einerseits und Krankheitsprozessen andererseits, also die Unterscheidung zwischen „normalen“ und „pathologischen“ Prozessen im Zentrum. Eine zentrale Frage gerontologischer Forschung betrifft die Auswirkung pathologischer Prozesse auf den natürlichen biologischen Prozess des Alterns: Inwiefern wird der Alternsprozess durch Krankheiten beschleunigt, inwiefern qualitativ abgewandelt? Die Differenzierung zwischen Altern und Krankheit ist auch aus *praktischer Sicht* von Bedeutung: Denn mit ihr wird verdeutlicht, dass bei der Behandlung alter Menschen nicht verallgemeinernd von Alter als *der* Ursache der Störungen gesprochen werden darf und alten Menschen nicht allein aufgrund ihres Alters bestimmte Behandlungs- und Rehabilitationsangebote vorenthalten werden dürfen. In dem Maße, in dem es gelingt, körperliche und psychische Erkrankungen im Alter zu verhindern oder deren Verlauf zu kontrollieren, wird auch die durchschnittliche Lebenserwartung steigen. Führende Demografen entwickelten übereinstimmend Bevölkerungsszenarien, die von der Annahme eines sich fortsetzenden Anstiegs der durchschnittlichen Lebenserwartung ausgehen, wobei sie diesen Anstieg mit einer verbesserten Prävention von Erkrankungen wie auch mit einer effektiveren medizinischen Diagnostik und Therapie erklären. Besondere Bedeutung messen sie dabei der *besseren Kontrolle von Krankheitsverläufen im Alter* bei. Auch dies zeigt, dass die Differenzierung zwischen Alterns- und Krankheitsprozessen großes Gewicht für unser Verständnis von Altern besitzt. Dieses Verständnis sei im Folgenden expliziert.

2. Altern als Biomorphose

Altern ist ein lebenslanger Veränderungsprozess. Im biologischen Sinne bezieht sich der Begriff Altern auf die Tatsache, dass die lebende Substanz über den gesamten Lebenslauf einer fortschreitenden Wandlung (Biomorphose) unterworfen ist. Unter Altern ist dabei jede irreversible Veränderung der lebenden Substanz als Funktion der Zeit zu verstehen (Bürger 1947). Altern beschreibt den stetigen Wandel der stofflichen Zusammensetzung aller Strukturen und Funktionen unseres Organismus. Ihm entgeht kein menschliches oder tierisches Wesen. Er ist mit dem Alterungsprozess identisch, welcher als entelechialer Vorgang einen Sinn in sich trägt. Das Ziel ist der Tod des Individuums, welcher für die Erhaltung der Art Vorbedingung ist. Die Biomorphose lässt sich durch das in der römisch-lateinischen Literatur verwendete Bild der *Stufenleiter der Natur* (scala naturae) veranschaulichen: „Die Natur kennt keine Sprünge“ (natura non facit saltum). Veränderungen des Organismus wie auch der Persönlichkeit sind gradueller Natur. Graduelle Veränderungen werden jedoch nicht nur in physiologischen, sondern auch in psychologischen Beiträgen zum Entwicklungsbegriff betont, etwa wenn es heißt, Entwicklung stelle eine Folge von miteinander zusammenhängenden Veränderungen dar, die verschiedenen Orten des biographischen Kontinuums zuzuordnen sind (Kruse 2005, Thomae, 2002).

Im Kontext einer theoretisch und empirisch fundierten Untersuchung des Alternsprozesses ist die Differenzierung zwischen physiologisch-biologischem, psychologischem und sozialem Altern wichtig. In diesen Dimensionen finden sich verschiedenartige Entwicklungsprozesse. In der physiologisch-biologischen Dimension sind Verringerungen der Anpassungsfähigkeit und Leistungskapazität des Organismus erkennbar, die sich langfristig in einer erhöhten Verletzlichkeit oder Anfälligkeit des Menschen für chronische Erkrankungen äußern. In der psychologischen Dimension finden sich Gewinne und Verluste: *Gewinne* sind vor allem in jenen kognitiven und emotionalen Bereichen erkennbar, die auf Erfahrung und Wissen wie auch auf der gelungenen Auseinandersetzung mit Entwicklungsaufgaben und Krisen in früheren Lebensjahren beruhen. *Verluste* treten hingegen eher in Bereichen auf, die in hohem Maße an die Umstellungsfähigkeit von Nervenzellverbänden gebunden sind, wie zum Beispiel das Kurzzeitgedächtnis oder eine hohe Geschwindigkeit im Denken. In der sozialen Dimension ist mit Alter auf der einen Seite der Verlust bedeutsamer sozialer Rollen verbunden. Zugleich bedeutet in unserer Gesellschaft das Ausscheiden aus dem Beruf für nicht wenige Menschen eine *späte Freiheit* (Rosenmayr 1983), da sie zu diesem Zeitpunkt nicht nur über eine gute Gesundheit, sondern auch über zufrieden stellende materielle Ressourcen verfügen und die Alterssicherung in unserem Land (verglichen mit anderen Ländern, verglichen mit der Sicherung von Kindern) relativ hoch und stabil ist. Die soziale Dimension akzentuiert aber auch den großen Einfluss kultureller Deutungen des Alternsprozesses auf den gesellschaftlichen und den individuellen Umgang mit Alter (Kommission 2010). Erst allmählich setzt sich in unserer Gesellschaft ein kultureller Entwurf des Alters durch, der die seelisch-geistigen und sozial-kommunikativen Stärken älterer Menschen betont und in diesen eine Grundlage für die kreative Lösung von gesellschaftlich relevanten Fragen sieht (Kruse 2009a, Pohlmann 2005). Hier ist vor allem das zivilgesellschaftliche Engagement älterer Menschen zu nennen, das einen signifikanten Beitrag zur Entwicklung einer *„caring community"* (sorgenden Gesellschaft) zu leisten vermag (Klie 2010) und eine zentrale Ausdrucksform mitverantwortlichen Lebens bildet (Hüther 2010, Kruse 2010), das in seiner Bedeutung für die subjektiv erlebte Gesundheit (Lehr 1997), für die kognitive Leistungsfähigkeit (Lövdén et al. 2005) und für die persönliche Sinnerfahrung (Staudinger 2005) nicht hoch genug bewertet werden kann.

Über die Differenzierung zwischen physiologisch-biologischem, psychologischem und sozialem Altern hinaus ist die *Plastizität körperlicher und seelisch-geistiger Prozesse im Altern* bedeutsam, die unterschätzt wird. Von den tatsächlich erbrachten Leistungen älterer Menschen (Performanz) darf nicht auf potenzielle Leistungen (Kompetenz) geschlossen werden, wie sich diese unter fördernden, anregenden, herausfordernden Umweltbedingungen ergeben; zudem ist auch im hohen Alter von bestehender Plastizität, also der Fähigkeit des Erwerbs neuartiger Strategien und Informationen auszugehen. Die positiven Effekte körperlichen und geistigen Trainings auf die Leistungsfähigkeit im Alter sind empirisch dokumentiert; diese sprechen für Plastizität und positive Beeinflussbarkeit von Entwicklungsprozessen im hohen Lebensalter (Colcombe et al. 2003).

Die mit dem Alternsprozess auftretenden Veränderungen beschränken sich nicht auf Verluste – wie sich diese zum Beispiel in der Anpassungsfähigkeit des Organismus oder aber in der Abnahme der Informationsverarbeitungsgeschwindigkeit zeigen. Sie schließen im seelisch-geistigen Bereich auch *potenzielle Gewinne* ein – wie zum Beispiel die Entwicklung von hoch organisierten und damit leicht abrufbaren Wissenssystemen sowie von effektiven Handlungsstrategien (Baltes et al. 2005). Der Zuwachs an Wissen und Handlungskompetenz ist jedoch nur unter der Voraussetzung einer im Lebenslauf bestehenden Offenheit des Menschen für neue Erfahrungen wie auch der bewussten, reflektierten Auseinandersetzung mit neuen Problemsituationen möglich (Sternberg 1997).

3. Aktivität als Indikator von Gesundheit im Alter

In einer von der Weltgesundheitsorganisation (1986) vorgeschlagenen Definition stellt Aktivität (*active state*) einen bedeutsamen Indikator für Gesundheit dar. In Abbildung 1 werden ein neues und ein klassisches Gesundheitsmodell einander gegenübergestellt.

Model	**Health indicators**	**Health indicators within the life span**
CLASSICAL (Medical model)	Mortality	Life expectancy
	Longevity	Healthy life expectancy
	Morbidity	Disease specific free life expectancy
	Disease related health	
	Disability	Disability-free life expectancy (impairment, disability, handicap)
	Functional health (ADL)	
NEW (Interdisciplinarity, Integrating Social Sciences)	Active state	Active life expectancy
	Perceived health	Perceived health life expectancy
	Life satisfaction	Lifestyle specific-free Life expectancy
	Health behavior	Life expectancy (tobacco/alcohol-free
	Healthy lifestyles	life expectancy)

Abb. 1: Ein „klassisches“ und „neues“ Modell von Gesundheit (nach WHO 1986)

Im Gegensatz zum klassischen Modell betont das neue Modell bei der Auswahl von (lebenslaufbezogenen) Indikatoren von Gesundheit sehr viel stärker die Aktivität des Individuums, die Lebenszufriedenheit, die subjektiv wahrgenommene Gesundheit und das gesundheitsbewusste Verhalten. Die im klassischen Modell enthaltenen Indikatoren deuten auf eine stärkere Orientierung an einem Gesundheitsbegriff hin, der vor allem Störungen bzw. das Freisein von Störungen in den Mittelpunkt rückt. In dem neuen Modell ist hingegen eine stärkere Orientierung an (persönlich sinnerfüllter) Aktivität erkennbar, die zwar nicht losgelöst von Funktionen und Fähigkeiten betrachtet werden darf, die aber auch nicht allein durch Funktionen und Fähigkeiten erschöpfend erklärt werden kann – vielmehr sind auch Antrieb und Motivlage des Menschen und der Anregungsgehalt der Situation zu berücksichtigen. Allerdings wird in dem Modell der Begriff der Aktivität nicht genauer definiert. Es sei hier folgende Definition von Aktivität vorgeschlagen: Diese beschreibt die bewusste, gezielte, auf Erhaltung oder Herstellung eines Zustandes in der Person und in ihrer Umwelt gerichtete, in ihrer Ausführung kontinuierlich kontrollierte Handlung.

In dem neuen Modell von Gesundheit werden zwei Konzepte eingeführt, die im Folgenden kurz erläutert werden sollen – jenes der aktiven Lebenserwartung (*active life expectancy*) und jenes der subjektiv wahrgenommenen Gesundheit (*perceived health*). Diese beiden Konzepte sind für ein angemessenes Verständnis der Prävention für das Alter und der Prävention im Alter von großer Bedeutung.

active life expectancy

Das Konzept der *aktiven* bzw. *behinderungsfreien Lebenserwartung* gründet auf der Annahme, dass Erkrankungen nicht notwendigerweise zu Behinderungen führen müssen (Robine & Michel 2004). Weiterhin wird angenommen, dass sich Erfolge der Prävention, Therapie und Pflege nicht allein in der Kompression der Morbidität (Fries 2005), sondern auch im späteren Auftreten von Behinderungen widerspiegeln (Klein 2004). Dabei wird von einem breiten Spektrum von Funktionen ausgegangen, die sensumotorische, kognitive, sozialkommunikative und emotionale Funktionen umfassen. Dieses Konzept ist für einen lebenslauforientierten Ansatz in zweifacher Hinsicht von Bedeutung. Erstens hebt es die Notwendigkeit hervor, bereits in früheren Lebensaltern physische, kognitive und alltagspraktische Kompetenzen aufzubauen und systematisch zu erweitern, die sich positiv auf die physische und kognitive Leistungskapazität sowie auf die Selbstständigkeit im Alter auswirken – zum einen dadurch, dass Menschen mit besseren Kompetenzprofilen in das Alter eintreten, zum anderen dadurch, dass ältere Menschen im Falle eingetretener Erkrankungen eine höhere Kompensationsfähigkeit und damit höhere Rehabilitationspotenziale aufweisen, die sie eher in die Lage versetzen, auch bei chronischer Erkrankung ihre Mobilität sowie ihre physische und kognitive Leistungsfähigkeit aufrechtzuerhalten. Zweitens betont es die Notwendigkeit, auch im hohen Alter Maßnahmen zur Förderung der physischen, der kognitiven und der alltagspraktischen Kompetenz anzuwenden, um auf diese Weise die Ausbildung von Hilfe- oder Pflegebedarf bei chronischen Erkrankungen zu vermeiden: Aus diesem Grunde wird in der Teilnahme älterer Menschen an präventiv ausgerichteten, umfassend konzipierten Bildungsangeboten wie auch in spezifischen Schulungs- und Trainingsprogrammen für chronisch erkrankte Menschen ein zentraler Beitrag der *funktionelle Prävention* für die Erhaltung von physischer und kognitiver Leistungskapazität sowie von Selbstständigkeit im Alter gesehen.

perceived health

Das Konzept der *subjektiv wahrgenommenen Gesundheit*, das ebenfalls Eingang in das von der WHO entwickelte Gesundheitsmodell gefunden hat, hat eine spezifische, gegenüber dem objektiven Gesundheitszustand eigenständige Bedeutung: Die subjektiv wahrgenommene Gesundheit ist nicht als Abbildung der objektiv gegebenen Gesundheit zu verstehen, denn sie ist von subjektiven Kriterien für Lebensqualität mitbestimmt – diese Kriterien wiederum sind sowohl von Personmerkmalen (wie zum Beispiel Widerstandsfähigkeit, Kontrollüberzeugungen und Bewältigungstechniken) als auch von Umweltmerkmalen (wie zum Beispiel Ausmaß und Art der sozialen Unterstützung, Bewertung der Gesundheit durch andere Menschen) beeinflusst. Lehr (1997) berichtet enge Zusammenhänge zwischen subjektivem Gesundheitszustand sowie Lebenszufriedenheit und Kontrollüberzeugungen; in der subjektiven Gesundheit spiegeln sich auch die Zufriedenheit des Menschen mit seiner Lebenssituation sowie dessen Überzeugung, die gegebene Lebenssituation durch eigenes Handeln beeinflussen zu können, wider. Staudinger et al. (1995) interpretieren den positiven subjektiven Gesundheitszustand trotz eingetretener gesundheitlicher Belastungen als Ausdruck von psychologischer Widerstandsfähigkeit (*Resilienz*). Diese definieren sie als Fähigkeit des Menschen, nach Eintritt von Einschränkungen und Verlusten das frühere Niveau von psychologischer Funktionsfähigkeit aufrechtzuerhalten oder wiederherzustellen.

Die eigenständige Bedeutung der subjektiven Gesundheit gegenüber der objektiven Gesundheit kommt in empirischen Befunden zum Ausdruck, die auf eine erhöhte Mortalität älterer Menschen bei schlechter subjektiver Gesundheit deuten: Eine negative subjektive Gesundheit bildet einen Prädiktor für verringerte Lebenserwartung. Die subjektive Gesundheit – als ein zentrales Merkmal von Gesundheit – ist ebenfalls Gegenstand präventiver Bildungsangebote: Deren Aufgabe mit Blick auf ältere Menschen ist darin zu sehen, neben der Informationsvermittlung (zum Beispiel über gesundheitsförderliches Verhalten, über Präventionspotenziale, über bestehende gesundheitliche Dienstleistungen) kognitive, psychische und alltagspraktische Strategien zu verstärken (oder neu zu vermitteln), die zum einen auf die Erhaltung oder Wiedergewinnung von Kompetenz und Wohlbefinden gerichtet sind, durch die zum anderen Kontrollüberzeugungen – und damit die subjektive Gesundheit – gefördert werden. Aus dieser Definition von Gesundheit lassen sich die folgenden Gesundheitsziele ableiten (Kruse 2002, Walter et al. 2006):

- Vermeidung von Erkrankungen und Funktionseinbußen
- Erhaltung der Unabhängigkeit und Selbstständigkeit
- Erhaltung der aktiven Lebensgestaltung
- Vermeidung von psychischen Erkrankungen aufgrund von Überforderung
- Aufrechterhaltung eines angemessenen Systems der Unterstützung.

Dabei ist zu unterscheiden zwischen einer Prävention *für* das Alter und einer Prävention *im* Alter – ein Unterschied, der nachfolgend in Kürze charakterisiert werden soll.

Prävention für das Alter

Viele Erkrankungen im hohen Alter – zum Beispiel die Arteriosklerose und die auf Arteriosklerose zurückgehenden Herz-Kreislauf-Erkrankungen oder der Diabetes mellitus Typ II – sind *mitalternde* Erkrankungen, die sich durch gesunde Lebensführung in früheren Lebensjahren ganz vermeiden lassen oder die – wenn sie denn aufgetreten sind – durch frühzeitige Diagnostik und Therapie hinausgezögert und in ihrem Verlauf positiv beeinflusst werden können. Zur Prävention *für* das Alter gehören auch körperliche und geistige Aktivität, durch die eine möglichst hohe Leistungskapazität bis in das hohe Alter gefördert wird. Dieses zweite Beispiel ist eher mit dem Begriff der *Gesundheitsförderung* zu umschreiben, denn es geht hier weniger um die Vermeidung von Krankheiten und mehr um die Erhaltung von Gesundheit im Sinne von Leistungsfähigkeit.

Prävention im Alter

Auch Präventionsmaßnahmen, die erst im Alter einsetzen, haben positive Auswirkungen auf die Gesundheit und die Selbstständigkeit. Zu nennen sind hier zum Beispiel Präventionsmaßnahmen, die auf die Vermeidung von Stürzen zielen. Durch das Training von Kraft, Ausdauer und Bewegung kann bei älteren Menschen ein Leistungszuwachs in den koordinativen Fertigkeiten bis zu 40 Prozent erzielt werden. In stationären Einrichtungen der Altenhilfe wurden Maßnahmen zur Prävention von Stürzen, Druckgeschwüren und bestimmten Infektionskrankheiten umgesetzt. Die Ergebnisse der Analysen zur Prävention im Alter zeigen, dass durch diese nicht nur eine deutliche Steigerung der Lebensqualität des Menschen erreicht wird, sondern zugleich auch erhebliche Kostenersparnisse bewirkt werden.

4. Aktivitätsformen

Körperliche Aktivität

Der Förderung körperlicher Aktivität kommt im Rahmen von Maßnahmen der Prävention und Gesundheitsförderung besondere Bedeutung zu, da von ihr selbst gesundheitlich stark beeinträchtigte ältere Menschen profitieren. Unabhängig vom Lebensalter wird durch regelmäßige physische Aktivität eine Verbesserung der Gesundheit erreicht (Jeschke & Zeilberger 2004).

Körperliche Aktivität hat positive Einflüsse auf die funktionale Gesundheit, das heißt auf die Fähigkeit, Aktivitäten des täglichen Lebens kompetent auszu-führen. Physische Aktivität geht mit einem höheren Maß an funktionaler Kapazität einher, sie bestimmt die Funktionsfähigkeit im Alltag. Durch eine Stärkung der Muskulatur und Förderung des Gleichgewichtssinns wird zu einer Prävention von Stürzen beigetragen (Gordon et al. 2004). Körperliche Aktivität ist der wichtigste Faktor, der vor Stürzen schützt und die Leistungsfähigkeit des Bewegungsapparates und des Herz-Kreislauf-Systems erhält.

Unter der Annahme, dass sich altersbedingte Veränderungen senso-motorischer und kognitiver Funktionen auf eine gemeinsame Ursache zurückführen lassen (Baltes & Lindenberger 1997), liegt es nahe, dass sich Interventionsgewinne in einem der beiden Bereiche förderlich auf den jeweils anderen Bereich auswirken. Während der Effekt kognitiver Interventionen auf die körperliche Leistungsfähigkeit bislang nicht belegt ist, liegen zahlreiche Hinweise auf eine *verbesserte kognitive Leistungsfähigkeit infolge gesteigerter körperlicher Aktivität* vor.

Colcombe und Kramer (2003) konnten in einer Metaanalyse von 18 zwischen 1996 und 2001 publizierten Interventionsstudien zeigen, dass ein aerobes Fitnesstraining insbesondere auf exekutive Kontroll-prozesse, aber auch auf Aufgaben zum räumlichen Vorstellungsvermögen und einfache Tempoaufgaben positive Auswirkungen hat. Die in einer Querschnittstudie von Colcombe et al. (2003) gewonnenen Ergebnisse sprechen dafür, dass sich aerobe Fitness positiv auf die Dichte des Hirngewebes im frontalen, parietalen und temporalen Cortex auswirkt. Auch nach Kontrolle des Bildungsstandes der Unter-suchungsteilnehmer zeigte sich bei Personen, die regelmäßig körperlich aktiv waren, ein deutlich geringerer Rück-gang der Hirngewebedichte mit zunehmendem Alter. Dieser Effekt war in jenen Hirnregionen am stärksten ausgeprägt, die die engsten Korrelationen mit dem Lebensalter zeigten. Jene Regionen, die sich im Prozess des normalen Alterns am stärksten verändern, erwiesen sich also als durch aerobe Fitness am stärksten beeinflussbar. Die empirischen Befunde sprechen zudem dafür, dass ein aerobes Fitnesstraining mit veränderten Aktivationsmustern des Cortex einhergeht.

Angemessenes Ernährungsverhalten

Als eine weitere wesentliche Zielsetzung von Prävention und Gesundheitsförderung ist die Förderung eines angemessenen Ernährungsverhaltens im Alter zu nennen (Sieber 2010). Bedeutsame Kriterien angemessenen Ernährungsverhaltens bilden dabei die Anpassung der Energiezufuhr an den veränderten Bedarf, eine eiweiß-, vitamin- und ballaststoffreiche Nahrungszusammensetzung mit viel Obst und wenig Milchfett bei zugleich vielseitiger Lebensmittelauswahl, die Verteilung der Nahrungsaufnahme auf mehrere kleine Mahlzeiten und ausreichende Flüssigkeitszufuhr (Schroll et al. 1996). Durch angemessenes Ernährungsverhalten können Mangelzustände vermieden und körpereigene Ressourcen bewahrt werden (Bauer & Sieber 2006). Der körpereigene Schutz vor biochemischen Fehlreaktionen kann durch eine ausreichende Zufuhr der Vitamine A, C, E, von Retinoiden und von Koenzymen, die Schädigungen durch freie Radikale reduzieren, verstärkt werden. Die Vitamine können bei Störungen der Resorption durch entsprechende Präparate zugeführt werden, sie sind aber auch ausreichend in der Nahrung zu finden. Die Bedeutung der Ernährung als Ansatzpunkt von Maßnahmen der Prävention und Gesundheitsförderung wird auch vor dem Hintergrund der Gefahr einer mit dem Alter zunehmend zurückgehenden Nahrungsmittelaufnahme deutlich.

Kognitive Aktivität

Aus den Ergebnissen einer Studie von Wilson et al. (1999) lässt sich folgern, dass das allgemeine Ausmaß an kognitiver Aktivität für die kognitive Leistungsfähigkeit im Alter von ähnlicher Bedeutung ist wie die Teilnahme an kognitiven Trainings. In dieser Untersuchung wurden ca. 6.100 Personen im Alter von 65 Jahren und mehr darüber befragt, inwieweit sie kognitiven Aktivitäten wie z.B. Zeitung-Lesen regelmäßig nachgehen, und hinsichtlich ihrer kognitiven Leistungsfähigkeit getestet. Zwischen dem Ausmaß an kognitiver Aktivität und dem Lebensalter bestand nur ein schwacher Zusammenhang, stärkere Zusammenhänge bestanden dagegen mit dem Bildungsstand und dem Einkommen. Nach Kontrolle des Einflusses soziodemographischer Variablen zeigte sich eine statistisch bedeutsame Beziehung zwischen dem Ausmaß an kognitiver Aktivität und der kognitiven Leistungsfähigkeit.

Dieses Ergebnis wird durch weitere Untersuchungen gestützt. Befunde der MacArthur-Studie lassen die Folgerung zu, dass die Dominanz monotoner Tätig-keiten im Berufsleben dazu beitragen kann, dass die geistige Flexibilität zurückgeht, während Problemlösefähigkeiten von Menschen, die sich im Beruf immer wieder mit neuen Aufgaben und Herausforderungen auseinandersetzen mussten und die auch nach Austritt aus dem Beruf neue Aufgaben und Herausforderungen gesucht haben, im Alter keine wesentliche Veränderung zeigen. Rowe und Kahn (1998, p. 63-64) fassen die Ergebnisse wie folgt zusammen: „Just as we must keep our physical selves active, so we must keep our minds busy in our later years if we want it to continue to function well. Use it or lose it is a mental, not just a physical phenomenon."

Befunde aus der Victoria Longitudinal Study deuten darauf hin, dass ein hohes Maß an kognitiver Aktivität Gedächtnisfunktionen im Alter positiv beein-flusst. Ein Nachlassen von kognitiver Aktivität bewirkt auch das Nachlassen von kognitiven Fähigkeiten im Bereich des Gedächtnisses. Ältere Menschen hingegen, die kognitiv herausfordernden Tätigkeiten nachgehen, weisen nur in geringerem Maße kognitive Einbußen auf; jene Menschen, die auch weiterhin kognitiv aktiv bleiben, zeigen im Längsschnitt nur vergleichsweise geringe kognitive Einbußen (Hultsch et al. 1999). Lövdén et al. (2005) sind in ihrer Analyse von Daten der Berliner Altersstudie der Frage nachgegangen, ob der empirische Zusammenhang zwischen einem engagierten und aktiven Lebensstil im Alter und der kognitiven Leistungsfähigkeit darauf zurückgeht, dass sich ein entsprechender Lebensstil positiv auf die Entwicklung kognitiver Fähigkeiten im Alter auswirkt, oder er primär darauf zurück-zuführen ist, dass erhaltene kognitive Fähigkeiten die Aufrechterhaltung eines engagierten und aktiven Lebensstils ermöglichen. In dieser Studie wurde der Grad der sozialen Teil-

Teilhabe mit Hilfe der in einem Yesterday-Interview erhobenen Informationen über die für Freizeitaktivitäten, instrumentelle Aktivitäten, soziale Aktivitäten und Arbeit verwendete Zeit bestimmt. Die Untersuchungsteilnehmer sollten zudem angeben, inwieweit sie diesen Aktivitäten in den letzten zwölf Monaten nachge-gangen sind. Als Maß für kognitive Leistungsfähigkeit diente Wahrnehmungsgeschwindigkeit. Es wurde gezeigt, dass sich Veränderungen in der Wahrnehmungsgeschwindigkeit durch den Grad der sozialen Partizipation (dies heißt, durch den Lebensstil) vorhersagen lassen, während umgekehrt die Wahrnehmungsgeschwindigkeit nicht zur Vorhersage der sozialen Partizipation beiträgt. Als Erklärung für die positiven Auswirkungen der sozialen Partizipation auf die Entwicklung kognitiver Funktionen im Alter weisen die Autoren darauf hin, dass ein höheres Engagement mit verbesserten Kompensations- und Bewältigungsmöglichkeiten einhergehen kann. Zum anderen betonen sie, dass ein engagierter Lebensstil mit Lebensstilfaktoren wie vermehrter körperlicher Aktivität und gesünderer Ernährung zusammenhängen kann. Damit könnte soziale Teilhabe auch günstige Auswirkungen auf Hirn-Alterungsprozesse haben, die für Verringerungen der kognitiven Plastizität im Alter verantwortlich sind.

In Laboruntersuchungen, in denen spezielle Gedächtnisstrategien für das freie Erinnern von Wörtern und Zahlen vermittelt wurden, zeigten ältere Teilnehmer nach dem Gedächtnistraining deutlich bessere Leistungen. In einer Untersuchung von Kliegl et al. (1989) wurden 20 gesunde ältere Menschen zwischen 65 und 83 Jahren in der sog. Loci-Methode unterwiesen, bei der 40 neue Stimuli mit einer vertrauten Sequenz von Orten innerhalb einer kognitiven Landkarte assoziiert werden sollen. Vor dem Erlernen der Loci-Methode lag die Durchschnittsleistung bei 3.1 in ihrer Reihenfolge korrekt wiedergegebenen Substantiven. Dieser Durchschnittswert für Lern-Leistungen konnte im Verlauf des Trainings auf 32.4 gesteigert werden. Neben dieser Verbesserung der Gedächtnisleistung älterer Menschen durch Vermittlung und Übung einer effektiven Abrufstrategie zeigte sich in dieser Studie auch, dass die Trainingsgewinne einer Vergleichsgruppe jüngerer Menschen (20 bis 24 Jahre) signifikant höher ausfielen: Hier waren fast alle Teilnehmerinnen und Teilnehmer nach dem Training in der Lage, die komplette Sequenz korrekt wieder-zugeben; die Durchschnittsleistung bei selbst gewählter Darbietungszeit verbesserte sich von 4.8 auf 39.8.

Die *leichte kognitive Beeinträchtigung* (MCI, Mild Cognitive Impairment) ist wahrscheinlich ein ätiologisch heterogenes Syndrom, das bei der Mehrzahl der Betroffenen (jedoch nicht bei allen) in eine Demenz übergeht (Schönknecht et al. 2005). Dabei kommt dem psychometrischen Nachweis diskreter kognitiver Defizite eine höhere prädiktive Wertigkeit zu als der lediglich subjektiv wahrgenommenen Beeinträchtigung. Da die leichte kognitive Beeinträchtigung als Ansatzpunkt für präventive und frühe therapeutische Maßnahmen betrachtet werden kann, gilt der Erforschung ihrer Determinanten und ihres Verlaufes besonderes Interesse.

Rapp et al. (2002) berichten Ergebnisse einer Studie zur Fragestellung, inwieweit Menschen mit leichter kognitiver Beeinträchtigung von der Teilnahme an einem Training zur Verbesserung von Gedächtnisleistungen und zur Stärkung von gedächtnisbezogenen Überzeugungen profitieren. Bestandteil der Intervention waren Informations- und Diskussionsveranstaltungen über Einbußen des Gedächtnisses und deren Einflussfaktoren (Ermüdung, Angst, Motivation), ein Entspannungstraining sowie die Vermittlung und Einübung von Gedächtnisstrategien. Das Training umfasste insgesamt sechs zweistündige Gruppensitzungen, die einmal pro Woche stattfanden. Des Weiteren wurden Informations- und Übungsmaterialien unter den Teilnehmern verteilt. Nach dem Ende des Trainingsprogramms und in einer sechs Monate später durchgeführten Nachunter-suchung zeigte sich in der Interventionsgruppe, nicht aber in der Kontrollgruppe, eine signifikant verbesserte Bewertung der Gedächtnisleistung. Jene neun Personen, die am Trainingsprogramm teilgenommen hatten, schätzten ihre Gedächtnisfähigkeiten nicht nur als besser ein, sie erwarteten für die Zukunft auch mehr Verbesserungen und weniger Verschlechterungen als die zehn Mitglieder der Kontrollgruppe. In den Analysen von Small et al. (1997) erwies sich die Häufigkeit der Anwendung von Gedächtnisstrategien als bedeutsamer Prädiktor des Frontallappen-Glukosestoffwechsels und später eintretender kognitiver Einbußen.

5. Entwicklung der Lebenserwartung

Der Biologe und Bevölkerungsmathematiker Shripad Tuljapurkar hat postuliert, dass aufgrund steigender Lebenserwartung und abnehmender Mortalität zukünftig in allen OECD-Staaten von einer deutlichen Zunahme der Anzahl 80-jähriger und älterer Menschen auszugehen ist (zum Beispiel Tuljapurkar et al. 2000). Er stellt ein Szenario auf, demzufolge die durchschnittliche Lebensspanne in den kommenden zwei bis drei Jahrzehnten um 25 Jahre ansteigen wird. Es sei nicht unrealistisch anzunehmen, dass die durchschnittliche Lebenserwartung in den OECD-Staaten langfristig auf 100 Jahre ansteigen wird. Dabei bedeuteten der Anstieg der Lebenserwartung und die mit diesem verbundene Zunahme des Anteils alter Menschen an der Gesamtbevölkerung keinen Nachteil für unsere Gesellschaft – unter der Voraussetzung einer Verlängerung der Lebensarbeitszeit: nämlich auf 80 bis 85 Jahre. Die Vereinigten Staaten müssten sich darauf einstellen, dass im Jahre 2035 nicht, wie bislang geschätzt wurde, zwei von fünf Erwachsenen 65 Jahre und älter sind, sondern vier von fünf. In einigen Ländern Europas könne die Anzahl der 65-Jährigen und Älteren im Jahre 2035 die Zahl der Arbeitnehmerinnen und Arbeitnehmer im Alter von 20 bis 64 Jahren sogar noch übertreffen. Tuljapurkars Szenario beruht auf der Annahme, dass der medizinische Fortschritt in naher Zukunft ein deutlich längeres und gesünderes Leben ermöglicht und somit die genetischen Grundlagen für ein langes Leben vermehrt ausschöpft. Die entsprechende medizinische Technologie dafür sei vorhanden. Allerdings könne hier eine neue Form sozialer Ungleichheit entstehen – nämlich zwischen jenen Menschen, die entsprechende Therapien zahlen können, und solchen, die dazu nicht in der Lage sind. Ob Menschen ein hohes oder sehr hohes Lebensalter erreichen, ist dabei zu einem guten Teil durch genetische Faktoren bedingt. Bis etwa zum 85. Lebensjahr steigt die Sterbewahrscheinlichkeit mit dem Alter exponentiell an, während für die noch höheren Altersgruppen eine flacher werdende Sterblichkeitskurve zu beobachten ist. Dies bedeutet eine Abweichung von dem *Gesetz der Mortalität*, das Gompertz bereits 1825 formuliert hat. Dessen zentrale Aussage lautet: Die Sterbewahrscheinlichkeit lässt sich durch einen altersunabhängigen Parameter und einen konstanten Faktor, um den die Sterbewahrscheinlichkeit mit dem Alter exponentiell zunimmt, bestimmen ($\mu_x = ae^{bx}$). Die Abweichung von diesem Gesetz ist nun darauf zurückführen, dass nur jene Menschen ein sehr hohes Alter erreichen, die über besondere Erbanlagen verfügen und deren Immunsystem noch sehr gut in der Lage ist, Krebszellen zu vernichten. Die bislang vorliegenden Ergebnisse biochemischer Analysen zur Hochaltrigkeit sprechen dafür, dass ein bestimmtes Leukozytenantigen im hohen Alter häufiger vorkommt und irreversible Schädigungen der chromosomalen DNA seltener auftreten.

Ergebnisse demographischer und epidemiologischer Forschung sprechen für die Annahme, dass die Möglichkeiten der Bekämpfung spezifischer oder allgemeiner genetischer Dispositionen für Krankheiten im Alter noch lange nicht ausgeschöpft sind. Die höchsten der im internationalen Vergleich zu beobachtenden durchschnittlichen Lebenserwartungen folgen seit Mitte des 19. Jahrhunderts einem ungebrochenen Trend. Die höchste durchschnittliche Lebenserwartung wurde im 19. Jahrhundert für England und in den letzten Jahren für die skandinavischen Länder ermittelt. Im Jahre 2008 fand sich diese in Japan mit 85.9 Jahren für neugeborene Mädchen, mit 79.1 Jahren für neugeborene Jungen (OECD 2010). Die höchste durchschnittliche Lebenserwartung findet sich zwar je nach Beobachtungsjahr in unterschiedlichen Ländern, doch folgen die jeweiligen Rekordwerte einer nach wie vor linear ansteigenden Kurve. Damit kann unter der Voraussetzung optimaler Umweltbedingungen und optimaler medizinischer Versorgung auch weiterhin ein Anstieg der Lebenserwartung angenommen werden. Es liegt bereits ein Szenario vor, demzufolge „most babies born since 2000 in countries with long-lived residents will celebrate their 100th birthdays if the present yearly growth in life expectancy continues through the 21st century“ (Christensen et al. 2009, S. 1196).

Die These einer genetischen Steuerung oder Kontrolle des Alterns wird nicht nur durch biochemische Untersuchungen zur Hochaltrigkeit gestützt. Befunde aus Zwillingsuntersuchungen zeigen, dass der mittlere Unterschied in der Lebensdauer zwischen zweieiigen Zwillingen etwa doppelt so groß ist wie jener zwischen eineiigen Zwillingen. Des Weiteren ist belegt, dass die Nachkommen hoch betagter Menschen im Durchschnitt ein höheres Lebensalter erreichen als die Nachkommen von Menschen mit normaler Lebensspanne. Wenn hier von genetischer Steuerung oder Kontrolle des Alterns gesprochen wird, so ist damit nicht gemeint, dass spezifische Gene im Alter „angeschaltet“ werden. Es ist vielmehr davon auszugehen, dass Altern eine Folge von Veränderungen genetisch kontrollierter zellulärer Aktivitäten ist, welche durch eine Drosselung oder aber Steigerung der entsprechenden Genaktivitäten hervorgerufen wird (Schachtschabel 2004).

Präventive Maßnahmen, vor allem die Vermeidung von Risikofaktoren (Rauchen, Alkohol, Übergewicht, UV- Strahlung) und ein gesunder Lebensstil (ausreichende Bewegung und ausgewogene Ernährung), verzögern den Ausbruch von Krankheiten in höherem Alter und erhöhen die Lebenserwartung, doch sie können die grundlegenden Alternsprozesse nicht umkehren oder verhindern. Die Beseitigung der drei häufigsten Todesursachen im Alter – Herzkreislauferkrankungen, Schlaganfall und Tumoren – könnte die Lebenserwartung nach heutigen Erkenntnissen um mehrere Jahre verlängern. Alternsprozesse, die zu einem Zusammenbruch der Anpassungsmechanismen führen, träten dann mehr und mehr als Todesursache in den Vordergrund.

6. Gesundheit in den Dienst höchster Güter stellen

Für das Verständnis von Gesundheit im Alter – einer Lebensphase, in der die Wahrscheinlichkeit des Auftretens von chronischen Erkrankungen zunimmt – ist die Aussage wichtig, dass Gesundheit selbst im Falle von Krankheit bestehen kann. Diese Aussage bildet den Kern der von Aaron Antonovsky entwickelten Theorie der Salutogenese, die den *Kohärenzsinn* als jenen psychischen Mechanismus identifiziert, der zur Erhaltung seelischer Gesundheit auch unter dem Einfluss (zum Teil extremer) Stressoren beiträgt (Antonovsky 1987, vgl. auch den Beitrag von Stein in diesem Buch). Die Fähigkeit zur Erhaltung von Gesundheit auch im Falle von Krankheit wird dabei von Antonovsky wie folgt umschrieben: „Wir alle sind sterblich. Ebenso sind wir alle, solange noch ein Hauch von Leben in uns ist, gesund. Der Verlust von Gesundheit ist natürlich; um den Erhalt der Gesundheit muss gekämpft werden. Was macht, was erhält einen Menschen gesund?“ In ganz ähnlicher Weise ist in der *Pathosophie* von Viktor von Weizsäcker (2005) zu lesen: “Gesundheit ist nicht ein Kapital, das man aufzehren kann, sondern sie ist nur dort vorhanden, wo sie in jedem Augenblick des Lebens erzeugt wird.” Ähnlich wie Antonovsky betont auch Viktor von Weizsäcker die (physischen, kognitiven, emotionalen, sozialen) *Ressourcen* des Menschen, die diesen in die Lage versetzen, Gesundheit zu erhalten oder wiederherzustellen – diesem weiten Verständnis von Ressourcen liegt dabei ein umfassendes Person-Konzept zugrunde. Für einen theoretisch-konzeptionellen Zugang zur Gesundheit im Alter sind das weite Ressourcen-Verständnis und das umfassende Person-Konzept in der Hinsicht bedeutsam, als das Wohlbefinden des Menschen in zunehmendem Maße von dessen Fähigkeit beeinflusst ist, gesundheitliche und funktionelle Einbußen seelisch-geistig zu bewältigen – dies gilt vor allem für das hohe Alter, in dem die Wahrscheinlichkeit des Auftretens chronischer körperlicher und psychischer Erkrankungen zunimmt. Der Einsatz von Ressourcen mit dem Ziel, Einbußen möglichst weit zu kompensieren und eine persönlich tragfähige (optimistische, hoffnungsvolle, bejahende) Zukunftssicht aufrechtzuerhalten, bildet einen zentralen psychischen Mechanismus für die Wahrung oder Wiederherstellung von Gesundheit im Falle von Krankheit.

Ludolf von Krehl, Begründer der Heidelberger Medizinischen Anthropologie, die das *Subjekt* in das Zentrum der Theorie stellt, expliziert in seiner Schrift *Pathologische Physiologie* (1906) folgendes Verständnis von Krankheit: Jeder

Krankheitsvorgang stelle etwas Neues dar, „das so noch nie da war und so nie wieder sein wird.“ Dies habe im Einzelfalle die medizinische Betrachtung zu erweisen. Diese beschäftige sich mit „zwei Reihen von Vorgängen“: mit den allgemeinen Beziehungen der Morphologie, Physiologie, Ätiologie und Pathogenese im menschlichen Organismus wie auch mit der „Umgestaltung des Typisch-Menschlichen“ durch die Persönlichkeit des Individuums. Hier spiegelt sich das umfassende Person-Konzept wider, das auch im Verständnis des experimentell arbeitenden Mediziners grundlegend für die Deutung von Krankheiten, deren Verlauf und deren Bewältigung ist. Aus dem umfassenden Person- und Ressourcen-Ansatz ergeben sich Folgerungen für die Interaktion zwischen dem Patienten einerseits und jenen Personen, die für dessen Behandlung Heilung verantwortlich sind, andererseits. In der Tradition der Heidelberger Medizinischen Anthropologie stehend, hat Richard Siebeck die ärztliche Seite dieser Interaktion wie folgt charakterisiert: Gesundes und krankes Leben müsse in seinen vielgestaltigen Beziehungen und Zusammenhängen gesehen werden. Das persönliche Wesen des Patienten sowie die biografischen und sozialen Zusammenhänge seien hier von großer Bedeutung. Der Arzt müsse „Erlerntes und Erfahrenes“, „Erkanntes und Empfundenes“, „Bewusstes und Unbewusstes“ zusammenführen; in dieser Bewegung werde dieser hervorheben, was ihm „wesentlich“ erscheine (Siebeck 1973).

Eine bemerkenswerte Deutung des Arzt-Patienten-Verhältnisses findet sich in den Aufzeichnungen des jüdischen Arzt Mosche ben Maimon (Moses Maimonides; *1135 in Córdoba; †1204 in Kairo). Damit Heilung (auch im Sinne des Heilseins verstanden) gelingt, müssten Arzt und Patient in ein rechtes Verhältnis zueinander kommen und den Bezug zu einem übergeordneten Ziel des Lebens gefunden haben. Diese Deutung kann als weitere Grundlage für das Verständnis von Gesundheit dienen (Kruse 2009b): Danach ist Gesundheit nicht unser höchstes Gut; sie soll vielmehr dazu dienen, unser Leben in den Dienst höchster Güter zu stellen, so zum Beispiel in den Dienst anderer Menschen oder einer Idee. Dies heißt: Aus der Gesundheit erwächst Verantwortung – für das eigene Leben (Selbstverantwortung) und das Leben anderer (Mitverantwortung).

Literatur

Antonovsky, A. (1987). Unraveling the mystery of health. How people manage stress and stay well. San Francisco: Jossey-Bass

Baltes, P.B., Freund, A., Li, S.C. (2005). The psychological science of ageing. In: Johnson, M.L. (Ed.): The Cambridge Handbook of Age and Ageing. Cambridge: Cambridge University Press, 47-71

Baltes, P.B., Lindenberger, U. (1997). Emergence of a powerful connection between sensory and cognitive functions across the adult life span: A new window to the study of cognitive aging? *Psychology and Aging,* 12, 12-21

Bauer, J., Sieber, C. (2006). Ernährung. In: Oswald, W.D., Lehr, U., Sieber,C., Kornhuber, J. (Hrsg.): Gerontologie . Stuttgart: Kohlhammer, 165-170

Bürger, M. (1947). Altern und Krankheit. Leipzig: Thieme
Christensen, K., Doblhammer, G., Rau, R., Vaupel, J.W. (2009). Ageing populations: The challenges ahead. *Lancet,* 374, 1196-1208
Cicero (1998). *De senectute. Über das Alter.* Stuttgart: Reclam
Colcombe, S.J., Erickson, K.I., Raz, N., Webb, A.G., Cohen, N.J., McAuley, E., Kramer, A.F. (2003). Aerobic fitness reduces brain tissue loss in aging humans. *Journal of Gerontology,* 58, 176-180
Colcombe, S.J., Kramer, A.F. (2003). Fitness effects on the cognitive function of older adults: A meta-analytic study. *Psychological Science,* 14, 125-130
Fries, J.F. (2005). The compression of morbidity. *The Milbank Quarterly,* 83 (4), 801-823
Gordon, N.F., Gulanick, M., & Costa, F. (2004). Physical activity and exercise recommendations for stroke survivors. *Stroke,* 35, 1230-1240
Hüther, M. (2010). Vertrauen im Wandel und Vertrauen in den Wandel - Die Bedeutung des langen Lebens für den politischen Diskurs. In: Kruse, A. (Hrsg.): Leben im Alter. Eigenverantwortlichkeit und Mitverantwortlichkeit aus gesellschaftlicher, kultureller und politischer Sicht. Heidelberg: Akademische Verlagsgesellschaft, 200-211
Hultsch, D.F., Hertzog, C., Small, B.J., Dixon, R.A. (1999). Use it or lose it: Engaged lifestyle as a buffer of cognitive aging? *Psychology and Aging,* 14, 245-263
Jeschke, D., & Zeilberger, K. (2004). Altern und körperliche Aktivität. *Deutsches Ärzteblatt,* 101, 789-798
Klein, T. (2004). Lebenserwartung – gesellschaftliche und gerontologische Bedeutung eines demografischen Konzepts. In: Kruse, A., Martin, M. (Hrsg.): Enzyklopädie der Gerontologie. Bern: Huber, 66-81
Kliegl, R., Smith, J., Baltes, P.B. (1989). Testing the limits and the study of age differences in cognitive plasticity and mnemonic skill. *Developmental Psychology,* 25, 247-256
Klie, T. (2010). Reflexionen zur zivilgesellschaftlichen Dimension des Alterns. In: Kruse, A. (Hrsg.): Leben im Alter. Eigenverantwortlichkeit und Mitverantwortlichkeit aus gesellschaftlicher, kultureller und politischer Sicht. Heidelberg: Akademische Verlagsgesellschaft, 236-264
Kommission (2010). Altersbilder in unserer Gesellschaft. Sechster Altenbericht der Bundesregierung. Berlin: Deutscher Bundestag
v. Krehl, L. (1906). *Pathologische Physiologie* (4. Auflage). Leipzig: Thieme
Kruse, A. (2002). Gesund altern. Stand der Prävention und Entwicklung ergänzender Präventionsstrategien. Baden-Baden: Nomos.
Kruse, A. (2005). Biografische Aspekte des Alter(n)s: Lebensgeschichte und Diachronizität. In:. Staudinger, U., Filipp, S.-H. (Hrsg.): Enzyklopädie der Psychologie, Entwicklungspsychologie des mittleren und höheren Erwachsenenalters. Göttingen: Hogrefe, 1-38
Kruse, A. (2009a). Kulturelle Gerontologie: Gesellschaftliche und individuelle Antworten auf Entwicklungspotenziale und Grenzsituationen im Alter. In: Klie, T., Kumlehn, M., Kunz, R. (Hrsg.): Praktische Theologie des Alterns. Berlin: de Gruyter, 77-105
Kruse, A. (2009b). Coping – Anthropologische Überlegungen zur Auseinandersetzung des Menschen mit Aufgaben und Belastungen. In: Schaeffer, D. (Hrsg.): Bewältigung chronischer Krankheiten im Lebenslauf. Bern: Huber, 179-206
Kruse, A. (2010). Alter neu denken – Kategorien eines veränderten kulturellen Verständnisses von Alter. In: Kruse, A. (Hrsg.): Leben im Alter. Eigenverantwortlichkeit und Mitverantwortlichkeit aus gesellschaftlicher, kultureller und politischer Sicht . Heidelberg: Akademische Verlagsgesellschaft, 66-84
Lehr, U. (1997). Gesundheit und Lebensqualität im Alter. *Zeitschrift für Gerontopsychologie und -psychiatrie,* 10, 277-287
Lövdén, M., Ghisletta, P., Lindenberger, U. (2005). Social participation attenuates decline in perceptual speed in old and very old age. *Psychology and Aging,* 20, 423-434
OECD (2010). OECD Health Data 2009. Paris: OECD Directorate for Employment, Labour and Social Affairs
Pohlmann, S. (2005). Die ethische Dimension der Generationensolidarität. *Zeitschrift für Gerontologie und Geriatrie,* 38, 233–241

Rapp, S., Brenes, G., Marsh, A.P. (2002). Memory enhancement training for older adults with mild cognitive impairment: a preliminary study. *Aging & Mental Health, 6,* 5-11

Robine, J.M., Michel, J.P. (2004). Looking forward to a general theory on population aging. *Journal of Gerontology, 59,* 590-597

Rosenmayr, L. (1983). Die späte Freiheit. Berlin: Severin & Siedler

Rowe, J.W., Kahn, R.L. (1998). Successful aging. New York: Pantheon Books

Schachtschabel, D.O. (2004). Humanbiologie des Alterns. In: Kruse, A., Martin, M. (Hrsg.): Enzyklopädie der Gerontologie. Bern: Huber, 167-181

Schönknecht, Pantel, J., Kruse, A., Schröder, J. (2005). Prevalence and natural course of aging-associated in a population-based sample of "young-old" subjects. *American Journal of Psychiatry,* 162, 2071-77.

Schroll, K., Carbajal, A., Decarli, B., Martins, I., Grunenberger, F., Blauw, Y.H. (1996). Food patterns of elderly Europeans. *European Journal of Clinical Nutrition*, 50, Suppl. 2, 86-100

Siebeck, R. (1973). Medizin in Bewegung (5. Auflage). Stuttgart: Thieme

Sieber, C. (2010). Ernährungsaspekte im Alter unter wissenschaftlichen und ethischen Gesichtspunkten. In: Kruse, A. (Hrsg.): Leben im Alter. Eigen- und Mitverantwortlichkeit aus gesellschaftlicher, kultureller und politischer Sicht. Heidelberg: Akademische Verlagsgesellschaft, 279-287

Small, G.W., La Rue, A., Komo, S., Kaplan, A., Mandelkern, M.A. (1997). Mnemonics usage and cognitive decline in age-associated memory impairment. *International Psychogeriatrics, 9,* 47-56

Staudinger, U. (2005). Lebenserfahrung, Lebenssinn und Weisheit. In: Staudinger, U., Filipp, S.-H. (Hrsg.). Enzyklopädie der Psychologie, Entwicklungspsychologie des mittleren und höheren Erwachsenenalters. Göttingen: Hogrefe, 739-761

Staudinger, U., Marsiske, M., Baltes, P.B. (1995). Resilience and reserve capacity in later adulthood: Potentials and limits of development across the life span. In:.Cicchetti, D., Cohen, D. (Eds.): Developmental psychopathology, Vol. II: Risk, disorder and adaption. New York: Wiley, 801-847

Sternberg, R.J. (1997). The concept of intelligence and its role in lifelong learning and success. *American Psychologist,* 52, 1030-1037

Strawbridge, W.J., Cohen, R.D., Shema, S.J., Kaplan, G.A. (1996). Successful aging: predictors and associated activities. *American Journal of Epidemiology,*144, 135-141

Thomae, H. (2002). Psychologische Modelle und Theorien des Lebenslaufs. In:. Jüttemann, G., Thomae, H. (Hrsg.): Persönlichkeit und Entwicklung. Weinheim: Beltz, 12-45

Tuljapurkar, S., Nan, L., Carl, B. (2000). A universal pattern of mortality decline in the G7 countries. *Nature,* 405, 789-792

Walter, U., Schneider, N., Bisson, S. (2006). Krankheitslast und Gesundheit im Alter. Herausforderungen für die Prävention und gesundheitliche Versorgung. *Bundesgesundheitsblatt,* 49, 537-546

v. Weizsäcker, V. (2005). *Pathosophie.* Frankfurt: Suhrkamp

Weltgesundheitsorganisation (1986). Charta der Ersten Internationalen Konferenz zur Gesundheitsförderung in Ottawa. Genf: WHO

Wilson, R.S., Bennett, D.A., Beckett, L.A., Morris, M.C., Gilley, D.W., Bienais, J.L., Scherr, P.A., Evans, D.A. (1999). Cognitive activity in older persons from a geographically defined population. *Journal of Gerontology,* 54, 155-160

Autorinnen und Autoren

Prof. Dr. Eva Barlösius	Leibniz-Universität Hannover Institut für Soziologie
B.S.C. Julia Dipa	Hochschule Fulda
Dr. Ute Engelhardt	Ludwig-Maximilians-Universität München, Institut für Sinologie
Prof. Dr. Reinhard Fuchs	Albert-Ludwigs-Universität Freiburg Institut für Sport/Sportwissenschaften
M.A. Alexandra von Garmissen	Leibniz-Universität Hannover Institut für Soziologie
Dr. Horst Hackauf	Gesundheitsamt der Stadt Nürnberg
Prof. Dr. Hans-Wolfgang Hoefert	Alice-Salomon-Hochschule Berlin Sozial- und Organisationspsychologie Schwerpunkt Gesundheitswesen
Dipl.-Des. Christian Kleemann	Universitätsspital Zürich Institut für Naturheilkunde
Prof. Dr. David Klemperer	Hochschule Regensburg Sozialmedizin, Public Health
Prof. Dr. Christoph Klotter	Hochschule Fulda Oecotrophologie
Prof. Dr. Andreas Kruse	Ruprechts-Karls-Universität Heidelberg Direktor Institut für Gerontologie
Prof. Dr. Dieter Melchart	Technische Universität München Naturheilkunde, Komplementärmedizin
Dr. Jörg Melzer	Universitätsspital Zürich Institut für Naturheilkunde, Klinik für Psychiatrie und Psychotherapie

Prof. Dr. Barbara Methfessel	Päd. Hochschule Heidelberg Institut für Alltags- und Bewegungs- kultur
Prof. Dr. Christel Salewski	Hochschule Magdeburg Persönlichkeitspsychologie
Prof. Dr. Reinhard Saller	Universitätsspital Zürich Direktor Institut für Naturheilkunde
Prof. Dr. Kirsten Schlegel-Matthies	Universität Paderborn Institut für Ernährung, Konsum und Gesundheit
Prof. Dr. Stefan Schmidt	Universitätsklinikum Freiburg Institut für Umweltmedizin und Krankenhaushygiene
Prof. Dr. Florian Steger	Universität Halle-Wittenberg München, Institut für Ethik und, Geschichte der Medizin
Dr. Bertolt Stein	Geschäftsführer der Gesellschaft für Gesundheit und Organisation Berlin
Dr. Dr. Bernhard Uehleke	Charité Berlin, Abt. Naturheilkunde
Dr. Michael Utsch	Ev. Zentralstelle für Weltanschauungs- fragen (EZB) Berlin
Dr. Manja Vollmann	Universität Konstanz, Institut für Psychologie